妇产科疾病诊断与治疗精要

主编 董 璐 肖 辉 刘海红 杨云霞
刘凤英 杨 宁 张亚平

黑龙江科学技术出版社
HEILONGJIANG SCIENCE AND TECHNOLOGY PRESS

图书在版编目（CIP）数据

妇产科疾病诊断与治疗精要 / 董璐等主编. -- 哈尔滨：黑龙江科学技术出版社，2024.2
ISBN 978-7-5719-2277-1

Ⅰ．①妇… Ⅱ．①董… Ⅲ．①妇产科病－诊疗 Ⅳ．①R71

中国国家版本馆CIP数据核字（2024）第046223号

妇产科疾病诊断与治疗精要
FUCHANKE JIBING ZHENDUAN YU ZHILIAO JINGYAO

主　　编	董　璐　肖　辉　刘海红　杨云霞　刘凤英　杨　宁　张亚平
责任编辑	包金丹
封面设计	宗　宁
出　　版	黑龙江科学技术出版社
	地址：哈尔滨市南岗区公安街70-2号　　邮编：150007
	电话：（0451）53642106　传真：（0451）53642143
	网址：www.lkcbs.cn
发　　行	全国新华书店
印　　刷	山东麦德森文化传媒有限公司
开　　本	787 mm×1092 mm　1/16
印　　张	21.5
字　　数	541千字
版　　次	2024年2月第1版
印　　次	2024年2月第1次印刷
书　　号	ISBN 978-7-5719-2277-1
定　　价	198.00元

编委会

主　编

董　璐　肖　辉　刘海红　杨云霞

刘凤英　杨　宁　张亚平

副主编

焦素娟　刘　慧　白　静　曹迎春

国云芳　叶　晶

编　委（按姓氏笔画排序）

叶　晶（江山市人民医院）

白　静（宜昌市中心人民医院）

刘　慧（聊城市传染病医院）

刘凤英（庆云县人民医院）

刘玉霞（郑州市第一人民医院）

刘海红（宁津县人民医院）

杨　宁（曲阜市妇幼保健计划生育服务中心）

杨云霞（冠县妇幼保健计划生育服务中心）

肖　辉（枣庄市山亭区人民医院）

张亚平（庆云县人民医院）

欧阳柳（十堰市人民医院）

国云芳（德州市德城区妇幼保健院）

曹迎春（单县杨楼镇卫生院）

董　璐（滕州市善南社区卫生服务中心）

焦素娟（青岛昌德妇女儿童医院有限公司）

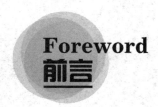

Foreword

　　妇产科学是一门古老而又焕发着无限生机活力的临床学科,主要研究女性生殖健康及其相关的身心疾病,包括妇科学、产科学、计划生育等。她的发展不仅关系到广大妇女的健康,更与出生人口的素质、人类的繁衍、社会的兴衰有着密切的关系。

　　近年来,我国妇产科学的研究与临床实践取得了显著进步,为促进和改善女性的身心健康作出了重要贡献,得到了广大患者及国际同行的高度认可。但随着社会进步、经济发展、文化提升、观念转变、技术创新等改变,我国医学将面临人口的增长与结构变化,计算机应用与信息传达,遗传学及相应研究的应用,卫生保健系统或体制的改革等新的问题,这都将为我国妇产科学发展及妇产科工作者提出新的要求与任务。如随着人口老龄化,肿瘤的发生率会上升,特别是宫颈癌、乳腺癌和子宫内膜癌;感染性疾病会成为新的疾病峰谱;一些传统的妇科问题,如子宫内膜异位症、多囊卵巢综合征等的诊断与治疗有了新的观念和对策;这都将成为妇产科领域的新挑战与契机。

　　本书从临床实际出发,按照妇产科临床实践的诊断思路,对每种疾病分别按病理、发病机制、症状、体征、诊断方法、鉴别诊断予以阐述,旨在提高临床妇产科医师的诊断与鉴别诊断水平和能力。本书以诊断、鉴别诊断为重点,将具有相似、相同的主要症状的疾病融汇一起,分析各自的特点,尤其对易造成误诊的疾病进行详细鉴别。本书内容简洁明了,为妇产科医师必备手册,是妇产科各级临床医师、医学院校本科生及研究生学习和工作的参考书。

　　由于编者时间有限,经验不足,加之该学科研究的不断发展,本书不足之处在所难免,恳请广大读者批评指正。

《妇产科疾病诊断与治疗精要》编委会

2023 年 11 月

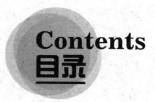

Contents 目录

第一章　女性生殖系统解剖与生理 ……………………………………………………… （1）

　　第一节　女性生殖系统解剖 ………………………………………………………… （1）

　　第二节　女性生殖系统生理 ………………………………………………………… （20）

第二章　女性生殖器发育异常 …………………………………………………………… （33）

　　第一节　外生殖器发育异常 ………………………………………………………… （33）

　　第二节　阴道发育异常 ……………………………………………………………… （34）

　　第三节　宫颈及子宫发育异常 ……………………………………………………… （38）

　　第四节　输卵管发育异常 …………………………………………………………… （40）

　　第五节　卵巢发育异常 ……………………………………………………………… （41）

第三章　女性生殖系统炎症 ……………………………………………………………… （43）

　　第一节　非特异性外阴炎 …………………………………………………………… （43）

　　第二节　前庭大腺炎 ………………………………………………………………… （44）

　　第三节　滴虫性阴道炎 ……………………………………………………………… （45）

　　第四节　外阴阴道假丝酵母菌病 …………………………………………………… （46）

　　第五节　细菌性阴道病 ……………………………………………………………… （49）

　　第六节　萎缩性阴道炎 ……………………………………………………………… （50）

　　第七节　急性子宫颈炎 ……………………………………………………………… （51）

　　第八节　慢性子宫颈炎 ……………………………………………………………… （53）

　　第九节　盆腔炎性疾病 ……………………………………………………………… （54）

第四章　女性生殖内分泌疾病 …………………………………………………………… （63）

　　第一节　性早熟 ……………………………………………………………………… （63）

　　第二节　经前期综合征 ……………………………………………………………… （69）

　　第三节　痛经 ………………………………………………………………………… （77）

第四节　功能失调性子宫出血 ……………………………………………………（80）

第五节　多囊卵巢综合征 …………………………………………………………（91）

第六节　卵巢过度刺激综合征 ……………………………………………………（106）

第七节　高催乳素血症 ……………………………………………………………（115）

第八节　围绝经期综合征 …………………………………………………………（120）

第九节　闭经 ………………………………………………………………………（122）

第五章　子宫内膜异位症与子宫腺肌病 ……………………………………………（136）

第一节　子宫内膜异位症 …………………………………………………………（136）

第二节　子宫腺肌病 ………………………………………………………………（146）

第六章　女性盆底功能障碍及生殖器损伤性疾病 …………………………………（151）

第一节　子宫脱垂 …………………………………………………………………（151）

第二节　阴道脱垂 …………………………………………………………………（153）

第三节　压力性尿失禁 ……………………………………………………………（155）

第四节　子宫损伤 …………………………………………………………………（165）

第七章　女性生殖系统肿瘤 …………………………………………………………（169）

第一节　子宫颈癌前病变 …………………………………………………………（169）

第二节　子宫颈癌 …………………………………………………………………（179）

第三节　子宫肌瘤 …………………………………………………………………（213）

第四节　子宫内膜癌 ………………………………………………………………（217）

第五节　卵巢肿瘤 …………………………………………………………………（222）

第六节　输卵管肿瘤 ………………………………………………………………（230）

第七节　外阴肿瘤 …………………………………………………………………（238）

第八章　病理妊娠 ……………………………………………………………………（246）

第一节　产前出血 …………………………………………………………………（246）

第二节　流产 ………………………………………………………………………（250）

第三节　妊娠时限异常 ……………………………………………………………（253）

第四节　多胎妊娠 …………………………………………………………………（258）

第五节　异位妊娠 …………………………………………………………………（261）

第六节　母儿血型不合 ……………………………………………………………（267）

第七节　脐带异常 …………………………………………………………………（270）

第八节　胎膜病变 …………………………………………………………………（272）

第九节 胎儿生长受限 ·· (279)

第十节 巨大胎儿 ·· (283)

第九章 异常分娩与分娩并发症 ·························· (288)

第一节 胎位异常 ·· (288)

第二节 子宫破裂 ·· (299)

第三节 子宫翻出 ·· (302)

第四节 羊水栓塞 ·· (305)

第五节 产后出血 ·· (308)

第十章 孕期保健 ·· (323)

第一节 孕期卫生指导 ··· (323)

第二节 孕期营养 ·· (325)

第三节 孕期运动训练 ··· (327)

参考文献 ·· (330)

第一章

女性生殖系统解剖与生理

第一节　女性生殖系统解剖

一、骨盆

在分娩过程中，主要是胎儿如何能通过母体产道，尤其是骨产道（还有软产道）而娩出的问题。因此，首先应清楚了解母体骨盆的形态和大小，以及在临产之前，结合估计胎儿的体重和了解胎儿的位置，都是产科工作者在做产前检查时应当清楚熟悉的问题。

（一）骨盆的组成

成年妇女的骨盆是由 4 块骨，即骶骨，尾骨和左、右两块髋骨所组成。每块髋骨又由髂骨、坐骨和耻骨融合而成。两块髋骨借骶髂软骨与骶骨连接，并在耻骨联合处互相接合（图 1-1）。

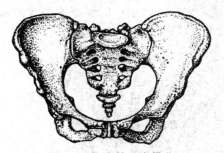

图 1-1　妇女的正常骨盆

（二）骨盆的发育

1.新生儿的骨盆

胎儿骨盆发展为成年人骨盆的机制历来为学者所关注，尤其是某些畸形骨盆的发生。

新生婴儿的骨盆是由部分骨质及部分软骨所组成。新生婴儿的髋骨并不是像成年人那样，而是分为髂骨、坐骨和耻骨。这 3 块骨头由一块大的"Y"形软骨连接起来在髋臼处聚集。髂嵴和髋臼及坐耻支的大部分完全是软骨（图 1-2）。

骨盆的软骨部分逐渐变为骨质，但是髋臼处完全接合是在青春期甚至更晚些时间才能完成。事实上，髋骨要在 20～25 岁才能完全骨化。

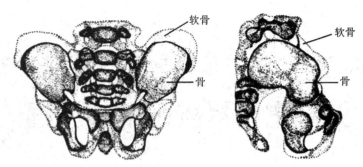

图 1-2　近足月的胎儿骨盆

正面和侧面显示骨化的程度

2.胎儿骨盆转变为成年人骨盆

一般认为骨盆形状的演变牵涉到两种因素：①生长和内在的倾向；②机械性影响。这个转变过程不完全是机械性力量，表现在成年人的骨盆中存在着性别的和人种的差异。出生后机械性影响对男女两性是一样的，然而性别的差异则在青春将要到来时才被确立。

生长和遗传影响所起的作用，已由 Litzmann 清楚地阐明。他指出女性的骶骨比男性的要宽得多。出生时两性的第 1 节骶骨都比翼部宽 1 倍（100∶50），但至成年，此比率在女性为 100∶76，而在男性则为 100∶56。这就表明女性骶骨翼部的生长要比男性快得多。早期的研究工作者认为，生产中骨盆的一切变化都是由于性别的差异，而机械性因素的影响仅仅是从属的。

（三）骨盆的关节及韧带

在上面，骨盆的骨是由耻骨联合接合在一起的。耻骨联合是由纤维软骨和上耻骨韧带及下耻骨韧带（往往称为耻骨弓状韧带）所组成（图 1-3）。耻骨联合有一定程度的可动性；此可动性在妊娠时增加，特别在经产妇中增加更多。这一事实是由 Budin 证明的。他陈述如果把一指伸入一名妊娠妇女的阴道中，当她起来行走时就可扪及她的耻骨两端随着每一步上下活动。骶骨与髋骨之间的关节（骶髂关节）也有一定程度的可动性。

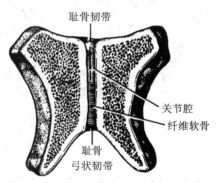

图 1-3　耻骨联合正面切片

在妊娠过程中，骨盆的关节松弛可能是由于激素的改变所致。妇女的耻骨联合在妊娠的上半期开始松弛，并在妊娠最后 3 个月更为松弛，但分娩后立即开始消退，一般产后 3～5 个月可完全消退。耻骨联合在妊娠过程中宽度增加，在经产妇比初产妇增宽得更多，而且在分娩后很快转为正常。经 X 线研究发现骨盆在妊娠足月时由于骶髂关节向上滑动引起较明显的活动性。最大的移位是在膀胱截石卧位时,此移位可以使骨盆出口的直径增加 1.5～2.0 cm。

（四）骨盆的分界

骨盆的分界线是指髂耻线把骨盆分为两部分,即假骨盆和真骨盆。假骨盆处于界线之上,真骨盆则在界线之下。

假骨盆后边界是腰椎,其两侧为髂窝;前面的边界是前腹壁下部(图 1-4)。假骨盆的大小随髂骨的张开程度不等,在妇女中有很大的差异,这些差异并无特别妇产科意义。

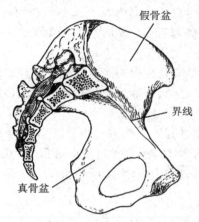

图 1-4　骨盆矢状切面显示真、假骨盆

真骨盆处于分界线之下,与分娩密切相关。上分界是骶岬上缘和骶骨的翼部、髂耻缘,以及耻骨联合的上缘,下分界是骨盆出口。盆腔好比是一段切断的、弯的圆筒;它的后面最高,因为它的前壁在耻骨联合处的长度大约为 5 cm,而后壁的长度约为 10 cm。因此,当妇女处于立位时,骨产道上部的轴心是向下、向后,而它的下部是弯曲的,指向下前。

真骨盆的壁部分是骨质,部分是韧带。它的后边界是骶骨和尾骨的前面;两侧的界限由坐骨内面和骶骨—坐骨切迹及骶骨韧带组成;在前面,它的边界是闭孔、耻骨和坐骨的升支。

正常成年妇女真骨盆的两侧壁稍呈前集。因此,如果一名正常成年妇女的两侧坐骨平面向下伸展,它们将在近膝处相遇。从每块坐骨的后缘中间伸出的是坐骨棘,后者是骨盆的重要标志,如在两棘之间画一条线,就可代表盆腔的最短直径。此外,在做阴道或肛门检查时坐骨棘很容易被摸到,因此,要查明胎儿先露部是否已下达中骨盆的水平时,它们可作为有价值的标志。

骶骨构成盆腔的后壁。骶骨的前缘相当于第 1 节骶椎体,即骶岬,可能在做阴道检查时被摸到,因而可为骨盆内测量法提供一个界标。正常骶骨呈现为一个明显垂直的和不十分明显与地平线平行的凹,它在不正常的骨盆内可以出现重要的变异。从骶岬到骶骨尖端的一条直线通常为 10 cm,而沿上述凹的距离则为 12 cm。

女性耻骨弓的外形是独特的。两侧耻骨的降支在 90°～100°的角度联合起来形成一个圆形的耻骨弓,胎儿的头部可容易地从下面通过。

（五）骨盆的平面、径线和倾斜度

由于骨盆的特殊形状,很难将它里面描述清楚。为方便起见把骨盆分为 4 个平面:①骨盆入口平面;②骨盆出口平面;③骨盆的最宽平面;④骨盆中段平面。

1.骨盆入口平面

骨盆入口(上峡)的后面以骶岬和骶骨翼部为界,两侧以髂耻缘为界,在前面的分界是耻骨横支和耻骨联合上缘。典型的女性骨盆入口几乎是圆的,不是卵形的。

骨盆入口的4条径线,一般描述为前后径、横径和两条斜径。前后径自骶岬的中间伸至耻骨联合上缘,称为真直径或内直径。正常时其长度为11 cm,或长些,但在异常骨盆,它可能明显地缩短。横径与真直径成直角,它代表两侧分界线之间最长的距离。横径一般在骶岬前面的5 cm处与真直径交叉。在卵形骨盆中,它的长度约为13.5 cm;在圆形骨盆中则稍短些。任一斜径自一侧骶髂软骨结合伸至对侧的髂耻隆起,根据它们的起点位置,被称为左或右斜径,其长度约为12.75 cm。

骨盆入口的前后径(即认为是真直径的)并不代表骶岬与耻骨联合之间的最短距离。最短距离是从骶岬到耻骨联合上缘稍下之处,常称为产科直径。在大多数骨盆中,这是胎头下降时必须通过骨盆入口的最短直径。

产科直径不能用手指直接测量到。虽然人们设计了各种器械,但是除X线外,都未能获得满意的结果。临床上如果没有X线设备,只能测量出对角径的距离,然后根据耻骨联合的高度和倾斜度减去1.5~2.0 cm,间接地估计产科直径的长度。对角径是从耻骨下缘到骶岬的一条径线。

2.骨盆出口平面

骨盆的出口由两个近似三角区组成。这两个三角区不在同一平面上,但有一条共同的基线,即在两侧坐骨结节之间的一条线。后三角的顶点是骶骨的尖端,两侧的界限是骶结节韧带和坐骨结节;前三角的顶点是耻骨联合下缘,两侧是耻骨降支。

骨盆出口一般描述有3条径线:前后径、横径和后矢状径。前后径自耻骨联合下缘至骶骨尖端,其长度约为11.5 cm。横径系两侧坐骨结节之间的距离约11 cm。后矢状径自骶骨的尖端伸至出口横径之中点,其长度约为7.5 cm(图1-5)。

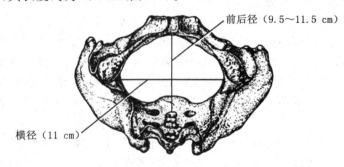

前后径(9.5~11.5 cm)

横径(11 cm)

图1-5　骨盆出口

3.骨盆的最宽平面

骨盆的最宽平面没有什么产科学意义。从定义来看,骨盆的最宽平面表示盆腔最宽敞的部分。骨盆的最宽平面的前后径从耻骨联合的后面中间伸到第二、第三节骶椎的结合处,横径处于两侧髋臼中心之间。前后径和横径的长度均为12.5 cm左右。骨盆的最宽平面的两条斜径在闭孔和骶坐骨切迹之间,长度是不确定的。

4.骨盆中段平面

骨盆中段平面位于两侧坐骨棘的同一水平,是骨盆的最窄平面。骨盆中段平面对胎头入盆后分娩产道阻塞有特别重要的意义。前后径长约 12.0 cm；横径处于两侧坐骨棘之间，长约 10.5 cm；后矢状径最短，约 5 cm。

5.骨盆倾斜度

处于直立位的妇女，其骨盆入口平面与地平面所形成的角度称为骨盆倾斜度。一般妇女的骨盆倾斜度为 60°（图 1-6）。骨盆倾斜度过大往往影响胎头的衔接。

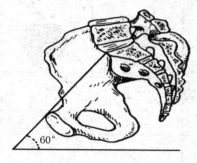

图 1-6　骨盆倾斜度

6.骨盆轴

骨盆轴为连接骨盆腔各平面中点的假想曲线。此轴上段向下向后，中段向下，下段向下向前（图 1-7）。分娩时胎儿即沿此轴娩出。

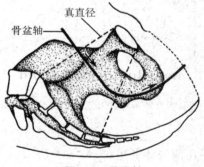

图 1-7　骨盆轴

（六）骨盆的类型

根据骨盆的形状可分为 4 种类型：①女性型骨盆；②男性型骨盆；③类人猿型骨盆；④扁平骨盆。该分类至今仍被广泛使用，该分类能协助医师领会分娩机制，当遇到骨盆狭窄时，帮助医师做出明智的处理。

该分类以骨盆入口的前、后两部的形态作为基础。在入口最长横径处画一条线，把它分为前、后两部分（图 1-8）。后面的部分决定骨盆的形状，前面的部分表示它的变异。很多骨盆不是纯粹型的，而是混合型的。如某一个女性型骨盆可以伴有男性样型的倾向，即骨盆后部是女性型的而前部是男性样型的。

1.女性型骨盆

女性型骨盆入口的后矢状径比前矢状径仅稍短些。后半部分的边缘是圆形的，前半部分也是圆而宽的。因为入口的横径或是比前后径稍长些或是一样长，所以从入口的总体来看稍似横位卵圆形或圆形。骨盆的侧壁是直的，坐骨棘亦不突出，耻骨弓是宽的，两侧坐骨之间的横径长

5

度为 10 cm 或长些。形成骨盆的骶骨既不前倾也不后倾。女性型骨盆骶坐骨切迹是圆形的而非狭窄的。女性型骨盆是最普通的,约占半数。根据现有资料,这类骨盆在我国妇女占 52%~58.9%。

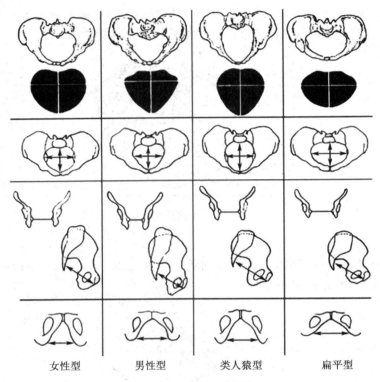

图 1-8 四种基本骨盆

在入口最长横径的一条线把它们分为前部分和后部分

2.男性型骨盆

男性型骨盆入口的后矢状径比前矢状径短得多,被胎头所占用的后面地位除外。后面半部分的边缘不是圆形,而是倾向与前半部分相应边缘的结合点构成楔形。前骨盆是窄三角形的,两侧壁往往内聚,坐骨棘突出耻骨弓狭窄。骨盆的诸棘均显得粗重。骶坐骨切迹呈狭窄和高弓形。骨盆的骶骨部分往往较直并向前倾,它的前倾使后矢状径缩短。骨盆的末端有相当程度地向前倾斜。这类骨盆在我国妇女仅占 1%~3.7%。

非常狭窄的男性样型骨盆预示经阴道分娩困难。当遇到较小的男性样型骨盆时,困难的产钳手术和死胎的发生率大大增高。

3.类人猿型骨盆

类人猿型骨盆的特点是入口前后径比横径长,往往形成一个卵型骨盆。类人猿型骨盆的前半部稍狭窄和有尖角,骶坐骨切迹较大,两侧壁往往稍呈内集状,而且骶骨向后倾斜,因此后半部较大。骶骨往往有 6 节而且是直的,使类人猿型骨盆比其他类型的骨盆要深些。类人猿型骨盆的坐骨棘很可能较为突出。耻骨弓一般稍狭窄,但形状是好的。这类骨盆在我国妇女占 14.2%~18%。

4.扁平骨盆

扁平骨盆可以说是扁平的女性型骨盆。前后径短而横径长,横径的位置与典型的女性型骨盆的横径相似。骨盆前半部的角度很大,两侧髂耻线的前耻髂部和后髂部都相当弯曲,骶骨往往是弯曲而向后旋转。因此,骶骨短、骨盆浅,构成一个宽的骶坐骨切迹。这种类型的骨盆在我国妇女中占 23.2%～29%。

5.中间类型骨盆

中间类型骨盆或称混合类型,比上述纯粹类型(或称基本类型)要多得多。骨盆后半部的特征决定它的类型,前半部的特征表示它的倾向。

二、外生殖器官解剖

女性生殖器可分为外生殖器和内生殖器两部分。外生殖器一般是指位于耻骨联合下缘与会阴之间所能见到的部分(图1-9)。

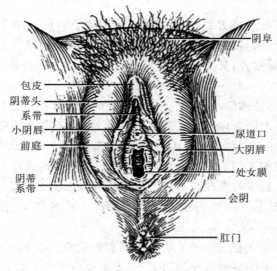

图 1-9　女性外生殖器

（一）阴阜

阴阜是耻骨联合前方以脂肪组织为主组成的垫子样结构。在青春期后这里的皮肤上长着有卷曲状的毛发,呈盾式分布。男女两性阴毛分布的范围有所不同。在女性,阴毛分布在一个三角形区域,三角的基线相当于耻骨联合的上缘,从这里少量阴毛往后下方扩展直达大阴唇外面。在男性,阴毛的分布不局限。阴毛可以向上分布,朝向脐部或朝下扩伸而达左、右大腿的内侧。

（二）大阴唇

大阴唇是由阴阜开始,向下、向后扩展的左、右两堆盖有皮肤的脂肪组织。这里的皮肤在多数妇女有色素沉着。大阴唇的外形根据所含脂肪量的多少而不同。

妇女的大阴唇在解剖上相当于男性的阴囊。子宫的圆韧带终止于大阴唇的上缘。经产妇的大阴唇往往变得不甚触目,尤其老年妇女的大阴唇更为萎缩。

一般妇女的大阴唇长 7～8 cm,宽 2～3 cm,厚 1.0～1.5 cm。女孩或未婚女子的两侧大阴唇往往互相靠拢而完全盖没它们后面的组织,经产妇左、右大阴唇多数是分开的。大阴唇在前上方和阴阜相连,后方则逐渐并入会阴部。左、右大阴唇在后方的正中形成后联合。

大阴唇外面的皮肤与邻近的皮肤相似,在青春期后长有毛发。未产妇的大阴唇内侧面湿润似黏膜,经产妇则变为与外面的皮肤一样,有许多皮脂腺但没有阴毛。在大阴唇的皮肤下面有一层厚的结缔组织,其中有丰富的弹力纤维和脂肪组织,这里形成外阴部形状的主体。在脂肪层中有较多的静脉,因此,如果大阴唇受到外伤容易发生血肿。

(三)小阴唇

分开大阴唇后,可见到小阴唇。左、右小阴唇在外阴的前上方互相靠拢。左、右小阴唇的大小和形状因人而异,有很大差别。未产妇的小阴唇往往被大阴唇所遮盖,经产妇的小阴唇可伸展到大阴唇之外。

左、右小阴唇分别由两片薄薄的组织所组成。一般情况下小阴唇呈湿润状,颜色微红犹如黏膜一样。盖在小阴唇上面的是复层鳞状上皮,这里没有阴毛而有许多皮脂腺,偶有少数汗腺。小阴唇的内部含有勃起功能的组织、许多血管和少数平滑肌纤维。小阴唇富有多种神经末梢,非常敏感。

左、右两侧小阴唇在前方互相靠拢,各自的上端分为两层。左、右两侧的下层相结合,成为阴蒂的系带;左、右两侧的上层则与阴蒂包皮合在一起。两侧小阴唇在后方,或者分别与大阴唇结合或者在中线形成小阴唇后联合,又称阴唇系带。

(四)阴蒂

阴蒂是小而长且有勃起功能的小体,其头位于阴蒂的包皮和系带之间。

阴蒂由一个阴蒂头、一个阴蒂体和两只阴蒂脚组成,相当于男性的阴茎,具有勃起性。阴蒂头由梭形细胞组成。阴蒂体包括两个海绵体,在它们的壁中有平滑肌纤维。长而狭的阴蒂脚分别起源于左、右两侧坐耻支的下面。即使在勃起的情况下,阴蒂的长度也很少超过 2 cm。由于小阴唇的牵拉,阴蒂呈一定程度的弯曲,其游离端指向下内方,朝着阴道口。

阴蒂头的直径很少超过 0.5 cm。阴蒂头被富有神经末梢的复层上皮盖没,因而非常敏感,是使女性动欲的主要器官。

大阴唇、小阴唇和阴蒂都含有纤细的神经末梢网和触觉盘。生殖神经小体(一种感觉小体)则多见于小阴唇,特别多见于阴蒂的包皮和阴蒂头,而很少分布于大阴唇。

(五)前庭

前庭是指左、右小阴唇所包围的长圆形区域,为胚胎期尿生殖窦的残余部分。前庭的前方有阴蒂,后方则以小阴唇后联合为界。

在前庭的范围内有尿道口,阴道口和左、右前庭大腺(即巴氏腺)的出口(图 1-10)。前庭的后半部,即小阴唇后联合与阴道之间是所谓的舟状窝。除未产妇外此窝很少能被观察到,经产妇在分娩时多数妇女的舟状窝由于受到损伤而消失。

(六)前庭大腺

与前庭密切相关的是前庭大腺。前庭大腺是一对小小的复泡管状腺,其直径各为 0.5～1.0 cm 位于前庭下方阴道口的左、右两侧。复泡管状腺的出口管长 1.5～2.0 cm,开口于前庭的两侧,正好在阴道口两侧边缘之外。前庭大腺的管径很小,一般仅能插入细小的探针。在性交的刺激下,腺体分泌出黏液样分泌物以资润滑。

(七)尿道口

尿道口位于前庭的中央、耻骨弓下方 1.0～1.5 cm 处,稍高于阴道口的水平。尿道口往往呈轻度折叠状,排尿时尿道口的直径可以放松到 4~5 mm。在尿道的左、右两侧,尿道旁管(即 Skene 氏管)开口于前庭,也偶有个别妇女的尿道旁管开口于尿道口内的后壁处。尿道旁管的口径很小,约为 0.5 mm,其长度可因人而异。

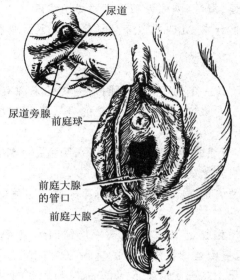

图 1-10　尿道、尿道旁腺、前庭大腺

尿道下 2/3 经过阴道的前壁,与它相应处紧密相连。阴道下 1/3 的环状肌肉围绕尿道的上端和下端。

(八)前庭球

前庭球是位于前庭两侧黏膜下的一对静脉聚集体,长 3.0~4.0 cm,宽 1.0~2.0 cm,厚 0.5~1.0 cm。它们与坐耻支并列,部分被坐骨海绵体肌和阴道缩肌覆盖。前庭球的下端一般处于阴道口的中部,前端向上朝着阴蒂伸展。

从胚胎学的角度看,前庭球相当于男性阴茎的海绵体。在分娩时前庭球往往被推到耻骨弓的下面,但因其尾部部分环绕着阴道,在分娩时容易受到损伤而造成外阴血肿甚至大量出血。

(九)阴道口和处女膜

阴道口位于前庭的后半部,其形状和大小可因人而异。处女的阴道口往往被小阴唇所盖没;推开小阴唇则可见到阴道口几乎完全被处女膜所封闭。处女膜是否破裂有时可以引起法律纠纷,因此,检查时应详细检查、慎重结论。

处女膜的形状和坚固度均有明显的差异。处女膜大部分由弹性和胶原性的结缔组织组成。处女膜的两面均被未角化的复层鳞状上皮覆盖。阴道的表面和游离的边缘有较多的结缔组织乳头。处女膜没有腺性或肌性成分,也没有很多神经纤维。新生女孩的处女膜有很多血管;妊娠妇女的处女膜上皮较厚并富有糖原;绝经后妇女的处女膜上皮变薄,并可以出现轻微的角化;成年处女的处女膜仅是或多或少围绕阴道口的一片不同厚度的膜,并有一个小到如针尖、大到能容纳一个或两个指尖的孔。此开口往往呈新月形或圆形,偶可呈筛状、有中隔或伞状。伞状的可能被误认为是处女膜破裂。因此,由于法律的原因,在做出肯定的处女膜是否破裂的供述时必须慎重。

一般来说,处女膜多数是在第一次性交时被撕裂,裂口可以分散在数处,多数撕裂位于处女膜的后半部。撕裂的边缘往往很快结成瘢痕,此后,处女膜即成为若干分段的组织。首次性交时,处女膜被撕裂的深度因人而异。一般认为,处女膜被撕裂时往往伴有少量出血但很少引起大出血。在个别处女中,处女膜组织比较坚韧,需外科手术切开,但极为罕见。由分娩引起的处女膜解剖上的改变往往比较明显、清楚,因而易被识别而做出诊断。

处女膜无孔是一种先天性异常,此时阴道完全被闭锁。主要表现为经血滞留、性交受阻,一般需手术切开。

（十）阴道

关于阴道的起源问题尚无统一的意见。针对阴道上皮的来源有 3 种不同的看法:①苗勒系统;②午非管;③尿生殖窦。总的来说,被多数人接受的看法是阴道部分起源于苗勒氏管和部分来自尿生殖窦。

阴道是一个由肌肉、黏膜组成的管道。从上下而论,阴道位于外阴部之上、子宫颈之下;从前后而论,阴道处于膀胱之后、直肠之前。

阴道可被称为子宫的排泄管道,子宫经过阴道排出经血。阴道也是女性的性交器官,同时又是分娩时产道的一部分。

阴道在前方与膀胱及尿道相邻近,它们之间被一层结缔组织,即"膀胱-阴道隔"分开。在后方,于阴道下段和直肠之间也有由类似组织形成的直肠-子宫间隔。大约有 1/4 的阴道被子宫直肠陷凹(即 Douglas 陷凹)分开。在正常情况下,阴道前壁与后壁的中间部分互相靠得较近,而在阴道的左、右两旁的侧壁之间则有一定距离。这样便使阴道的横切面看来犹似空心的 H 字形状(图 1-11)。

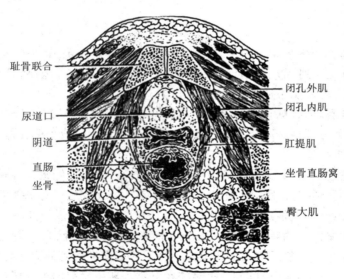

耻骨联合 — 闭孔外肌
尿道口 — 闭孔内肌
阴道 — 肛提肌
直肠 — 坐骨直肠窝
坐骨 — 臀大肌

图 1-11　女性生殖器的横断面显示阴道内腔的 H 形状

阴道的伸缩性很大,在足月妊娠时它可以被扩张到足以使正常足月胎儿顺利娩出,而在产褥期间它又能逐渐恢复到产前状态。

阴道的顶端是个盲穹隆,子宫颈的下半部伸入此处。阴道穹隆可以分为四部分,即左、右、前、后穹隆。阴道和子宫颈的连接处在子宫颈的后方要比子宫颈的前方高些,因此,阴道后穹隆比前穹隆深一些,在进行手术时经后穹隆易进入盆腔后下方。阴道前壁比后壁稍短,前壁与后壁分别为 6～8 cm 和 7～10 cm。

阴道的前、后壁上有纵行的阴道皱褶柱。在未经产妇女中还可以在此处见到与纵行柱成直角的横崎。当这些皱褶到达侧壁时渐渐消失,在高年经产妇中阴道壁往往变为平滑。

阴道的黏膜由典型的不角化复层鳞状上皮细胞组成。在上皮层下有一层结缔组织,其中的血管丰富,偶尔有淋巴小结。阴道黏膜仅松松地与下面的组织相连,因此,在做手术时可以方便地把阴道黏膜与位于下面的结缔组织分开。

阴道在正常情况下没有典型的腺。有时在经产妇的阴道中可见有些包涵囊肿,但它们不是腺,而是在修补阴道撕裂时的黏膜碎片被埋没在缝合伤口下。另外,有些衬有柱状的或骰状的上皮的囊肿也不是腺,而是午非管或苗勒氏管的残余物。

阴道的肌层可分为两层平滑肌,外层纵行,内层环行,但整个肌层并不明显。在阴道的下端可见有一横纹肌带。它是阴道缩肌或括约肌,然而主要关闭阴道的是肛提肌。在肌层的外面有结缔组织把阴道与周围的组织连接起来。这些结缔组织内含有不少弹性纤维和很多静脉。

阴道有丰富的血管供应。阴道的上 1/3 是由子宫动脉的子宫颈-阴道支供应,中 1/3 由膀胱下动脉供应,下 1/3 由直肠中动脉和阴部内动脉供应。直接围绕阴道的是一个广泛的静脉丛,静脉与动脉伴行最后流入髂内静脉。阴道下 1/3 的淋巴与外阴的淋巴一起大部分地流入腹股沟淋巴结,中 1/3 的淋巴流入髂内淋巴结,上 1/3 的淋巴流入髂总淋巴结。

根据 Krantz 的论述,人的阴道没有特殊的神经末梢(生殖小体),但在它的乳头中偶可见到游离的神经末梢。

(十一)会阴

广义的会阴是指盆膈以下封闭骨盆出口的全部软组织结构,有承载盆腔及腹腔脏器的作用,主要由尿生殖膈和盆膈组成。尿生殖膈由上、下两层筋膜,会阴深横肌和尿道阴道括约肌构成。盆膈由上、下两层筋膜,肛提肌和尾骨肌构成。肛提肌由髂尾肌、耻骨直肠肌、耻尾肌组成。肛提肌有加强盆底托力的作用,又因部分肌纤维在阴道和直肠周围密切交织,还有加强肛门和阴道括约肌的作用。处于阴道和肛门之间的中缝(即会阴缝)被会阴的中心腱加固,球海绵体肌、会阴浅横肌和肛门外括约肌在它的上面会聚。以上这些结构共同成为会阴体的主要支撑。在分娩时它们往往被撕伤。

狭义的会阴是指阴道口与肛门之间的软组织结构。

三、内生殖器官解剖

内生殖器包括子宫、输卵管和卵巢。

(一)子宫

子宫是一个以肌肉为主组成的器官,它的外面被腹膜覆盖。子宫腔内面由子宫内膜覆盖。在妊娠期,子宫接纳和保护受孕产物并供以营养;妊娠足月时,子宫收缩,娩出胎儿。

在非妊娠期,子宫位于盆腔内,处于膀胱与直肠之间,下端伸入阴道。子宫后壁几乎全部被腹膜覆盖,它的下段形成直肠子宫陷凹的前界。子宫前壁仅上段盖有腹膜,它的下段直接与膀胱后壁相连,在它们中间有一层清楚的结缔组织。

子宫的形状上宽下窄(图 1-12),可分为大小不同的上下两部:上部呈三角形,即宫体;下部呈圆筒形或梭形,即宫颈。宫体的前壁几乎是平的,其后壁则呈清楚的凸形。双侧输卵管起源于子宫角部,即子宫上缘和侧缘交界之处。双侧输卵管内端之间的上面凸出的子宫称为子宫底。

自子宫的左、右侧角至盆腔底部之间是子宫的侧缘,不被腹膜所直接覆盖但有阔韧带附着于此。

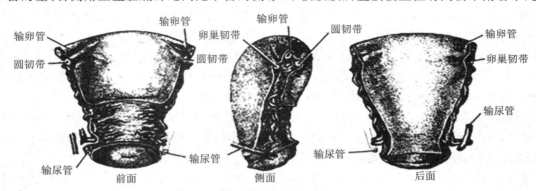

图 1-12　子宫的前面、侧面、后面观

子宫的大小和形状随女性的年龄和产次而有较大差别。女性新生儿的子宫长度为 2.5～3.0 cm,成年而未产者的子宫长度为 5.5～8.0 cm,经产妇的子宫长度为 9.0～9.5 cm。未产妇和经产妇的子宫重量亦有很大差异,前者为 45～70 g,后者为 80 g 或更重一些。在不同年龄的对象中,宫体与宫颈长度的比率亦有很大差异。在婴儿中,宫体长度仅为宫颈长度的一半;在年轻而未产者中,宫体长度与宫颈长度约相等;在经产妇中,宫颈长度仅为子宫总长度的 1/3。

子宫的主要组成成分是肌肉,子宫体的前壁与后壁几乎互相接触,中间的子宫腔仅为一裂缝。子宫颈呈梭形,在其上、下两端各有一小孔,即宫颈内口和外口。在额切面,子宫体呈三角形,子宫颈管则仍保留其梭形。经产妇子宫腔的三角形状变得较不明显,因为原来凸出的侧缘往往变为凹进。绝经期妇女由于子宫肌层和内膜层萎缩子宫的体积变小。

1.子宫颈

子宫颈是指子宫颈解剖学内口以下的部分子宫。在子宫的前方,子宫颈的上界几乎相当于腹膜开始反折到膀胱上。子宫颈被阴道的附着处分为阴道上和阴道两部分,称为子宫颈阴道上部和子宫颈阴道部。子宫颈阴道上部的后面被腹膜覆盖,前面和左、右侧面与膀胱及阔韧带的结缔组织相接触。宫颈阴道部伸入阴道,它的下端是子宫颈外口。

子宫颈外口的形状可因人而异。在未产妇中,它是个小而齐整的卵圆形孔;在经产妇中,因子宫颈在生产时受到一定的损伤(损伤最容易发生于外口的两旁),子宫颈外口往往变为一条横行的缝道。这样就把子宫颈外口分为所谓的前唇和后唇。有时在初产妇子宫颈遭到较严重的多处撕裂时,它的外口变得很不规则(图 1-13、图 1-14)。

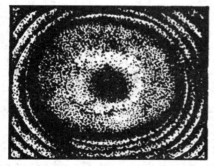

图 1-13　未经产妇的宫颈外口

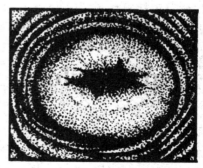

图 1-14　经产妇的宫颈外口

子宫颈主要由结缔组织组成,偶有平滑肌纤维,但这里有许多血管和弹性组织。子宫颈的胶原性组织与子宫体的肌肉组织一般界线明显,但也可以是逐渐转变的,延伸范围为 10 mm 左右。子宫颈的物理性能根据它的结缔组织状态决定,在妊娠期和分娩期,子宫颈之所以能扩张与子宫颈中的胶原组织的离解有关。

子宫颈管的黏膜由一层高柱形上皮组成,它处在一层薄的基底膜之上。这里没有黏膜下层,因此,子宫颈的腺体直接从黏膜的表层伸入到下面的结缔组织。这里的黏液细胞为宫颈管分泌厚而粘的分泌物,形成黏液栓,将宫颈管与外界隔开。

宫颈阴道部的黏膜直接与阴道的黏膜相连,二者都由复层鳞状上皮组成,有时子宫颈管的腺体可以伸展到黏膜面。假如这些腺体的出口被阻塞则会形成所谓的潴留囊肿。

在正常情况下,阴道部的鳞状上皮与子宫颈管的柱状上皮之间,在宫颈外口处,有清楚的分界线,称为原始鳞-柱交接部或鳞柱交界。如遇有体内雌激素变化、感染或损伤,复层鳞状上皮可扩展到子宫颈管的下 1/3 甚至更高一些。而子宫颈管的柱状上皮也可移至子宫颈阴道部,这种变化在有子宫颈前、后唇外翻的经产妇中更为显著。这种随体内环境变化而移位所形成的鳞-柱交接部称生理性鳞-柱交接部。在原始鳞-柱交接部和生理性鳞-柱交接部间形成的区域称移行带区,此区域是宫颈癌的好发部位。

子宫峡部为子宫颈阴道上部与子宫体相移行的部分,实际上属于子宫颈的一部分,即子宫颈解剖学内口和子宫颈组织学内口之间的部分,在产科方面有特别重要的意义。正常时,此部仅长 0.6～1.0 cm,到妊娠晚期,则可增长达 6～10 cm,临床上称其为子宫下段,是剖腹取胎切开子宫之处。

2.子宫体

子宫体的壁由 3 层组织组成,即浆膜层、肌肉层和黏膜层。浆膜层由覆盖在子宫外面的腹膜组成,它和宫体紧密粘连。

子宫体的黏膜层位于宫腔面,即为子宫内膜。它是一层薄的、淡红色的绒样的膜。仔细观察可以见到有许多微小的孔,即子宫腺体的开口。在生殖年龄的妇女,其子宫内膜有周期性变化,即为月经周期。总的来说,正常子宫内膜在月经期后是相当薄的,它的管形腺体互相分开。但在下次月经之前,内膜又复迅速增厚。正常情况下,子宫内膜的厚度可以变动在 0.5 mm 至 3～5 mm。

子宫内膜的表面上皮由一层高柱形、具有纤毛且互相紧密排列的细胞组成。在子宫内膜周期中这些细胞的卵圆形细胞核多数位于细胞的下半部分。

管形的子宫腺体由表层上皮内陷构成。它们伸入子宫内膜层的全层,直达肌层。从组织学的观点看,这些腺体与子宫内膜的表层上皮相似,由一层柱状、部分有纤毛的上皮组成。这些腺体位于一层薄的基底膜上,可分泌稀薄的碱性液体以保持子宫腔潮湿。

处于表面上皮与子宫肌层之间的子宫内膜结缔组织是一种间质细胞液,紧接行经后。它由结缔组织细胞组成,此种细胞的细胞质少,细胞核致密,呈卵形和纺锤形。当由于水肿分离时,这些细胞呈现星状并伴有正在分支的细胞质,在腺体和血管周围更为密集。行经前几天,它们往往增大,有更多的水泡,形似蜕膜细胞。同时,有白细胞浸润。

子宫内膜的血管结构对解释月经和妊娠的某些现象极为重要。动脉血是由子宫和卵巢动脉供给子宫的。当动脉支穿透子宫壁进入肌层,称为弓形小动脉。在内膜的基底层分出基底小动脉供应基底层,它本身呈螺旋小动脉供应近宫腔面 2/3 的内膜,螺旋小动脉壁有平滑肌及外膜,进入近腔面 1/3 内膜时平滑肌消失而形成微血管(图 1-15)。子宫内膜的动脉是呈圈状的或螺旋形的动脉,这些血管壁对激素的影响很敏感,特别是血管收缩。子宫内膜的直基底动脉比螺旋小动脉短而口径小,它们仅能伸入子宫内膜的基底层或者最多稍伸入中层,它们不受激素的影响。

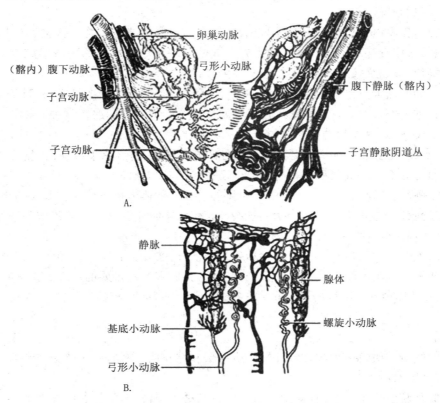

图 1-15　子宫的血液供应

A.子宫的动静脉;B.子宫内膜的血供

子宫的大部分由含有很多弹性纤维的结缔组织联合起来的肌肉束组成。子宫的肌肉纤维从上到下逐渐减少,到了子宫颈仅含有 10% 的肌肉。在子宫体中,子宫内壁较外壁含有相对多的肌肉。在妊娠期,子宫上部的肌肉大大增加而子宫颈的肌肉含量没有明显的变化。根据这些研究的结果,认为在分娩时子宫颈是被动地扩张。

3.子宫的韧带

从子宫两侧伸展者为阔韧带、圆韧带和子宫骶韧带。

阔韧带是自子宫两侧缘伸展至骨盆壁的两个翼状结构,它们把盆腔分为前、后两个间隔。每个阔韧带是一个包围各种结构的腹膜褶,它有上缘、侧缘、下缘和中缘。上缘的内侧 2/3 形成输卵管系膜,附着于输卵管;上缘的外侧 1/3 从输卵管的散状端伸至骨盆壁,形成卵巢悬韧带,卵巢动脉经此穿过。输卵管下的阔韧带部分即为输卵管系膜,由两层腹膜组成,其间是一些松弛的结缔组织,有时可见卵巢冠。

卵巢冠由许多含有纤毛上皮的狭窄垂直小管组成。这些小管的上端与一条纵向管相接,后者在输卵管下伸展到子宫的侧缘,在子宫颈内口近处成为盲管。这个管是午非管的残余,在女性称为加特内管(卵巢冠纵管)。卵巢冠在男性相当于附睾的头。

在阔韧带的两侧缘，腹膜回向骨盆的边上。阔韧带的底部很厚，与骨盆底的结缔组织相连，子宫血管在此处穿过。阔韧带的最厚部分叫作主韧带；宫颈横韧带或子宫骶韧带由结缔组织组成，与阴道上部的子宫颈和子宫侧缘牢固联合。此部分包含着子宫血管和输尿管下段。子宫下端阔韧带的直切面呈三角形，子宫血管处于它宽阔的基线上。它与子宫颈附近的结缔组织广泛连接，即子宫旁组织。阔韧带上部的直切面显示分为 3 部分，分别围绕输卵管、子宫、卵巢韧带和圆韧带（图 1-16）。

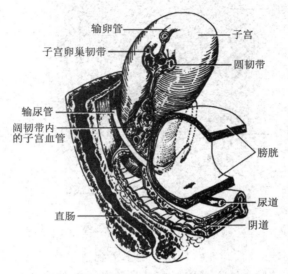

图 1-16　阔韧带的子宫端断面示意图

圆韧带从子宫的前部和侧部的两旁伸至输卵管附着处之下。每一条圆韧带处于腹膜的一褶之中与阔韧带相连，并向上、向外延伸过腹股沟管，终止于大阴唇的上部之中。在非妊娠时，圆韧带的直径为 3～5 mm，由直接与子宫相连的平滑肌和一些结缔组织组成，相当于男性的睾丸引带。在妊娠时，圆韧带相应肥大。

子宫骶韧带从子宫颈的后部和上部伸展并环绕直肠，然后附着在第二和第三节骶椎筋膜之上，其由结缔组织和肌肉组成，并被腹膜覆盖。它们构成直肠子宫陷凹的侧界，并对宫颈施加牵引力，以协助子宫保持在正常位置。

4.子宫的位置

子宫的一般位置是轻度前倾、前屈。当妇女直立时，子宫几乎处于水平线和稍向前屈，子宫底处在膀胱上，而宫颈则向后朝着骶骨的下端，其外口大约处于坐骨棘的水平。当然，上述器官的位置可依据膀胱和直肠的膨胀程度而变动。

正常子宫是一个部分可动的器官。宫颈是固定的，但是宫体可以在前后平面上自由活动。所以，姿势和地心引力可以决定子宫的位置。直立时骨盆的前倾斜可能造成子宫的前屈。

5.子宫的血管

子宫血管的供应主要来自子宫动脉和卵巢动脉。子宫动脉是髂内动脉的主支（图 1-17）在往下短距离后进入阔韧带的底部，跨过输尿管到达子宫旁，然后在到达阴道上部的子宫颈之前分为两支。较小的子宫颈阴道动脉供应子宫颈的下部和阴道的上部。子宫动脉的主支上行，作为一条高度卷曲的血管沿着子宫的侧缘分为一支相当大的血管（供应子宫颈的上部）和很多穿入子宫体的小支。将到输卵管之前,子宫动脉的主支分为 3 条末端支,即子宫底支、输卵管支和卵巢支。卵巢支与卵巢动脉的末端支吻合;输卵管支通过输卵管系膜,供应输卵管;子宫底支分布在子宫的上部。

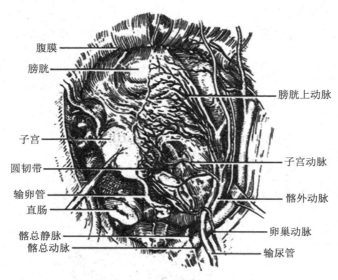

图 1-17　子宫和骨盆血管

子宫动脉在横越阔韧带之后,约在宫颈内口的水平到达子宫。大约在离子宫侧缘 2 cm 处子宫动脉经过输尿管。子宫动脉与输尿管接近点对手术来说极为重要,因为在做子宫切除术时输尿管可能损伤,或者被夹住,或在结扎子宫血管的过程中被误扎。

卵巢动脉是主动脉的一条直接分支(左卵巢动脉可来自左肾动脉),经过卵巢悬韧带,进入阔韧带。当到达卵巢门时分为许多较小的支进入卵巢,而它的主干越过阔韧带的全长,在到达子宫缘的上部时与子宫动脉的卵巢支吻合。除此以外,在子宫两侧血管之间还有很多的血管交流。

两侧弓形静脉联合成为子宫静脉,然后流入髂内静脉,最后汇入髂总静脉。卵巢和阔韧带上部的血由几条静脉所收集,在阔韧带内形成大的蔓状丛。蔓状丛的静脉在卵巢静脉内终止。右卵巢静脉流入腔静脉,左卵巢静脉则流入左肾静脉。

6.淋巴

子宫内膜有丰富的淋巴供应,但真正的淋巴管大部分限于基底部。子宫肌层的淋巴管向浆膜层增加并在浆膜下面形成丰富的淋巴管丛,特别是在子宫的后壁,而在前壁则少些。

子宫各部的淋巴流入几组淋巴结。来自宫颈的淋巴主要在髂内淋巴结终止;来自宫体的淋巴分布于两组淋巴结:一组淋巴管流入髂内淋巴结,另一组在网络来自卵巢区的淋巴管后终止于腰淋巴结。后者处于主动脉之前,约在两侧肾下端的水平(图 1-18)。

7.神经支配

子宫有丰富的神经支配,但看起来它们不像是原生的,而是由于调整而发生的,因为有些脊髓被横切断的妊娠患者在分娩时子宫活动仍正常。

子宫的神经分配主要来自交感神经系统,也有一部分来自脑脊髓和副交感神经系统。副交感神经系统由来自第Ⅱ对、第Ⅲ对、第Ⅳ对骶神经的稀少纤维组成,分布于子宫的两侧,然后进入子宫颈神经节。交感神经系统经腹下丛进入盆腔,向两侧下行后进入子宫阴道丛。上述两神经丛的神经供应子宫、膀胱和阴道的上部。有些神经支在肌肉纤维间终止,另一些则伴着血管进入子宫内膜。

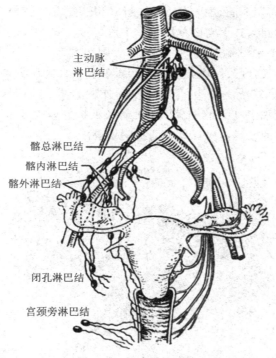

图 1-18　子宫淋巴回流

交感神经和副交感神经都具有运动神经和少许感觉神经纤维。交感神经使肌肉和血管收缩,副交感神经则抑制血管收缩,转为血管扩张。

盆腔内脏的神经支配有临床上的意义,因为有几种盆腔疼痛可以通过切断腹下神经丛永远获得解除。

来自第 XI 对和第 XII 对胸神经的感觉神经纤维可将子宫收缩的疼痛传至中枢神经系统。来自子宫颈和产道上部的感觉神经,经过盆腔神经到达第 II 对、第 III 对、第 IV 对骶神经,而产道下部的神经则经过腹股沟神经和阴部神经。子宫的运动神经来自 L_7 和 L_8 的脊髓。运动神经与感觉神经分层次,使在分娩时可应用脊尾麻醉和脊髓麻醉。

(二)输卵管

左、右输卵管自子宫的两角伸展至左、右卵巢,是输送卵细胞进入子宫的管道。输卵管的长度各有不同,在 8～14 cm。它们由腹膜覆盖,管腔内有黏膜,每个输卵管分为间质、峡部、壶腹和漏斗部分。间质部分包含在子宫的肌肉内。管腔开始大致是向上、向外偏斜。间质部长为 0.8～2.0 cm,管腔直径为 0.5～1.0 mm;输卵管的峡部,即靠近子宫的狭窄部分,管腔直径为 2～3 mm,然后逐渐扩大至较宽的外侧部分,即壶腹部,直径为 5～8 mm;漏即伞形端,形似漏斗,为输卵管的远端开口(图 1-19)。

除间质部外,输卵管的其余部分均被腹膜覆盖,此部分腹膜与阔韧带的上缘相连。除输卵管系膜的附着处外它完全由腹膜所围绕,散形端开口于腹腔内,其凸出部分即卵巢伞,比其他部分都长得多;它形成一个浅槽,向卵巢靠近或到达卵巢。有学者认为卵巢伞可能是引导卵子进入输卵管的通路。输卵管的肌肉组织一般分为两层,即环形的内层和纵行的外层。在管的远侧,上述两层变得不太清楚,而且在伞形端即被肌肉纤维交织的网所取代。输卵管的肌肉组织经常有节奏地收缩,收缩率随月经周期而变动。最大的收缩率和强度发生在卵转送时,而在妊娠时则最慢、最弱。输卵管腔覆以黏膜,其上皮由单层柱状细胞组成。这些细胞有些具有纤毛,有些具有分泌功能,在散状端有纤毛的细胞最多,而在其他处则很稀疏。在月经周期的各个时期,上述两类细胞的比率不同。由于管腔没有黏膜下层,所以黏膜层直接与肌肉层相接触;黏膜排成纵向的折襞,在散状端则变为更复杂。因此,管腔各段的外表不同。输卵管子宫部分的横切面显示4个简单的折襞,形成与马耳他十字相似的图案。管峡的折襞较为复杂。在壶腹,它的腔几乎完全被树状黏膜占据。这样的黏膜由极其复杂的折襞构成。

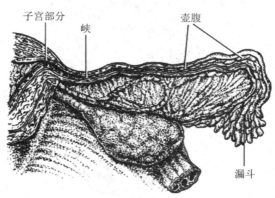

图 1-19　输卵管的纵切面

显示输卵管管腔各段的不同大小,纵行折襞和输卵管与
输卵管系膜、子宫角,以及卵巢的关系

输卵管纤毛产生的流动方向指向子宫。输卵管的蠕动可能是输送卵的一个重要因素。

输卵管有丰富的弹性组织、血管和淋巴管。偶尔扩张的淋巴管可能是一个折襞的全部物质。输卵管的交感神经分布较副交感神经广泛。对输卵管的功能来说,上述神经的作用尚不明确。

输卵管黏膜在月经周期发生的组织变化与子宫内膜相似,但没有那么显著。在卵泡期,上皮细胞较长,有纤毛者宽,细胞核靠近边缘;无纤毛者狭,细胞核较近基底。在黄体期,分泌细胞变大,高于纤毛细胞,并挤压出它们的核。在行经期,上述变化更为突出。输卵管在妊娠晚期和产褥期显示的特征变化包括薄的黏膜、白细胞充满毛细管,以及蜕膜反应。如果在产褥期给予雌激素,黏膜细胞的长度会增加,分泌细胞的长度则会减短,并丧失很多胞浆以致形状变得像木钉。绝经后输卵管黏膜的特性是上皮细胞矮,增长迅速。上述月经周期的输卵管黏膜,以及与它有关的肌肉组织收缩的变化,可能是雌激素与黄体酮之间的比例改变的结果。

(三)卵巢

卵巢的形状有些像杏仁,其主要功能是产生和排出卵细胞,以及分泌甾体激素。卵巢的体积在不同情况下有很大差异。在生殖期间,卵巢长 2.5~5.0 cm,宽 1.5~3.0 cm,厚 0.6~1.5 cm;绝经后,体积显著减小。而在老年妇女,卵巢的长、宽和厚度都只有 0.5 cm 左右。

正常时卵巢处于盆腔的上部,骨盆的左、右侧壁,髂外血管与腹下血管之间的浅窝内,即 Waldeyer 卵巢窝。当妇女直立时卵巢的长轴几乎垂直,仰卧时为水平位。然而它们的位置变动很大,因而很少见到左、右卵巢恰恰处于同一水平面的位置。

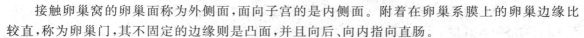

接触卵巢窝的卵巢面称为外侧面,面向子宫的是内侧面。附着在卵巢系膜上的卵巢边缘比较直,称为卵巢门,其不固定的边缘则是凸面,并且向后、向内指向直肠。

卵巢通过卵巢系膜附着在阔韧带上。卵巢固有带韧带始于子宫的侧面和后面部分,正好在输卵管起源处之下,伸展至卵巢的下端。它的长度一般在 3.0 cm 以上,其直径为 3.0~4.0 mm,由肌肉和与子宫相连的结缔组织组成并被腹膜覆盖。卵巢悬韧带从卵巢的上端伸展至骨盆壁,卵巢血管和神经在其间通过。

卵巢的外表随年龄而变化。在年轻妇女,其表面显示为平滑和暗淡白色,透过它可见一些有光的小的透明卵泡。当妇女年龄渐大,卵巢表面出现皱纹,而老年人卵巢的表面则明显迂曲。

卵巢的大体结构最好以它的横断面来研究,可以区别为两部分——皮层和髓质。

皮层(或称外层)的厚度随年龄而变化,年长者变薄。卵细胞和卵泡均位于皮层,由纺锤形结缔组织细胞和纤维组成,其中有分散的、不同发育期的原始卵泡和格雷夫卵泡(囊状卵泡)。随着妇女年龄的逐渐增大,卵泡数目逐渐减少。皮层的最外面是暗淡的白色,即卵巢白膜,它的表面是单层立方上皮,即 Waldeyer 生殖上皮。

卵巢的髓质由与卵巢系膜相连的疏松结缔组织组成,内含很多动脉和静脉。此外,尚有少量与卵巢悬韧带相连的平滑肌纤维。这些肌肉可能对卵巢的运动起作用。

卵巢有交感神经和副交感神经支配。大部分交感神经来自伴同卵巢血管的神经丛,小部分来自围绕子宫动脉卵巢支的神经丛。卵巢还有丰富的无髓鞘神经纤维。这些神经纤维的大部分也是伴同血管的,它们仅仅是血管神经。其他部分则形成花环样,围绕正常的和闭锁的卵泡,并伸出许多微细的神经支。这些支已被追踪到粒膜,但并未见到有穿过粒膜的。

四、邻近器官

(一)尿道

女性的尿道是一条狭窄的膜的管道,从内口伸至外口,长约 4.0 cm。尿道处在耻骨联合的后面,包埋在阴道壁中。方向为向下、向前,稍为弯曲,其凹面向前。在不膨胀时,尿道的直径约为 6.0 mm。尿道穿过尿生殖膈的筋膜,外口(尿道口)直接位于阴道口之前,约在阴蒂 2.5 cm 之后。内层为纵行折襞,其中沿着尿道底的一条折襞称尿道嵴。很多小的尿道腺体开口于尿道内。

尿道由 3 层组织构成,即肌肉组织层、能勃起的组织层和黏膜组织层。肌肉层由环形肌肉纤维组成,与膀胱的肌肉相连,并伸展至尿道的全长。此外,在尿生殖膈的上、下筋膜之间,女性尿道与男性尿道一样,由尿道膜部括约肌所围绕。

紧接黏膜组织层下即是一层薄的海绵状能勃起的组织层。后者含有大的静脉丛及与静脉混合的平滑肌纤维。

黏膜层的颜色灰白,它的外面与外阴的黏膜相连,里面与膀胱的黏膜相连。其表面有复层鳞状细胞上皮,这层上皮在近膀胱处成为过渡型细胞。尿道的外口由少数黏液滤泡围绕。

(二)膀胱

女性膀胱的后面是子宫和阴道上部。膀胱子宫陷凹将膀胱与子宫体的前面分离,但在此陷凹的水平以下,通过疏松结缔组织与子宫颈的前面和阴道的前壁的上部相连。当膀胱排空时子宫靠在它的上面。

(三)输尿管

左、右输尿管从各自的肾脏输送尿液至膀胱,长为 25~30 cm。在女性,输尿管组成骨盆卵巢窝的后界,然后向内、向前沿子宫颈的侧面和阴道的上部到达膀胱底。近子宫颈处约 2.5 cm 有子宫动脉伴行。以后子宫动脉经过输尿管的上面,并在两层阔韧带之间上行。输尿管与子宫颈旁侧的距离约为 2.0 cm。一侧或两侧的输尿管有时都可能重叠成双。这样,双条输尿管往往在膀胱底才合并进入膀胱,但偶尔也可分别进入膀胱。

(四)盆部结肠(乙状结肠的下部)、直肠及肛管

盆部结肠上接髂部结肠(乙状结肠的上部),下接直肠。这部分结肠一般处于盆腔内,但由于它的活动性,有时会被挤入腹腔。在盆部结肠的后面是髂外血管、左梨状肌和左骶神经丛。在它的前面,在女性,由几段小肠曲与子宫分开。

直肠的上端与盆部结肠相连,下端与肛管相连,其长度约为 12 cm。直肠上部的后面是直肠上血管、左梨状肌和左骶神经丛。它的下部处于骶骨、尾骨和提肛肌之上。在它的前面,在女性上部由几段小肠曲,或往往由盆部结肠与子宫及附件的小肠面分开。直肠的下部与阴道的后壁相连。

肛管是大肠末端,上接直肠,下至肛门,其长度为 2.5～4.0 cm。在女性,肛管由一团肌肉和纤维组织(即会阴体)与阴道的下端分开。

(董　璐)

第二节　女性生殖系统生理

一、女性生殖生理特点

(一)卵巢功能的兴衰

卵巢的生理功能是产生卵子和女性激素(雌二醇和黄体酮);两种功能与卵巢内连续、周而复始的卵泡发育成熟、排卵和黄体形成相伴随,成为卵巢功能期不可分割的整体活动。在女性一生中,卵巢的大小和功能根据促性腺激素的强度有所变化;其功能的兴衰还与卵巢本身所含卵子的数量及伴随排卵的卵泡消耗有关。女性一生卵巢功能的兴衰,按胎儿期、新生期、儿童期、成人期 4 个时期分述。

1.胎儿期卵巢

人类胎儿期卵巢的发生分 4 个阶段,包括性腺未分化阶段、性腺分化阶段、卵原细胞有丝分裂及卵母细胞形成、卵泡形成阶段。

(1)性腺未分化阶段:大约在胚胎的第 5 周,中肾之上的体腔上皮及其下方的间充质增生,凸向腹腔形成生殖嵴。生殖嵴的上皮细胞向内增生伸入间充质(髓质),形成指状上皮索即原始生殖索,此为性腺内支持细胞的来源,此后原始生殖索消失。原始生殖细胞来自卵黄囊壁内,胚胎第 4 周仅有 1 000～2 000 个细胞,胚胎第 6 周移行到生殖嵴。

生殖细胞在移行过程增殖,至胚胎第 6 周原始生殖细胞有丝分裂至 10 000 个,至胚胎第 6 周末性腺含有生殖细胞和来自体腔上皮的支持细胞及生殖嵴的间充质;生殖细胞是精子和卵子的前体,此时性腺无性别差异,称为原始性腺。

(2)性腺分化阶段:胚胎第 6～8 周,性腺向睾丸或向卵巢分化取决于性染色体。Y 染色体上

存在一个性别决定区(sex-determining region on the Y chromosome,SRY),它使原始性腺分化为睾丸。当性染色体为 XX 时,体内无决定睾丸分化的基因,原始性腺在胚胎第 6~8 周向卵巢分化,生殖细胞快速有丝分裂为卵原细胞为卵巢分化的第一征象;至第 16~20 周卵原细胞达到 600 万~700 万。

(3)卵母细胞形成:胚胎第 11~12 周,卵原细胞开始进入第一次减数分裂,此时卵原细胞转变为卵母细胞。至出生时,全部卵母细胞处减数分裂前期的最后阶段——双线期,并停留在此阶段;抑制减数分裂向前推进的因子可能来自颗粒细胞。卵母细胞减数分裂的激活第一次是在排卵时(完成第一次减数分裂),第二次是在精子穿入时(完成第二次减数分裂)。卵母细胞经历二次减数分裂,每次排出一个极体,最后形成成熟卵细胞。

(4)卵泡形成阶段:第 18~20 周,卵巢髓质血管呈指状,逐渐伸展突入卵巢皮质。随着血管的侵入,皮质细胞团被分割成越来越小的片段。随血管进入的血管周围细胞(间充质或上皮来源为颗粒细胞前体)包绕卵母细胞形成始基卵泡;始基卵泡形成过程与卵母细胞减数分裂是同步的,出生时所有处在减数分裂双线期的卵母细胞均以始基卵泡的形式存在。但卵母细胞一旦被颗粒细胞前体包绕,卵泡即以固定速率进入自主发育和闭锁的轨道。

至出生时,卵巢内生殖细胞总数下降至 100 万~200 万个,生殖细胞的丢失发生在生殖细胞有丝分裂、减数分裂各个阶段,以及最后卵泡形成阶段。染色体异常将促进生殖细胞的丢失,一条X染色体缺失(45,X)者的生殖细胞移行及有丝分裂均正常,但卵原细胞不能进入减数分裂,致使卵原细胞迅速丢失,出生时卵巢内无卵泡,性腺呈条索状。

2.新生儿期卵巢

出生时卵巢直径 1 cm,重量 250~350 mg,皮质内几乎所有的卵母细胞均包含在始基卵泡内;可以看到不同发育程度的卵泡,卵巢可呈囊性,这是因为出生后 1 年内垂体促性腺素中的卵泡刺激素持续升高对卵巢的刺激,出生 1~2 年促性腺激素水平下降至最低点。

3.儿童期卵巢

儿童期的特点是血浆垂体促性腺激素水平低下,下丘脑功能活动处抑制状态,垂体对促性腺激素释放激素不反应。但是儿童期卵巢并不是静止的,卵泡仍以固定速率分期分批自主发育和闭锁;当然,由于缺乏促性腺素的支持,卵泡经常是发育到窦前期即闭锁;因此,此期卵泡不可能有充分的发育和功能表现。但卵泡闭锁使卵泡的残余细胞加入卵巢的间质部分,并使儿童期卵巢增大。

4.成年期(青春期—生殖期—围绝经期—绝经后期)

至青春期启动时,生殖细胞下降到 30 万~50 万个。在以后 35~40 年的生殖期,将有 400~500 个卵泡被选中排卵,每一个卵泡排卵将有 1 000 个卵泡伴随生长,随之闭锁丢失。至绝经期卵泡仅剩几百个,在绝经前的最后 10~15 年,卵泡丢失加速,这可能与该期促性腺素逐渐升高有关。

在女性生殖期,由卵泡成熟、排卵及黄体形成组成的周而复始活动,是下丘脑-垂体-卵巢之间相互作用的结果;下丘脑神经激素、垂体促性腺素及卵泡和黄体产生的甾体激素,以及垂体和卵巢的自分泌/旁分泌共同参与排卵活动的调节。

(二)女性一生各阶段的生理特点

女性一生根据生理特点可按年龄划分为新生儿期、儿童期、青春期、性成熟期、围绝经期、绝经后期及老年期 6 个阶段。掌握女性各个生理阶段的特点,对各个生理时期的生殖健康保健十分重要。

1.新生儿期

出生后 4 周内称新生儿期。女性胎儿在母体内受胎盘及母体性腺所产生的女性激素影响，出生时新生儿可见外阴较丰满，乳房隆起或有少许泌乳，出生后脱离胎盘循环，血中女性激素水平迅速下降，可出现少量阴道流血。这些生理变化短期内均自然消退。

2.儿童期

从出生 4 周到 12 岁左右称儿童期。此期生殖器由于无性激素作用，呈幼稚型，阴道狭长，约占子宫全长的 2/3，子宫肌层薄。在儿童期后期（8 岁以后），下丘脑促性腺激素释放激素（GnRH）抑制状态解除，GnRH 开始分泌，垂体合成和分泌促性腺激素，卵巢受垂体促性腺激素作用开始发育并分泌雌激素。在雌激素作用下逐步出现第二性征发育和女性体态；卵巢内卵泡在儿童期由于自主发育和后期在促性腺激素的作用下耗损，至青春期生殖细胞下降至 30 万个。

3.青春期

自第二性征开始发育至生殖器官逐渐发育成熟获得生殖能力（性成熟）的一段生长发育期。世界卫生组织（WHO）将青春期年龄定为 10～19 岁。这一时期的生理特点如下。

（1）第二性征发育和女性体态：乳房发育是青春期的第一征象（平均 9.8 岁），以后阴毛腋毛生长（平均 10.5 岁）；至 13～14 岁女孩第二性征发育基本达成年型。骨盆横径发育大于前后径；脂肪堆积于胸部、髋部、肩部，形成女性特有体态。

（2）生殖器官发育（第一性征）：由于促性腺激素作用，卵巢逐渐发育增大，卵泡发育开始和分泌雌激素，促使内、外生殖器开始发育。外生殖器从幼稚型变为成人型，大小阴唇变肥厚，色素沉着，阴阜隆起，阴毛长度和宽度逐渐增加，阴道黏膜变厚并出现皱襞，子宫增大，输卵管变粗。

（3）生长突增：在乳房发育开始 2 年以后（11～12 岁），女孩身高增长迅速，每年增高 5～7 cm，最快可达 11 cm，这一现象称生长突增，与卵巢在促性腺激素作用下分泌雌激素，以及与生长激素、胰岛素样生长因子的协同作用有关。直至月经来潮后，生长速度减缓，与此时卵巢分泌的雌激素量增多，具有促进骨骺愈合的作用有关。

（4）月经来潮：女孩第一次月经来潮称月经初潮，为青春期的一个里程碑；标志着卵巢产生的雌激素已足以使子宫内膜增殖，在雌激素达到一定水平而有明显波动时，引起子宫内膜脱落即出现月经。月经初潮为卵巢具有产生足够雌激素能力的表现，但由于此时中枢对雌激素的正反馈机制尚未成熟，因而卵泡即使能发育成熟也不能排卵。因此，初潮后一段时期内因排卵机制未臻成熟，月经一般无一定规律，甚至可反复发生无排卵性功能失调性子宫出血。

（5）生殖能力：规律的周期性排卵是女性性成熟并获得生殖能力的标志。多数女孩在初潮后需 2～4 年建立规律性周期性排卵；此时女孩虽已初步具有生殖能力，但整个生殖系统的功能尚未完善。

4.性成熟期

性成熟期一般在 18 岁左右开始，历时 30 年。每个生殖周期生殖器官各部及乳房在卵巢分泌的性激素周期性作用下，发生利于生殖的周期性变化。

5.围绝经期

1994 年世界卫生组织将围绝经期定义为始于卵巢功能开始衰退直至绝经后一年内的一段时期。

卵巢功能开始衰退一般始于 40 岁以后，该期以无排卵月经失调为主要症状，可伴有阵发性潮热、出汗等,历时短至1~2年,长至十余年。因长时间无排卵,子宫内膜长期暴露于雌激素作用,而无孕激素保护,故此时期妇女为子宫内膜癌的高发人群。至卵巢功能完全衰竭时,则月经永久性停止,称绝经。中国妇女的平均绝经年龄为50岁左右。

绝经后卵巢内卵泡发育及雌二醇的分泌停止,此期因体内雌激素的急剧下降,血管舒缩症状加重,并可出现神经精神症状,表现为潮热出汗、情绪不稳定、不安、抑郁或烦躁、失眠等。

6.绝经后期及老年期

绝经后期是指绝经一年后的生命时期。绝经后期的早期虽然卵巢内卵泡耗竭,卵巢分泌雌激素的功能停止,但卵巢间质尚有分泌雄激素功能,此期经雄激素外周转化的雌酮成为循环中的主要雌激素。肥胖者雌酮转化率高于消瘦者。由于绝经后体内雌激素明显下降,特别是循环中雌二醇降低,出现低雌激素相关症状及疾病,如心血管疾病、骨矿含量丢失等。但由于雌酮升高,以及其对子宫内膜的持续刺激作用,该期仍可能发生子宫内膜癌。妇女60岁以后机体逐渐老化,进入老年期。卵巢间质的内分泌功能逐渐衰退,生殖器官逐渐萎缩,此时骨质疏松症甚至骨折发生率增加。

二、女性生殖内分泌调节

在脑部存在两个调节生殖功能的部位,即下丘脑和垂体。多年来的科学研究已揭示了下丘脑-垂体-卵巢激素的相互作用与女性排卵周期性的动态关系,这种动态关系涉及下丘脑-垂体生殖激素对卵巢功能的调节,以及卵巢激素对下丘脑-垂体分泌生殖激素的反馈调节,此为下丘脑-垂体-卵巢(hypothalamus-pituitary-ovary,H-P-O)的内分泌调节轴。近年研究还发现垂体和卵巢的自分泌/旁分泌在卵巢功能的调节中起重要作用。

在女性生殖周期中卵巢激素的周期性变化对生殖器官的作用,使生殖器官出现有利于生殖的周期性变化。在灵长类,雌性生殖周期若未受孕,则最明显的特征是周期性的子宫内膜脱落所引起的子宫周期性出血,称月经。因而,灵长类雌性生殖周期也称月经周期。

(一)中枢生殖调节激素

中枢生殖调节激素包括下丘脑和腺垂体分泌的与生殖调节有关的激素。

1.下丘脑促性腺激素释放激素

(1)化学结构:GnRH是控制垂体促性腺激素分泌的神经激素,其化学结构由10个氨基酸(焦谷氨酸、组氨酸、色氨酸、丝氨酸、酪氨酸、甘氨酸、亮氨酸、精氨酸、脯氨酸及甘氨酸)组成。

(2)产生部位及运输:GnRH主要是由下丘脑弓状核的GnRH神经细胞合成和分泌。GnRH神经元分泌的GnRH经垂体门脉血管输送到腺垂体。

(3)GnRH的分泌特点及生理作用:下丘脑GnRH的生理分泌呈持续的脉冲式节律分泌,其生理作用为调节垂体FSH和LH的合成和分泌。

(4)GnRH分泌调控:GnRH的分泌受来自血流的激素信号的调节,如垂体促性腺激素和性激素的反馈调节,包括促进作用的正反馈和抑制作用的负反馈。控制下丘脑GnRH分泌的反馈有长反馈、短反馈和超短反馈。长反馈是指性腺分泌到循环中的性激素的反馈作用,短反馈是指垂体激素的分泌对下丘脑GnRH分泌的负反馈,超短反馈是指GnRH对其本身合成的抑制。另外,来自中枢神经系统更高中枢的信号还可以通过多巴胺、去甲肾上腺素、儿茶酚胺、内啡肽及五羟色胺和褪黑素等一系列神经递质调节GnRH的分泌。

2.垂体生殖激素

腺垂体分泌的直接与生殖调节有关的激素有促性腺激素和泌乳素。

(1)促性腺激素:促性腺激素包括 FSH 和 LH,它们是由腺垂体促性腺激素细胞分泌的。FSH 和 LH 均为由 α 和 β 两个亚基组成的糖蛋白激素,LH 的相对分子量约为 28 000,FSH 的相对分子量约为 33 000。FSH、LH、HCG 和 TSH 四种激素的 α 亚基完全相同、β 亚基不同。α 亚基和 β 亚基均为激素活性所必需的,单独的 α 亚基或 β 亚基不具有生物学活性,只有两者结合形成完整的分子结构才具有活性。

(2)泌乳素:主要由垂体前叶催乳素细胞合成分泌,泌乳素细胞占垂体细胞总数的 1/3～1/2。另外,子宫内膜的蜕膜细胞或蜕膜样间质细胞也可分泌少量的催乳素。催乳素能影响下丘脑-垂体-卵巢轴,正常水平的催乳素对卵泡的发育非常重要。过高的催乳素水平会抑制 GnRH、LH 和 FSH 的分泌,抑制卵泡的发育和排卵,导致排卵障碍。因此,高催乳素血症患者会出现月经稀发和闭经。

垂体催乳素的分泌主要受下丘脑分泌的激素或因子调控。多巴胺是下丘脑分泌的最主要的催乳素抑制因子,它与催乳素细胞上的 D_2 受体结合后发挥作用。多巴胺能抑制催乳素 mRNA 的表达、催乳素的合成及分泌,它是目前已知的最强的催乳素抑制因子。一旦下丘脑多巴胺分泌减少或下丘脑-垂体间多巴胺转运途径受阻,就会出现高催乳素血症。下丘脑分泌的催乳素释放因子包括促甲状腺素释放激素(TRH)、血管升压素、催产素等。TRH 能刺激催乳素 mRNA 的表达,促进催乳素的合成与分泌。原发性甲状腺功能减退者发生的高催乳素血症就与患者体内的 TRH 升高有关。血管升压素和催产素对催乳素分泌的影响很小,可能不具有临床意义。

许多生理活动都可影响体内的催乳素水平。睡眠后催乳素分泌显著增加,直到睡眠结束。醒后分泌减少。一般说来,人体内催乳素水平在早晨 5:00～7:00 最高,9:00～11:00 最低,下午较上午高。精神状态也影响催乳素的分泌,激动或紧张时催乳素分泌显著增加。另外,高蛋白饮食、性交和哺乳等也可使催乳素分泌增加。

3.卵巢生理周期及调节

本部分将阐述卵巢内卵泡发育、排卵及黄体形成至退化的生理周期中变化及调节,以及垂体促性腺激素与卵巢激素相互作用关系。卵巢内激素关系与形态学和自分泌/旁分泌活动的关系使卵巢活动周而复始。

(1)卵泡的发育:近年来随着生殖医学的发展,人们对卵泡发育的过程有了进一步的了解。目前认为卵泡的发育成熟过程跨越的时间很长,仅从有膜的窦前卵泡发育至成熟卵泡就需要 85 天。

始基卵泡直径约 $30~\mu m$,由一个卵母细胞和一层扁平颗粒细胞组成。新生儿两侧卵巢内共有 100 万～200 万个始基卵泡,青春期启动时有 20 万～40 万个始基卵泡。性成熟期每月有一个卵泡发育成熟,女性一生中共有 400～500 个始基卵泡最终发育成成熟卵泡。

初级卵泡是由始基卵泡发育而来的,直径>$60~\mu m$,此期的卵母细胞增大,颗粒细胞也由扁平变为立方形,但仍为单层。初级卵泡的卵母细胞和颗粒细胞之间出现了一层含糖蛋白膜,称为透明带。透明带是由卵母细胞和颗粒细胞共同分泌形成的。

初级卵泡进一步发育,形成次级卵泡。次级卵泡的直径<$120~\mu m$,由卵母细胞和多层颗粒细胞组成。

初级卵泡和次级卵泡均属窦前卵泡。随着次级卵泡的进一步发育,卵泡周围的间质细胞生长分化成卵泡膜,卵泡膜分为内泡膜层和外泡膜层两层。Gougen 根据卵泡膜内层细胞和颗粒细胞的生长,把有膜卵泡的生长分成 8 个等级。

次级卵泡在第一个月经周期的黄体期进入第 1 级,1 级卵泡仍为窦前卵泡。约 25 天后在第 2 个月经周期的卵泡期发育成 2 级卵泡,此时颗粒细胞间积聚的卵泡液增加融合成卵泡腔,因此这种卵泡被称为窦腔卵泡,从此以后的卵泡均为窦腔卵泡。卵泡液中含有丰富的类固醇激素、促性腺激素和生长因子,它们对卵泡的发育具有极其重要的意义。20 天后在黄体期末转入第 3 级,14 天后转入第 4 级,4 级卵泡直径约 2 mm。10 天后,在第 3 个月经周期的黄体晚期转入第 5 级。5 级卵泡为卵泡募集的对象,被募集的卵泡从此进入第 6、7、8 级,每级之间间隔 5 天。

1)初始募集:静止的始基卵泡进入到卵泡生长轨道的过程称为初始募集,初始募集的具体机制尚不清楚。目前认为静止的始基卵泡在卵巢内同时受到抑制因素和刺激因素的影响,当刺激因素占上风时就会发生初始募集。FSH 水平升高可导致初始募集增加,这说明 FSH 能刺激初始募集的发生。但是始基卵泡上没有 FSH 受体,因此 FSH 对初始募集的影响可能仅仅是一种间接影响。

一些局部生长因子在初始募集的启动中可能起关键作用,如生长分化因子-9(growth differentiation factor-9,GDF-9)和 kit 配体等。GDF-9 是转化生长因子/激活素家族中的一员,它由卵母细胞分泌,对大鼠的初始募集至关重要。GDF-9 发生基因突变时,大鼠的始基卵泡很难发展到初级卵泡。kit 配体是由颗粒细胞分泌的,它与卵母细胞和颗粒细胞上的 kit 受体结合。kit 配体是初始募集发生的关键因子之一。

2)营养生长阶段:从次级卵泡到 4 级卵泡的生长过程很缓慢,次级卵泡及其以后各期卵泡的颗粒细胞上均有 FSH、雌激素和雄激素受体。泡膜层也是在次级卵泡期形成,泡膜细胞上有 LH 受体。由于卵泡上存在促性腺激素受体,所以促性腺激素对该阶段的卵泡生长也有促进作用。

不过促性腺激素对该阶段卵泡生长的影响较小。即使没有促性腺激素的影响,卵泡也可以发展成早期窦腔卵泡。与促性腺激素水平正常时的情况相比,缺乏促性腺激素时卵泡生长得更慢,生长卵泡数更少。

由于该阶段卵泡的生长对促性腺激素的依赖性很小,可能更依赖卵巢的局部调节,如胰岛素样生长因子和转化生长因子 β 等,因此 Gougeon 称为营养生长阶段。

3)周期募集:在黄体晚期,生长卵泡发育成直径 2~5 mm 的 5 级卵泡。绝大部分 5 级卵泡将发生闭锁,只有少部分 5 级卵泡在促性腺激素(主要是 FSH)的作用下,可以继续生长发育并进入到下个月经周期的卵泡期。这种少部分 5 级卵泡被募集到继续生长的轨道的过程,就称为周期募集。

4 级卵泡以后的各级卵泡的生长对促性腺激素的依赖很大,如果促性腺激素水平比较低,这些卵泡将发生闭锁。另外,雌激素也能促进这些卵泡的生长,因此雌激素有抗卵泡闭锁的作用。在青春期前也有卵泡生长,但是由于促性腺激素水平低,这些生长卵泡在周期募集发生前都闭锁了。在青春期启动后下丘脑-垂体-卵巢轴被激活,促性腺激素分泌增加,周期募集才开始成为可能。

在黄体晚期,黄体功能减退,雌孕激素水平下降,促性腺激素水平轻度升高。在升高的促性腺激素的作用下,一部分 5 级卵泡被募集,从而可以继续生长。由此可见,周期募集的关键因素是促性腺激素。

4)促性腺激素依赖生长阶段:周期募集后的卵泡的生长依赖促性腺激素,目前认为5级以后卵泡的生长都需要一个最低水平的FSH,即"阈值"。只有FSH水平达到或超过阈值时,卵泡才能继续生长,否则卵泡将闭锁。因此5级及其以后的卵泡生长阶段被称为促性腺激素依赖生长阶段。雌激素对该阶段卵泡的生长也有促进作用,雌激素可使卵泡生长所需的FSH阈值水平降低。

5)优势卵泡的选择:周期募集的卵泡有多个,但是最终只有一个卵泡发育为成熟卵泡并发生排卵。这个将来能排卵的卵泡被称为优势卵泡,选择优势卵泡的过程称为优势卵泡的选择。

优势卵泡的选择发生在卵泡早期(月经周期的第5～7天)。目前认为优势卵泡的选择与雌激素的负反馈调节有关,优势卵泡分泌雌激素的能力强,其卵泡液中的雌激素水平高。一方面,雌激素能在卵泡局部协同FSH,促进颗粒细胞的生长,提高卵泡对FSH的敏感性。另一方面,雌激素对垂体FSH的分泌具有负反馈抑制作用,使循环中的FSH水平下降。卵泡中期,随着卵泡的发育和雌激素分泌的增加,FSH分泌减少。优势卵泡分泌雌激素能力强,对FSH敏感,因此其生长对FSH的依赖较小,可继续发育。分泌雌激素能力低的卵泡,其卵泡液中的雌激素水平低,对FSH不敏感,生长依赖于高水平的FSH,FSH水平下降时它们将闭锁。

6)排卵:成熟卵泡也被称为Graffian卵泡,直径可达20 mm上。成熟卵泡破裂,卵母细胞排出,这个过程称为排卵。排卵发生在卵泡晚期,此时雌二醇水平迅速上升并达到峰值,该峰值水平可达350 pg/mL以上。高水平的雌二醇对下丘脑-垂体产生正反馈,诱发垂体LH峰性分泌,形成LH峰。LH峰诱发排卵,在LH峰出现36小时后发生排卵。

排卵需要黄体酮和前列腺素。排卵前的LH峰诱导颗粒细胞产生孕激素受体,孕激素受体缺陷者存在排卵障碍,这说明孕激素参与排卵的调节。排卵前的LH峰激活环氧合酶(cyclooxygenase-2,COX-2)的基因表达,COX-2合成增加,前列腺素生成增多。前列腺素缺乏会导致排卵障碍,这说明前列腺素也参与排卵的调节。

排卵过程的具体机制尚不清楚,下面把目前的一些认识做一简介。LH峰激活卵丘细胞和颗粒细胞内的透明质酸酶的基因表达,透明质酸酶的增加使卵丘膨大,目前认为卵泡膨大是排卵的必要条件之一。LH峰还激活溶酶体酶,在溶酶体酶的作用下排卵斑形成。孕激素的作用是激活排卵相关基因的转录,前列腺素参与排卵斑的形成过程。排卵斑破裂是蛋白水解酶作用的结果,这些酶包括纤溶酶原激活物和基质金属蛋白酶等。

7)卵泡闭锁:在每一个周期中都有许多卵泡生长发育。但是,最终每个月只有一个卵泡发育为成熟卵泡并排卵,其余的绝大多数(99.9%)卵泡都闭锁了。在卵泡发育的各个时期都可能发生卵泡闭锁。卵泡闭锁属于凋亡范畴,一些生长因子和促性腺激素参与其中。

(2)卵母细胞的变化:在卵泡发育的过程中,卵母细胞也发生了重大变化。随着卵泡的增大,卵母细胞的体积也不断增大。始基卵泡的卵母细胞为处于减数分裂前期Ⅰ的初级卵母细胞,LH峰出现后进入到减数分裂中期Ⅰ,排卵前迅速完成第一次减数分裂,形成2个子细胞:次级卵母细胞和第一极体。次级卵母细胞很快进入到减数分裂中期Ⅱ,且停止于该期。直到受精后才会完成第二次减数分裂。

(3)卵泡发育的调节:FSH是促进卵泡发育的主要因子之一,窦前期卵泡和窦腔卵泡的颗粒细胞膜上均有FSH受体,FSH本身能上调FSH受体的基因表达。FSH能刺激颗粒细胞的增殖,激活颗粒细胞内的芳香化酶。另外FSH还能上调颗粒细胞上LH受体的基因表达。LH受体分布于卵泡膜细胞和窦期卵泡的颗粒细胞上,它对卵泡的生长发育也很重要。LH的主要作用是促进卵泡膜细胞合成雄激素,后者是合成雌激素的前体。

雌激素参与卵泡生长发育各个环节的调节,颗粒细胞和卵泡膜细胞均为雌激素的靶细胞。雌激素能刺激颗粒细胞的有丝分裂,促进卵泡膜细胞上 FSH 受体和 LH 受体的基因表达。雌激素在窦腔形成和优势卵泡选择的机制中居重要地位。雄激素在卵泡发育中的作用目前尚不清楚,但临床上有证据提示,雄激素过多可导致卵泡闭锁。

4.卵巢的自分泌/内分泌

卵泡内还有许多蛋白因子,如抑制素、激活素、胰岛素样生长因子等,它们也参与卵泡发育的调节,但是具体作用还有待于进一步的研究。

(1)抑制素、激活素和卵泡抑素:属同一家族的肽类物质,由颗粒细胞在 FSH 作用下产生的。抑制素是抑制垂体 FSH 分泌的重要因子。激活素的作用是刺激 FSH 释放,在卵巢局部起增强 FSH 的作用。卵泡抑素具有抑制 FSH 活性的作用,此作用可能通过与激活素的结合。

抑制素是由 α、β 两个亚单位组成,其中 β 亚单位主要有两种,即 β_A 和 β_B。α 亚单位和 β_A 亚单位组成的抑制素称为抑制素 A($\alpha\beta_A$),α 亚单位和 β_B 亚单位组成的抑制素称为抑制素 B($\alpha\beta_B$)。激活素是由构成抑制素的 β 亚单位两两结合而成,由两个 β_A 亚单位组成的称为激活素 A($\beta_A\beta_A$),由两个 β_B 亚单位组成的称为激活素 B($\beta_B\beta_B$),由一个 β_A 亚单位和一个 β_B 亚单位组成的称为激活素 AB($\beta_A\beta_B$)。近年又有一些少见的 β 亚单位被发现,目前尚不清楚它们的分布和作用。

在整个卵泡期抑制素 A 水平都很低,随着 LH 的出现,抑制素 A 的水平也开始升高,黄体期达到峰值,其水平与黄体酮水平平行。黄体晚期抑制素水平很低,此时 FSH 水平升高,5 级卵泡募集。卵泡早期,FSH 水平升高,激活素和抑制素 B 水平也升高。卵泡中期抑制素 B 达到峰值,此时由于卵泡的发育和抑制素 B 水平的升高,FSH 水平下降,因此发生了优势卵泡的选择。优势卵泡主要分泌抑制素 A。排卵后,黄体形成,黄体主要分泌激活素 A 和抑制素 A。因此卵泡晚期和黄体期,抑制素 B 水平较低。绝经后,卵泡完全耗竭,抑制素分泌也停止。除卵巢外,体内其他一些组织器官也分泌激活素,因此绝经后妇女体内的激活素水平没有明显的变化。由于抑制素 B 主要由早期卵泡分泌,因此它可以作为评估卵巢储备功能的指标。同样的道理,抑制素 A 可以作为评估优势卵泡发育情况的指标。

(2)胰岛素样生长因子(insulin-like growth factor,IGF):低分子量的单链肽类物质,其结构和功能与胰岛素相似,故称之。IGF 有两种:IGF-Ⅰ和 IGF-Ⅱ。循环中的 IGF-Ⅰ由肝脏合成(生长激素依赖),通过循环到达全身各组织发挥生物效应。近年,大量研究表明,体内多数组织能合成 IGF-Ⅰ,其产生受到生长激素或器官特异激素的调节。卵巢产生的 IGF 量仅次于子宫和肝脏。在卵巢,IGF 产生于卵泡颗粒细胞和卵泡膜细胞,促性腺素对其产生具有促进作用。

IGF 对卵巢的作用已经阐明,IGF 受体在人卵巢的颗粒细胞和卵泡膜细胞均有表达。已证明 IGF-Ⅰ具有促进促性腺素对卵泡膜和颗粒细胞的作用,包括颗粒细胞增殖、芳香化酶活性、LH 受体合成及抑制素的分泌。IGF-Ⅱ对颗粒细胞有丝分裂也有刺激作用。在人类卵泡细胞,IGF-Ⅰ协同 FSH 刺激蛋白合成和类固醇激素合成。在颗粒细胞上出现 LH 受体时,IGF-Ⅰ能提高 LH 的促黄体酮合成作用及刺激颗粒细胞黄体细胞的增殖。IGF-Ⅰ与 FSH 协同促进排卵前卵泡的芳香化酶活性。因此,IGF-Ⅰ对卵巢雌二醇和黄体酮的合成均具有促进作用。另外,IGF-Ⅰ的促卵母细胞成熟和促受精卵卵裂的作用在动物实验中得到证实;离体实验表明,IGF-Ⅰ对人未成熟卵具有促成熟作用。

有 6 种 IGF 结合蛋白(insnlin like growth binding proteins,IGFBPs),即 IGFBP-1 到

IGFBP-6,其作用是与IGF结合,调节IGF的作用。游离状态的IGFs具有生物活性,与IGFBP结合的IGFs无生物活性。另外,IGFBPs对细胞还具有与生长因子无关的直接作用。卵巢局部产生的IGFBP其基本功能是通过在局部与IGFs结合,从而降低IGFs的活性。

IGF的局部活性还可受到蛋白水解酶的调节,蛋白水解酶可调节IGFBP的活性。雌激素占优势的卵泡液中IGFBP-4浓度非常低;相反雄激素占优势的卵泡液中有高浓度的IGFBP-4;蛋白水解酶可降低IGFBP的活性及提高IGF的活性,这是保证优势卵泡正常发育的另一机制。

（3）抗米勒激素:由颗粒细胞产生,具有抑制卵母细胞减数分裂和直接抑制颗粒细胞和黄体细胞增殖的作用,并可抑制EGF刺激的细胞增殖。

（4）卵母细胞成熟抑制因子(oocyte maturation inhibitor,OMI):由颗粒细胞产生具有抑制卵母细胞减数分裂的作用,卵丘的完整性是其活性的保证,LH排卵峰能克服或解除其抑制作用。

（5）内皮素-1:内皮素-1是肽类物质,产生于血管内皮细胞,以前称之为黄素化抑制因子;具有抑制LH促进的黄体酮分泌。

5.黄体

排卵后卵泡壁塌陷,卵泡膜内的血管和结缔组织伸入到颗粒细胞层。在LH的作用下,颗粒细胞继续增大,空泡化,积聚黄色脂质,形成黄色的实体结构,称为黄体。颗粒细胞周围的卵泡膜细胞也演化成卵泡膜黄体细胞,成为黄体的一部分。如不受孕,黄体仅维持14天,以后逐渐被结缔组织取代,形成白体。受孕后黄体可维持6个月,之后也将退化成白体。

LH是黄体形成的关键因素,研究表明它对黄体维持也有重要的意义。在黄体期,黄体细胞膜上的LH受体数先进行性增加,以后再减少。但是即使在黄体晚期,黄体细胞上也含有大量的LH受体。缺少LH时,黄体酮分泌会明显减少。

在非孕期,黄体的寿命通常只有14天左右。非孕期黄体退化的机制目前尚不清楚,用LH及其受体的变化无法解释。有学者认为可能与一些调节细胞凋亡的基因有关。

（二）下丘脑-垂体-卵巢轴激素的相互关系

下丘脑-垂体-卵巢轴是一个完整而协调的神经内分泌系统。下丘脑通过分泌GnRH控制垂体LH和FSH的释放,从而控制性腺发育和性激素的分泌,卵巢在促性腺激素作用下,发生周期性排卵并伴有卵巢性激素分泌的周期性变化;而卵巢性激素对中枢生殖调节激素的合成和分泌又具有反馈调节作用,从而使循环中LH和FSH呈密切相关的周期性变化。

性激素反馈作用于中枢使下丘脑GnRH和垂体促性腺激素合成或分泌增加时,称正反馈;反之使下丘脑GnRH和垂体促性腺激素合成或分泌减少时,称负反馈。

循环中当雌激素低于200 pg/mL时对垂体FSH的分泌起抑制作用(负反馈),因此,在卵泡期,随卵泡发育,由于卵巢分泌雌激素的增加,垂体释放FSH受到抑制,使循环中FSH下降。当卵泡接近成熟,卵泡分泌雌激素使循环中雌激素达到高峰,当循环中雌激素浓度达到或高于200 pg/mL时,即刺激下丘脑GnRH和垂体LH、FSH大量释放(正反馈),形成循环中的LH、FSH排卵峰。然后成熟卵泡在LH、FSH排卵峰的作用下排卵,继后黄体形成,卵巢不仅分泌雌激素,还分泌黄体酮。黄体期无论是垂体LH和FSH的释放还是合成均受到抑制作用,循环中LH、FSH下降,卵泡发育受限制;黄体萎缩时,循环中雌激素和孕激素水平下降。可见下丘脑-垂体-卵巢轴分泌的激素的相互作用是女性生殖周期运转的机制,卵巢是调节女性生殖周期的重要环节。若未受孕,卵巢黄体萎缩,致使子宫内膜失去雌、孕激素的支持而萎缩、坏死,引起

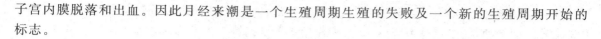

子宫内膜脱落和出血。因此月经来潮是一个生殖周期生殖的失败及一个新的生殖周期开始的标志。

三、子宫内膜及其他生殖器官的周期性变化

卵巢周期中,卵巢分泌的雌、孕激素作用于子宫内膜及生殖器官,使其发生支持生殖的周期性变化。

(一)子宫内膜周期性变化及月经

1.子宫内膜的组织学变化

子宫内膜在解剖结构上分为基底层和功能层。基底层靠近子宫肌层,对月经周期中激素变化没有反应;功能层是由基底层再生的增殖带,在月经周期受卵巢雌、孕激素的序贯作用发生周期性变化,若未受孕则功能层在每一周期最后脱落伴子宫出血,临床上表现为月经来潮。以月经周期为 28 天为例来描述子宫内膜的组织学形态变化。

(1)增殖期:子宫内膜受雌激素影响,内膜的各种成分包括表面上皮、腺体和腺上皮、间质及血管均处在一个增殖生长过程,称为增殖期。与卵巢的卵泡期相对应,子宫内膜的增殖期一般持续 2 周,生理情况下可有 10～20 天波动。子宫内膜厚度自 0.5 mm 增加到 3.5～5.0 mm,以腺体增殖反应最为明显。根据增殖程度一般将其分为早、中和晚期增殖三个阶段。增殖期早期(28 天周期的第 4～7 天),腺体狭窄呈管状,内衬低柱状上皮,间质细胞梭形,排列疏松,胞浆少,螺旋小动脉位于内膜深层;增殖期中期(28 天周期的第 8～10 天),腺体迅速变长而扭曲,腺上皮被挤压呈高柱状,螺旋小动脉逐渐发育,管壁变厚;增殖晚期(28 天周期的第 11～14 天),相当于卵泡期雌激素分泌高峰期,子宫内膜雌激素浓度也达高峰,子宫内膜腺体更加弯曲,腺上皮细胞拥挤,致使细胞核不在同一平面而形成假复层,此时腺体向周围扩张,可与邻近腺体紧靠,朝内膜腔的子宫内膜表面形成一层连续的上皮层,含致密的细胞成分的内膜基质此时因水肿变疏松。内膜功能层上半部,间质细胞胞浆中含极丰富的 RNA,而下半部的间质细胞仅含少量 RNA,此两部分以后分别成为致密层和海绵层,螺旋小动脉在此期末到达子宫内膜表面的上皮层之下,并在此形成疏松的毛细管网。雌激素作用的子宫内膜生长的另一重要特征是纤毛和微绒毛细胞增加;纤毛发生在周期的第 7～8 天,随着子宫内膜对雌激素反应性增加,围绕腺体开口的纤毛细胞增加,对内膜分泌期的分泌活动十分重要;细胞表面绒毛的生成也是雌激素作用的结果,绒毛是细胞质的延伸,起到增加细胞表面营养物质交换的作用。增殖期是以有丝分裂活动为特征,细胞核 DNA 增加,胞浆 RNA 合成增加,在子宫的上 2/3 段的子宫内膜功能层即胚泡常见的着床部位最为明显。

(2)分泌期:排卵后,子宫内膜除受雌激素影响外,主要受黄体分泌的黄体酮的作用;子宫内膜尽管仍受到雌激素的作用,但由于黄体酮的抗雌激素作用,使子宫内膜的总高度限制在排卵前范围(5～6 mm)。上皮的增殖在排卵后 3 天停止,内膜内其他各种成分在限定的空间内继续生长,导致腺体进行性弯曲及螺旋动脉高度螺旋化。另外黄体酮作用的另一重要特征是使子宫内膜的腺体细胞出现分泌活动,故称为分泌期。根据腺体分泌活动的不同阶段,将分泌期分为早、中和晚期三个阶段。分泌期早期(28 天周期的第 16～19 天),50% 以上的腺上皮细胞核下的细胞质内出现含糖原的空泡,称核下空泡,为分泌早期的组织学特征;分泌期中期(28 天周期的20～23 天),糖原空泡自细胞核下逐渐向腺腔移动,突破腺细胞顶端胞膜,排到腺腔,称顶浆分泌,为分泌中期的组织学特征,此过程历经 7 天。内膜分泌活动在中期促性腺素峰后 7 天达高

峰,与胚泡种植时间同步。周期的第21～22天为胚泡种植的时间,此时另一突出的特征是子宫内膜基质高度水肿,此变化是由于雌、孕激素作用于子宫内膜产生前列腺素使毛细血管通透性增加所致。分泌晚期(28天周期的第24～28天),腺体排空,见弯曲扩张的腺体,间质稀少,基质水肿使子宫内膜呈海绵状;此时表层上皮细胞下的间质分化为肥大的前脱膜细胞,其下方的间质细胞分化为富含松弛素颗粒的颗粒间质细胞;排卵后第7～13天(月经周期的第21～27天)子宫内膜分泌腺扩张及扭曲最明显;至排卵后第13天,子宫内膜分为三带:不到1/4的组织是无变化的基底层;子宫内膜中部(约占子宫内膜的50％)为海绵层,含高度水肿的间质和高度螺旋化动脉,以及分泌耗竭扩张的腺体;在海绵层之上的表层(约占25％高度)是致密层,由水肿肥大的呈多面体的间质细胞呈砖砌样致密排列。

(3)月经期:即为子宫内膜功能层崩解脱落期。在未受孕情况下,黄体萎缩,雌孕激素水平下降,子宫内膜失去激素支持后最明显的变化是子宫内膜组织的萎陷和螺旋动脉血管明显的舒缩反应。在恒河猴月经期观察到性激素撤退时子宫内膜的血管活动顺序:随着子宫内膜的萎陷,螺旋动脉血流及静脉引流减少;继而血管扩张;以后是螺旋动脉呈节律的收缩和舒张;血管痉挛性收缩持续时间一次比一次长,且一次比一次强,最后导致子宫内膜缺血发白。组织分解脱落机制如下。

1)血管收缩因子:上述这些变化开始于月经前24小时,导致内膜缺血和淤血;接着血管渗透性增加,白细胞由毛细血管渗透到基质,血管的舒张变化使红细胞渗出至组织间隙,血管表面凝血块形成。此时,分泌期子宫内膜上因组织坏死释放的前列腺素 $PGF_{2\alpha}$ 及 PGF_{E2} 水平达到最高;来自腺体细胞的前列腺素 $PGF_{2\alpha}$ 及蜕膜间质细胞的内皮素-I 是强效血管收缩因子,血小板凝集产生的血栓素 $A(TXA_2)$ 也具有血管收缩作用,从而使经期发生血管及子宫肌层的节律性收缩,而且全内膜血管收缩在整个经期呈进行性加强,使内膜功能层迅速缺血坏死崩解。

2)溶酶体酶释放:在内膜分泌期的前半阶段,一些强效的组织溶解酶均限制在溶酶体内,这是因为黄体酮具有稳定溶酶体膜的作用。伴随雌、孕激素水平的下降,溶酶体膜不能维持,酶释放到内皮细胞的细胞质,最后到细胞间隙,这些活性酶将消化细胞导致前列腺素的释放,红细胞外渗,促进组织坏死和血栓形成。

3)基质金属蛋白酶家族:具有降解细胞外基质及基底膜的各种成分,包括胶原蛋白、明胶等。当黄体酮从子宫内膜细胞撤退时引起基质金属蛋白酶的分泌,从而导致细胞膜的崩解及细胞外基质的溶解。

4)细胞凋亡:有相当证据表明细胞因子中,肿瘤坏死因子(tumor necrosis factor,TNF)是引起细胞凋亡的信号。月经期子宫内膜细胞上 TNF-α 的分泌达到高峰,可抑制子宫内膜的增殖引起细胞凋亡;引起黏连蛋白的丢失,而黏连蛋白的丢失引起细胞间联系的中断。

2.月经临床表现

正常月经具有周期性,间隔为24～35天,平均28天;每次月经持续时间称经期,为2～6天;出血的第1天为月经周期的开始。经量为一次月经的总失血量,月经开始的头12小时一般出血量少,第2～3天出血量最多,第3天后出血量迅速减少。正常月经量为30～50 mL,超过80 mL为月经过多。尽管正常月经的周期间隔、经期及经量均因人而异,但对有规律排卵的妇女(个体)而言,其月经类型相对稳定。月经类型包括周期间隔、经期持续日数及经量变化特点等的任何偏转,均可能是异常子宫出血,而非正常月经。经期一般无特殊症状,但由于前列腺素的作用,有些妇女下腹部及腰骶部有下坠不适或子宫收缩痛,并可出现腹泻等胃肠功能紊乱症状。少数患者可有头痛及轻度神经系统不稳定症状。

(二)其他部位生殖器官的周期性变化

1.输卵管的周期变化

输卵管在生殖中的作用是促进配子运输、提供受精场所和运输早期胚胎。输卵管可分为4部分:伞部、壶腹部、峡部和间质部。每一部分都有肌层和黏膜层,黏膜层由上皮细胞组成,包括纤毛细胞和分泌细胞。

伞部的主要功能是拾卵,这与该部位的纤毛细胞的纤毛向子宫腔方向摆动有关。壶腹部是受精的场所,该部位的纤毛细胞的纤毛也向子宫腔方向摆动。峡部的肌层较厚,黏膜层较薄。间质部位于子宫肌壁内,由较厚的肌层包围。

拾卵是通过输卵管肌肉收缩和纤毛摆动实现的,卵子和胚胎的运输主要靠输卵管肌肉收缩实现的,纤毛运动障碍可造成输卵管性不孕。肌肉收缩和纤毛活动受卵巢类固醇激素的调节。雌激素促进纤毛的生成;孕激素使上皮细胞萎缩,纤毛脱落。

输卵管液是配子和早期胚胎运输的介质,输卵管液中的成分随月经周期发生周期性变化。

2.子宫颈黏液的周期变化

子宫颈黏液(cervical mucus scors,CS)主要由子宫颈内膜腺体的分泌物组成,此外还包括少量来自子宫内膜和输卵管的液体,以及子宫腔和子宫颈的碎屑和白细胞。子宫颈黏液的分泌受性激素的调节,随月经周期发生规律变化。

(1)子宫颈黏液的成分:子宫颈黏液由水、无机盐、低分子有机物和大分子的有机物组成。水是子宫颈黏液中最主要的成分,占总量的85%～95%。无机盐占总量的1%,其主要成分为氯化钠。低分子有机化合物包括游离的单糖和氨基酸,大分子的有机化合物包括蛋白质和多糖。

(2)羊齿植物叶状结晶:羊齿植物叶状结晶(简称羊齿状结晶)是由蛋白质或多糖与电解质结合而成的。羊齿状结晶并不是子宫颈黏液所特有的,它可以出现在含有电解质、蛋白质或胶态溶液中,如鼻黏液、唾液、羊水、脑脊液等。一般在月经周期的第8～10天开始出现羊齿状结晶,排卵前期达到高峰。排卵后,在孕激素的作用下羊齿状结晶消失。

(3)子宫颈分泌的黏液量:子宫颈腺体的分泌量随月经周期发生变化。卵泡早中期子宫颈每天可分泌黏液20～60 mg,排卵前分泌量可增加10倍,每天高达700 mg。在子宫颈黏液分泌量发生变化的同时,子宫颈黏液的性质也发生了变化。此时的子宫颈黏液拉丝度好,黏性低,有利于精子的穿透。排卵后子宫颈黏液分泌量急剧减少,黏性增加。妊娠后黏液变得更厚,形成黏液栓堵住子宫颈口,可防止细菌和精子的穿透。

3.阴道上皮周期变化

阴道黏膜上皮细胞受雌、孕激素的影响,也发生周期变化。雌激素使黏膜上皮增生,脱落细胞群中的成熟细胞数量相对增加。孕激素使阴道黏膜上皮细胞大量脱落,中层细胞数量增加。因此,我们可以根据阴道脱落细胞来评价女性生殖内分泌状况。

4.乳房周期性变化

雌激素作用引起乳腺管的增生,而黄体酮则引起乳腺小叶及腺泡生长。在月经前10天,许多妇女有乳房肿胀感和疼痛,可能是由于乳腺管的扩张、充血,以及乳房间质水肿。月经期由于雌、孕激素撤退,所有这些变化的伴随症状将消退。

(三)临床特殊情况的思考和建议

本部分介绍了有关垂体与卵巢激素之间的动态关系及女性生殖的周期性特征。与卵巢组织学及自分泌/旁分泌活动相关联的激素变化,使女性生殖内分泌调节系统周而复始地周期性运行。此不仅涉及垂体促性腺激素对卵巢卵泡发育、排卵及黄体形成的调节作用,而且涉及伴随卵巢上述功能活动和形态变化的激素分泌对垂体促性腺激素的合成和分泌的反馈调节。女性生殖器官在激素周期性作用下,发生着有利于支持生殖的变化,女性的月经生理则包含卵巢激素作用下的子宫内膜变化和出血机制及相关联的临床表现。而激素对生殖器官的生物学效应常用于临床判断有无激素作用和激素作用的程度。对上述生殖周期中生理调节机制的理解是对女性内分泌失常及其所导致的生殖生理功能障碍诊断和处理的基础。对本章生殖生物学的有关知识的充分理解,并且融会贯通,则不仅有益于临床上正确判断疾病和合理治疗的临床思考,而且是临床上解决问题创新思维的基础。

规律的月经是女性生殖健康和女性生殖内分泌功能正常运行的标志。一旦出现月经失调,则为生殖内分泌失调的信号。妇科内分泌医师对每一例月经失调的临床思考与其他疾病的共同点是首先找病因即诊断,然后考虑对患者最有利的治疗方法。但是,由于月经失调对妇女健康影响的特殊性,比如出现影响健康的慢性贫血甚至危及生命的子宫大出血,或由于长期无排卵月经失调使子宫内膜长期暴露于雌激素作用,而无孕激素保护,导致子宫内膜增生病变,如简单型增生、复杂型增生、不典型增生甚至癌变,则必须先针对当时情况处理,前者先止血,后者应先进行转化内膜的治疗。对无排卵性的子宫出血往往采用性激素止血,选用哪类激素止血还应根据患者出血时出血量多少及子宫内膜厚度等因素来决定,对子宫内膜增生病变则需采用对抗雌激素作用的孕激素治疗以转化内膜。临床上,常常是不同的治疗方案可获得相同的治疗效果。因此,并不要求治疗方案的统一,但治疗原则必须基于纠正因无排卵导致的正常月经出血自限机制的缺陷,采用药物逆转雌激素持续作用导致的病变,以及选择不良反应最小的药物,最小有效剂量达到治疗目的的应是最佳治疗方案。

月经失调的病因诊断则需基于病史和生殖内分泌激素的测定,比如有精神打击、过度运动、节食等应激病史的患者,促性腺激素 LH 低于 3 U/L 者则可判断为应激所致的低促性腺激素性月经失调,此类患者往往开始表现为月经稀少,最后闭经;伴有阵发性潮热症状患者,测定促性腺激素 FSH 水平高于 15 U/L 者,则判断为卵巢功能衰退引起的月经失调,FSH 高于 30 U/L 则判断为卵巢功能衰竭。上述疾病的诊断是基于下丘脑-垂体-卵巢轴激素的动态关系。应激性低促性腺激素闭经者应对其进行心理疏导,去除应激原;无论是低促性腺激素性或卵巢功能衰退引起的促性腺激素升高的月经失调,存在低雌激素血症者应给予雌激素替代,雌激素替代是低雌激素患者的基本疗法,这是因为雌激素不仅是维持女性生殖器官发育的激素,而且对女性全身健康如青少年骨生长、骨量蓄积及成年人骨量的维持及心血管健康都是必需的。但是,有些月经失调患者如多囊卵巢综合征,常存在多种激素分泌异常、交互影响的复杂病理生理环路,因而治疗应着眼于初始作用,或从多个环节阻断病理生理的恶性循环,后者为综合治疗。

综上所述,月经失调是女性生殖内分泌失常的信号,生殖内分泌失常的病因诊断需要检查维持正常月经的生殖轴功能(生殖激素水平)及有无其他内分泌腺异常干扰。对生殖内分泌失常治疗的临床思考,则不仅仅是去除病因,还应考虑到生殖内分泌失常对女性健康的影响,如月经失调引起的子宫异常出血和子宫内膜病变的治疗;雌激素替代的治疗适合于低雌激素的卵巢功能低落者;正常月经来潮及促进排卵功能恢复的治疗则应针对病因的个体化治疗。因此,生殖内分泌失常的治疗往往是病因治疗、激素治疗、促进排卵功能的恢复三方面,需个性化,据病情实施。

(肖　辉)

第二章

女性生殖器发育异常

第一节　外生殖器发育异常

女性外生殖器发育异常中较常见的有处女膜闭锁和外生殖器男性化。

一、处女膜闭锁

处女膜闭锁又称无孔处女膜,是发育过程中阴道末端的泌尿生殖窦组织未腔化所致。由于无孔处女膜使阴道和外界隔绝,故阴道分泌物或月经初潮的经血排出受阻,积聚在阴道内。有时经血可经输卵管倒流至腹腔。若不及时切开,反复多次的月经来潮使积血增多,发展为子宫腔积血,输卵管可因积血粘连而伞端闭锁。

(一)临床表现

绝大多数患者至青春期发生周期性下腹坠痛,呈进行性加剧。严重者可引起肛门或阴道部胀痛和尿频等症状。检查可见处女膜膨出,表面呈蓝紫色;肛诊可扪及阴道膨隆,凸向直肠;并可扪及盆腔肿块,用手指按压肿块可见处女膜向外膨隆更明显。偶有幼女因大量黏液潴留在阴道内,导致处女膜向外凸出而确诊。盆腔 B 超检查可见子宫和阴道内有积液。

(二)治疗

先用粗针穿刺处女膜膨隆部,抽出积血可以送检进行细菌培养及抗生素敏感试验,而后再X 形切开,排出积血,常规检查宫颈是否正常,切除多余的处女膜瓣,修剪处女膜,再用可吸收缝线缝合切口边缘,使开口成圆形,必要时术后给予抗感染药物。

二、外生殖器男性化

外生殖器男性化系外生殖器分化发育过程中受到大量雄激素影响所致。常见于真两性畸形、先天性肾上腺皮质增生或母体在妊娠早期接受具有雄激素作用的药物治疗。①真两性畸形:染色体核型多为 46,XX;46,XX/46,XY 嵌合体;46XY 少见。患者体内同时存在睾丸和卵巢两种性腺组织,较多见的是性腺内含有卵巢与睾丸组织,又称卵睾;也可能是一侧为卵巢,另一侧为睾丸。真两性畸形患者外生殖器的形态很不一致,多数为阴蒂肥大或阴茎偏小。②先天性肾上腺皮质增生:为常染色体隐性遗传性疾病。是胎儿肾上腺皮质合成皮质酮或皮质醇的酶(如 21-羟化酶、11β-羟化酶和 3β-羟类固醇脱氢酶)缺乏,不能将 17α-羟孕酮羟化为皮质醇或不能将孕酮转化为皮质酮,因此,其前质积聚,并向雄激素转化,产生大量雄激素。③副中肾管无效抑制引起的异常:表现为外生殖器模糊,如雄激素不敏感综合征(即睾丸女性化综合征),患者虽然存在男性性腺,但因其雄激素敏感细胞质受体蛋白基因缺失,雄激素未能发挥正常的功能,副中肾管抑制因子水平低下,生殖器向副中肾管方向分化,形成女性外阴及部分阴道,使基因型为男性的患者出现女性表型。④外在因素:影响生殖器官的药物主要为激素类药物。妊娠早期服用雄激素类药物,可发生女性胎儿阴道下段发育不全,阴蒂肥大及阴唇融合等发育异常;妊娠晚期服用雄激素可致阴蒂肥大。

(一)临床表现

阴蒂肥大,有时显著增大似男性阴茎。严重者伴有阴唇融合,两侧大阴唇肥厚有皱,并有不同程度的融合,类似阴囊。

(二)诊断

1.病史和体征

询问患者母亲在妊娠早期是否曾接受具有雄激素作用的药物治疗,家族中有无类似畸形患者。检查时应了解阴蒂大小,尿道口与阴道口的位置,有无阴道和子宫。同时检查腹股沟与大阴唇,了解有无异位睾丸。

2.实验室检查

疑真两性畸形或先天性肾上腺皮质增生时,应检查染色体核型。前者染色体核型多样;后者则为 46,XX。应行血内分泌测定,血睾酮呈高值;有条件者可查血清 17α-羟孕酮值,数值呈增高表现。

3.影像学检查

超声检查了解盆腔内性腺情况,必要时可行磁共振显像帮助诊断。

4.性腺活检

可通过腹腔镜检查进行性腺活检,确诊是否为真两性畸形。

(三)治疗

应尊重患者的性别取向决定手术方式。多数取向女性,可行肥大阴蒂部分切除,使保留的阴蒂接近正常女性阴蒂大小,同时手术矫正外阴部其他畸形。

1.真两性畸形

腹腔内或腹股沟处的睾丸易发生恶变,应将腹腔内或腹股沟处的睾丸或卵睾切除,保留与外生殖器相适应的性腺,并按照患者意愿、患者疾病特点及家人愿望等因素确定性别取向。

2.先天性肾上腺皮质增生

先给予肾上腺皮质激素治疗,减少血清睾酮含量至接近正常水平,再做阴蒂部分切除整形术和其他畸形的相应矫正手术。

(杨　宁)

第二节　阴道发育异常

阴道由副中肾管(又称米勒管)和泌尿生殖窦发育而来。在胚胎第 6 周,在中肾管(又称午非管)外侧,体腔上皮向外壁中胚叶凹陷成沟,形成副中肾管。双侧副中肾管融合形成子宫和部分阴道。胚胎6~7周,原始泄殖腔被尿直肠隔分隔为泌尿生殖窦。在胚胎第9周,双侧副中肾管下段融合,其间的纵形间隔消失,形成子宫阴道管。泌尿生殖窦上端细胞增生,形成实质性的窦阴道球,并进一步增殖形成阴道板。自胚胎11周起,阴道板开始腔化,形成阴道。目前大多数研究认为,阴道是副中肾管在雌激素的影响下发育而成的,从胚胎第5周体腔上皮卷折到胚胎第8周与泌尿生殖窦融合,其间任何时间副中肾管发育停止,泌尿生殖窦发育成阴道的过程都会停止。因此副中肾管的形成和融合过程异常,以及其他致畸因素均可引起阴道的发育异常。

阴道发育异常可分为3类:先天性无阴道、副中肾管尾端融合异常和阴道腔化障碍。临床上可见以下几种异常。

一、先天性无阴道

先天性无阴道是双侧副中肾管发育不全或双侧副中肾管尾端发育不良所致。目前所知,先天性无阴道既非单基因异常的结果,也非致癌物质所致。发生率为1/5 000~1/4 000,先天性无阴道几乎均合并无子宫或仅有始基子宫,卵巢功能多为正常。

(一)临床表现

原发性闭经及性生活困难。极少数具有内膜组织的始基子宫患者因经血无正常流出通道,可表现为周期性腹痛。检查可见患者体格、第二性征及外阴发育正常,但无阴道口,或仅在前庭后部见一浅凹。偶见短浅阴道盲端。常伴子宫发育不良(无子宫或始基子宫)。45%~50%的患者伴有泌尿道异常,10%伴有脊椎异常。此病须与处女膜闭锁和雄激素不敏感综合征相鉴别。肛诊时,处女膜闭锁可扪及阴道内肿块,向直肠膨隆,子宫正常或增大,B超检查有助于鉴别诊断。雄激素不敏感综合征为X连锁隐性遗传病,染色体核型为46,XY;血清睾酮为男性水平。而先天性无阴道为46,XX;血清睾酮为女性水平。

(二)治疗

1.模具顶压法

用木质或塑料阴道模具压迫阴道凹陷,使其扩张并延伸到接近正常阴道的长度。适用于无子宫且阴道凹陷组织松弛者。

2.阴道成形术

方法多种,各有利弊。常见术式:羊膜阴道成形术、盆腔腹膜阴道成形术、乙状结肠代阴道术、皮瓣阴道成形术和外阴阴道成形术等多种方法。若有正常子宫,应设法使阴道与宫颈连通。

二、阴道闭锁

(一)定义

阴道闭锁为泌尿生殖窦未参与形成阴道下段所致。根据闭锁的解剖学特点将其分为两种类型。Ⅰ型阴道闭锁:闭锁位于阴道下段,长度为2~3 cm,其上多为正常阴道,子宫体及宫颈均正常。Ⅱ型阴道闭锁:即阴道完全闭锁,多合并有子宫颈发育不良,子宫体正常或畸形,内膜可有正常分泌功能。

(二)临床表现

症状与处女膜闭锁相似,绝大多数表现为青春期后出现逐渐加剧的周期性下腹痛,但无月经来潮。严重者伴有便秘、肛门坠胀、尿频或尿潴留等症状。检查时无阴道开口,但闭锁处黏膜表面色泽正常,亦不向外膨隆,肛查可扪及向直肠凸出的阴道积血包块,其位置较处女膜闭锁高。

(三)治疗

治疗应尽早手术。

1.Ⅰ型阴道闭锁

术时应先用粗针穿刺阴道黏膜,抽到积血并以此为指示点,切开闭锁段阴道,排出积血,常规检查宫颈是否正常,切除多余闭锁的纤维结缔组织,充分扩张闭锁段阴道,利用已游离的阴道黏膜覆盖创面。术后放置模型,定期扩张阴道以防粘连、瘢痕挛缩。

2.Ⅱ型阴道闭锁

可先行腹腔镜探查术,了解子宫发育情况、盆腔内有无子宫内膜异位及粘连。对子宫畸形、子宫发育不良或继发重度子宫内膜异位症者,可切除子宫。如保留子宫则需行阴道成形术、宫颈再造术及阴道子宫接通术,且手术效果欠佳。

三、阴道纵隔

(一)定义

阴道纵隔为双侧副中肾管会合后,其尾端纵隔未消失或部分消失所致。纵隔多位于正中,也可偏于一侧或同时伴有一侧的阴道下段闭锁。可分为完全纵隔与不完全纵隔两种。完全纵隔也称双阴道,常合并双宫颈、双子宫。

(二)临床表现

(1)阴道完全纵隔者无症状,不影响性生活,也可经阴道分娩。不完全纵隔者可有性交困难或不适,或分娩时胎先露下降受阻,导致产程进展缓慢。

(2)妇科检查即可确诊:阴道检查可见阴道被一纵形黏膜壁分为两条纵行通道,黏膜壁上端近宫颈,完全纵隔下端达阴道口,不完全纵隔未达阴道口。

(三)治疗

如无症状、不影响性生活和分娩者,可不予治疗,否则应行纵隔切除术,缝合创面,以防粘连。如分娩时发现且阻碍先露下降时,可将纵隔中央切断,胎儿娩出后再将多余的黏膜瓣切除,缝合黏膜边缘。

四、阴道斜隔

(一)定义

阴道斜隔或阴道斜隔综合征:阴道纵隔末端偏离中线向一侧倾斜与阴道壁融合,形成双阴道,一侧与外界相通,另一侧为阴道盲端或有孔,常合并双子宫、双宫颈,伴有同侧泌尿系统发育异常。

病因尚不明确。可能是副中肾管向下延伸未到泌尿生殖窦形成一盲端所致。

(二)病理分型

1.Ⅰ型为无孔斜隔

隔后的子宫与外界及另侧子宫完全隔离,宫腔积血聚积在隔后腔。

2.Ⅱ型为有孔斜隔

隔上有一数毫米的小孔,隔后子宫与另侧子宫隔绝,经血通过小孔滴出,引流不畅。

3.Ⅲ型为无孔斜隔合并宫颈瘘管

在两侧宫颈间或隔后腔与对侧宫颈之间有小瘘管,有隔一侧子宫经血可通过另一侧宫颈排出,引流亦不通畅。

(三)临床表现

发病年龄较轻,月经周期正常,三型均有痛经。

1.Ⅰ型

痛经较重,平时一侧下腹痛。阴道内可触及侧方包块,张力大;宫腔积血时可触及增大子宫;如经血逆流,附件区可触及包块。

2.Ⅱ型及Ⅲ型

经期延长,月经间期阴道少量褐色分泌物或陈旧血淋漓不净,脓性分泌物有臭味。检查阴道侧壁或侧穹隆可触及囊性肿物,张力较小,压迫时有陈旧血流出。

(四)诊断

月经周期正常,有痛经及一侧下腹痛;经期延长,经间期淋漓出血,分泌物增多有异味。妇科检查一侧穹隆或阴道壁有囊肿,增大子宫及附件肿物。局部消毒后在囊肿下部穿刺,抽出陈旧血,即可诊断。B超检查可见一侧宫腔积血,阴道旁囊肿,同侧肾阙如。子宫碘油造影检查可显示Ⅲ型者宫颈间的瘘管。有孔斜隔注入碘油,可了解隔后腔情况。必要时应做泌尿系统造影检查。

(五)治疗

斜隔切开引流,由囊壁小孔或穿刺定位,上下剪开斜隔,暴露宫颈。沿斜隔附着处,做菱形切除,边缘电凝止血或油纱卷压迫24～48小时,一般不放置阴道模型。

五、阴道横隔

(一)定义

两侧副中肾管会合后与泌尿生殖窦相接处未贯通,或阴道板腔道化时在不同部位未完全腔化贯通致阴道横隔形成。横隔可位于阴道的任何水平,以中上段交界处为多见。隔上有小孔称不全性横隔,无孔称完全性横隔。

(二)临床表现

1.不全性横隔

临床症状因横隔位置高低、孔径大小而有不同表现。如孔大、位置高,经血通畅、不影响性生活者,可无不适症状。个别在分娩时影响胎先露下降才得以发现。如横隔上孔小,则经血不畅、淋漓不净,易感染,有异味白带。检查见阴道短,横隔上有孔,看不到宫颈。

2.完全性横隔

原发性闭经伴周期性腹痛,症状同Ⅰ型阴道闭锁。肛查:阴道上方囊性包块,子宫可增大。

(三)诊断

根据症状及妇科检查不难诊断。当横隔位于阴道顶端,接近宫颈时,应了解有无宫颈先天性闭锁。B超或磁共振有助于诊断。

(四)治疗

因横隔可影响分娩,完全性横隔可阻碍经血排出,故发现横隔应及时切开,环形切除多余部分,间断缝合创面切缘。术后需放置模型,以防粘连。如分娩时发现横隔,横隔薄者可切开,经阴道分娩。如横隔较厚,应行剖宫产术,并将横隔上的小孔扩大,以利恶露排出。

(焦素娟)

第三节　宫颈及子宫发育异常

宫颈形成约在胚胎14周左右,由于副中肾管尾端发育不全或发育停滞所致宫颈发育异常,主要包括宫颈阙如、宫颈闭锁、先天性宫颈管狭窄、宫颈角度异常、先天性宫颈延长症伴宫颈管狭窄、双宫颈等宫颈发育异常。

一、先天性宫颈闭锁

临床上罕见。若患者子宫内膜有功能时,青春期后可因宫腔积血而出现周期性腹痛,经血还可经输卵管逆流入腹腔,引起盆腔子宫内膜异位症。治疗可手术穿通宫颈,建立人工子宫阴道通道或行子宫切除术。

二、子宫发育异常

子宫发育异常是女性生殖器官发育异常中最常见的一种,是因副中肾管在胚胎时期发育、融合、吸收的某一过程停滞所致。

(一)子宫未发育或发育不良

1.先天性无子宫

因双侧副中肾管形成子宫段未融合,退化所致。常合并无阴道。卵巢发育正常。

2.始基子宫

双侧副中肾管融合后不久即停止发育,子宫极小,仅长1～3 cm。多数无宫腔或为一实体肌性子宫。偶见始基子宫有宫腔和内膜。卵巢发育可正常。

3.幼稚子宫

双侧副中肾管融合后不久即停止发育,子宫极小,卵巢发育正常。

(1)临床表现:先天性无子宫或实体性的始基子宫无症状。常因青春期后无月经就诊,经检查才发现。具有宫腔和内膜的始基子宫、若宫腔闭锁或无阴道者,可因月经血潴留或经血倒流出现周期性腹痛。幼稚子宫月经稀少或初潮延迟,常伴痛经。检查可见子宫体小,宫颈相对较长,宫体与宫颈之比为1：1或2：3。子宫可呈极度前屈或后屈。

(2)治疗:先天性无子宫、实体性始基子宫可不予处理。始基子宫或幼稚子宫有周期性腹痛提示存在宫腔积血者,需手术切除。

(二)单角子宫与残角子宫

1.单角子宫

仅一侧副中肾管正常发育形成单角子宫,同侧卵巢功能正常。另侧副中肾管完全未发育或未形成管道,未发育侧卵巢、输卵管和肾脏亦往往同时阙如。

2.残角子宫

一侧副中肾管发育,另一侧副中肾管中下段发育缺陷,形成残角子宫。有正常输卵管和卵巢,但常伴有同侧泌尿器官发育畸形。约65%单角子宫合并残角子宫。根据残角子宫与单角子宫解剖上的关系,分为3种类型:Ⅰ型残角子宫有宫腔,并与单角子宫腔相通;Ⅱ型残角子宫有宫腔,但与单角子宫腔不相通;Ⅲ型为实体残角子宫,仅以纤维带相连单角子宫。

(1)临床表现:单角子宫无症状。残角子宫若内膜有功能,但其宫腔与单角宫腔不相通者,往往因月经血倒流或宫腔积血出现痛经,也可发生子宫内膜异位症。检查可见单角子宫偏小、梭形、偏离中线。伴有残角子宫者可在子宫一侧扪及较子宫小的硬块,易误诊卵巢肿瘤。若残角子宫腔积血时可扪及肿块,有触痛,残角子宫甚至较单角子宫增大。子宫输卵管碘油造影、B超检查、磁共振显像有助于正确诊断。

(2)治疗:单角子宫不予处理。孕期加强监护,及时发现并发症予以处理。非孕期Ⅱ型残角子宫确诊后应切除。早、中期妊娠诊断明确,及时切除妊娠的残角子宫,避免子宫破裂。晚期妊娠行剖宫产后,需警惕胎盘粘连或胎盘植入,造成产后大出血。切除残角子宫时将同侧输卵管间质部、卵巢固有韧带及圆韧带固定于发育对侧宫角部位。

(三)双子宫

双子宫为两侧副中肾管未融合,各自发育形成两个子宫和两个宫颈。两个宫颈可分开或相连;宫颈之间也可有交通管,也可为一侧子宫颈发育不良、阙如,常有一小通道与对侧阴道相通。双子宫可伴有阴道纵隔或斜隔。

1.临床表现

患者多无自觉症状。伴有阴道纵隔可有性生活不适。伴阴道无孔斜隔时可出现痛经;伴有孔斜隔者于月经来潮后有阴道少量流血,呈陈旧性且淋漓不尽,或少量褐色分泌物。检查可扪及子宫呈分叉状。宫腔探查或子宫输卵管碘油造影可见两个宫腔。伴阴道纵隔或斜隔时,检查可见相应的异常。

2.治疗

一般不予处理。当有反复流产,应除外染色体、黄体功能及免疫等因素。伴阴道斜隔应做隔切除术。

(四)双角子宫

双角子宫是双侧中肾管融合不良所致,分两类:①完全双角子宫(从宫颈内口处分开);②不全双角子宫(宫颈内口以上处分开)。

1.临床表现

一般无症状。有时双角子宫月经量较多并伴有程度不等的痛经。检查可扪及宫底部有凹陷。B超检查、磁共振显像和子宫输卵管碘油造影有助于诊断。

2.治疗

双角子宫一般不予处理。若双角子宫出现反复流产时,应行子宫整形术。

(五)纵隔子宫

纵隔子宫为双侧副中肾管融合后,纵隔吸收受阻所致,分两类:①完全纵隔子宫(纵隔由宫底至宫颈内口之下);②不全纵隔子宫(纵隔终止于宫颈内口之上)。

1.临床表现

一般无症状。纵隔子宫可致不孕。纵隔子宫流产率为26%～94%,妊娠结局最差。检查可

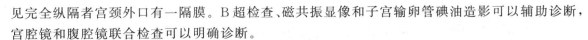

见完全纵隔者宫颈外口有一隔膜。B超检查、磁共振显像和子宫输卵管碘油造影可以辅助诊断，宫腔镜和腹腔镜联合检查可以明确诊断。

2.治疗

纵隔子宫影响生育时，宫底楔形切除纵隔是传统治疗方法。20世纪80年代后采用在腹腔镜监视下，通过宫腔镜切除纵隔是主要治疗纵隔子宫的手术方法。手术简单、安全、微创，妊娠结局良好。

（六）弓形子宫

弓形子宫为宫底部发育不良，中间凹陷，宫壁略向宫腔凸出。

1.临床表现

一般无症状。检查可扪及宫底部有凹陷；凹陷浅者可能为弓形子宫。B超、磁共振显像和子宫输卵管碘油造影有助于诊断。

2.治疗

弓形子宫一般不予处理。若出现反复流产时，应行子宫整形术。

（七）己烯雌酚所致的子宫发育异常

妊娠2个月内服用己烯雌酚（DES）可导致副中肾管的发育缺陷，女性胎儿可发生子宫发育不良，如狭小T形宫腔、子宫狭窄带、子宫下段增宽及宫壁不规则。其中，以T形宫腔常见（42%～62%）。T形宫腔也可见于母亲未服用者DES，称DES样子宫。

1.临床表现

一般无症状，常在子宫输卵管碘油造影检查时发现。由于DES可致宫颈功能不全，故早产率增加。妇科检查无异常。诊断依靠子宫输卵管碘油造影。

2.治疗

一般不予处理。宫颈功能不全者可在妊娠14～16周行宫颈环扎术。

（白　静）

第四节　输卵管发育异常

输卵管发育异常罕见，是副中肾管头端发育受阻，常与子宫发育异常同时存在。几乎均在因其他病因手术时偶然发现。

一、输卵管缺失或痕迹

输卵管痕迹或单侧输卵管缺失为同侧副中肾管未发育所致。常伴有该侧输尿管和肾脏的发育异常。未见单独双侧输卵管缺失，多伴发其他内脏严重畸形，胎儿不能存活。

二、输卵管发育不全

输卵管发育不全是较常见的生殖器官发育异常。输卵管细长弯曲，肌肉不同程度的发育不全，无管腔或部分管腔不通畅造成不孕，有憩室或副口是异位妊娠的原因之一。

三、副输卵管

单侧或双侧输卵管之上附有一稍小、但有伞端的输卵管。有的与输卵管之间有交通,有的不通。

四、单侧或双侧有两条发育正常的输卵管

两条发育正常的输卵管均与宫腔相通。

治疗:若不影响妊娠,无须处理。

（叶　晶）

第五节　卵巢发育异常

卵巢发育异常因原始生殖细胞迁移受阻或性腺形成移位异常所致,有以下几种情况。

一、卵巢未发育或发育不良

单侧或双侧卵巢未发育极罕见。单侧或双侧发育不良卵巢外观色白,细长索状,又称条索状卵巢。发育不良卵巢切面仅见纤维组织,无卵泡。临床表现为原发性闭经或初潮延迟、月经稀少和第二性征发育不良。常伴内生殖器或泌尿器官异常,多见于特纳综合征患者。B 超检查、腹腔镜检查有助于诊断,必要时行活体组织检查和染色体核型检查。

二、异位卵巢

卵巢形成后仍停留在原生殖嵴部位,未下降至盆腔内。卵巢发育正常者无症状。

三、副卵巢

罕见。一般远离正常卵巢部位,可出现在腹膜后。无症状,多在因其他疾病手术时发现。

治疗:若条索状卵巢患者染色体核型为 XY,卵巢发生恶变的概率较高,确诊后应予切除。

临床特殊情况的思考和建议如下。

(1)副中肾管无效抑制引起的异常:性腺发育异常合并副中肾管无效抑制时,表现为外生殖器模糊,如雄激素不敏感综合征。患者虽然存在男性性腺,但其雄激素敏感细胞质受体蛋白基因缺失,雄激素未能发挥正常的功能,副中肾管抑制因子水平低下,生殖器向副中肾管方向分化,形成女性外阴及部分阴道发育。临床上常表现为雄激素不敏感综合征,该类患者基因性别是染色体 46,XY。患者女性第二性征幼稚型,无月经来潮,阴道发育不全,无子宫或残角子宫,雄激素达男性水平,但无男性外生殖器,性腺未下降至阴囊,多位于盆腔或腹股沟部位,但是为满足其社会性别的需要,阴道发育不良者,在患者有规律性生活时行阴道重建手术。可考虑行腹膜代阴道、乙状结肠代阴道,阴道模具顶压法等治疗,同时切除性腺,手术后激素替代维持女性第二性征。阴道部分发育者,只需切除性腺即可。

(2)女性生殖道畸形患者发生泌尿系统畸形:由于生殖系统与泌尿系统在原始胚胎的发生发

展过程中互为因果、相互影响,因此,生殖系统畸形往往合并泌尿系统畸形,特别是生殖道不对称性畸形如阴道斜隔综合征、残角子宫等,如阴道斜隔伴同侧肾脏阙如或异位单肾畸形,双侧或单侧马蹄肾。目前,对于生殖道畸形合并泌尿系统畸形的诊断,通常是通过患者所表现出来的痛经、月经从未来潮或下腹痛、盆腔包块等妇科症状,然后才进一步检查是否有泌尿系统畸形的。这样往往是在女性青春期以后甚至是围绝经期才得以发现,从而延误诊断,诱发妇科多种疾病的发生。同时未能对肾脏发育异常作出诊断,对单侧肾脏的功能保护也存在隐患。因此,如何早期诊断早期发现,对于生殖系统疾病的预防和泌尿系统功能的保护有非常现实的意义。诊断方法包括常规行盆腔及泌尿系统彩色三维 B 超检查,并行静脉肾盂造影(IVP),必要时行输卵管碘油造影(HSG)。还可以应用腹腔镜、MRI 及 CT 进行诊断。对于生殖道畸形合并泌尿系统畸形的治疗主要是解决患者的生殖器畸形,解除患者症状并进行生殖器整形。

(3)条索状卵巢:临床表现为原发性卵巢功能低下,大多数为原发闭经,少数患者月经初潮后来几次月经即发生闭经。临床治疗目的在于促进身材发育,第二性征及生殖道发育,建立人工周期。

（欧阳柳）

第三章

女性生殖系统炎症

第一节　非特异性外阴炎

非特异性外阴炎是由物理、化学等非病原体因素所致的外阴皮肤或黏膜炎症。

一、病因

外阴易受经血、阴道分泌物刺激,若患者不注意清洁,或粪瘘患者受到粪便污染刺激、尿瘘患者受到尿液长期浸渍等,均可引起非特异性炎症反应。长期穿紧身化纤内裤或经期长时间使用卫生用品所导致的物理化学刺激,如皮肤黏膜摩擦、局部潮湿、透气性差等,亦可引起非特异性外阴炎。

二、临床表现

外阴皮肤黏膜有瘙痒、疼痛、烧灼感,于活动、性交、排尿及排便时加重。急性炎症期检查见外阴充血、肿胀、糜烂,常有抓痕,严重者形成溃疡或湿疹;慢性炎症时检查可见外阴皮肤增厚、粗糙、皲裂,甚至苔藓样变。

三、治疗

治疗原则为消除病因,保持外阴局部清洁、干燥,对症治疗。

(一)病因治疗

寻找并积极消除病因,改善局部卫生。若发现糖尿病应及时治疗,若有尿瘘、粪瘘应及时行修补。

(二)局部治疗

保持外阴局部清洁、干燥,大小便后及时清洁外阴。可用 0.1% 聚维酮碘液或 1∶5 000 高锰酸钾液坐浴,每天 2 次,每次 15～30 分钟。坐浴后涂抗生素软膏或中成药药膏。也可选用中药水煎熏洗外阴部,每天 1～2 次。

(刘玉霞)

第二节　前庭大腺炎

前庭大腺炎症由病原体侵入前庭大腺所致,可分为前庭大腺炎、前庭大腺脓肿和前庭大腺囊肿。生育期妇女多见,幼女及绝经后期妇女少见。

一、病原体

该病多为混合性细菌感染,主要病原体为葡萄球菌、大肠埃希菌、链球菌、肠球菌。随着性传播疾病发病率的升高,淋病奈瑟菌及沙眼衣原体也成为常见病原体。

病原体侵犯腺管,初期导致前庭大腺导管炎,腺管开口往往因肿胀或渗出物凝聚而阻塞,分泌物积存不能外流,感染进一步加重则形成前庭大腺脓肿。若脓肿消退后,腺管阻塞,脓液吸收后被黏液分泌物所替代,形成前庭大腺囊肿。前庭大腺囊肿可继发感染,形成脓肿,并反复发作。

二、临床表现

前庭大腺炎起病急,多为一侧。初起时局部产生肿胀、疼痛、灼热感,检查见局部皮肤红肿、压痛明显,患侧前庭大腺开口处有时可见白色小点。若感染进一步加重,脓肿形成并快速增大,直径可达 3.6 cm,患者疼痛剧烈,行走不便,脓肿成熟时局部可触及波动感。少数患者可能出现发热等全身症状,腹股沟淋巴结可呈不同程度增大。当脓肿内压力增大时,表面皮肤黏膜变薄,脓肿可自行破溃。若破孔大,可自行引流,炎症较快消退而痊愈;若破孔小,引流不畅,则炎症持续存在,并反复发作。

前庭大腺囊肿多为单侧,也可为双侧。若囊肿小且无急性感染,患者一般无自觉症状,往往于妇科检查时方被发现;若囊肿大,可感到外阴坠胀或性交不适。检查见患侧阴道前庭窝外侧肿大,在外阴部后下方可触及无痛性囊性肿物,多呈圆形、边界清楚。

三、治疗

(一)药物治疗

急性炎症发作时,需保持局部清洁,可取前庭大腺开口处分泌物做细菌培养,确定病原体。常选择使用喹诺酮或头孢菌素与甲硝唑联合抗感染。也可口服清热解毒中药,或局部坐浴。

(二)手术治疗

前庭大腺脓肿需尽早切开引流,以缓解疼痛。切口应选择在波动感明显处,尽量靠低位以便引流通畅,原则上在内侧黏膜面切开,并放置引流条,脓液可送细菌培养。无症状的前庭大腺囊肿可随访观察;对囊肿较大或反复发作者可行囊肿造口术。

(刘玉霞)

第三节　滴虫性阴道炎

滴虫性阴道炎是由阴道毛滴虫引起的常见阴道炎症,也是常见的性传播疾病。

一、病原体

阴道毛滴虫生存力较强,适宜在温度为 $25\sim40$ ℃、pH $5.2\sim6.6$ 的潮湿环境中生长,在 pH 5.0 以下环境中其生长受到抑制。月经前后阴道 pH 发生变化,月经后接近中性,隐藏在腺体及阴道皱襞中的滴虫得以繁殖,滴虫性阴道炎常于月经前后发作。滴虫能消耗或吞噬阴道上皮细胞内的糖原,阻碍乳酸生成,使阴道 pH 升高。滴虫能消耗氧,使阴道成为厌氧环境,易致厌氧菌繁殖,约 60% 患者同时合并细菌性阴道病。阴道毛滴虫还能吞噬精子,影响精子在阴道内存活。滴虫不仅寄生于阴道,还常侵入尿道或尿道旁腺,甚至膀胱、肾盂,可以引发多种症状。

二、传播方式

经性交直接传播是其主要传播方式。滴虫可寄生于男性的包皮皱褶、尿道或前列腺中,男性由于感染滴虫后常无症状,易成为感染源。也可经公共浴池、浴盆、浴巾、游泳池、坐式便器、衣物、污染的器械及敷料等间接传播。

三、临床表现

潜伏期为 $4\sim28$ 天。$25\%\sim50\%$ 患者感染初期无症状,主要症状是阴道分泌物增多及外阴瘙痒,间或出现灼热、疼痛、性交痛等。分泌物典型特点为稀薄脓性、泡沫状、有异味。分泌物灰黄色、黄白色呈脓性是因其中含有大量白细胞。若合并其他感染,则呈黄绿色;呈泡沫状、有异味是滴虫无氧酵解糖,产生腐臭气体所致。瘙痒部位主要为阴道口及外阴。若合并尿道感染,可有尿频、尿痛的症状,有时可有血尿。检查见阴道黏膜充血,严重者有散在出血点,甚至宫颈有出血斑点,形成"草莓样"宫颈;部分无症状感染者阴道黏膜无异常改变。

四、诊断

根据典型临床表现容易诊断,阴道分泌物中找到滴虫即可确诊。最简便的方法是湿片法,取 0.9% 氯化钠温溶液 1 滴放于玻片上,在阴道侧壁取典型分泌物混于其中,立即在低倍光镜下寻找滴虫。显微镜下可见到呈波状运动的滴虫及增多的白细胞被推移。此方法的敏感性为 $60\%\sim70\%$,阴道分泌物智能化检测系统及分子诊断技术可提高滴虫检出率。取分泌物前 $24\sim48$ 小时避免性交、阴道灌洗或局部用药。取分泌物时阴道窥器不涂润滑剂,分泌物取出后应及时送检并注意保暖,否则滴虫活动力减弱,造成辨认困难。分泌物革兰染色涂片检查会使滴虫活动减弱造成检出率下降。

本病应与需氧菌性阴道炎(aerobic vaginitis,AV)相鉴别,两者阴道分泌物性状相似,稀薄、泡沫状、有异味。主要通过实验室检查鉴别。滴虫性阴道炎湿片检查可见滴虫,而 AV 常见的病原菌为B族链球菌、葡萄球菌、大肠埃希菌及肠球菌等需氧菌,镜下可见大量中毒白细胞和大量杂菌,乳杆菌减少或消失,阴道分泌物中凝固酶和葡萄糖醛酸苷酶可呈阳性。

此外,因滴虫性阴道炎可合并其他性传播疾病,如 HIV、黏液脓性宫颈炎等,诊断时需特别注意。

五、治疗

滴虫性阴道炎患者可同时存在尿道、尿道旁腺、前庭大腺多部位滴虫感染,治愈此病需全身用药,并避免阴道冲洗。主要治疗药物为硝基咪唑类药物。

(一)全身用药

初次治疗可选择甲硝唑 2 g,单次口服;或替硝唑 2 g,单次口服;或甲硝唑 400 mg,每天 2 次,连服 7 天。口服药物的治愈率为 90%～95%。服用甲硝唑者,服药后 12～24 小时避免哺乳;服用替硝唑者,服药后 3 天内避免哺乳。

(二)性伴侣的治疗

滴虫性阴道炎主要由性行为传播,性伴侣应同时进行治疗,并告知患者及性伴侣治愈前应避免无保护性行为。

(三)随访及治疗失败的处理

由于滴虫性阴道炎患者再感染率很高,最初感染 3 个月内需要追踪、复查。若治疗失败,对甲硝唑 2 g 单次口服者,可重复应用甲硝唑 400 mg,每天 2 次,连服 7 天;或替硝唑 2 g,单次口服。对再次治疗后失败者,可给予甲硝唑 2 g,每天 1 次,连服 5 天;或替硝唑 2 g,每天 1 次,连服 5 天。为避免重复感染,对密切接触的用品如内裤、毛巾等建议高温消毒。

(四)妊娠期滴虫性阴道炎的治疗

妊娠期滴虫性阴道炎可导致胎膜早破、早产及低出生体重儿等不良妊娠结局。妊娠期治疗的目的主要是减轻患者症状。目前对甲硝唑治疗能否改善滴虫性阴道炎的不良妊娠结局尚无定论。治疗方案为甲硝唑 400 mg,每天 2 次,连服 7 天。甲硝唑虽可透过胎盘,但未发现妊娠期应用甲硝唑会增加胎儿畸形或机体细胞突变的风险。但替硝唑在妊娠期应用的安全性尚未确定,应避免应用。

(刘凤英)

第四节　外阴阴道假丝酵母菌病

外阴阴道假丝酵母菌病(vulvovaginal candidiasis,VVC)曾称念珠菌性阴道炎,是由假丝酵母菌引起的常见外阴阴道炎症。国外资料显示,约有 75% 的妇女一生中至少患过 1 次 VVC,45% 的妇女经历过 2 次或 2 次以上的发病。

一、病原体及诱发因素

80%～90% 的病原体为白假丝酵母菌,10%～20% 的病原体为光滑假丝酵母菌、近平滑假丝酵母菌、热带假丝酵母菌等。假丝酵母菌适宜在酸性环境中生长,其阴道 pH 通常小于 4.5。假丝酵母菌对热的抵抗力不强,加热至 60 ℃,1 小时即死亡;但对干燥、日光、紫外线及化学制剂等因素的抵抗力较强。白假丝酵母菌为双相菌,有酵母相和菌丝相。酵母相为孢子,在无症状寄居及传播中起作用;菌丝相为孢子伸长形成假菌丝,具有侵袭组织的能力。10%～20%的非孕妇女及 30%的孕妇阴道中可能黏附有假丝酵母菌寄生,但菌量极少,呈酵母相,并不引起炎症反应;在宿主全身及阴道局部细胞免疫能力下降时,假丝酵母菌转化为菌丝相,大量繁殖生长侵袭组织,引起炎症反应。发病的常见诱因有长期应用广谱抗生素、妊娠、糖尿病、大量应用免疫抑制剂以及接受大量雌激素治疗等,胃肠道假丝酵母菌感染者粪便污染阴道、穿紧身化纤内裤及肥胖使外阴局部温度与湿度增加,也是发病的影响因素。

二、传播途径

主要为内源性传染。假丝酵母菌作为机会致病菌,除阴道外,也可寄生于人的口腔、肠道,这 3 个部位的假丝酵母菌可互相传染,也可通过性交直接传染。少部分患者通过接触感染的衣物间接传染。

三、临床表现

主要表现为外阴阴道瘙痒、阴道分泌物增多。外阴阴道瘙痒症状明显,持续时间长,严重者坐立不安,以夜晚更加明显。部分患者有外阴部灼热痛、性交痛以及排尿痛,尿痛是排尿时尿液刺激水肿的外阴所致。阴道分泌物的特征为白色稠厚,呈凝乳状或豆腐渣样。妇科检查可见外阴红斑、水肿,可伴有抓痕,严重者可见皮肤皲裂、表皮脱落。阴道黏膜红肿、小阴唇内侧及阴道黏膜附有白色块状物,擦除后露出红肿黏膜面,急性期还可见到糜烂及浅表溃疡。

外阴阴道假丝酵母菌病可分为单纯性 VVC 和复杂性 VVC,后者占 10%～20%。单纯性 VVC 包括非孕期妇女发生的散发性、白假丝酵母菌所致的轻或中度 VVC;复杂性 VVC 包括非白假丝酵母菌所致的 VVC、重度 VVC、复发性 VVC、妊娠期 VVC 或其他特殊患者如未控制的糖尿病、免疫低下者所患 VVC。

四、诊断

对有阴道炎症症状或体征的妇女,若在阴道分泌物中找到假丝酵母菌的芽生孢子或假菌丝即可确诊。可用湿片法或革兰染色检查分泌物中的芽生孢子和假菌丝。湿片法多采用 10%氢氧化钾溶液,可溶解其他细胞成分,提高假丝酵母菌检出率。对于有症状而多次湿片法检查为阴性或治疗效果不好的难治性 VVC 病例,可采用培养法同时行药敏试验。

VVC 合并细菌性阴道病、滴虫性阴道炎是常见的阴道混合性感染的类型,实验室检查可见到两种或以上致病微生物。pH 测定具有鉴别意义,若 VVC 患者阴道分泌物 pH＞4.5,需要特别注意存在混合感染的可能性,尤其是合并细菌性阴道病的混合感染。

本病症状及分泌物性状与细胞溶解性阴道病(cytolytic vaginosis,CV)相似,应注意鉴别。CV 主要由乳杆菌过度繁殖,pH 过低,导致阴道鳞状上皮细胞溶解破裂而引起相应临床症状的一种疾病。常见临床表现为外阴瘙痒、阴道烧灼样不适,阴道分泌物性质为黏稠或稀薄的白色干酪样。两者主要通过实验室检查鉴别,VVC 镜下可见到芽生孢子及假菌丝,而 CV 可见大量乳杆菌和上皮溶解后细胞裸核。

五、治疗

消除诱因,根据患者情况选择局部或全身抗真菌药物,以局部用药为主。

(一)消除诱因

及时停用广谱抗生素、雌激素等药物,积极治疗糖尿病。患者应勤换内裤,用过的毛巾等生活用品用开水烫洗。

(二)单纯性 VVC

常采用唑类抗真菌药物。

1.局部用药

可选用下列药物放置于阴道深部:①克霉唑制剂,克霉唑阴道片 1 片(500 mg),单次用药;或克霉唑栓每晚 1 粒(150 mg),连用 7 天。②咪康唑制剂,硝酸咪康唑栓每晚 1 粒(200 mg),连用 7 天;或硝酸咪康唑阴道软胶囊每晚 1 粒(400 mg),连用 3 天。③制霉菌素制剂,制霉菌素阴道泡腾片每晚 1 片(10 万单位),连用 10~14 天。

2.全身用药

对未婚妇女及不宜采用局部用药者,可选用口服药物。常用药物:氟康唑 150 mg,顿服。

(三)复杂性 VVC

1.重度 VVC

在单纯性 VVC 治疗的基础上延长 1 个疗程的治疗时间。若为口服或局部用药一天疗法的方案,则在 72 小时后加用 1 次;若为局部用药 3~7 天的方案,则延长为 7~14 天。

2.复发性外阴阴道假丝酵母菌病(recurrent vulvovaginal candidiasis,RVVC)

1 年内有症状并经真菌学证实的 VVC 发作 4 次或以上,称为 RVVC。治疗重点在于积极寻找并去除诱因,预防复发。抗真菌治疗方案分为强化治疗与巩固治疗,根据培养和药物敏感试验选择药物。在强化治疗达到真菌学治愈后,给予巩固治疗半年。强化治疗方案即在单纯性 VVC 治疗的基础上延长 1~2 个疗程的治疗时间。巩固治疗目前国内外尚无成熟方案,可口服氟康唑 150 mg,每周 1 次,连续 6 个月;也可根据复发规律,每月给予 1 个疗程局部用药,连续 6 个月。

在治疗前建议做阴道分泌物真菌培养同时行药敏试验。治疗期间定期复查监测疗效,并注意药物不良反应,一旦出现肝功能异常等不良反应,立即停药,待不良反应消失更换其他药物。

3.妊娠期 VVC

以局部用药为主,以小剂量长疗程为佳,禁用口服唑类抗真菌药物。

(四)注意事项

无需对性伴侣进行常规治疗。有龟头炎症者,需要进行假丝酵母菌检查及治疗,以预防女性重复感染。男性伴侣包皮过长者,需要每天清洗,建议择期手术。症状反复发作者,需考虑阴道混合性感染及非白假丝酵母菌病的可能。

(五)随访

在治疗结束的 7~14 天,建议追踪复查。若症状持续存在或治疗后复发,可做真菌培养同时行药敏试验。对 RVVC 患者在巩固治疗的第 3 个月及第 6 个月时,建议进行真菌培养。

(刘凤英)

第五节　细菌性阴道病

细菌性阴道病(bacterial vaginosis,BV)是阴道内正常菌群失调所致的、以带有鱼腥臭味的稀薄阴道分泌物增多为主要表现的混合感染。

一、病因

正常阴道菌群以乳杆菌占优势。若产生过氧化氢(H_2O_2)的乳杆菌减少,阴道 pH 升高,阴道微生态失衡,其他微生物大量繁殖,主要有加德纳菌,还有其他厌氧菌,如动弯杆菌、普雷沃菌、紫单胞菌、类杆菌、消化链球菌等,以及人型支原体感染,导致细菌性阴道病。促使阴道菌群发生变化的原因仍不清楚,可能与频繁性交、反复阴道灌洗等因素有关。

二、临床表现

带有鱼腥臭味的稀薄阴道分泌物增多是其临床特点,可伴有轻度外阴瘙痒或烧灼感,性交后症状加重。分泌物呈鱼腥臭味,是厌氧菌产生的胺类物质(尸胺、腐胺、三甲胺)所致。有 10%～40%的患者无临床症状。检查阴道黏膜无明显充血等炎症表现。分泌物呈灰白色、均匀一致、稀薄状,常黏附于阴道壁,但容易从阴道壁拭去。

三、诊断

主要采用 Amsel 临床诊断标准,下列 4 项中具备 3 项,即可诊断为细菌性阴道病,多数认为线索细胞阳性为必备条件。

(1)线索细胞阳性:取少许阴道分泌物放在玻片上,加 1 滴 0.9%氯化钠溶液混合,于高倍显微镜下寻找线索细胞。镜下线索细胞数量占鳞状上皮细胞比例大于 20%,可以诊断细菌性阴道病。线索细胞即为表面黏附了大量细小颗粒的阴道脱落鳞状上皮细胞,这些细小颗粒为加德纳菌及其他厌氧菌,使得高倍显微镜下所见的鳞状上皮细胞表面毛糙、模糊、边界不清,边缘呈锯齿状。

(2)匀质、稀薄、灰白色阴道分泌物,常黏附于阴道壁。

(3)阴道分泌物 pH>4.5。

(4)胺试验阳性:取阴道分泌物少许放在玻片上,加入 10%氢氧化钾溶液 1～2 滴,产生烂鱼肉样腥臭气味,是因胺遇碱释放氨所致。

四、治疗

治疗选用抗厌氧菌药物,主要有甲硝唑、替硝唑、克林霉素。甲硝唑可抑制厌氧菌生长而不影响乳杆菌生长,是较理想的治疗药物。

(一)全身用药

首选为甲硝唑 400 mg,口服,每天 2 次,共 7 天;其次为替硝唑 2 g,口服,每天 1 次,连服 3 天;或替硝唑 1 g,口服,每天 1 次,连服 5 天;或克林霉素 300 mg,口服,每天 2 次,连服 7 天。

不推荐使用甲硝唑 2 g 顿服。

(二)局部用药

甲硝唑制剂 200 mg,每晚 1 次,连用 7 天;或 2% 克林霉素软膏阴道涂抹,每次 5 g,每晚 1 次,连用 7 天。哺乳期以选择局部用药为宜。

(三)注意事项

(1)BV 可能导致子宫内膜炎、盆腔炎性疾病及子宫切除后阴道残端感染,准备进行宫腔手术操作或子宫切除的患者即使无症状也需要接受治疗。

(2)BV 与绒毛膜羊膜炎、胎膜早破、早产、产后子宫内膜炎等不良妊娠结局有关,有症状的妊娠期患者均应接受治疗。

(3)细菌性阴道病复发者可选择与初次治疗不同的抗厌氧菌药物,也可试用阴道乳杆菌制剂恢复及重建阴道的微生态平衡。

(刘凤英)

第六节　萎缩性阴道炎

萎缩性阴道炎是由雌激素水平降低、局部抵抗力下降引起的,以需氧菌感染为主的阴道炎症。常见于自然绝经或人工绝经后的妇女,也可见于产后闭经、接受药物假绝经治疗者。

一、病因

绝经后妇女因卵巢功能衰退或缺失,雌激素水平降低,阴道壁萎缩,黏膜变薄,上皮细胞内糖原减少,阴道内 pH 升高(多为 5.0~7.0),嗜酸的乳杆菌不再为优势菌,局部抵抗力降低,以需氧菌为主的其他致病菌过度繁殖,从而引起炎症。

二、临床表现

主要症状为外阴灼热不适、瘙痒,阴道分泌物稀薄,呈淡黄色;感染严重者阴道分泌物呈脓血性。可伴有性交痛。检查时见阴道皱襞消失、萎缩、菲薄。阴道黏膜充血,有散在小出血点或点状出血斑,有时见浅表溃疡。

三、诊断

根据绝经、卵巢手术史、盆腔放射治疗(简称放疗)史及临床表现,排除其他疾病,可以诊断。阴道分泌物镜检见大量白细胞而未见滴虫、假丝酵母菌等致病菌。萎缩性阴道炎患者因受雌激素水平低落的影响,阴道上皮脱落细胞量少且多为基底层细胞。对有血性阴道分泌物者,应与生殖道恶性肿瘤进行鉴别。对出现阴道壁肉芽组织及溃疡情况者,需行局部活组织检查,与阴道癌相鉴别。

四、治疗

治疗原则为补充雌激素,增加阴道抵抗力;使用抗生素抑制细菌生长。

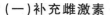

（一）补充雌激素

补充雌激素主要是针对病因的治疗,以增加阴道抵抗力。雌激素制剂可局部给药,也可全身给药。局部涂抹雌三醇软膏,每天1～2次,连用14天。口服替勃龙2.5 mg,每天1次,也可选用其他雌孕激素制剂连续联合用药。

（二）抑制细菌生长

阴道局部应用抗生素如诺氟沙星制剂100 mg,放于阴道深部,每天1次,7～10天为1个疗程。对阴道局部干涩明显者,可应用润滑剂。

（刘凤英）

第七节　急性子宫颈炎

急性子宫颈炎是指子宫颈发生急性炎症,包括局部充血、水肿,上皮变性、坏死,黏膜、黏膜下组织、腺体周围见大量中性粒细胞浸润,腺腔中可有脓性分泌物。急性子宫颈炎可由多种病原体引起,也可由物理因素、化学因素刺激或机械性子宫颈损伤、子宫颈异物伴发感染所致。

一、病因及病原体

急性子宫颈炎的病原体。①性传播疾病病原体:淋病奈瑟菌及沙眼衣原体,主要见于性传播疾病的高危人群。②内源性病原体:部分子宫颈炎发病与细菌性阴道病病原体、生殖支原体感染有关。但也有部分患者的病原体不清楚。沙眼衣原体及淋病奈瑟菌均感染子宫颈管柱状上皮,沿黏膜面扩散引起浅层感染,病变以子宫颈管明显。除子宫颈管柱状上皮外,淋病奈瑟菌还常侵袭尿道移行上皮、尿道旁腺及前庭大腺。

二、临床表现

大部分患者无症状。有症状者主要表现为阴道分泌物增多,呈黏液脓性,阴道分泌物刺激可引起外阴瘙痒及灼热感。此外,可出现经间期出血、性交后出血等症状。若合并尿路感染,可出现尿急、尿频、尿痛。妇科检查见子宫颈充血、水肿、黏膜外翻,有黏液脓性分泌物附着甚至从子宫颈管流出,子宫颈管黏膜质脆,容易诱发出血。若为淋病奈瑟菌感染,因尿道旁腺、前庭大腺受累,可见尿道口、阴道口黏膜充血、水肿,以及多量脓性分泌物。

三、诊断

出现两个特征性体征之一、显微镜检查子宫颈或阴道分泌物白细胞增多,可做出急性子宫颈炎症的初步诊断。子宫颈炎初步诊断后,需进一步做沙眼衣原体和淋病奈瑟菌的检测。

（1）两个特征性体征,具备一个或两个同时具备:①于子宫颈管或子宫颈管棉拭子标本上,肉眼见到脓性或黏液脓性分泌物;②用棉拭子擦拭子宫颈管时,容易诱发子宫颈管内出血。

（2）白细胞检测:子宫颈管分泌物或阴道分泌物中白细胞数增多,后者需排除引起白细胞增多的阴道炎症。①子宫颈管脓性分泌物涂片作革兰染色,中性粒细胞>30个/高倍视野;②阴道分泌物湿片检查白细胞>10个/高倍视野。

（3）病原体检测：应作沙眼衣原体和淋病奈瑟菌的检测，以及有无细菌性阴道病及滴虫性阴道炎。检测淋病奈瑟菌常用的方法：①分泌物涂片革兰染色，查找中性粒细胞中有无革兰阴性双球菌，由于子宫颈分泌物涂片的敏感性、特异性差，不推荐用于女性淋病的诊断方法；②淋病奈瑟菌培养，为诊断淋病的"金标准"方法；③核酸检测，包括核酸杂交及核酸扩增，尤其核酸扩增方法诊断淋病奈瑟菌感染的敏感性、特异性高。

检测沙眼衣原体常用的方法：①衣原体培养，因其方法复杂，临床少用；②酶联免疫吸附试验检测沙眼衣原体抗原，为临床常用的方法；③核酸检测，包括核酸杂交及核酸扩增，尤以后者为检测沙眼衣原体感染敏感、特异的方法。但应做好质量控制，避免污染。

若子宫颈炎症进一步加重，可导致上行感染，因此对子宫颈炎患者应注意有无上生殖道感染。

四、治疗

主要为抗生素药物治疗。可根据不同情况采用经验性抗生素治疗及针对病原体的抗生素治疗。

（一）经验性抗生素治疗

对有以下性传播疾病高危因素的患者（如年龄小于 25 岁，多性伴或新性伴，并且为无保护性性交或性伴患性传播疾病），在未获得病原体检测结果前，可采用经验性抗生素治疗，方案为阿奇霉素 1 g 单次顿服；或多西环素 100 mg，每天 2 次，连服 7 天。

（二）针对病原体的抗生素治疗

对于获得病原体者，选择针对病原体的抗生素。

1.单纯急性淋病奈瑟菌性子宫颈炎

主张大剂量、单次给药，常用药物有头孢菌素及头霉素类药物。前者如头孢曲松钠 250 mg，单次肌内注射；或头孢克肟 400 mg，单次口服；也可选择头孢唑肟 500 mg，肌内注射；头孢噻肟钠 500 mg，肌内注射。后者如头孢西丁 2 g，肌内注射，加用丙磺舒 1 g 口服。另可选择氨基糖苷类抗生素中的大观霉素 4 g，单次肌内注射。

2.沙眼衣原体感染所致子宫颈炎

治疗药物主要有以下三类。①四环素类：如多西环素 100 mg，每天 2 次，连服 7 天；米诺环素 0.1 g，每天 2 次，连服 7～10 天。②大环内酯类：主要有阿奇霉素 1 g，单次顿服；或克拉霉素 0.25 g，每天 2 次，连服 7～10 天；或红霉素 500 mg，每天 4 次，连服 7 天。③氟喹诺酮类：主要有氧氟沙星 300 mg，每天 2 次，连服 7 天；或左氧氟沙星 500 mg，每天 1 次，连服 7 天；或莫西沙星 400 mg，每天 1 次，连服 7 天。

由于淋病奈瑟菌感染常伴有衣原体感染，因此，若为淋菌性子宫颈炎，治疗时除选用抗淋病奈瑟菌药物外，同时应用抗衣原体感染药物。

3.合并细菌性阴道病

同时治疗细菌性阴道病，否则将导致子宫颈炎持续存在。

（三）性伴侣的处理

若子宫颈炎患者的病原体为淋病奈瑟菌或沙眼衣原体，应对其性伴进行相应的检查及治疗。

（刘凤英）

第八节 慢性子宫颈炎

慢性子宫颈炎指子宫颈间质内有大量淋巴细胞、浆细胞等慢性炎细胞浸润,可伴有子宫颈腺上皮及间质的增生和鳞状上皮化生。慢性子宫颈炎症可由急性子宫颈炎迁延而来,也可为病原体持续感染所致,病原体与急性子宫颈炎相似。

一、病理

(一)慢性子宫颈管黏膜炎

由于子宫颈管黏膜皱襞较多,感染后容易形成持续性子宫颈黏膜炎,表现为子宫颈管黏液增多及脓性分泌物,反复发作。

(二)子宫颈息肉

子宫颈息肉是子宫颈管腺体和间质的局限性增生,并向子宫颈外口突出形成息肉。检查见子宫颈息肉通常为单个,也可为多个,红色,质软而脆,呈舌型,可有蒂,蒂宽窄不一,根部可附在子宫颈外口,也可在子宫颈管内。光镜下见息肉表面被覆高柱状上皮,间质水肿、血管丰富及慢性炎性细胞浸润。子宫颈息肉极少恶变,但应与子宫的恶性肿瘤鉴别。

(三)子宫颈肥大

慢性炎症的长期刺激导致腺体及间质增生。此外,子宫颈深部的腺囊肿均可使子宫颈呈不同程度肥大,硬度增加。

二、临床表现

慢性子宫颈炎多无症状,少数患者可有持续或反复发作的阴道分泌物增多,淡黄色或脓性,性交后出血,月经间期出血,偶有分泌物刺激引起外阴瘙痒或不适。妇科检查可发现黄色分泌物覆盖子宫颈口或从子宫颈口流出,或在糜烂样改变的基础上同时伴有子宫颈充血、水肿、脓性分泌物增多或接触性出血,也可表现为子宫颈息肉或子宫颈肥大。

三、诊断及鉴别诊断

根据临床表现可初步做出慢性子宫颈炎的诊断,但应注意将妇科检查所发现的阳性体征与子宫颈的常见病理生理改变进行鉴别。

(一)子宫颈柱状上皮异位和子宫颈鳞状上皮内瘤变(squamous intraepithelial lesion,SIL)

除慢性子宫颈炎外,子宫颈的生理性柱状上皮异位、子宫颈鳞状上皮内病变,甚至早期子宫颈癌也可表现为子宫颈糜烂样改变。生理性柱状上皮异位是阴道镜下描述子宫颈管内的柱状上皮生理性外移至子宫颈阴道部的术语,由于柱状上皮菲薄,其下间质透出而成肉眼所见的红色。曾将此种情况称为"宫颈糜烂",并认为是慢性子宫颈炎最常见的病理类型之一。目前已明确"宫颈糜烂"并不是病理学上的上皮溃疡、缺失所致的真性糜烂,也与慢性子宫颈炎症的定义即间质中出现慢性炎细胞浸润并不一致。因此,"宫颈糜烂"作为慢性子宫颈炎症的诊断术语已不再恰当。子宫颈糜烂样改变只是一个临床征象,可为生理性改变,也可为病理性改变。生理性柱状上

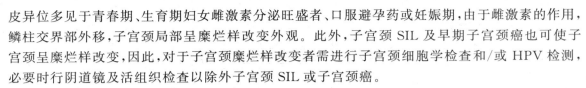

皮异位多见于青春期、生育期妇女雌激素分泌旺盛者、口服避孕药或妊娠期,由于雌激素的作用,鳞柱交界部外移,子宫颈局部呈糜烂样改变外观。此外,子宫颈 SIL 及早期子宫颈癌也可使子宫颈呈糜烂样改变,因此,对于子宫颈糜烂样改变者需进行子宫颈细胞学检查和/或 HPV 检测,必要时行阴道镜及活组织检查以除外子宫颈 SIL 或子宫颈癌。

(二)子宫颈腺囊肿

子宫颈腺囊肿绝大多数情况下是子宫颈的生理性变化。子宫颈转化区内鳞状上皮取代柱状上皮过程中,新生的鳞状上皮覆盖子宫颈腺管口或伸入腺管,将腺管口阻塞,导致腺体分泌物引流受阻,潴留形成囊肿。子宫颈局部损伤或子宫颈慢性炎症使腺管口狭窄,也可导致子宫颈腺囊肿形成。镜下见囊壁被覆单层扁平、立方或柱状上皮。浅部的子宫颈腺囊肿检查见子宫颈表面突出单个或多个青白色小囊泡,容易诊断。子宫颈腺囊肿通常不需处理。但深部的子宫颈腺囊肿,子宫颈表面无异常,表现为子宫颈肥大,应与子宫颈腺癌鉴别。

(三)子宫颈恶性肿瘤

子宫颈息肉应与子宫颈的恶性肿瘤及子宫体的恶性肿瘤相鉴别,因后两者也可呈息肉状,从子宫颈口突出,鉴别方法行子宫颈息肉切除,病理组织学检查确诊。除慢性炎症外,内生型子宫颈癌尤其腺癌也可引起子宫颈肥大,因此对子宫颈肥大者,需行子宫颈细胞学检查,必要时行子宫颈管搔刮术进行鉴别。

四、治疗

(一)慢性子宫颈管黏膜炎

对持续性子宫颈管黏膜炎症,需了解有无沙眼衣原体及淋病奈瑟菌的再次感染、性伴是否已进行治疗、阴道微生物群失调是否持续存在,针对病因给予治疗。对病原体不清者,尚无有效治疗方法。对子宫颈呈糜烂样改变、有接触性出血且反复药物治疗无效者,可试用物理治疗。物理治疗注意事项:①治疗前,应常规行子宫颈癌筛查;②有急性生殖道炎症列为禁忌;③治疗时间应选在月经干净后 3~7 天间进行;④物理治疗后有阴道分泌物增多,甚至有大量水样排液,术后 1~2 周脱痂时可有少许出血;⑤在创面尚未愈合期间(4~8 周)禁盆浴、性交和阴道冲洗;⑥物理治疗有引起术后出血、子宫颈狭窄、不孕、感染的可能,治疗后应定期复查,观察创面愈合情况直到痊愈,同时注意有无子宫颈管狭窄。

(二)子宫颈息肉

行息肉摘除术,术后将切除息肉送病理组织学检查。

(三)子宫颈肥大

一般无须治疗。

(刘凤英)

第九节 盆腔炎性疾病

盆腔炎性疾病是指女性上生殖道的一组感染性疾病,主要包括子宫内膜炎、输卵管炎、输卵管卵巢脓肿、盆腔腹膜炎。炎症可局限于一个部位,也可同时累及几个部位,以输卵管炎、输卵管

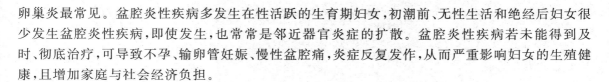

卵巢炎最常见。盆腔炎性疾病多发生在性活跃的生育期妇女,初潮前、无性生活和绝经后妇女很少发生盆腔炎性疾病,即使发生,也常常是邻近器官炎症的扩散。盆腔炎性疾病若未能得到及时、彻底治疗,可导致不孕、输卵管妊娠、慢性盆腔痛,炎症反复发作,从而严重影响妇女的生殖健康,且增加家庭与社会经济负担。

一、女性生殖道的自然防御功能

女性生殖道的解剖、生理、生化及免疫学特点具有比较完善的自然防御功能,以抵御感染的发生;健康妇女阴道内虽有某些微生物存在,但通常保持生态平衡状态,并不引起炎症。

(一)解剖生理特点

(1)两侧大阴唇自然合拢,遮掩阴道口、尿道口。

(2)由于盆底肌的作用,阴道口闭合,阴道前后壁紧贴,可防止外界污染。阴道正常微生物群尤其是乳杆菌,可抑制其他细菌生长。

(3)子宫颈内口紧闭,子宫颈管黏膜为分泌黏液的单层高柱状上皮所覆盖,黏膜形成皱褶、嵴突或陷窝,从而增加黏膜表面积;子宫颈管分泌大量黏液形成胶冻状黏液栓,成为上生殖道感染的机械屏障。

(4)生育期妇女子宫内膜周期性剥脱,也是消除宫腔感染的有利条件。

(5)输卵管黏膜上皮细胞的纤毛向宫腔方向摆动及输卵管的蠕动,均有利于阻止病原体侵入。

(二)生化特点

子宫颈黏液栓内含乳铁蛋白、溶菌酶,可抑制病原体侵入子宫内膜。子宫内膜与输卵管分泌液都含有乳铁蛋白、溶菌酶,清除偶尔进入宫腔及输卵管的病原体。

(三)生殖道黏膜免疫系统

生殖道黏膜如阴道黏膜、子宫颈和子宫聚集有不同数量的淋巴细胞,包括 T 细胞、B 细胞。此外,中性粒细胞、巨噬细胞、补体及一些细胞因子,均在局部有重要的免疫功能,发挥抗感染作用。

当自然防御功能遭到破坏,或机体免疫功能降低、内分泌发生变化或外源性病原体侵入,均可导致炎症发生。

二、病原体及其致病特点

盆腔炎性疾病的病原体有外源性及内源性两个来源,两种病原体可单独存在,但通常为混合感染,可能是外源性的衣原体或淋病奈瑟菌感染造成输卵管损伤后,容易继发内源性的需氧菌及厌氧菌感染。

(一)外源性病原体

主要为性传播疾病的病原体,如沙眼衣原体、淋病奈瑟菌。其他有支原体,包括人型支原体、生殖支原体及解脲支原体,其中以生殖支原体为主。

(二)内源性病原体

来自原寄居于阴道内的微生物群,包括需氧菌及厌氧菌,可以仅为需氧菌或仅为厌氧菌感染,但以需氧菌及厌氧菌混合感染多见。主要的需氧菌及兼性厌氧菌有金黄色葡萄球菌、溶血性链球菌、大肠埃希菌,厌氧菌有脆弱类杆菌、消化球菌、消化链球菌。厌氧菌感染的特点是容易形成盆腔脓肿、感染性血栓性静脉炎,脓液有粪臭并有气泡。70%～80%盆腔脓肿可培养出厌氧菌。

三、感染途径

(一)沿生殖道黏膜上行蔓延

病原体侵入外阴、阴道后,或阴道内的病原体沿子宫颈黏膜、子宫内膜、输卵管黏膜,蔓延至卵巢及腹腔,是非妊娠期、非产褥期盆腔炎性疾病的主要感染途径。淋病奈瑟菌、沙眼衣原体及葡萄球菌等,常沿此途径扩散(图 3-1)。

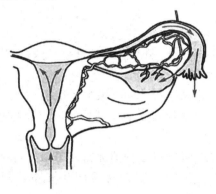

图 3-1 炎症经黏膜上行蔓延

(二)经淋巴系统蔓延

病原体经外阴、阴道、子宫颈及宫体创伤处的淋巴管侵入盆腔结缔组织及内生殖器其他部分,是产褥感染、流产后感染及放置宫内节育器后感染的主要感染途径。链球菌、大肠埃希菌、厌氧菌多沿此途径蔓延(图 3-2)。

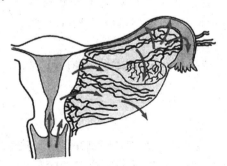

图 3-2 炎症经淋巴系统蔓延

(三)经血液循环传播

病原体先侵入人体的其他系统,再经血液循环感染生殖器,为结核菌感染的主要途径(图 3-3)。

(四)直接蔓延

腹腔其他脏器感染后,直接蔓延到内生殖器,如阑尾炎可引起右侧输卵管炎。

四、高危因素

了解高危因素利于盆腔炎性疾病的正确诊断及预防。

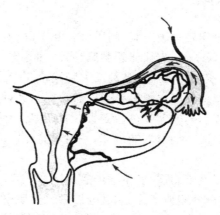

图3-3 炎症经血行传播

(一)年龄

据美国资料显示,盆腔炎性疾病的高发年龄为15～25岁。年轻妇女容易发生盆腔炎性疾病可能与频繁性活动、子宫颈柱状上皮异位、子宫颈黏液机械防御功能较差有关。

(二)性活动

盆腔炎性疾病多发生在性活跃期妇女,尤其是初次性交年龄小、有多个性伴侣、性交过频及性伴侣有性传播疾病者。

(三)下生殖道感染

下生殖道感染如淋病奈瑟菌性子宫颈炎、沙眼衣原体性子宫颈炎,以及细菌性阴道病与盆腔炎性疾病的发生密切相关。

(四)子宫腔内手术操作后感染

如刮宫术、输卵管通液术、子宫输卵管造影术、宫腔镜检查等,由于手术所致生殖道黏膜损伤、出血、坏死,导致下生殖道内源性病原体上行感染。

(五)性卫生不良

经期性交,使用不洁月经垫等,均可使病原体侵入而引起炎症。此外,低收入群体不注意性卫生保健,阴道冲洗者盆腔炎性疾病的发生率高。

(六)邻近器官炎症直接蔓延

如阑尾炎、腹膜炎等蔓延至盆腔,病原体以大肠埃希菌为主。

(七)盆腔炎性疾病再次急性发作

盆腔炎性疾病所致的盆腔广泛粘连、输卵管损伤、输卵管防御能力下降,容易造成再次感染,导致急性发作。

五、病理及发病机制

(一)急性子宫内膜炎及子宫肌炎

子宫内膜充血、水肿,有炎性渗出物,严重者内膜坏死、脱落形成溃疡。镜下见大量白细胞浸润,炎症向深部侵入形成子宫肌炎。

(二)急性输卵管炎、输卵管积脓、输卵管卵巢脓肿

急性输卵管炎症因病原体传播途径不同而有不同的病变特点。

1.炎症经子宫内膜向上蔓延

首先引起输卵管黏膜炎,输卵管黏膜肿胀、间质水肿及充血、大量中性粒细胞浸润,严重者输卵管上皮发生退行性变或成片脱落,引起输卵管黏膜粘连,导致输卵管管腔及伞端闭锁,若有脓液积聚于管腔内则形成输卵管积脓。淋病奈瑟菌及大肠埃希菌、类杆菌及普雷沃菌,除直接引起输卵管上皮损伤外,其细胞壁脂多糖等内毒素引起输卵管纤毛大量脱落,导致输卵管运输功能减退、丧失。因衣原体的热休克蛋白与输卵管热休克蛋白有相似性,感染后引起的交叉免疫反应可损伤输卵管,导致严重输卵管黏膜结构及功能破坏,并引起盆腔广泛粘连。

2.病原菌通过子宫颈的淋巴播散

通过宫旁结缔组织,首先侵及浆膜层,发生输卵管周围炎,然后累及肌层,而输卵管黏膜层可不受累或受累极轻。病变以输卵管间质炎为主,其管腔常可因肌壁增厚受压变窄,但仍能保持通畅。轻者输卵管仅有轻度充血、肿胀、略增粗;严重者输卵管明显增粗、弯曲,纤维素性脓性渗出物增多,造成与周围组织粘连。

卵巢很少单独发炎,白膜是良好的防御屏障,卵巢常与发炎的输卵管伞端粘连而发生卵巢周围炎,称为输卵管卵巢炎,习称附件炎。炎症可通过卵巢排卵的破孔侵入卵巢实质形成卵巢脓肿,脓肿壁与输卵管积脓粘连并穿通,形成输卵管卵巢脓肿。输卵管卵巢脓肿可为一侧或两侧,约半数是在可识别的急性盆腔炎性疾病初次发病后形成,另一部分是屡次急性发作或重复感染而形成。输卵管卵巢脓肿多位于子宫后方或子宫、阔韧带后叶及肠管间粘连处,可破入直肠或阴道,若破入腹腔则引起弥漫性腹膜炎。

(三)急性盆腔腹膜炎

盆腔内生殖器发生严重感染时,往往蔓延到盆腔腹膜,表现为腹膜充血、水肿,并有少量含纤维素的渗出液,形成盆腔脏器粘连。当有大量脓性渗出液积聚于粘连的间隙内,可形成散在脓肿;积聚于直肠子宫陷凹处形成盆腔脓肿,较多见。脓肿可破入直肠而使症状突然减轻,也可破入腹腔引起弥漫性腹膜炎。

(四)急性盆腔结缔组织炎

病原体经淋巴管进入盆腔结缔组织而引起结缔组织充血、水肿及中性粒细胞浸润。以宫旁结缔组织炎最常见,开始局部增厚,质地较软,边界不清,以后向两侧盆壁呈扇形浸润,若组织化脓形成盆腔腹膜外脓肿,可自发破入直肠或阴道。

(五)败血症及脓毒败血症

当病原体毒性强、数量多、患者抵抗力降低时,常发生败血症。发生盆腔炎性疾病后,若身体其他部位发现多处炎症病灶或脓肿者,应考虑有脓毒败血症存在,但需经血培养证实。

(六)肝周围炎(Fitz-Hugh-Curtis 综合征)

指肝包膜炎症而无肝实质损害的肝周围炎,淋病奈瑟菌及衣原体感染均可引起。由于肝包膜水肿,吸气时有右上腹疼痛。肝包膜上有脓性或纤维渗出物,早期在肝包膜与前腹壁腹膜之间形成松软粘连,晚期形成琴弦样粘连。5%~10%输卵管炎可出现肝周围炎,临床表现为继下腹痛后出现右上腹痛,或下腹疼痛与右上腹疼痛同时出现。

六、临床表现

可因炎症轻重及范围大小而有不同的临床表现。轻者无症状或症状轻微。常见症状为下腹痛、阴道分泌物增多。腹痛为持续性,活动或性交后加重。若病情严重可出现发热甚至高热、寒战、头痛、食欲缺乏。月经期发病可出现经量增多、经期延长。若有腹膜炎，出现消化系统症状如恶心、呕吐、腹胀、腹泻等。伴有泌尿系统感染可有尿急、尿频、尿痛症状。若有脓肿形成，可有下腹包块及局部压迫刺激症状；包块位于子宫前方可出现膀胱刺激症状，如排尿困难、尿频，若引起膀胱肌炎还可有尿痛等；包块位于子宫后方可有直肠刺激症状，出现腹泻、里急后重感和排便困难。若有输卵管炎的症状及体征，并同时有右上腹疼痛者，应怀疑有肝周围炎。

患者体征差异较大，轻者无明显异常发现，或妇科检查仅发现子宫颈举痛或宫体压痛或附件区压痛。严重病例呈急性病容，体温升高，心率加快，下腹部有压痛、反跳痛及肌紧张，甚至出现腹胀，肠鸣音减弱或消失。妇科检查：阴道可见脓性臭味分泌物；子宫颈充血、水肿，将子宫颈表面分泌物拭净，若见脓性分泌物从子宫颈口流出，说明子宫颈管黏膜或宫腔有急性炎症。子宫颈举痛；宫体稍大，有压痛，活动受限；子宫两侧压痛明显，若为单纯输卵管炎，可触及增粗的输卵管，压痛明显；若为输卵管积脓或输卵管卵巢脓肿，可触及包块且压痛明显，不活动；宫旁结缔组织炎时，可扪及宫旁一侧或两侧片状增厚，或两侧宫骶韧带高度水肿、增粗，压痛明显；若有盆腔脓肿形成且位置较低时，则后穹隆触痛明显，可在子宫直肠陷窝处触及包块，并可有波动感，三合诊检查更有利于了解盆腔脓肿的情况及与邻近器官的关系。

七、诊断

根据病史、症状、体征及实验室检查可做出初步诊断。由于盆腔炎性疾病的临床表现差异较大，临床诊断准确性不高（与腹腔镜相比，阳性预测值为 $65\%\sim90\%$）。理想的盆腔炎性疾病诊断标准，既要敏感性高，能发现轻微病例，又要特异性强，避免非炎症患者应用抗生素。但目前尚无单一的病史、体征或实验室检查，既敏感又特异。由于临床正确诊断盆腔炎性疾病比较困难，而延误诊断又导致盆腔炎性疾病后遗症的发生。

最低诊断标准提示在性活跃的年轻女性或者具有性传播疾病的高危人群，若出现下腹痛，并可排除其他引起下腹痛的原因，妇科检查符合最低诊断标准，即可给予经验性抗生素治疗。

附加标准可增加最低诊断标准的特异性，多数盆腔炎性疾病患者有子宫颈黏液脓性分泌物，或阴道分泌物 0.9% 氯化钠溶液湿片中见到大量白细胞，若子宫颈分泌物正常并且阴道分泌物镜下见不到白细胞，盆腔炎性疾病的诊断需慎重，应考虑其他引起腹痛的疾病。阴道分泌物检查还可同时发现是否合并阴道感染，如细菌性阴道病及滴虫性阴道炎。

特异标准基本可诊断盆腔炎性疾病，但由于除超声检查及磁共振检查外，均为有创检查，特异标准仅适用于一些有选择的病例。腹腔镜诊断盆腔炎性疾病标准：①输卵管表面明显充血；②输卵管壁水肿；③输卵管伞端或浆膜面有脓性渗出物。腹腔镜诊断输卵管炎准确率高，并能直接采取感染部位的分泌物做细菌培养，但临床应用有一定局限性，如对轻度输卵管炎的诊断准确性较低、对单独存在的子宫内膜炎无诊断价值，因此并非所有怀疑盆腔炎性疾病的患者均需腹腔镜检查。

在做出盆腔炎性疾病的诊断后，需进一步明确病原体。子宫颈管分泌物及后穹隆穿刺液的涂片、培养及核酸扩增检测病原体，虽不如通过剖腹探查或腹腔镜直接采取感染部位的分泌物做培养及药敏准确，但临床较实用，对明确病原体有帮助。涂片可作革兰染色，可以根据细菌形态为及时选用抗生素提供线索；培养阳性率高，并可做药敏试验。除病原体检查外，还可根据病史（如是否为性传播疾病高危人群）、临床症状及体征特点初步判断病原体。

八、鉴别诊断

盆腔炎性疾病应与急性阑尾炎、输卵管妊娠流产或破裂、卵巢囊肿蒂扭转或破裂等急症相鉴别。

九、治疗

主要为抗生素药物治疗,必要时手术治疗。抗生素治疗可清除病原体,改善症状及体征,减少后遗症。经恰当的抗生素积极治疗,绝大多数盆腔炎性疾病能彻底治愈。抗生素的治疗原则:经验性、广谱、及时和个体化。初始治疗往往根据病史、临床表现及当地的流行病学推断病原体,给予经验性抗生素治疗。由于盆腔炎性疾病的病原体多为淋病奈瑟菌、衣原体及需氧菌、厌氧菌的混合感染,需氧菌及厌氧菌又有革兰阴性及革兰阳性之分,故抗生素的选择应涵盖以上病原体,选择广谱抗生素或联合用药。根据药敏试验选用抗生素较合理,但通常需在获得实验室结果后才能给予。在盆腔炎性疾病诊断 48 小时内及时用药将明显降低后遗症的发生。具体选用的方案根据医院的条件、患者的病情及接受程度、药物有效性及性价比等综合考虑选择个体化治疗方案。

(一)门诊治疗

若患者一般状况好,症状轻,能耐受口服抗生素,并有随访条件,可在门诊给予非静脉应用(口服或肌内注射)抗生素。

(二)住院治疗

若患者一般情况差,病情严重,伴有发热、恶心、呕吐;或有盆腔腹膜炎;或输卵管卵巢脓肿;或门诊治疗无效;或不能耐受口服抗生素;或诊断不清,均应住院给予抗生素药物治疗为主的综合治疗。

1.支持疗法

卧床休息,半卧位有利于脓液积聚于直肠子宫陷凹而使炎症局限。给予高热量、高蛋白、高维生素流食或半流食,补充液体,注意纠正电解质紊乱及酸碱失衡。高热时采用物理降温。尽量避免不必要的妇科检查以免引起炎症扩散,有腹胀者应行胃肠减压。

2.抗生素治疗

给药途径以静脉滴注收效快。

目前由于耐氟喹诺酮类药物淋病奈瑟菌株的出现,氟喹诺酮类药物不作为盆腔炎性疾病的首选药物。若存在以下因素:淋病奈瑟菌地区流行和个人危险因素低、有良好的随访条件、头孢菌素不能应用(对头孢菌素类药物过敏)等,可考虑应用氟喹诺酮类药物,但在开始治疗前,必须进行淋病奈瑟菌的检测。

3.手术治疗

主要用于抗生素控制不满意的输卵管卵巢脓肿或盆腔脓肿。手术指征如下。

(1)脓肿经药物治疗无效:输卵管卵巢脓肿或盆腔脓肿经药物治疗 48～72 小时,体温持续不降,患者中毒症状加重或包块增大者,应及时手术,以免发生脓肿破裂。

(2)脓肿持续存在:经药物治疗病情有好转,继续控制炎症数天(2～3 周),包块仍未消失但已局限化,可手术治疗。

(3)脓肿破裂:突然腹痛加剧,寒战、高热、恶心、呕吐、腹胀,检查腹部拒按或有中毒性休克表现,应怀疑脓肿破裂。若脓肿破裂未及时诊治,死亡率高。因此,一旦怀疑脓肿破裂,需立即在抗生素治疗的同时行手术治疗。

可根据情况选择经腹手术或腹腔镜手术,也可行超声或 CT 引导下的穿刺引流。手术范围应根据病变范围、患者年龄、一般状态等全面考虑。原则以切除病灶为主。年轻妇女应尽量保留卵巢功能,以采用保守性手术为主;年龄大、双侧附件受累或附件脓肿屡次发作者,可行全子宫及双附件切除术;对极度衰弱危重患者的手术范围须按具体情况决定,可在超声或 CT 引导下采用经皮引流技术。若盆腔脓肿位置低、突向阴道后穹隆时,可经阴道切开排脓,同时注入抗生素。

(三)中药治疗

主要为活血化瘀、清热解毒药物,如银翘解毒汤、安宫牛黄丸或紫血丹等。

十、性伴侣的治疗

对于盆腔炎性疾病患者出现症状前 60 天内接触过的性伴侣进行检查和治疗。如果最近一次性交发生在 6 个月前,则应对最后的性伴侣进行检查、治疗。在女性盆腔炎性疾病患者治疗期间应避免无保护性性交。

十一、随访

对于抗生素治疗的患者,应在 72 小时内随诊,明确有无临床情况的改善。若抗生素治疗有效,在治疗后的 72 小时内患者的临床表现应有改善,如体温下降,腹部压痛、反跳痛减轻,子宫颈举痛、子宫压痛、附件区压痛减轻。若此期间症状无改善,需进一步检查,重新进行评价,必要时腹腔镜或手术探查。无论其性伴侣接受治疗与否,建议沙眼衣原体和淋病奈瑟菌感染者治疗后 3 个月复查上述病原体。若 3 个月时未复查,应于治疗后 1 年内任意 1 次就诊时复查。

十二、盆腔炎性疾病后遗症

若盆腔炎性疾病未得到及时正确的诊断或治疗,可能会发生盆腔炎性疾病后遗症。主要病理改变为组织破坏、广泛粘连、增生及瘢痕形成,导致:①输卵管增生、增粗,输卵管阻塞;②输卵管卵巢粘连形成输卵管卵巢肿块;③若输卵管伞端闭锁、浆液性渗出物聚集形成输卵管积水或输卵管积脓或输卵管卵巢脓肿的脓液吸收,被浆液性渗出物代替形成输卵管积水或输卵管卵巢囊肿;④盆腔结缔组织表现为主、骶韧带增生、变厚,若病变广泛,可使子宫固定。

(一)临床表现

(1)输卵管粘连阻塞可致不孕,盆腔炎性疾病后不孕发生率为 20%～30%。

(2)异位妊娠:盆腔炎性疾病后异位妊娠发生率是正常妇女的 8～10 倍。

(3)慢性盆腔痛:炎症形成的粘连、瘢痕及盆腔充血,常引起下腹部坠胀、疼痛及腰骶部酸痛,常在劳累、性交后及月经前后加剧。文献报道约 20% 急性盆腔炎发作后遗留慢性盆腔痛。慢性盆腔痛常发生在盆腔炎性疾病急性发作后的 4～8 周。

(4)盆腔炎性疾病反复发作:由于盆腔炎性疾病造成的输卵管组织结构破坏,局部防御功能减退,若患者仍处于同样的高危因素,可造成再次感染导致盆腔炎性疾病反复发作。有盆腔炎性疾病病史者,约 25% 将再次发作。

(二)妇科检查

若为输卵管病变,则在子宫一侧或两侧触到呈索条状增粗的输卵管,并有轻度压痛;若为输

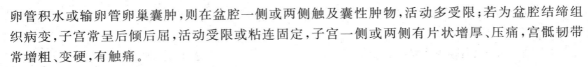

卵管积水或输卵管卵巢囊肿,则在盆腔一侧或两侧触及囊性肿物,活动多受限;若为盆腔结缔组织病变,子宫常呈后倾后屈,活动受限或粘连固定,子宫一侧或两侧有片状增厚、压痛,宫骶韧带常增粗、变硬,有触痛。

(三)治疗

盆腔炎性疾病后遗症需根据不同情况选择治疗方案。不孕患者,多需要辅助生殖技术协助受孕。对慢性盆腔痛,尚无有效的治疗方法,对症处理或给予中药、理疗等综合治疗,治疗前需排除子宫内膜异位症等其他引起盆腔痛的疾病。盆腔炎性疾病反复发作者,抗生素药物治疗的基础上可根据具体情况,选择手术治疗。输卵管积水者需行手术治疗。

十三、预防

(1)注意性生活卫生,减少性传播疾病。对沙眼衣原体感染高危妇女(如年龄<25岁、新的性伙伴、多个性伴侣、性伴侣有性传播疾病、社会地位低)筛查和治疗可减少盆腔炎性疾病发生率。

(2)及时治疗下生殖道感染。虽然细菌性阴道病与盆腔炎性疾病相关,但检测和治疗细菌性阴道病能否降低盆腔炎性疾病发生率,至今尚不清楚。

(3)公共卫生教育,提高公众对生殖道感染的认识及预防感染的重要性。

(4)严格掌握妇科手术指征,做好术前准备,术时注意无菌操作,预防感染。

(5)及时治疗盆腔炎性疾病,防止后遗症发生。

(刘凤英)

第四章

女性生殖内分泌疾病

第一节 性 早 熟

一、性早熟的发生机制和分类

对女孩来说,8岁之前出现第二性征就称为性早熟。根据发病机制,性早熟可分为 GnRH 依赖性性早熟和非 GnRH 依赖性性早熟两大类。

(一)正常青春期的启动机制

了解正常的青春期启动机制是理解性早熟发生机制的基础。正常女孩的青春期启动发生在 8 岁以后,临床上表现为 8 岁以后开始出现第二性征的发育。性早熟患儿在 8 岁前就出现青春期启动。

正常青春期启动是由两个生理过程组成,它们分别被称为性腺功能初现和肾上腺皮质功能初现。女性性腺功能初现是指青春期下丘脑-垂体-卵巢轴(H-P-O 轴)被激活,卵巢内有卵泡的发育,卵巢性类固醇激素分泌显著增加,临床上表现为乳房发育和月经初潮。肾上腺皮质功能初现是指肾上腺皮质雄激素分泌显著增加,临床上主要表现为血脱氢表雄酮(DHEA)和硫酸脱氢表雄酮(DHEAS)水平升高及阴毛出现,青春期阴毛出现称为阴毛初现。目前认为,性腺功能初现和肾上腺功能初现是两个独立的过程,两者之间不存在因果关系。对女性来讲,青春期启动主要是指卵巢功能被激活。

青春期出现的最主要的生理变化是第二性征的发育和体格生长加速。女性第二性征的发育表现为乳房发育、阴毛生长和外阴发育。乳房是雌激素的靶器官,乳房发育反映的是卵巢的内分泌功能,Tanner 把青春期乳房发育分成 5 期(表 4-1)。阴毛生长是肾上腺皮质分泌的雄激素作用的结果,因此反映的是肾上腺皮质功能初现,Tanner 把青春期阴毛生长也分成 5 期。Tanner 2 期为青春期启动的标志。一般来说,肾上腺皮质功能初现的时间较性腺功能初现的时间早,月经初潮往往出现在乳房开始发育后的 2～3 年内。

青春期体格生长加速又称为生长突增,女孩青春期生长突增发生的时间与卵巢功能初现发生的时间一致,临床上表现为生长突增发生在乳房开始发育的时候。青春期启动前女孩生长速度约为每年 5 cm,生长突增时可达 9～10 cm。生长突增时间持续 2～3 年,初潮后生长速度明显减慢,整个青春期女孩身高可增加 25 cm。

表 4-1 女孩青春发育分期(Tanner 分期)

女性	乳房发育	阴毛发育	同时的变化
1 期	青春前	无阴毛	
2 期	有乳核可触及,乳晕稍大	有浅黑色阴毛稀疏地分布在大阴唇	生长速度开始增快
3 期	乳房和乳晕继续增大	阴毛扩展到阴阜部	生长速度达高峰,阴道黏膜增厚角化,出现腋毛
4 期	乳晕第二次凸出于乳房	类似成人,但范围小,阴毛稀疏	月经初潮(在 3 期或 4 期时)
5 期	成人型	成人型	骨骺闭合,生长停止

(二)性早熟的发生机制及病因分类

性早熟的病因分类见表 4-2。GnRH 依赖性性早熟又称为真性性早熟或中枢性性早熟(CPP),是由下丘脑-垂体-卵巢轴提前激活引起的。其中未发现器质性病变的 GnRH 依赖性性早熟,称为特发性 GnRH 依赖性性早熟。非 GnRH 依赖性性早熟又称为假性性早熟或外周性性早熟,该类性早熟不是由下丘脑-垂体-卵巢轴功能启动引起的,患者体内性激素水平的升高与下丘脑 GnRH 的作用无关。所谓同性性早熟是指提前出现的第二性征与患者的性别一致,如女性提前出现乳房发育等女性第二性征。异性性早熟是指提前出现的第二性征与其性别相反或不一致,如女性提前出现男性的第二性征。不完全性性早熟又称为部分性性早熟。单纯乳房早发育可以认为是正常的变异,其中一部分可以发展为中枢性性早熟,因此需要长期随访。单纯性阴毛早现是由肾上腺皮质功能早现引起的,多数单纯的月经初潮早现与分泌雌激素的卵巢囊肿有关。

表 4-2 性早熟的病因分类

GnRH 依赖性性早熟

  1.特发性

  2.中枢性神经系统异常

    先天性:如下丘脑错构瘤、中隔神经发育不良、蛛网膜囊肿等

    获得性:化学治疗(简称化疗)、放疗、炎症、外伤、手术等

    肿瘤

  3.原发性甲状腺功能减退

非 GnRH 依赖性性早熟

  1.女性同性性早熟

    McCune-Albright 综合征

    自发性卵泡囊肿

    分泌雌激素的卵巢肿瘤

    分泌雌激素的肾上腺皮质肿瘤

    异位分泌促性腺激素的肿瘤

    外源性雌激素

  2.女性异性性早熟

    先天性肾上腺皮质增生症

分泌雄激素的卵巢肿瘤

分泌雄激素的肾上腺皮质肿瘤

外源性雄激素

不完全性性早熟

1.单纯性乳房早发育

2.单纯性阴毛早现

3.单纯性月经初潮早现

McCune-Albright 综合征是一种少见的 G 蛋白病,临床上以性早熟、多发性骨纤维异常增殖症及皮肤斑片状色素沉着为最常见的症状,病因是胚胎形成过程中的鸟嘌呤核苷酸结合蛋白(G 蛋白)α 亚基(Gsα)基因发生突变,使 α 亚基的 GTP 酶活性增加,引起腺苷酸环化酶活性持续被激活,导致 cAMP 水平升高,最后出现卵巢雌激素分泌。McCune-Albright 综合征是一个典型的假性性早熟,它还可以有其他内分泌异常:结节性甲状腺增生伴甲状腺功能亢进、甲状旁腺腺瘤、多发性垂体瘤伴巨人症或高催乳素血症、肾上腺结节伴库欣综合征等。

原发性甲状腺功能减退引起性早熟的机制与促甲状腺素释放激素(TRH)有关。一般认为TRH 水平升高时不仅使促甲状腺素(TSH)和泌乳素分泌增加,也可使促卵泡生长激素(FSH)和促黄体生成素(LH)分泌增加,这可能是原发性甲状腺功能减退引起性早熟的原因。有学者认为原发性甲状腺功能减退引起性早熟的机制与过多的 TSH 和 FSH 受体结合,导致雌激素分泌有关。

(三)诊断及鉴别诊断

8 岁之前出现第二性征就可以诊断为性早熟。为区别性早熟的类型和病因,临床上要做一系列辅助检查。

1.骨龄测定

骨龄超过实际年龄 1 年或 1 年以上就视为提前,是判断骨质成熟度最简单的指标。

2.超声检查

可了解子宫和卵巢的情况。卵巢功能启动的标志是卵巢容积＞1 mL,并有多个直径＞4 mm的卵泡。另外盆腔超声可鉴别卵巢肿瘤,肾上腺超声可鉴别肾上腺肿瘤。

3.头颅 MRI 检查

对 6 岁以下的女性性早熟患者应常规做头颅 MRI 检查,目的是除外中枢神经系统病变。

4.激素测定

性早熟儿体内的雌激素水平明显升高,升高程度与 Tanner 分期相关。另外肿瘤患者体内的激素水平异常升高,21-羟化酶患者体内的睾酮水平常≥2 ng/mL,17-羟孕酮水平超过正常水平的数十倍或数百倍。

非 GnRH 依赖性性早熟患者体内的促性腺激素水平通常不升高,但异位分泌促性腺激素的肿瘤患者例外。从理论上讲,GnRH 依赖性性早熟患者体内的促性腺激素水平升高,但临床上测定时却可能发现GnRH依赖性性早熟患者体内的促性腺激素水平并无升高。这与青春期启动早期促性腺激素分泌存在昼夜差别有关,在青春期早期促性腺激素分泌增加只出现在晚上。因此,白天测定出来的促性腺激素水平并无增加。

测定甲状腺功能对鉴别甲状腺功能减退是必要的。

5.促性腺激素释放激素(GnRH)兴奋试验

该试验是鉴别 GnRH 依赖性性早熟和非 GnRH 依赖性性早熟的重要方法:GnRH $50\sim$ $100\ \mu g$ 或 $2.5\sim3.0\ \mu g/kg$ 静脉注射,于 0、30、60 和 90 分钟分别采集血样,测定血清 FSH 和 LH 浓度。如果 LH 峰值 $>12\ U/L$,且 LH 峰值/FSH 峰值 >1,则考虑诊断为 GnRH 依赖性性早熟。

(四)性早熟的处理原则

性早熟的处理原则是去除病因,抑制性发育,减少不良心理影响,改善最终身高。对由中枢神经系统病变引起的 GnRH 依赖性性早熟,有手术指征者给予手术治疗,无手术指征者治疗原则同特发性 GnRH 依赖性性早熟。特发性 GnRH 依赖性性早熟主要使用 GnRH 类似物(GnRHa)治疗,目的是改善成年身高,防止性早熟和月经早初潮带来的心理问题。甲状腺功能减退者需补充甲状腺素。

二、特发性 GnRH 依赖性性早熟的治疗

特发性 GnRH 依赖性性早熟的治疗目的是阻止性发育,使已发育的第二性征消退;抑制骨骺愈合,提高成年身高;消除不良心理影响,避免过早性交。目前,临床上常用的药物有孕激素、GnRH 类似物、达那唑和生长激素等,首选 GnRH 类似物。

(一)孕激素

用于治疗特发性 GnRH 依赖性性早熟的孕激素有甲羟孕酮、甲地孕酮和环丙孕酮。

1.甲羟孕酮

主要作用机制是通过抑制下丘脑-垂体轴抑制促性腺激素的释放,另外甲羟孕酮还可以直接抑制卵巢类固醇激素的合成。可使用口服或肌内注射给药。口服,$10\sim40\ mg/d$;肌内注射 $100\sim200\ mg/m^2$,每周 1 次或每 2 周 1 次。临床上多选口服制剂。

长期大量使用甲羟孕酮的主要不良反应:①皮质醇样作用,能抑制 ACTH 和皮质醇的分泌;②增加食欲,使体重增加;③可引起高血压和库欣综合征样表现。

2.甲地孕酮

其作用机制和不良反应与甲羟孕酮相似。用法:甲地孕酮 $10\sim20\ mg/d$,口服。

3.环丙孕酮

环丙孕酮有抗促性腺激素、孕激素活性,作用机制和不良反应与甲羟孕酮相似。环丙孕酮最大的特点是有抗雄激素活性。用法:每天 $70\sim100\ mg/m^2$,口服。

由于孕激素无法减缓骨龄增加速度,因此对改善最终身高没有益处。另外,许多患儿不能耐受长期大量使用孕激素。目前临床上更主张用 GnRH 类似物来代替孕激素。

(二)达那唑

达那唑能抑制下丘脑-垂体-卵巢轴,增加体内雌二醇的代谢率,因此能降低体内的雌激素水平。临床上常用达那唑治疗雌激素依赖性疾病,如子宫内膜异位症、子宫内膜增生症和月经过多等。有作者用达那唑治疗 GnRH 依赖性性早熟也取得了不错的疗效。北京市儿童医院李文京等用 GnRH 激动剂治疗特发性 CPP $1\sim2$ 年后,改用达那唑治疗 1 年,剂量为 $8\sim10\ mg/kg$,结果发现达那唑药物治疗可以促进骨龄超过12岁的性早熟患儿身高生长。另外,达那唑还可以作为 GnRH 激动剂停药后继续用药的选择(表 4-3)。

表 4-3 GnRH 激动剂治疗最后 1 年与达那唑治疗 1 年后的比较

项目	GnRH 激动剂治疗的最后 1 年	达那唑治疗 1 年后
生物年龄(CA)(岁)	(9.76±1.7)	(10.6±1.7)
骨龄(BA)(岁)	(11.85±0.99)	(12.81±0.78)
△BA/△CA	(0.58±0.36)	(0.95±0.82)
身高增长速度(厘米/年)	(4.55±2.63)	(6.78±3.11)
预测身高(PAH)(cm)	(156.79±7.3)	(158.01±6.66)

达那唑的主要不良反应如下。①胃肠道反应:恶心、呕吐等不适;②雄激素过多的表现:皮脂增加、多毛等;③肝功能受损。由于达那唑的不良反应比较明显,因此许多患儿无法耐受。事实上,在临床上达那唑也很少用于治疗性早熟。

(三)GnRH 类似物

根据作用机制可以将 GnRH 类似物分为 GnRH 激动剂和 GnRH 拮抗剂两种,它们均可用于治疗 GnRH 依赖性性早熟。目前,临床上最常用的是长效 GnRH 激动剂,如亮丙瑞林、曲普瑞林、戈舍瑞林等,一般每 4 周肌内或皮下注射一次。长效 GnRH 激动剂对改善第二性征、抑制下丘脑-垂体-卵巢轴有非常好的疗效。另外,由于它能延缓骨龄增加速度,增加骨骺愈合时间,所以能改善最终身高。

1.GnRH 激动剂治疗规范

关于 GnRH 激动剂的使用,中华医学会儿科学分会内分泌遗传代谢学组提出以下建议供参考。

(1)GnRH 激动剂的使用指征:为改善成年身高,建议使用指征如下。①骨龄:女孩≤11.5 岁,骨龄>年龄 2 岁或以上。②预测成年身高:女孩<150 cm。③骨龄/年龄>1,或以骨龄判断身高的标准差积分(SDS)≤-2。④发育进程迅速,骨龄增长/年龄增长>1。

(2)慎用指征:有以下情况时,GnRH 激动剂改善成年身高的疗效差,应酌情慎用。①开始治疗时骨龄:女孩>11.5 岁;②已有阴毛显现;③其靶身高低于同性别、同年龄正常身高平均值 2 个标准差($\bar{x}$-2S)。

(3)不宜使用指征:有以下情况不宜应用 GnRH 激动剂,因为治疗几乎不能改善成年身高。①骨龄:女孩≥12.5 岁;②女孩月经初潮。

(4)不需应用的指征:因性发育进程缓慢(骨龄进展不超越年龄进展)而对成年身高影响不大的 CPP 不需要治疗,但需定期复查身高和骨龄变化。

(5)GnRH 激动剂使用方法。

剂量:首剂为 80～100 $\mu g/kg$,2 周后加强 1 次,以后每 4 周 1 次,剂量为 60～80 $\mu g/kg$,根据性腺轴功能抑制情况(包括性征、性激素水平和骨龄进展)而定,抑制差者可参照首次剂量,最大剂量为每次3.75 mg。为确切了解骨龄进展的情况,临床医师应自己对治疗前后的骨龄进行评定和对比,不宜只按放射科的报告。

治疗监测:首剂 3 个月末复查 GnRH 激发试验,LH 激发值在青春前期水平说明剂量合适,以后对女孩只需定期复查基础血清雌二醇(E_2)浓度判断性腺轴功能抑制状况。治疗过程中每 2～3 个月测量身高和检查第二性征。每 6 个月复查骨龄,同时超声复查子宫和卵巢。

疗程:为改善成年身高,GnRH 激动剂的疗程至少需要 2 年。一般在骨龄 12～12.5 岁时可停止治疗。对年龄较小开始治疗者,在年龄已追赶上骨龄,且骨龄已达正常青春期启动年龄时可停药,使其性腺轴功能重新启动。

停药后监测:治疗结束后第 1 年内应每 6 个月复查身高、体重和第二性征。

2.GnRH 激动剂的不良反应

GnRH 激动剂没有明显的不良反应。少部分患者有变态反应及注射部位硬结或感染等。临床上人们最关心的是 GnRH 激动剂对患者的远期影响,目前的研究表明长期使用 GnRH 激动剂不会给下丘脑-垂体-卵巢轴造成永久性的抑制。一旦停用 GnRH 激动剂,受抑制的下丘脑-垂体-卵巢轴会很快恢复活动。另外,有患者担心使用 GnRH 激动剂可造成将来的月经失调,目前尚无证据说明患者以后的月经失调与 GnRH 激动剂治疗之间存在着联系。

3.GnRH 拮抗剂

GnRH 拮抗剂也可用于治疗 GnRH 依赖性性早熟,它与 GnRH 激动剂的区别在于开始使用时就会对下丘脑-垂体-卵巢轴产生抑制作用。

(四)生长激素

生长激素(GH)是由垂体前叶生长激素细胞产生的一种蛋白激素,循环中的生长激素可以单体、二聚体或聚合体的形式存在。80% 为相对分子质量 22×10^3 单体,含有 191 个氨基酸,20% 为相对分子质量 20×10^3 单体,含有 176 个氨基酸。GH 对正常的生长是必需的。青春期性激素和 GH 的水平同步增加提示这两类激素之间存在着相互调节作用,一般认为是性激素驱动 GH 的分泌和促生长作用。

GnRH 激动剂可以减慢生长速率及骨骼成熟、提高患儿最终身高,但一部分患儿生长速率过缓,以致不能达到成年预期身高。近年来,为了提高 CPP 患者的最终身高,采取了与生长激素联合治疗的方案。Pasquino 等用曲普瑞林治疗 20 例特发性中枢性性早熟(ICCP)2～3 年后发现这些患儿的身高比正常同龄儿童低 25 个百分点,随后他们把这些患儿平均分成两组:一组继续单用曲普瑞林,而另一组同时加用 GH 继续治疗 2～4 年后发现,GnRH 激动剂加生长激素组的平均成年身高比治疗前预期成年身高高(7.9±1.1)cm,而单用 GnRH 激动剂组只比治疗前预期成年身高高(1.6±1.2)cm。国内一些学者的研究也得出了类似的结果。这说明 GnRH 激动剂联合生长激素治疗可提高患者的成年身高。

临床上使用的生长激素是用基因重组技术合成的,与天然生长激素具有完全相同的药效学和药代学的人生长激素(HGH)。HGH 半衰期为 3 小时,皮下注射后 4～6 小时出现 GH 峰值。用法:每周皮下注射 0.6～0.8 U/kg,分 3 次或 6 次给药,晚上注射。一般连续治疗 6 个月以上才有意义。

不良反应:①注射部位脂肪萎缩,每天更换注射部位可避免;②亚临床型甲状腺功能减退,约 30% 的用药者会出现,此时需要补充甲状腺激素;③少数人会产生抗 rGH 抗体,但在多数情况下抗体不会影响生长速度。

(五)心理教育

青春期过早启动可能会对儿童的心理产生不利影响。为了避免这种情况的发生,家长和医师应告诉患儿有关知识,让她们对性早熟产生正确的认识。另外,还应对患儿进行适当的性教育。

三、其他性早熟的治疗

对于除特发性 GnRH 依赖性性早熟以外的性早熟治疗来说,治疗的关键是去除原发病因。

（一）颅内疾病

颅内疾病包括颅内肿瘤、脑积水及炎症等。颅内肿瘤主要是下丘脑和垂体部位的肿瘤，这些肿瘤可以引起GnRH依赖性性早熟，治疗主要采用手术、放疗或化疗。脑积水者应行引流减压术。

（二）自发性卵泡囊肿

自发性卵泡囊肿是非GnRH依赖性性早熟的常见病因。青春期前儿童卵巢内看到生长卵泡属于正常现象，但这些卵泡直径通常小于10 mm。个别情况下，卵泡增大成卵泡囊肿，直径可大于5 cm。如果这些卵泡囊肿反复存在且分泌雌激素，就会导致性早熟的出现。

自发性卵泡囊肿发生的具体机制尚不清楚，有研究提示部分患者可能与FSH受体或LH受体基因突变，导致受体被激活有关。

自发性卵泡囊肿有时需要与卵巢颗粒细胞瘤相鉴别。另外，自发性卵泡囊肿与其他卵巢囊肿一样，也可出现扭转或破裂，临床上表现为急腹症，此时需要手术治疗。

自发性卵泡囊肿的处理：可以在超声监护下行卵泡囊肿穿刺术。另外，也可口服甲羟孕酮抑制雌激素的合成。

（三）卵巢颗粒细胞瘤

青春期儿童可以发生卵巢颗粒细胞瘤，由于卵巢颗粒细胞瘤能分泌雌激素，因此这些儿童会发生性早熟。一旦诊断为卵巢颗粒细胞瘤，应立即手术，术后需要化疗。

卵巢颗粒细胞瘤能分泌抑制素和抗苗勒管激素（AMH），这两种激素被视为卵巢颗粒细胞瘤的肿瘤标志物，可用于诊断和治疗后随访。

（四）McCune-Albright综合征

McCune-Albright综合征的发病机制和临床表现见前面所述。治疗为对症处理。对性早熟可用甲羟孕酮治疗。

（五）先天性肾上腺皮质增生症

导致肾上腺皮质雄激素分泌过多的先天性肾上腺皮质增生症患者会发生女性异性性早熟，临床上表现为女性儿童有男性化体征。这些疾病中最常见的是21-羟化酶缺陷。

（六）芳香化酶抑制剂的使用

芳香化酶是合成雌激素的关键酶，其作用是将雄激素转化成雌激素。芳香化酶抑制剂可以抑制芳香化酶的活性，阻断雌激素的合成，从而降低体内的雌激素水平。目前临床上有作者认为可用芳香化酶抑制剂如来曲唑等，治疗非GnRH依赖性性早熟，如McCune-Albright综合征等。

（刘凤英）

第二节　经前期综合征

经前期综合征（premenstrual syndromes，PMS）又称经前紧张症（premenstrual tension，PMT）或经前紧张综合征（premenstrual tension syndrome，PMTS），是育龄妇女常见的问题。PMS是指月经来潮前7～14天（即在月经周期的黄体期），周期性出现的躯体症状（如乳房胀痛、头痛、小腹胀痛、水肿等）和心理症状（如烦躁、紧张、焦虑、嗜睡、失眠等）的总称。PMS症状多

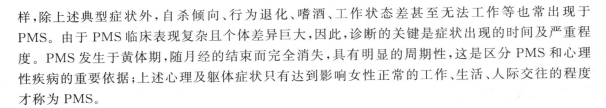

样,除上述典型症状外,自杀倾向、行为退化、嗜酒、工作状态差甚至无法工作等也常出现于PMS。由于PMS临床表现复杂且个体差异巨大,因此,诊断的关键是症状出现的时间及严重程度。PMS发生于黄体期,随月经的结束而完全消失,具有明显的周期性,这是区分PMS和心理性疾病的重要依据;上述心理及躯体症状只有达到影响女性正常的工作、生活、人际交往的程度才称为PMS。

一、历史、概念及在疾病分类学中的位置

有关PMS的定义、概念及其在疾病分类学中的位置在相当一段时间并无定论。Dalton(1984)的定义为"经前再发症状,月经后期则缺乏症状"。美国精神病协会(APA)出版的《诊断统计手册》第三修订版(DSM-Ⅲ-R,1987)用"黄体后期心境恶劣障碍(late-luteal phasedysphoric disorder,LLPDD)"来概括经前出现的一组症状,后来在《诊断统计手册第四版》(DSM-Ⅳ,1994)更名为"经前心境恶劣障碍(premenstrual dysphoric disorder,PMDD)"。国际疾病分类系统(ICD-9,1978;ICD-10,1992)将大多数疾病实体按他们的主要表现分类,PMS被包括在"泌尿生殖疾病"类目之下,犹如伴发于女性生殖器官和月经周期的疼痛或其他状态一样。因此,国际上两大分类系统对PMS作了不同的处理,DSM认为它可能是一种心境障碍,ICD则视为妇科疾病。《中国精神疾病分类方案与诊断标准第二版》修订(CCMD-2-R,1995)将PMS列入"内分泌障碍所致精神障碍"类目中,认为PMS"能明确内分泌疾病性质",但命名为经期精神障碍(经前期综合征)。

PMS的临床特点必须考虑:①在大多数月经周期的黄体期,再发性或循环性出现症状;②症状于经至不久缓解,在卵泡期持续不会超过1周;③招致情绪或躯体苦恼或日常功能受累或受损;④症状的再发、循环性和定时性,症状的严重性和无症状期均可通过前瞻性逐日评定得到证实。

二、流行病学研究

PMS的患病率各地报道不一,这与评定方法(回顾性或前瞻性)、调查者的专业、调查样本人群、症状严重水平不一,以及一些尚未确定的因素有关。在妇女生殖阶段可发生,初潮后未婚少女的患病率低,产后倾向出现PMS。

美国妇产科学院委员会声明66号指出,一般认为20%~40%妇女在经前体验到一些症状,只有5%对工作或生活方式带来一定程度的显著影响。

对生活方式不同(包括尼姑、监狱犯人、女同性恋者)的384名妇女进行147项问卷研究,结果发现家庭主妇和教育水平低者有较多的水潴留,自主神经症状和负性情感,但年龄、种族、性偏向、显著的体育活动、婚姻状态或收入与PMS的发生率不相关(Friedman和Jaffe)。双生儿研究显示单卵双生儿发生PMS的同病率为94%,双卵双生儿为44%,对照组为31%(Dalton等)。另一项来自伯明翰的462对妇女双生儿的研究亦支持Dalton等的结果,并认为PMS是具遗传性的(Vanden Akker等)。口服避孕药(OC)似可降低PMS的发生率。爱丁堡大学于1974年调查3 298名妇女,其中756人服用OC,2 542人未服,结果发现口服OC者较少发生PMS(Sheldrake和Cormack)。月经长周期(>40天)和周期不规律者PMS发生率低,而且主要表现为躯体症状如胃痛、背痛和嗜睡。月经周期长度在31~40天者体验到较多的经前症状,而且躯体症状和情绪症状均明显。短而不规律的月经周期妇女则经前症状主要表现为情绪症状,如抑郁、紧

张和激惹(Sheldrake 和 Cormack)。

PMS 与产后抑郁症呈正相关,已得到证实。Dalton 报道 610 例 PMS 妇女中,56％在产后出现抑郁症。一些妇女回忆 PMS 是继产后抑郁症之后发生的,另一些则报道受孕前出现 PMS,但 PMS 的严重程度却在产后抑郁症减轻后加重。

PMS 与围绝经期综合征的相关性也为多数学者研究证实。PMS 与围绝经期综合征均有心理症状及躯体症状,均可表现为与卵巢激素水平波动相关的烦躁、抑郁、疲惫、失眠及乳房胀痛、水肿等,在激素水平稳定后(月经结束及绝经后数年)原有症状及体征消失。在经前期和围绝经期原有的抑郁等心理疾病可表现增强,因此 PMS 和围绝经期抑郁均需和原发心理疾病相鉴别。除了临床表现的相关性,围绝经期综合征和 PMS 在流行病学上也密切相关。Harlow 等的研究发现,围绝经期综合征的女性在抑郁流行病学评分(CES-D)中表现为明显抑郁者,多数患有 PMS。同样 Becker 等用视觉模拟评分(VAS)评价女性的心情状态,也发现女性围绝经期的情绪感受与既往经前期的心境变化明显相关。Freeman 等的研究认为患有 PMS 的女性在围绝经期出现抑郁、失眠、性欲低下的可能性大。因此,PMS 在一定程度上可以预测围绝经期抑郁的出现。在易感人群中,PMS 和围绝经期抑郁不但易相继出现,还常常同时发生。围绝经期女性,患有围绝经期抑郁的较未患者出现月经周期相关症状及 PMDD 的明显增多。在 Richards 等的研究中有 21％的围绝经期抑郁患者同时伴有中度以上的 PMDD,而仅有 3％的围绝经期非抑郁女性出现这一疾病。此外,患有 PMS 及围绝经期抑郁的女性也常伴有其他激素相关的情绪异常如产褥抑郁,及其他激素非相关的心理疾病如抑郁症。

经前期综合征与精神疾病关系受到妇科学家、心理学家、精神病学家较多的重视与研究。妇女复发性精神病状态,不论是认知、情感或混合功能障碍均易于在经前复发。Schukit 和 Wetzel 报道类似结果,情感性疾病患者不仅 PMS 发生率高(72％),症状严重,出现经前不适症状亦较正常人多(Coppen),并且现存的情感症状在经前趋向恶化。精神分裂症患者往往在经前恶化,急性精神病症状掩盖了经前不适,导致对检出 PMS 发生率带来困难。多数研究指出,经前期和月经期妇女自杀较之其他阶段多,但这些资料的取得多系回顾性。Mackinnon 的研究并非回顾性,而系死后病理检查子宫内膜改变以确定月经周期。他们指出,黄体期自杀者增多,其高峰在黄体期的早、中期,死于黄体中期者约占 60％;与其他死亡者比较,自然死亡发生于黄体期者占 84％,意外事故为 90％,自杀为 89％,提示在月经周期后半期内妇女容易死于自杀、外伤、中毒和疾病。

三、病因与发病机制

近年研究表明,PMS 病因涉及诸多因素的联合,如社会心理因素、内分泌因素及神经递质的调节等。但 PMS 的准确机制仍不明,一些研究结果尚有矛盾之处,进一步的深入研究是必要的。

(一)社会心理因素

情绪不稳定及神经质、特质焦虑者容易体验到严重的 PMS 症状。应激或负性生活事件可加重经前症状,而休息或放松可减轻之,均说明社会心理因素在 PMS 的发生或延续上发挥作用。

(二)内分泌因素

1.孕激素

英国妇产科学家 Dalton 推断 PMS 是由于经前孕酮不足或缺陷,而且应用黄体酮治疗可以获得明显效果。然而相反的报道则发现 PMS 妇女孕酮水平升高。Hammarback 等对18例PMS妇女连续2月逐日测定血清雌二醇和孕酮,发现严重 PMS 症状与黄体期血清这两种激素水平高相关。孕酮常见的不良反应如心境恶劣和焦虑,类似普通的经前症状。

这一疾病仅出现于育龄女性,青春期前、妊娠期、绝经后期均不会出现,且仅发生于排卵周期的黄体期。给予外源性孕激素可诱发此病,在激素替代治疗(hormone replace therapy,HRT)中使用孕激素建立周期引发的抑郁情绪和生理症状同 PMS 相似;曾患有严重 PMS 的女性,行子宫加双附件切除术后给予 HRT,单独使用雌激素不会诱发 PMS,而在联合使用雌孕激素时PMS 复发。相反,卵巢内分泌激素周期消失,如双卵巢切除或给予促性腺激素释放激素激动剂(GnRHa)均可抑制原有的 PMS 症状。因此,卵巢激素尤其是孕激素可能与 PMS 的病理机制有关,孕激素可增加女性对甾体类激素的敏感性,使中枢神经系统受激素波动的影响增加。

2.雌激素

(1)雌激素降低学说:正常情况下雌激素有抗抑郁效果,经前雌激素水平下降可能与 PMS,特别是经前心境恶劣的发生有关。Janowsky 强调雌激素波动(中期雌激素明显上升,继之降低)的作用。

(2)雌激素过多学说:持此说者认为雌激素水平绝对或相对高,或者对雌激素的特异敏感性可招致 PMS。Morton 报道给妇女注入雌激素可产生 PMS 样症状。Backstrom 和 Cartenson 指出,具有经前焦虑的妇女,雌激素/黄体酮比值较高。雌孕激素比例异常可能与 PMS 发生有关。

3.雄激素

Lahmeyer 指出,妇女雄激素来自卵巢和肾上腺。在排卵前后,血中睾酮水平随雌激素水平的增高而上升,且由于大部分来自肾上腺,故于围月经期并不下降,其时睾酮/雌激素及睾酮/孕激素之比处于高值。睾酮作用于脑可增强两性的性驱力和攻击行为,而雌激素和孕酮可对抗之。经前期雌激素和孕酮水平下降,脑中睾酮失去对抗物,这至少与一些人 PMS 的发生有关,特别是心境改变和其他精神病理表现。

(三)神经递质

研究表明在 PMS 女性中血清性激素的浓度表现为正常,这表明除性激素外还可能有其他因素作用。PMS 患者常伴有中枢神经系统某些神经递质及其受体活性的改变,这种改变可能与中枢对激素的敏感性有关。一些神经递质可受卵巢甾体激素调节,如 5-羟色胺(5-HT)、乙酰胆碱、去甲肾上腺素、多巴胺等。

1.乙酰胆碱(Ach)

Janowsky 推测 Ach 单独作用或与其他机制联合作用与 PMS 的发生有关。在人类 Ach 是抑郁和应激的主要调节物,引起脉搏加快和血压上升,负性情绪,肾上腺交感胺释放和止痛效应。Rausch 发现经前胆碱能占优势。

2.5-HT 与 γ-氨基丁酸

经前 5-HT 缺乏或胆碱能占优势可能在 PMS 的形成上发挥作用。选择性 5-HT 再摄取阻断剂(SSRIs),如氟西汀、舍曲林问世后证明它对 PMS 有效,而那些主要作用于去甲肾上腺素能的三环类抗抑郁药的效果较差,进一步支持 5-HT 在 PMS 病理生物学中的重要作用。PMDD患者与患 PMS 但无情绪障碍者及正常对照组相比,5-HT 在卵泡期增高,黄体期下降,波动明显增大,因此 Inoue 等认为,5-HT 与 PMS、PMDD 出现的心理症状密切相关。5-羟色胺能系统对情绪、睡眠、性欲、食欲和认知具有调节功能,在抑郁的发生发展中起到重要作用。雌激素可增加

5-HT 受体的数量及突触后膜对 5-HT 的敏感性,并增加5-HT的合成及其代谢产物 5-羟吲哚乙酸的水平。有临床研究显示选择性 5-HT 再摄取抑制剂(SSRIs)可增加血液中 5-HT 的浓度,对治疗 PMS/PMDD 有较好的疗效。

另外,有研究认为在抑郁、PMS、PMDD 的患者中 γ-氨基丁酸(GABA)活性下降,Epperson 等用磁共振质谱分析法测定 PMDD 及正常女性枕叶皮质部的 GABA、雌激素、孕激素等水平发现,PMDD 者卵泡期 GABA 水平明显低于对照组;同时 Epperson 等认为 PMDD 患者可能存在 GABA 受体功能的异常。PMS 女性黄体期异孕烷醇酮水平较低,而异孕烷醇酮有 GABA 激活作用,因此低水平的异孕烷醇酮使 PMS 女性 GABA 活性降低,产生抑郁。此外,雌激素兼具增加 GABA 的功能及 GABA 受体拮抗剂的双重功能。

3.类阿片物质与单胺氧化酶

Halbreich 和 Endicott 认为内啡肽水平变化与 PMS 的发生有关。他们推测 PMS 的许多症状类似类阿片物质撤出。目前认为在性腺类固醇激素影响下,过多暴露于内源性阿片肽并继之脱离接触可能参与 PMS 的发生(Reiser 等)。持单胺氧化酶(MAO)学说则认为 PMS 的发生与血小板 MAO 活性改变有关,而这一改变是受孕酮影响的(Klaiber 等)。正常情况下,雌激素对 MAO 活性有抑制效应,而黄体酮对组织中 MAO 活性有促进作用。MAO 活性增强被认为是经前抑郁和雌激素/孕激素不平衡发生的中介。MAO 活性增加可以减少有效的去甲肾上腺素,导致中枢神经元活动降低和减慢。MAO 学说可解释经前抑郁和嗜睡,但无法说明其他众多的症状。

4.其他

前列腺素可影响钠潴留,以及精神、行为、体温调节及许多 PMS 症状,前列腺素合成抑制剂能改善 PMS 躯体症状。一般认为此类非甾体抗炎药物可降低引起 PMS 症状的中介物质的组织浓度起到治疗作用。维生素 B_6 是合成多巴胺与五羟色胺的辅酶,维生素 B_6 缺乏与 PMS 可能有关,一些研究发现维生素 B_6 治疗似乎比安慰剂效果好,但结果并非一致。

四、临床表现

历来提出的症状甚为分散,可达 200 项之多,近年研究提出大约 20 类症状是常见的,包括躯体、心理和行为 3 个方面。其中恒定出现的是头痛、疼痛、肿胀、嗜睡、易激惹和抑郁,行为笨拙,渴望食物。但表现有较大的个体差异,取决于躯体健康状态、人格特征和环境影响。

(一)躯体症状

1.水潴留

经前水潴留一般多见于踝、小腿、手指、腹部和乳房,可导致乳房胀痛、体重增加、面部虚肿或水肿,腹部不适或胀满或疼痛,排尿量减少。这些症状往往在清晨起床时明显。

2.疼痛

头痛较为常见,背痛、关节痛、肌肉痛、乳房痛发生率亦较高。

3.自主神经功能障碍

常见恶心、呕吐、头晕、潮热、出汗等。可出现低血糖,许多妇女渴望摄入甜食。

(二)心理症状

主要为负性情绪或心境恶劣。

1.抑郁

心境低落、郁郁不乐、消极悲观、空虚孤独,甚至有自杀意念。

2.焦虑、激动

烦躁不安,似感到处于应激状态。

3.运动共济和认知功能改变

可出现行动笨拙、运动共济不良、记忆力差、自感思路混乱。

(三)行为改变

可表现为社会退缩,回避社交活动;社会功能减低,判断力下降,工作时失误;性功能减退或亢进等改变。

五、诊断与鉴别诊断

(一)诊断标准

PMS 具有三项属性(经前期出现,在此以前无同类表现,经至消失),诊断一般不难。

美国国立精神卫生研究院的工作定义如下:一种周期性的障碍,其严重程度是以影响一个妇女生活的一些方面(如为负性心境,经前一周心境障碍的平均严重程度较之经后一周加重30%),而症状的出现与月经有一致的和可以预期的关系。这一定义规定了 PMS 的症状出现与月经有关,对症状的严重程度做出定量化标准。美国精神学会对经前有精神症状(premenstrual dysphoric disorder,PMDD)的 PMS 测定的诊断标准见表 4-4。

表 4-4 PMS 的诊断标准

对患者 2~3 个月经周期所记录的症状前瞻性评估。在黄体期的最后一个星期存在 5 个(或更多个)下述症状,并且在经后消失,其中至少有 1 种症状必须是(1)、(2)、(3)或(4)。
(1)明显的抑郁情绪,自我否定意识,感到失望。
(2)明显焦虑、紧张,感到"激动"或"不安"。
(3)情绪不稳定,比如突然伤感、哭泣或对拒绝增加敏感性。
(4)持续和明显易怒或发怒或与他人的争吵增加。
(5)对平时活动(如工作、学习、友谊、嗜好)的兴趣降低。
(6)主观感觉注意力集中困难。
(7)嗜睡、易疲劳或能量明显缺乏。
(8)食欲明显改变,有过度摄食或产生特殊的嗜食渴望。
(9)失眠。
(10)主观感觉不安或失控。
(11)其他身体症状,如乳房触痛或肿胀、头痛、关节或肌肉痛、肿胀感、体重增加。
这些失调必是明显干扰工作、学习或日常的社会活动及与他人的关系(如逃避社会活动,生产力和工作学习效率降低)。
这些失调务必不是另一种疾病加重的表现(如重症抑郁症、恐慌症、恶劣心境或人格障碍)

(二)诊断方法

前瞻性每天评定计分法目前获得广泛应用,它在确定 PMS 症状的周期性方面是最为可信的,评定周期需患者每天记录症状,至少记录 2~3 个周期,见表 4-5。

表 4-5　经前症状日记

姓名			日期			末次月经	
	周一	周二	周三	周四	周五	周六	周日
月经(以×表示)							
体重增加							
臂/腿肿胀							
乳房肿胀							
腹部肿胀							
痛性痉挛							
背痛							
身体痛							
神经紧张							
情绪波动							
易怒							
不安							
失去耐心							
焦虑							
紧张							
头晕							
抑郁							
健忘							
哭闹							
精神错乱							
失眠							
嗜甜食							
食欲增加							
头痛							
疲劳							
兴奋							
松弛							
友好							
活力							
每天体重							
每天基础体温							

①每晚记下你注意到的上述症状:无,空格;轻,记 1;中,记 2(干扰每天生活);重,记 3(不能耐受)。②记录每天清晨的体重(排空膀胱)。③起床前测基础体温。

(三)鉴别诊断

1.月经周期性精神病

PMS 可能是在内分泌改变和心理社会因素作用下起病的,而月经周期性精神病则有着更为深刻的原因和发病机制。PMS 的临床表现是以心境不良和众多躯体不适组成,不致发展为重型精神病形式,可与月经周期性精神病区别。

2.抑郁症

PMS 妇女有较高的抑郁症发生风险,以及抑郁症患者较之非情感性障碍患者有较高的 PMS 发生率已如上述。根据 PMS 和抑郁症的诊断标准,可做出鉴别。

3.其他精神疾病经前恶化

根据 PMS 的诊断标准与其他精神疾病经前恶化进行区别。

需注意疑难病例诊断过程中妇科、心理、精神病专家协作的重要性。

六、治疗

PMS 的治疗应针对躯体、心理症状、内在病理机制和改变正常排卵性月经周期等方面。此外,心理治疗和家庭治疗亦受到较多的重视。轻症 PMS 病例采取环境调整、适当膳食、身体锻炼、改善生活方式、应激处理和社会支持等措施即可,重症患者则需实施以下治疗。

(一)调整生活方式

包括合理的饮食与营养、适当的身体锻炼、戒烟、限制盐和咖啡的摄入。可改变饮食习惯,增加钙、镁、维生素 B_6、维生素 E 的摄入等,但尚没有确切、一致的研究表明以上维生素和微量元素治疗的有效性。体育锻炼可改善血液循环,但其对 PMS 的预防作用尚不明确,多数临床专家认为每天锻炼 $20\sim30$ 分钟有助于加强药物治疗和心理治疗。

(二)心理治疗

心理因素在 PMS 发生中所起的作用是不容忽视的。精神刺激可诱发和加重 PMS。要求患者日常保持乐观情绪,生活有规律,参加运动锻炼,增强体质,行为疗法曾用以治疗 PMS,放松技术有助于改善疼痛症状。生活在经前综合征妇女身边的人,如父母、丈夫、子女等,要多关心患者,对她们在经前出现的心境烦躁、易激惹等给以容忍和同情。工作周围的人也应体谅她们经前发生的情绪症状,在各方面予以照顾,避免在此期间从事驾驶或其他具有危险性的作业。

(三)药物治疗

1.精神药物

(1)抗抑郁药:5-羟色胺再摄取抑制剂(selective serotonergic reuptake inhibitors,SSRIs)对 PMS 有明显疗效,达 $60\%\sim70\%$ 且耐受性较好,目前认为是一线药物。如氟西汀(百优解) 20 mg 每天一次,经前口服至月经第 3 天。减轻情感症状优于躯体症状。舍曲林(Sertraline)剂量为每天 $50\sim150$ mg。三环类抗抑郁药氯丙咪嗪(Clomipramine)是一种三环类抑制 5 羟色胺和去甲肾上腺素再摄取的药物,每天 $25\sim75$ mg 对控制 PMS 有效,黄体期服药即可。SSRIs 与三环类抗抑郁药物相比,无抗胆碱能、低血压及镇静等不良反应,并具有无依赖性和无特殊的心血管及其他严重毒性作用的优点。SSRIs 除抗抑郁外也有改善焦虑的效应,目前应用明显多于三环类。

(2)抗焦虑药:苯二氮䓬类用于治疗 PMS 已有很长时间,如阿普唑仑为抗焦虑药,也有抗抑郁性质,用于 PMS 获得成功,起始剂量为 0.25 mg,每天 $2\sim3$ 次,逐渐递增,每天剂量可达 2.4 mg 或 4 mg,在黄体期用药,经至即停药,停药后一般不出现戒断症状。

2.抑制排卵周期

(1)口服避孕药:作用于 H-P-O 轴可导致不排卵,常用以治疗周期性精神病和各种躯体症状。口服避孕药对 PMS 的效果不是绝对的,因为一些亚型用本剂后症状不仅未见好转反而恶化。就一般病例而论复方短效单相口服避孕药均有效。国内多选用复方炔诺酮或复方甲地孕酮。

（2）达那唑：一种人工合成的 17α-乙炔睾酮的衍生物，对下丘脑-垂体促性腺激素有抑制作用。$100\sim400$ mg/d 对消极情绪、疼痛及行为改变有效，200 mg/d 能有效减轻乳房疼痛。但其雄激素活性及致肝功能损害作用，限制了其在 PMS 治疗中的临床应用。

（3）促性腺激素释放激素激动剂（GnRHa）：GnRHa 在垂体水平通过降调节抑制垂体促性腺激素分泌，造成低促性腺激素水平及低雌激素水平，达到药物切除卵巢的疗效。有随机双盲安慰剂对照研究证明 GnRHa 治疗 PMS 有效。单独应用 GnRHa 应注意低雌激素血症及骨量丢失，故治疗第 3 个月应采用反加疗法（add-back therapy）克服其不良反应。

（4）手术切除卵巢或放射破坏卵巢功能：虽然此方法对重症 PMS 治疗有效，但卵巢功能破坏导致绝经综合征及骨质疏松性骨折、心血管疾病等风险增加，应在其他治疗均无效时酌情考虑。对中、青年女性患者不宜采用。

3.其他

（1）利尿剂：PMS 的主要症状与组织和器官水肿有关。醛固酮受体拮抗剂螺内酯不仅有利尿作用，对血管紧张素功能亦有抑制作用。剂量为 25 mg，每天 $2\sim3$ 次，可减轻水潴留，并对精神症状亦有效。

（2）抗前列腺素制剂：经前子宫内膜释放前列腺素，改变平滑肌张力、免疫功能及神经递质代谢。抗前列腺素如甲芬那酸 250 mg 每天 3 次，于经前 12 天起服用。餐中服可减少胃刺激。如果疼痛是 PMS 的标志，抗前列腺素有效。除对痛经、乳胀、头痛、痉挛痛、腰骶痛有效，对紧张易怒症状也有报道有效。

（3）多巴胺拮抗剂：高催乳素血症与 PMS 关系已有研究报道。溴隐亭为多巴胺拮抗剂，可降低 PRL 水平并改善经前乳房胀痛。剂量为 2.5 mg，每天 2 次，餐中服药可减轻不良反应。

（刘凤英）

第三节　痛　经

痛经是指伴随着月经的疼痛。疼痛可以出现在行经前后或经期，主要集中在下腹部，常呈痉挛性，通常还伴有其他症状，包括腰腿疼、头痛、头晕、乏力、恶心、呕吐、腹泻、腹胀等。痛经是育龄期妇女常见的疾病，发生率很高，文献报道为 $30\%\sim80\%$ 不等，每个人的疼痛阈值差异及临床上缺乏客观的评价指标使得人们对确切的发病率难以评估。我国 1980 年全国抽样调查结果表明：痛经发生率为 33.19%，其中原发性痛经占 36.06%，其余为继发性痛经。不同年龄段痛经发生率不同，初潮时发生率较低，随后逐渐升高，$16\sim18$ 岁达顶峰，$30\sim35$ 岁时下降，生育期稳定在 40% 左右，以后更低，50 岁时为 20% 左右。

痛经分为原发性和继发性两种。原发性痛经是指不伴有其他明显盆腔疾病的单纯性功能性痛经；继发性痛经是指因盆腔器质性疾病导致的痛经。

一、原发性痛经

青春期和年轻的成年女性的痛经大多数是原发性痛经,是功能性的,与正常排卵有关,没有盆腔疾病;但有大约10%的严重痛经患者可能会查出有盆腔疾病,如子宫内膜异位症或先天性生殖道发育异常。原发性痛经的发病原因和机制尚不完全清楚,研究发现原发性痛经发作时有子宫收缩的异常,而造成收缩异常的原因有局部前列腺素、白三烯类物质、血管升压素、催产素的增高等。

(一)病因和病理生理

1.子宫收缩异常

正常月经期子宫的基础张力<1.33 kPa,宫缩时可达16 kPa,收缩频率为3~4次/分。痛经时宫腔的基础压力提高,收缩频率增高且不协调。因此原发性痛经可能是子宫肌肉活动增强、过渡收缩所致。

2.前列腺素(PG)的合成和释放过多

子宫内膜是合成前列腺素的主要场所,子宫合成和释放前列腺素过多可能是导致痛经的主要原因。PG的增多不仅可以刺激子宫肌肉过度收缩,导致子宫缺血,并且使神经末梢对痛觉刺激敏感化,使痛觉阈值降低。

3.血管紧张素和催产素过高

原发性痛经患者体内的血管紧张素增高,血管紧张素可以引起子宫肌层和血管的平滑肌收缩加强,因此,被认为是引起痛经的另一重要因素。催产素是引起痛经的另一原因,临床上应用催产素拮抗剂可以缓解痛经。

4.其他因素

主要是精神因素,紧张、压抑、焦虑、抑郁等都会影响对疼痛的反应和主观感受。

(二)临床表现

原发性痛经主要发生在年轻女性身上,初潮或初潮后数月开始,疼痛发生在月经来潮前或来潮后,在月经期的48~72小时持续存在,疼痛呈痉挛性,集中在下腹部,有时伴有腰痛,严重时伴有恶心、呕吐、面色苍白、出冷汗等,影响日常生活和工作。

(三)诊断与鉴别诊断

诊断原发性痛经,首先要排除器质性盆腔疾病的存在。全面采集病史,进行全面的体格检查,必要时结合辅助检查,如B超、腹腔镜、宫腔镜、子宫输卵管碘油造影等,排除子宫器质性疾病。鉴别诊断主要排除子宫内膜异位症、子宫腺肌症、盆腔炎等疾病引起的于继发性痛经,还要与慢性盆腔痛相区别。

(四)治疗

1.一般治疗

对痛经患者,尤其是青春期少女,必须进行有关月经的生理知识教育,消除其对月经的心理恐惧。痛经时可卧床休息,热敷下腹部,还可服用非特异性的止痛药。研究表明,对痛经患者施行精神心理干预可以有效减轻症状。

2.药物治疗

(1)前列腺素合成酶抑制剂:非甾体抗炎药是前列腺素合成酶抑制剂,通过阻断环氧化酶通路,抑制前列腺素合成,使子宫张力和收缩力下降,达到止痛的效果。有效率60%~90%,服用简单,不良反应小,还可以缓解其他相关症状,如恶心、呕吐、头痛、腹泻等。用法:一般于月经来潮、痛经出现前开始服用,连续服用 2～3 天,因为前列腺素在月经来潮的最初 48 小时释放最多,连续服药的目的是减少前列腺素的合成和释放。因此疼痛时临时间断给药效果不佳,难以控制疼痛。

常用于治疗痛经的非甾体类药物及剂量见表 4-6。

表 4-6 常用治疗痛经的非甾体类止痛药

药物	剂量
甲芬那酸	首次 500 mg,250 mg/6 h
氟芬那酸	100～200 mg/6～8 h
吲哚美辛	25～50 mg/6～8 h
布洛芬	200～400 mg/6 h
酮洛芬	50 mg/8 h
芬必得	300 mg/12 h

布洛芬和酮洛芬的血药浓度 30～60 分钟达到峰值,起效很快。吲哚美辛等对胃肠道刺激较大,容易引起消化道大出血,不建议作为治疗痛经的一线药物。

(2)避孕药具:短效口服避孕药和含左炔诺孕酮的宫内节育器(曼月乐)适用于需要采用避孕措施的痛经患者,可以有效地治疗原发性痛经。口服避孕药可以使 50% 的患者疼痛完全缓解,40% 明显减轻。曼月乐对痛经的缓解的有效率也高达 90% 左右。避孕药的主要作用是抑制子宫内膜生长、抑制排卵、降低前列腺素和血管升压素的水平。各类雌、孕激素的复合避孕药均可以减少痛经的发生,它们减轻痛经的程度无显著差异。

(3)中药治疗:中医认为痛经是由于气血运行不畅引起,因此一般以通调气血为主,治疗原发性痛经一般用当归、川芎、茯苓、白术、泽泻等组成的当归芍药散,效果明显。

3.手术治疗

以往对原发性痛经药物治疗无效者的顽固性病例,可以采用骶前神经节切除术,效果良好,但有一定的并发症。近年来,主要用子宫神经部分切除术。无生育要求者,可进行子宫切除术。

二、继发性痛经

继发性痛经是指与盆腔器官的器质性病变有关的周期性疼痛。常在初潮后数年发生。

(一)病因

有许多妇科疾病可能引起继发性痛经,它们包括以下。

1.典型周期性痛经的原因

处女膜闭锁、阴道横隔、宫颈狭窄、子宫异常(先天畸形、双角子宫)、子宫腔粘连(Asherman 综合征)、子宫内膜息肉、子宫平滑肌瘤、子宫腺肌病、盆腔瘀血综合征、子宫内膜异位症、IUD 等。

2.不典型的周期性痛经的原因

子宫内膜异位症、子宫腺肌病、残留卵巢综合征、慢性功能性囊肿形成、慢性盆腔炎等。

(二)病理生理

研究表明,子宫内膜异位症和子宫腺肌症患者体内产生过多的前列腺素,可能是痛经的主要原因之一。前列腺素合成抑制制剂可以缓解该类疾病的痛经症状。环氧化酶（COX）是前列腺素合成的限速酶，在子宫内膜异位症和子宫腺肌症患者体内表达量过度增高。这些均说明前列腺素合成代谢异常与继发性痛经的疼痛有关。

宫内节育器（IUD）的不良反应主要是月经过多和继发痛经，其痛经的主要原因可能是子宫的局部损伤和 IUD 局部的白细胞浸润导致的前列腺素合成增加。

（三）临床表现

痛经一般发生在初潮后数年，生育年龄妇女较多见。疼痛多发生在月经来潮之前，月经前半期达到高峰，此后逐渐减轻，直到结束。继发性痛经症状常有不同，伴有腹胀、下腹坠痛、肛门坠痛等。但子宫内膜异位症的痛经也有可能发生在初潮后不久。

（四）诊断和鉴别诊断

诊断继发性痛经，除了详细询问病史外，主要通过盆腔检查，相关的辅助检查，如 B 超、腹腔镜、宫腔镜及生化指标的化验等，找出相应的病因。

（五）治疗

继发性痛经的治疗主要是针对病因进行治疗，具体方法请参阅相关章节。

（刘凤英）

第四节　功能失调性子宫出血

功能失调性子宫出血（简称功血）是因下丘脑-垂体-卵巢轴内分泌功能调节失衡所导致的大量的子宫出血，而没有器质性原因。功血可发生在青春期至绝经期之间的任何年龄，表现为周期的缩短、经期的延长和/或月经量的增多，是妇产科的常见病和多发病之一。临床上一般分为无排卵型和有排卵型两大类，85%的患者为无排卵型，其中绝大部分发生在绝经前期。

功血出血所涉及的机制各不相同，但每个机制均与类固醇激素的刺激相关。临床治疗的关键是要识别或确定发生机制。各式各样的内外生殖道病理都可以表现为无排卵性出血。仔细询问月经史和体格检查，通常可提供区别于其他异常出血的原因的大部分信息。当强烈怀疑有器质性改变或经验治疗失败时，需重新评估。

一、病理生理机制

（一）正常月经出血的生理

月经期的阴道流血是子宫内膜在卵巢周期的调控下发生的规律性剥脱的结果。它的正常周期的范围应是 25～35 天，一般大多数为 28～30 天。月经期的时间范围应是 2～7 天，一般大多数为 3～5 天。月经量平均是每周期 80 mL 左右。子宫内膜在卵巢周期的卵泡期中受雌激素的影响，发生增生期改变；排卵后，黄体形成分泌大量的孕激素和雌激素，子宫内膜发生分泌期改变。如果排出的卵母细胞没有发生受精，黄体的寿命为 10～12 天，当黄体自然萎缩造成雌孕激素的水平骤然下降到一定的水平，子宫内膜的血管破裂出血，形成黏膜下血肿和出血，内膜组织崩解，月经来潮。

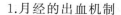

1.月经的出血机制

经典的关于月经期出血的机制认为，一个月经周期的子宫内膜变化，是由于雌孕激素的撤退诱导子宫内膜基底层中的螺旋小动脉血管痉挛，引起内膜缺氧的凝固性坏死，导致月经的开始。而持续更强烈的血管收缩导致子宫内膜萎缩坏死脱落，月经血止。在下一个周期中产生的雌激素作用下子宫内膜上皮再生。

但是较近期的调查结果不支持经典的月经缺氧学说。在月经前，经过灌注研究未能证明子宫内膜血流减少，人类在处于月经前期子宫内膜并未测到经典的缺氧诱导因子。组织学证明，月经早期的子宫内膜是呈灶性坏死、炎症和凝血改变，而不是血管收缩和缺氧引起的弥漫性透明变性或凝固性坏死。过去十年中，月经发生机制的理论已经有所改变。可能不能完全用"血管事件"来解释，推测是延伸到子宫内膜基底层螺旋动脉系统上的子宫内膜功能层的毛细血管丛的酶的自身消化引发月经。月经止血的经典机制没有发生变化，包括了凝血机制、局部的血管收缩和上皮细胞再形成。血管事件在月经止血中发挥重要的作用。

2.月经出血机制相关的酶活性

由雌孕激素的撤退引起的子宫内膜酶降解机制，包括细胞内溶酶体酶的释放数量，炎性细胞的浸润蛋白酶和基质金属蛋白酶。在分泌早期，酸性磷酸酶和其他溶解酶只限于细胞内溶酶体内，孕激素抑制溶酶体膜的稳定，抑制酶的释放。由于雌激素和孕激素水平在经前下降，溶酶体膜破坏，酶释放到上皮细胞和间质细胞的胞质中，最终进入细胞间隙。完好的子宫内膜表层和桥粒可以阻碍这些蛋白酶对自身的消化降解，桥粒的溶解也就破坏了这个防御功能，造成内膜细胞连接的崩解导致血管内皮细胞中血小板沉积，前列腺素释放，血管栓塞，红细胞渗出和组织坏死。

3.月经出血时内膜的炎性反应

孕激素撤退也会刺激子宫内膜的炎性反应。在月经前期，子宫内膜白细胞总数显著增加，较血浆增加高达40%，子宫内膜中炎性细胞浸润（包括中性粒细胞、嗜酸性粒细胞、巨噬细胞和单核细胞），趋化因子合成的白细胞介素-8（IL-8）等细胞因子增加。月经时，白细胞产生一系列细胞分子活化，包括细胞因子、趋化因子及一系列的酶，有助于降解细胞外基质，直接或间接地激活其他蛋白酶。

基质金属蛋白酶是蛋白水解酶家族的一种，可降解细胞外基质和基膜。基质金属蛋白酶包括了可降解细胞间质和基膜的胶原酶，进一步消化胶原的胶原酶，可连接纤维蛋白、层粘连蛋白和糖蛋白的纤维连接蛋白。每个家族成员都需要酶作用底物和以酶原形式存在，能被纤维蛋白酶、白细胞蛋白酶或其他金属蛋白酶激活。在月经前期子宫内膜酶原被广泛激活并显著增加。总之，孕激素抑制子宫内膜金属蛋白酶的表达，孕激素的撤退促进了细胞外基质的金属蛋白的酶的分泌，局部子宫内膜上皮细胞、基质和血管内皮细胞和局部组织的基质金属蛋白酶抑制了酶的活化。在正常月经后因为增加的雌激素水平，金属蛋白酶的表达也是被抑制的。

4.月经的内膜毛细血管出血机制

由于子宫内膜内逐渐增加的酶的降解，最终扰乱了内膜下毛细血管和静脉血管系统，导致间质出血；内膜的表面破溃，血液流入子宫内膜腔。最终内膜的改变延伸到功能层，基底动脉破裂导致增厚、水肿和松懈的内膜间质出血。子宫内膜脱落开始并逐步延伸至宫底。

月经血是包括子宫内膜碎片、大量的炎症细胞、红细胞和蛋白水解酶。由于纤溶酶对纤维蛋白的溶解作用，使月经血呈不凝固，并促进蜕变组织排出。纤维蛋白酶原（纤维蛋白溶酶原激活剂）常出现在分泌晚期和月经期内膜中，激活了蛋白激酶导致出血。在一定程度上，月经出血量是由纤维蛋白溶解和凝固之间的平衡所决定的。子宫内膜间质细胞组织因子和纤溶酶原激活物抑制物(PAI)-1 促进凝血纤维溶解之间的平衡。月经早期,血管内血小板及血栓形成自限性地减少出血量。血小板减少症及血友病的妇女月经量多,可以推断在月经止血中血小板和凝血因子的重要作用。然而,最终的月经出血停止依赖于血管收缩反应,有可能是子宫内膜基底层螺旋动脉,或子宫肌层的动脉的收缩。内皮素是强有力的长效血管收缩剂,月经期子宫内膜含有高浓度的内皮素和前列腺素,两者共同作用导致螺旋动脉收缩。

5.子宫内膜月经期出血还受到内分泌和免疫系统各种因子的调节

(1)前列腺素(prostaglandins,PGs):PGs 在全身分布广泛。子宫内膜不仅是 PGs 的合成场所,也是作用部位。主要的种类是 $PGF_{2\alpha}$ 和 $PGE_{2\alpha}$。PGs 在月经周期各个阶段都有分泌,但在月经期含量最高。PGs 对血管平滑肌有强收缩作用,在雌孕激素的调控下,使月经期子宫内膜血管发生痉挛,出血。

(2)血管内皮素(endothelin,ET):内皮素-1 是一种强血管收缩剂,在子宫内膜中合成和释放。它能够促使 $PGF_{2\alpha}$ 的合成,对月经后内膜修复起重要的作用。

(3)雌激素受体和孕激素受体:雌激素受体有 ERα 和 ERβ 两个亚型,在内膜中以 ERα 为主。孕激素受体亦有 PRA 和 PRB 两个亚型,位于子宫内膜的受体以 PRA 为主。雌孕激素通过其受体分别作用在子宫内膜上,使子宫内膜产生周期性改变。雌激素促使子宫内膜腺体和腺上皮增生,而孕激素则促使子宫内膜间质水肿,使间质中的酸性黏多糖结构崩解,便于内膜的剥脱。

(4)溶酶体酶:在月经周期中的子宫内膜,受雌孕激素调节,合成许多溶酶体,包含很多种水解酶。当雌孕激素水平下降或撤退时,溶酶体膜释放大量水解酶和胶质酶,使子宫内膜崩解,刺激 PGs 的大量合成,使螺旋小动脉痉挛性收缩,继而破裂出血。

(5)基质金属蛋白酶(matrix metalloproteinase,MMPs):MMPs 包括胶原酶、明胶酶、间质溶解素等,月经期子宫内膜中分泌增多,这些酶对细胞外基质有强的降解作用,可能参与月经内膜的溶解和破坏的机制。

6.正常月经出血的自限性模式

(1)在雌孕激素同时撤退时,子宫内膜脱落产生月经。由于月经周期中的雌孕激素均匀作用于整个子宫内膜,导致内膜功能层脱落和基底上皮层血管收缩、血液凝固、上皮重建等机制有效地限制出血的量和时间。

(2)随着雌孕激素序贯刺激子宫内膜,使上皮细胞增殖、间质细胞和微血管的结构稳定,避免了内膜的突破性出血。

7.子宫内膜对类固醇激素的生理和药理反应

正常月经出血是由一个排卵周期结束后雌孕激素同时撤退引起的。同样的出血机制也出现在黄体酮撤退时或激素剂量不足时,包括绝经后雌孕激素替代治疗后和规律口服避孕药后的阴道出血。在这种情况下,出血一般是可预测的,量和时间都是可控的。

(1)雌激素撤退性出血:卵巢去势,即双侧卵巢切除术后的妇女或绝经后妇女接受单一的雌激素替代治疗时或停药时可发生出血,或某些患者排卵前雌激素短暂下降时可引起月经间期出血。

(2)雌激素突破性出血:发生在各种原因的长期持续性无排卵的妇女。雌激素突破性出血的量和持续时间取决于子宫内膜雌激素作用的剂量和持续时间。相对较低的长时间的雌激素刺激通常出血量少或点滴出血,但持续时间较长。而持续的高水平雌激素刺激常在时间不等的闭经后,发生急剧的大量出血。

(3)孕激素撤退性出血:发生在外源性孕激素治疗停止后。孕激素撤退性出血通常只发生在已经有一定外源性或内源性雌激素的子宫内膜中。出血量和持续时间差别很大,一般与既往雌激素刺激子宫内膜的时间和量有关。雌激素水平作用或闭经时间很短时,出血程度轻,量很少,甚至可能不会发生出血。雌激素高水平持续作用或闭经很长时间时,出血可能量大,持续时间长,但仍然是自限性的。在接受外源性雌激素和孕激素治疗的妇女,即使雌激素持续应用,孕激素撤退仍然可以发生出血;当雌激素水平提高10倍时,孕激素撤退性出血可能会延长。

(4)孕激素突破性出血:孕激素突破性出血发生在孕激素和雌激素的比值较高时,特别是单独使用孕激素避孕药或其他长效孕激素(孕激素植入物,甲羟孕酮)时,除非有足够的雌激素水平与孕激素对抗才能止血。非常类似于雌激素水平低时的突破性出血。使用结合雌孕激素口服避孕药的妇女有时也会有突破性出血。尽管所有的口服避孕药含有标准药理学上雌激素和孕激素的剂量,但孕激素始终是主导成分。

(二)功血的出血机制

1.无排卵性功血

因排卵障碍,下丘脑-垂体-卵巢轴的功能紊乱,卵巢自然周期丧失,子宫内膜没有周期性的雌孕激素的作用,而为单一的雌激素刺激,不规则地发生雌激素突破性出血。因为雌激素对内膜的增生作用,间质缺少孕激素所诱导的溶解酶的生成和基质的降解,子宫内膜常常剥脱不完全,修复不同步,使阴道出血淋漓不尽。内膜组织反复剥脱,组织破损使纤维溶解酶活化,子宫内膜纤溶亢进,局部凝血功能缺陷,出血不止;但如果雌激素水平较高,对内膜的作用较强,子宫内膜持续增厚而不发生突破性出血,临床上出现闭经。一旦发生突破性出血,血量将会很大,甚至出现失血性贫血和休克。最严重的无排卵性出血往往发生在雌激素水平持续刺激,而无孕激素作用的妇女。临床上多见的是多囊卵巢综合征、肥胖女性、青春期和绝经期妇女。青少年可出现贫血,老年妇女则担心的是患癌症的风险。

无排卵性妇女的卵巢类固醇激素对子宫内膜刺激的模式是混乱和不可预测的。根据定义,无排卵女性总是处于卵巢周期的卵泡期和子宫内膜增生期。子宫内膜唯一接受的卵巢激素是雌激素,子宫内膜受雌激素持续刺激,异常增生但高度脆弱。持续性增生和局灶增殖的子宫内膜近基质层表面的细胞小血管多灶破裂,基质细胞内毛细血管的血小板/纤维蛋白血栓形成脱落。因此,功血的发生不仅与异常增生的上皮和基质细胞组成的子宫内膜密切相关,还与内膜表面的微循环有关。

在持续增生和增殖的子宫内膜中毛细血管非正常增加、扩张,超微结构的研究揭示了这种非正常的结构使得组织变脆弱。微血管异常也可能是导致不正常出血的直接原因。从组织学和分子生物学研究表明,增生的异常血管结构脆弱、易破裂,引起溶酶体蛋白水解酶的释放,周围上皮细胞、基质细胞、迁徙白细胞和巨噬细胞聚集,导致了无排卵性出血。一旦启动,这个过程进一步加剧了局部前列腺素的释放尤其是前列腺素 E_2(PGE$_2$),其他分子抑制毛细血管血栓和降低毛细血管静脉丛的形成。因为局部浅表组织破损,子宫内膜基底层和肌层血管不发生收缩。正常月经的止血机制是子宫上皮细胞修复重建和内膜增生。然而,在异常月经出血中多个局灶上皮细胞修复和脱落出血与局灶性脱落。

2.有排卵性功血

有排卵性功血的子宫内膜虽然有周期性的雌孕激素刺激,但其规律和调节机制的缺陷,使子宫内膜不能正常剥脱。①黄体萎缩不全是由于溶黄体因子功能不良或缺陷,使黄体萎缩的时间过长,孕激素持续分泌,子宫内膜呈不规则剥脱,出现阴道持续流血不止。②黄体功能不足也是一种常见的内分泌紊乱,卵泡缺乏足够的 FSH 的刺激,卵泡颗粒细胞增生不良,不能分泌足够的雌激素,并且卵泡不能成熟,因而无法具备正常的颗粒黄体细胞来提供孕酮的分泌。还可以因为下丘脑-垂体分泌促性腺激素 LH 的频率和幅度的异常,使得卵泡黄体细胞不能产生足够的孕酮,子宫内膜的分泌相对滞后和缩短,月经周期变短和频繁,出血量增多。

二、诊断

一般视月经周期短于 21 天,月经期长于 7 天或经量多于 80 毫升/周期,为异常子宫出血,经临床检查排除器质性的病变,如子宫肌瘤、凝血机制障碍等,方能作出功血的诊断。如果出血量较多,可能伴随失血性贫血的临床症状和体征。

(一)病史

月经史是区别无排卵性子宫出血和其他异常出血最简单而重要的方法。详细记录月经周期时间(天数,规律性)、月经量(多,少,或变化)、持续时间(正常或延长,一致的或变化的)、月经异常的发病特点(初潮前,突然的,渐进的)、发生时间(性交后,产后,体重增加或减少)、伴随症状(经前期不适,痛经,性交困难,溢乳,多毛)、全身性疾病(肾,肝,造血系统,甲状腺)和药物(激素,抗凝血剂)等均可以快速帮助评估出血原因,是否需要治疗。

(二)体检

体格检查应发现贫血的全身表现,应排除明显的阴道或宫颈病变,确定子宫的大小(正常或增大)、轮廓(光滑、对称或不规则)、质地(硬或软)和触痛。

(三)辅助检查

对大多无排卵性子宫出血的妇女,根据月经史便可以制订治疗方案,不需要额外的实验室或影像学检查。

1.妊娠试验

可以迅速排除任何与妊娠相关或妊娠并发症导致的异常子宫出血。

2.血常规

对于经期延长或经量增多的妇女,血常规可排除贫血和血小板减少症。

3.内分泌激素

(1)在黄体期血清孕酮测定可鉴别有无排卵,当数值大于 3 ng/mL 均提示有排卵可能。但出血频繁时很难确定检查孕激素的适当时机。

(2)血清促甲状腺激素(TSH)水平可迅速排除甲状腺疾病。

4.凝血机制检测

对那些有可疑的个人史或家族史的青少年,出现不明原因月经过多,凝血筛选实验可排除出血性疾病。对于血友病患者凝血因子的检测是最好的筛查指标,同时需咨询血液病学家。

5.子宫内膜活组织检查

可以排除子宫内膜增生过长或癌症。年龄 40 岁以上是子宫内膜疾病的危险因素,所以需进行子宫内膜活检。在绝经前妇女的子宫内膜组织学异常的比例相对较高(14%),而月经规则者则较低(小于 1%)。目前广泛应用的宫腔吸引管较传统的方法可减少患者痛苦。除了可以发现任何子宫内膜疾病,活检有助于对子宫异常出血进一步诊断或直接止血。在异常出血,近期没有

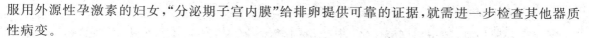

服用外源性孕激素的妇女,"分泌期子宫内膜"给排卵提供可靠的证据,就需进一步检查其他器质性病变。

6.子宫影像学检查

可以帮助区分无排卵性和器质性病变所致子宫出血,最常见的是子宫肌瘤、子宫内膜息肉。标准的经阴道超声检查可以检测子宫平滑肌瘤大小、位置,可以解释因肌瘤所致的异常出血或月经量过多。还可发现宫腔损伤,或薄或厚的子宫内膜。子宫内膜很薄(小于 5 mm)时,内膜活检可能根本取不到组织。在围绝经期和绝经后妇女子宫异常出血时,如果子宫内膜厚度小于4 mm或 5 mm,则认为没有必要进行子宫内膜活检,因为此时子宫内膜发生增生或癌症的风险很小。同样适用于绝经前期异常出血的妇女。但是否活检取决于临床证据和危险因素,而不是超声检测子宫内膜的厚度,一旦子宫内膜厚度增厚(大于 12 mm),就增加了疾病的危险。抽样研究表明,即使在临床病理诊断疾病风险低时也需行内膜活检;特别是当临床病史提示有长期雌激素作用史时,即使子宫内膜厚度正常,都应进行活检;当子宫内膜厚度大于 12 mm,即使临床没有发现病变时都应该行活检。

宫腔声学造影经阴道超声下,导管灌注无菌生理盐水充盈宫腔显示宫腔轮廓,显现子宫内小占位,敏感性和特异性均高于经阴道超声和宫腔镜检查。宫腔镜检查同时能诊断和治疗宫腔内病变。磁共振(MRI)方法可以诊断子宫内膜病变的性质,是否向基底层浸入。

7.宫腔镜检查

在治疗疾病中较其他方法侵入最小,现代宫腔镜直径仅有 2 mm 或 3 mm,对可疑诊断进行直观的诊断和精细手术操作。目前在各级医院已经相当普及。

三、分类诊断标准

(一)无排卵性功血

1.诊断的依据

各项排卵功能的检查结果为无排卵发生:①基础体温(basic body temperature,BBT)测定为单相;②闭经时、不规则出血时、经期 6 小时内或经前诊断性刮宫提示子宫内膜组织学检查无分泌期改变;③B 超动态监测卵巢无优势卵泡可见;④激素测定提示孕激素分泌始终处于基础低值水平;⑤宫颈黏液始终呈单一雌激素刺激征象。

2.病理诊断分类

(1)子宫内膜增生过长(国际妇科病理协会 ISGP)。①简单型增生过长:即囊腺型增生过长,腺体增生有轻至中度的结构异常,子宫内膜局部或全部增厚,或呈息肉样增生;镜下为腺体数目增多,腺腔囊性扩大,犹如瑞士干酪样外观,腺上皮细胞高柱状,可形成假复层排列,无分泌表现。②复杂型增生过长:即腺瘤型增生过长,腺体增生拥挤且结构复杂,子宫内膜腺体高度增生,形成子腺体或突向腺腔,腺体数目明显增多,出现背靠背现象;腺上皮细胞呈复层或假复层排列,细胞核大、深染,有核分裂,但无不典型病变。③不典型增生过长:即癌前病变,10%～15%可转化为子宫内膜癌,腺上皮出现异型改变,增生层次增多,排列紊乱,细胞核大、深染有异型性。

(2)增生期子宫内膜:与正常月经周期的增生期子宫内膜完全一样,但不发生分泌期改变。

(3)萎缩型子宫内膜:子宫内膜萎缩,菲薄,腺体少而小,腺管狭而直,腺上皮为单层立方形或低柱状细胞。

3.常见的临床分类

(1)青春期功血:是指初潮后1~2年,一般不大于18岁,由于下丘脑-垂体-卵巢轴发育不完善,雌激素对下丘脑和垂体的反馈机制不健全,不能形成血LH的峰值诱发排卵,使子宫内膜缺乏孕激素作用而长期处于雌激素的刺激之下,继而出现子宫内膜不能同步脱落引发的子宫多量的不规则出血。

(2)围绝经期功血:该类患者由于卵巢功能衰退,雌激素分泌显著减少,不能诱导垂体的LH峰值发生排卵,出现周期、经期和经量不规则的子宫出血。

(3)育龄期的无排卵性功血:该组患者常常由于下丘脑-垂体-卵巢轴及肾上腺或甲状腺等内分泌系统功能紊乱造成。例如,多囊卵巢综合征造成的慢性无排卵现象,在临床上除了闭经、月经稀发外,也常常表现为功血。

(二)有排卵型功血

1.诊断依据

卵巢功能检测表明有排卵发生而出现的子宫异常出血:①基础体温(BBT)测定为双相;②经期前诊断性刮宫提示子宫内膜组织学检查呈分泌期改变;③B超动态监测卵巢可见优势卵泡生长;④黄体中期孕酮测定≥10 ng/mL;⑤宫颈黏液呈周期性改变。

2.常见的临床分类

(1)黄体功能不足:因不良的卵泡发育和排卵及垂体FSH、LH分泌,导致的黄体期孕激素分泌不足造成的子宫异常出血。表现:①经期缩短和经期延长;②基础体温高温相持续短于12天;③黄体期子宫内膜病理提示分泌相有2天以上的延迟,或分泌反应不良;④黄体中期的孕酮值持续5~15 nmol/L。

(2)子宫内膜不规则脱落:发育良好的黄体萎缩时间过长,雌、孕激素下降缓慢,使子宫内膜不能同步剥脱,出现异常子宫出血。表现:①经期延长,子宫出血淋漓不净;②基础体温高温下降缓慢,伴有子宫不规则出血;③月经期第5天子宫内膜病理,提示仍可见到分泌期子宫内膜,并呈残留的分泌期子宫内膜和新增生的子宫内膜混合现象。

(三)子宫异常出血的其他类型鉴别

并非所有的不规则或月经过多或经期延长都是因为不排卵。妊娠并发症可通过一个简单的怀孕测试排除。任何可疑的子宫内膜癌和生殖道肿瘤都需要宫颈和子宫内膜活检。

1.慢性子宫内膜炎

慢性子宫内膜炎很少单独引起出血,但往往可能是一个间接的或促使异常出血的原因。炎症细胞释放蛋白水解酶,破坏上皮的毛细血管丛和表面上皮细胞,组织变脆弱。蛋白酶阻止内膜修复和血管的再生。此外,白细胞和巨噬细胞释放血小板活化因子和前列腺素这些强血管扩张剂使血管扩张,出血增加。

慢性炎症相关的异物反应,几乎可以肯定是导致月经增多的原因,这与带铜宫内节育器(IUD)导致异常子宫出血的机制相同。组织学研究提示慢性子宫内膜炎也与黏膜下肌瘤或肌壁间肌瘤、子宫内膜息肉引起的异常出血有关。

2.子宫肌瘤

子宫异常出血最常见的临床原因是子宫肌瘤,特别是导致排卵女性持续大量出血的主要病因,大多数患子宫肌瘤的妇女有正常月经。子宫肌瘤发病率高,首先需鉴别异常出血的原因是否为排卵异常或有其他原因。因此,肌瘤在不能排除其他明显因素导致异常出血,特别是当肌瘤不

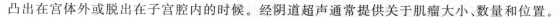

凸出在宫体外或脱出在子宫腔内的时候。经阴道超声通常提供关于肌瘤大小、数量和位置。

宫腔声学造影更清楚地显示肌瘤与子宫腔的关系,因此可帮助诊断无症状的肌瘤。肌瘤导致子宫异常出血的机制不是很清楚,可能主要取决于肌瘤的位置。组织学研究表明,黏膜下肌瘤和大而深的壁间肌瘤导致子宫内膜拉长和受压。受压迫的上皮细胞可能会导致慢性炎症,甚至溃烂、出血。在压迫或损坏的子宫内膜,血小板等其他止血机制也可能受到损害,进一步导致经期延长和大量出血。远离子宫内膜的多发的大肌瘤使患者宫腔表面积严重扩大,导致月经过多。

对有些妇女,内科治疗可以降低由子宫肌瘤导致的异常出血。黏膜下肌瘤的妇女使用口服避孕药可减少月经量和持续时间。非甾体抗炎药和促性腺激素释放激素激动剂对控制出血也有益处。

对造成异常出血的子宫肌瘤的手术治疗必须考虑到个性化,肌瘤大小、数量及位置、相对风险、手术利益和不同手术方案,以及年龄和生育要求。一般来说,对于单个黏膜下小肌瘤,不论年龄和生育要求宫腔镜下肌瘤切除术是合适的选择。对于多个黏膜下大肌瘤,宫腔镜下黏膜下肌瘤手术需要更多的技术和更大的风险,这些更适于有生育要求的妇女。位置较深的黏膜下子宫肌瘤根据手术技巧和生育要求选择宫腔镜下子宫肌瘤切除术、腹式子宫肌瘤切除术或子宫切除术。对于经验丰富的医师,腹腔镜子宫肌瘤切除术为未生育妇女提供了更多选择。对于多个子宫大肌瘤,没有生育要求的妇女首选的治疗是子宫切除术。

3.子宫内膜息肉

子宫内膜息肉是因慢性炎症和表面侵蚀等造成血管脆性增加的异常出血,较大的有蒂息肉在其顶部毛细血管易缺血坏死,阻止血栓形成。阴道超声或子宫声学造影可发现息肉,宫腔镜手术是一种简单高效治疗方法。

4.子宫内膜异位症

子宫内膜异位症是非子宫肌瘤而因月经过多行子宫切除最常见的病因。超声见到子宫肌层出现特异性回声可帮助诊断。磁共振成像也可用于鉴别子宫腺肌病和子宫肌瘤,主要表现局部厚度增加大于12 mm或与肌层厚度比小于40%,为最有价值的诊断标准,但是性能价格比是否合适还是需要考虑。带孕酮宫内避孕器是一种有效的治疗方法。在80%的患者子宫腺肌病和子宫肌瘤是同时发生的,增生的肌层多在子宫内膜异位灶附近,发生的机制可能类似于肌瘤。

5.出血性疾病

许多研究已提示月经过多与遗传的凝血功能障碍有关。当出现不能解释的月经过多时需要查凝血功能。血管性血友病是最常见的女性遗传性出血的疾病。血管性血友病在血液循环中缺少凝血因子Ⅷ,以致在血管损伤部位的血小板黏附蛋白和血栓形成减少。这种疾病有几个亚型,出血倾向在个人和家庭之间有很大的差异。

四、治疗原则

(一)无排卵性功血

1.支持治疗

对长期出血造成贫血的患者,要适当补充铁剂和其他造血营养成分;对急性大出血的患者,要及时扩容,补充血液成分,防止休克发生;对已经发生休克的患者,在争分夺秒止血的同时,应积极抗休克治疗,防止重要器官的衰竭;对长期出血的患者,要适当给予预防感染的治疗。去氨加压素是一种精氨酸加压素合成类似物,可用于治疗子宫异常出血的凝血功能障碍,特别是血管性血友病患者。该药物可静脉注射和可作为高度集中的鼻腔喷雾剂(1.5 mg/mL)使用。鼻腔喷雾制剂一般建议血友病的预防性治疗。

2.止血

(1)刮宫:适用于绝经前和育龄期出血的患者,可以同时进行子宫内膜的病理诊断;如果青春期功血在充分的药物治疗无效和生命体征受到威胁时,也可在麻醉下进行刮宫;雌激素低下的患者在刮宫后可能出现淋漓不净的子宫出血,需补充雌激素治疗。

(2)甾体激素。

雌激素:适用于内源性雌激素不足的患者,过去常用于青春期功血,现已较少用。①苯甲酸雌二醇 2 mg,每 6 小时 1 次,肌内注射,共 3～4 天血止;之后每 3 天减量 1/3,直至维持量 2 mg,每天 1 次,总时间 22～28 天。②结合雌激素 1.25～2.5 mg,每 6 小时 1 次,血止后每 3 天减量 1/3,直至维持量每天 1.25 mg,共 22～28 天。③雌二醇 1～2 mg,每 6 小时 1 次,血止后每 3 天减量 1/3,直至维持量每天 1 mg,共 22～28 天。

孕激素:适用于有一定内源性雌激素水平的无排卵性功血患者。炔诺酮 2.5 mg,每 6 小时 1 次,3～4 天血止后;以后每 3 天减量 1/3,直至维持量 2.5 mg,每天 2 次,总时间 22～28 天。含左炔诺孕酮(LNG)释放性宫内节育器(曼月乐)是 2 000 年批准在美国使用的唯一的孕激素释放性宫内节育器,使用年限是 10 年。近年来,在国际上因为性能价格比优越被广泛使用。由于孕酮可使子宫内膜转化,可使月经量减少 75%。与非甾体抗炎药(非类固醇消炎药)或抗纤溶药物相比,宫内节育器更有效。手术可以更显著地减少出血量,但闭经发生率高,这两种治疗方案在临床的满意度最高。

雌孕激素联合止血:是最常用和推荐的方法。①在孕激素止血的基础上,加用结合雌激素 0.625～1.25 mg,每天 1 次,共 22～28 天。②在雌激素止血的基础上,于治疗第 2 天起每天加用甲羟孕酮 10 mg 左右,共 22～28 天。③短效避孕药 2～4 片,每天 1 次,共 22～28 天。无论有无器质性病变,口服避孕药明显减少月经量。在不明原因的月经过多者,预计将减少约 40% 的出血量。

雄激素:适用于绝经前功血。甲睾酮 25 mg,每天 3 次。每月总量不超过 300 mg。

其他药物:①非甾体抗炎药,抗前列腺素制剂氟芬那酸 200 mg,每天 3 次;在月经周期的人类子宫内膜中 PGE_2 和 $PGF_{2\alpha}$ 逐渐增加,月经期含量最高;非类固醇消炎药可以抑制 PG 的形成,减少月经失血量;非甾体抗炎药也可改变血栓素 A_2(血管收缩剂和血小板聚集促进剂)和前列环素(PGI_2)(血管扩张剂和血小板聚集抑制剂)的水平。一般情况下,类固醇抗炎药可减少约 20% 的失血量。非类固醇消炎药可被视为无排卵性和功能失调性子宫大量出血的一线治疗方案。不良反应很少,通常开始出血时使用并持续 3 天。在正常月经中,非甾体抗炎药可改善痛经症状。②一般止血药,如纤溶药物氨甲苯酸、卡巴克洛等。③促性腺激素释放激素激动剂(GnRHα)可以短期止血,经常作为异常出血术前辅助治疗。月经过多伴严重贫血者术前使用 GnRHα 暂时控制出血,可使血红蛋白恢复正常,减少手术输血的可能性。GnRHα 治疗也往往减少子宫肌瘤和子宫的体积。在因为大肌瘤的子宫切除术前使用可以缩小子宫便于经阴道手术,并减少手术难度。GnRHα 可以减少在器官移植后免疫抑制药物降低性激素造成的毒性作用。然而,由于价格昂贵和低雌激素不良反应,使其不能作为长期治疗方案。

3.调整周期

止血治疗后调整周期的治疗是提高治愈效果的关键。止血周期撤药性出血后即开始周期治疗,共连续 4～6 个周期。对无生育要求的患者,可以长期周期性用药。

(1)对子宫内膜增生过长的患者,可给甲羟孕酮 10 mg,每天 1 次,共 22～28 天。

(2)对高雄激素血症,长期无排卵的患者,可给半量或全量短效避孕药周期用药。

(3)对雌激素水平较低的患者,可给雌孕激素序贯治疗调整周期,结合雌激素 0.625 mg,或雌二醇 2 mg 于周期第 5 天起,每天 1 次,共 22～28 天,于用药第 12～15 天起,加用甲羟孕酮 8～10 mg,每天 1 次共 10 天,两药同时停药。

4.诱导排卵

对要求生育的患者,在调整周期后,进行诱导排卵治疗。

(1)氯米芬:50～100 mg,于周期第 3～5 天起,每天 1 次共 5 天。B 超监测卵泡生长。

(2)促性腺激素(HMG 或 FSH):于周期第 3 天起,每天 0.5～2 支(每支 75 U),直至卵泡生长成熟;也可和氯米芬合用,于周期第 5～10 天,氯米芬 50 mg,每天 1 次,于周期第 2～3 天开始,每天或隔天 1 次肌内注射 HMG 或 FSH 75 U,直至卵泡成熟。

(3)人绒毛膜促性腺激素(HCG):于卵泡生长成熟后,肌内注射 HCG 5 000 U,模拟内源性 LH 峰值促进卵母细胞的成熟分裂,发生排卵。

(4)促性腺激素释放激素(LHRH):对下丘脑性功能失调的患者,可给 LHRH 泵式脉冲样静脉注射 25～50 μg,每 90～120 分钟的频率,促使垂体分泌 FSH 和 LH 刺激卵巢排卵。

5.手术治疗

对药物治疗无效,并且已经没有生育要求的患者,可以行手术治疗。

(1)子宫内膜去除术:现有的子宫内膜去除术包括热球法、微波法、电切法、热疗法、滚球法等。可以有效地破坏子宫内膜的基底层结构,起到止血的目的。这些操作大多在宫腔镜下进行,需要有经验的医师进行很细致的手术,防止子宫穿孔。热球法较为方便安全,但是内膜有可能残留,造成出血淋漓不净,也有个别手术后怀孕的病例。

(2)子宫血管选择性栓塞术:在大出血的急诊情况下,或黏膜下和肌壁间肌瘤,或子宫腺肌病患者,可以在 X 线下进行放射介入的选择性子宫血管栓塞术。能够紧急止血,并减少日后的出血量。有报道术后的患者似乎仍然可能妊娠。

(3)子宫切除术:对合并子宫器质性病变、不能或不愿行子宫内膜去除术的患者,可行子宫次全或全切术。

(4)子宫内膜消融术:是另一种日益流行的治疗月经过多的方法,尤其是药物治疗失败、效果不佳或耐受性的。有多种子宫内膜射频消融的方法,宫腔镜下 Nd∶YAG(钕∶Yttrium-铝-Garnet)激光气液化治疗现已超过 20 年的历史;虽然许多患者消融治疗后还需要后续治疗,使治疗费用升高,但获得的满意率高。近期有一些新的不需要宫腔镜的子宫内膜消融技术,与传统的宫腔镜相比,在技术上更容易掌握,需要更短的时间。新设备和新技术仍在发展和完善中。

接受子宫内膜消融术后,80%的患者减少了出血量,闭经占 25%,痛经减少了 70%,75%对手术满意,80%的不需要在 5 年内行后续治疗。有证据显示,子宫内膜消融术后可能发生子宫内膜癌,往往能在宫腔残余部分的孤立的子宫内膜发展成腺癌,因为没有出血不易被发现。因此应充分强调术前评估的重要性,其中包括子宫内膜活检,消融的规范和患者的选择。不建议在子宫内膜癌高风险的患者使用子宫内膜消融术。

(二)有排卵型功血

针对患者的不同病因,采用个体化的治疗方案。

1.黄体功能不足

主要是促排卵治疗以促进黄体功能,通常采用氯米芬方案刺激卵泡生长,并辅以黄体酮 20 mg 或口服孕激素,或 3 天一次肌内注射 HCG 2 000 U,每 3 天 1 次肌内注射的健黄体治疗。

2.子宫内膜不规则脱落

于排卵后开始,黄体酮 20 mg 每天肌内注射,或甲羟孕酮 10 mg 每天 1 次口服,共 10～14 天,促使黄体及时萎缩。

3.排卵期出血

雌孕激素序贯疗法可以改善症状,一般需要连续治疗 4～6 个月。

4.月经过多

在不需要生育的情况下可以使用口服短效避孕药,或进行子宫内膜去除术,减少月经量。

(三)疗效评估

治愈标准:①恢复自发的有排卵的规则月经者;②月经周期长于 21 天,经量少于 80 mL,经期短于 7 天者。

(四)治疗原则

考虑到异常月经出血是最常见的就诊原因,所有医师都必须在治疗前有能力给出充分的合乎逻辑的评估和处理问题的方法。

(1)某一个月经周期突然的异常出血,最常见的原因是偶然的妊娠及其并发症。

(2)无排卵性子宫出血通常是不规则的,不可预测的,月经量不定,时间长短和性质不定,最常见于青少年和老年妇女、肥胖妇女,有多囊卵巢综合征的妇女。

(3)规则的、逐渐加重的或长时间的出血往往是子宫结构异常的原因,而不是因为无排卵。

(4)从月经初潮开始就出现、创伤或手术时失血过多,月经过多未见其他原因,往往警惕出血性疾病的可能性。一般常发生在自月经初潮以来月经过多的青少年和不明原因重度或长期月经过多的妇女,检查凝血试验即可明确诊断。

(5)当临床病史和检查显示无排卵性出血时,可行经验性治疗,不需要额外的实验室或影像学检查。但怀孕测试和全血细胞计数是合理的和必需的。

(6)当不确定是否为无排卵性出血时,测定血清孕酮的水平帮助诊断。TSH 检查可以排除无排卵患者的甲状腺疾病。

(7)无论年龄如何,长期暴露于雌激素的患者在治疗前需行子宫内膜活检,除非子宫内膜很薄(<5 mm)时。子宫内膜异常增厚(>12 mm),无论如何都应该行子宫内膜活检。

(8)当病史(出血周期、持续时间,新发的月经间期出血)、实验室检查(血清孕酮>3 ng/mL),或子宫内膜活检(分泌期)均显示有排卵时,经验性治疗失败,需行子宫声学造影与超声显像检查,以发现子宫异常大小或轮廓。

(9)宫腔声学造影及子宫内膜活检组合是一个高灵敏度的、预测子宫内膜癌和子宫结构异常的检查。

(10)孕激素治疗对于异常出血的无排卵妇女是合适的,但没有避孕目的,此时雌孕激素避孕药是更好的选择。

(11)对长期大量无排卵性出血的患者,通常最佳治疗是口服避孕药,必要时增加起始剂量(一次一片,2 次/天,持续 5～7 天),然后逐渐变成标准避孕药的剂量。治疗失败时需进一步的评估。

（12）当子宫内膜脱落不全或萎缩不全时雌激素是最好的治疗药物。临床上雌激素治疗对象包括组织活检数量极少、长期接受孕激素治疗和子宫内膜较薄的妇女。治疗失败时需进一步的评估。

（13）当需立即止血的或来不及使用止血药物的患者需要行诊刮术时,宫腔镜检查下诊刮更有助于协助诊断。

（14）长期无排卵妇女,因为无孕激素作用会导致子宫内膜增生,往往没有细胞学异型性改变。除了少数例外,可使用周期孕激素疗法或雌孕激素避孕药。

（15）有细胞学异型性的子宫内膜增生是一种癌前病变,除了有生育要求的妇女,最佳治疗方案是手术。非典型子宫内膜增生需要高剂量孕激素治疗,需定期行子宫内膜活检和长期的密切随访。

（16）子宫肌瘤是常见病,如没有排除其他明显原因的阴道异常出血,特别当肌瘤不凸进子宫腔时,宫腔声学造影明确界定肌瘤的位置,帮助区分无症状的肌瘤。

（17）类固醇消炎药、雌激素、孕激素避孕药,以及宫内节育器,可有效地治疗子宫腺肌症、宫腔扩张与多个肌壁间肌瘤和其他不明原因的月经过多。

（18）宫腔镜下子宫内膜消融,在异常子宫出血患者中替代治疗时,尤其是药物治疗被拒绝、失败或效果不佳,不能耐受药物时采用。

功血,特别是长期的无排卵性功血,不仅有出血、不孕的近期问题,长期单一的内源性雌激素的刺激会带来子宫内膜癌、冠心病、糖尿病、高脂血症等一系列远期并发症,造成致命的健康损害。适当合理的药物治疗可以改善和治愈部分患者的功血,但对有些患者的治疗周期可能会较长。一般坚持周期性的治疗可以较好地改善出血,保护子宫内膜,甚至妊娠,但药物治疗也有一定的不良反应;对顽固不愈的患者,或合并有其他疾病的患者,可以选择手术治疗。

功能失调性子宫出血是妇科一种常见的疾病,是一种内分泌系统的功能紊乱。它的临床类型和发病原因非常复杂,在诊断和治疗功血的问题时,一定要非常清楚地理解月经生理和雌孕激素的治疗原理和机制,治疗一定要针对病因,并且采用个体化的方案,才能得到较为有效和合理的治疗。

（刘海红）

第五节　多囊卵巢综合征

多囊卵巢综合征(PCOS)是青春期少女和育龄期妇女最常见的妇科内分泌疾病之一,据估计其在育龄期妇女中的发生率为 5%～10%。1935 年,Stein 和 Leventhal 首次描述了多囊卵巢综合征,因此它又被称为 Stein-Leventhal 综合征。PCOS 在临床上主要表现为功能性高雄激素血症和不排卵,近年来发现继发于胰岛素抵抗的高胰岛素血症也是它的特征性表现之一。

1970 年以来,已对 PCOS 做了大量的研究工作,可是其发病机制迄今仍不清楚。20 世纪 70 年代发现许多 PCOS 患者的血清 LH/FSH 比值偏高,因此当时认为促性腺激素分泌紊乱是 PCOS 发病的主要原因。从 20 世纪 80～90 年代迄今对 PCOS 发病机制的研究主要集中在雄激素分泌过多和胰岛素抵抗方面。目前认为 PCOS 的发病机制非常复杂,H-P-O 轴紊乱、胰岛素抵抗、肾上腺皮质功能异常,一些生长因子和遗传因素都牵涉其中。

PCOS 不但影响生殖健康,而且还引起糖尿病、高血压、子宫内膜癌等远期并发症,对健康的危害很大。但是由于 PCOS 的发病机制尚不清楚,因此现在的治疗往往都达不到根治的目的。

一、病理生理机制

关于 PCOS 发病的病理生理机制,人们做了许多研究,提出了一些假说,如促性腺激素分泌失调、性激素分泌失调、胰岛素抵抗和遗传因素等。近年又发现,脂肪细胞分泌的一些激素也可能与 PCOS 的发生有关。

(一)促性腺激素分泌失调和性激素分泌失调

卵巢合成雄激素受促性腺激素调节,LH 刺激卵泡膜细胞分泌雄激素。20 世纪 70 年代发现 PCOS 患者体内的 LH 水平异常升高,FSH 水平相对偏低,当时认为 PCOS 患者体内过多的雄激素是促性腺激素分泌紊乱的结果。

PCOS 患者体内过多的雄激素在周围组织的芳香化酶作用下转化成雌酮。与排卵正常的妇女相比,PCOS 患者体内的雌酮/雌二醇比值偏高。雌激素对促性腺激素的分泌有反馈调节作用,过去认为雌酮/雌二醇的比值不同,反馈作用也有差异。当雌酮/雌二醇比值偏高时可引起 LH 分泌增加,从而加重 PCOS 的促性腺激素分泌紊乱。

过去认为在 PCOS 患者体内,促性腺激素分泌失调和性激素分泌失调相互影响形成恶性循环是 PCOS 发病的关键,因此当时把 LH/FSH 比值作为 PCOS 的诊断标准之一。目前认为,促性腺激素分泌失调和性激素分泌失调很可能只是 PCOS 的临床表现,因此新的 PCOS 诊断标准没有考虑 LH/FSH 比值。

(二)胰岛素抵抗

胰岛素抵抗指机体对胰岛素不敏感,在正常人群中的发生率为 10%～25%,在 PCOS 妇女中的发生率为 50% 以上。在胰岛素抵抗时,机体为代偿糖代谢紊乱会分泌大量的胰岛素,从而导致高胰岛素血症。PCOS 患者往往同时存在高胰岛素血症和高雄激素血症,目前认为高胰岛素血症与高雄激素血症之间存在因果关系。

1.在 PCOS 中高胰岛素血症引起高雄激素血症

由于人们观察到有胰岛素抵抗和高胰岛素血症的妇女常常有男性化表现,因此考虑胰岛素可能影响雄激素代谢。Taylor 第 1 次提出有胰岛素抵抗的 PCOS 患者体内过多的睾酮是高胰岛素血症直接作用于卵巢的结果。以后又有许多临床观察结果支持这一假说,部分或全部切除卵巢或用长效 GnRHa 抑制卵巢雄激素合成后,胰岛素抵抗依然存在,高胰岛素血症没有得到改善。黑棘皮症患者在青春期就存在胰岛素抵抗和高胰岛素血症,可是在若干年后才能观察到血雄激素水平升高。因此,如果说高胰岛素血症与高雄激素血症之间存在因果关系,很可能是高胰岛素血症引起高雄激素血症。

近年来,许多实验证实胰岛素对血雄激素水平具有一定的调节作用。这些实验一般采用高胰岛素——正常血糖钳夹技术或口服葡萄糖方法,使胰岛素水平在短期内迅速提高,结果发现无论是胰岛素水平正常的妇女还是高胰岛素血症患者的血雄激素水平都有不同程度的升高。笔者也发现高胰岛素血症患者体内的雄激素水平明显高于胰岛素水平正常的妇女,尽管她们体内的 LH 水平及 LH/FSH 差别无统计学意义,这提示胰岛素能刺激卵巢合成更多的睾酮,胰岛素水平升高可能会引起高雄激素血症。为研究慢性高胰岛素血症对雄激素合成的影响,一些实验用二甲双胍改善胰岛素抵抗降低胰岛素水平,结果发现睾酮水平也相应降低。口服二甲双胍并不影响血 LH 的脉冲频率和振幅、LH/FSH 值、LH 对 LHRH 的反应和体内性激素合成。这些研究的结果从反面进一步证实,胰岛素能增加卵巢雄激素的合成。

2.高胰岛素血症引起高雄激素血症的机制

胰岛素增强细胞色素 $P_{450c}17\alpha$ 的活性,从而刺激卵巢雄激素的合成。细胞色素 $P_{450c}17\alpha$ 是一种双功能酶,同时有 17α-羟化酶和 $17,20$-裂解酶活性,是性类固醇激素合成的关键酶。在许多 PCOS 患者的卵巢内,细胞色素 $P_{450c}17\alpha$ 的活性显著增强。二甲双胍能抑制肝糖原的合成,提高周围组织对胰岛素的敏感性,从而减少胰岛素的分泌,降低胰岛素水平。伴有高胰岛素血症的 PCOS 患者口服二甲双胍 4～8 周后,血胰岛素水平降低,细胞色素 $P_{450c}17\alpha$ 的活性也显著降低,睾酮的合成也受到抑制。用控制饮食的方法改善肥胖型 PCOS 患者的胰岛素抵抗做类似实验得到同样的结果。这表明 PCOS 患者卵巢中细胞色素 $P_{450c}17\alpha$ 活性增强可能是高胰岛素直接刺激的结果。

高胰岛素增强胰岛素样生长因子-1(IGF-1)的生物活性。IGF-1 是一种能促进合成代谢的多肽,其结构类似于胰岛素。IGF-1 的作用是由 IGF-1 受体介导的,该受体在结构和功能上类似于胰岛素受体,与胰岛素也有一定的亲和力。另外,体内还存在胰岛素和 IGF-1 的杂交受体,其两条链中一条来自胰岛素受体,另一条来自 IGF-1 受体,同胰岛素和 IGF-1 均有较高的亲和力。体内大多数 IGF-1 与 IGF 结合球蛋白(IGFBP)结合,只有少部分是游离的,具有生物活性。体内共有 6 种 IGFBP,其中 IGFBP-1 是由肝脏合成的,在调节 IGF-1 活性方面最重要。

IGF-1 能直接刺激卵泡膜细胞合成雄激素,也能协同 LH 的促雄激素合成作用。许多研究证明胰岛素能通过影响 IGF-1 系统促进卵巢雄激素的生物合成,这可能是高胰岛素诱发高雄激素的机制之一。体内升高的胰岛素则竞争性地结合于 IGF-1 受体或杂交受体,发挥类似 IGF-1 的生物学效应,从而促进卵巢雄激素的合成。

更多的研究表明胰岛素主要通过影响 IGFBP-1 的合成来促进卵巢雄激素的合成,胰岛素能抑制肝脏 IGFBP-1 的合成,提高卵巢组织 IGF-1 的生物活性,促进雄激素的合成。PCOS 患者血胰岛素水平升高时,血 IGFBP-1 浓度明显降低。PCOS 患者胰岛素抵抗得到改善,胰岛素水平降低后,血 IGFBP-1 会相应升高。

LH 主要作用于已分化的卵泡膜细胞,促进其合成雄激素。LH 是促进雄激素合成的最重要的因子,它能增强细胞色素 $P_{450c}17\alpha$ 的活性,促进雄激素的生物合成。体外实验发现胰岛素能协同 LH 促进卵巢雄激素的合成,这可能是高胰岛素血症引起高雄激素血症的又一机制。另外,有学者认为胰岛素可能在垂体水平调节 LH 的分泌,从而增强卵巢雄激素的合成。

近年来的研究还表明,高胰岛素对雄激素代谢的调控不仅与直接参与卵巢雄激素的合成有关,而且还可能与影响性激素结合球蛋白(SHBG)合成有关。SHBG 是由肝脏合成的,与睾酮有很高的亲和力,而与其他性类固醇激素的亲和力则较低。体内大多数睾酮都与 SHBG 结合,只有小部分是游离的。被组织直接利用的只是游离的睾酮,而不是与 SHBG 结合的部分。因此,SHBG 能调节雄激素的生物利用度。

胰岛素能抑制肝细胞 SHBG 的生物合成,SHBG 降低能增加游离睾酮浓度,诱发高雄激素血症。青春期性成熟过程中常伴有胰岛素抵抗和高胰岛素血症,此时女孩体内 SHBG 水平偏低。生育年龄妇女中也发现血胰岛素水平与 SHBG 水平呈负相关,高胰岛素血症患者的血 SHBG 水平显著低于胰岛素正常的正常妇女。当高胰岛素血症患者的胰岛素抵抗改善后,胰岛素水平下降,SHBG 水平也明显升高。在离体培养的肝细胞中发现,胰岛素能直接抑制 SHBG 的生物合成。

高胰岛素血症引起高雄激素血症的机制非常复杂,一些脂肪细胞分泌的激素或因子也可能参与其中,如瘦素、脂联素和抵抗素等。

(三)肾上腺皮质与 PCOS

肾上腺皮质是雄激素的又一重要来源,由于 95% 以上的硫酸脱氢表雄酮(DHEAS)来自肾上腺皮质,因此临床上把 DHEAS 水平作为衡量肾上腺皮质雄激素分泌的指标。研究发现一半以上的 PCOS 患者伴有 DHEAS 的分泌增加,这提示肾上腺皮质可能在 PCOS 的发病机制中发挥一定的作用。

有学者认为肾上腺皮质功能早现与 PCOS 的发生有关。作为第二性征的阴毛和腋毛是肾上腺皮质分泌的雄激素作用的结果,正常女孩在 8 岁以后,肾上腺皮质分泌的雄激素开始增加,临床上主要表现为血脱氢表雄酮和硫酸脱氢表雄酮水平升高及阴毛出现,这被称为肾上腺皮质功能初现。另外,青春期阴毛的出现称为阴毛初现。8 岁以前发生肾上腺皮质功能启动称为肾上腺皮质功能早现,许多研究发现肾上腺功能早现在 PCOS 的发病机制中可能扮演一定的角色。

(四)遗传因素

PCOS 具有家族集聚性。与普通人群相比,多囊卵巢(PCO)患者的姐妹更容易发生月经紊乱、高雄激素血症和多囊卵巢;PCOS 患者的姐妹发生 PCOS 的概率是普通人群的 4 倍左右;早秃是男性雄激素过多的临床表现,PCOS 患者的一级男性亲属有较高的早秃发病风险。目前许多学者认为遗传因素在 PCOS 的发病机制中起重要作用,但是 PCOS 的高度异质性却提示 PCOS 的遗传模式可能非常复杂。

目前,国内外学者对 PCOS 的相关基因做了大量研究,其中包括类固醇激素代谢相关基因、糖代谢和能量平衡基因、与下丘脑和垂体激素活动有关的基因等。目前,对调节类固醇激素合成和代谢的酶的基因研究较多。文献表明 PCOS 患者的 CYP11A、CYP17、CYP11B2、SHBG、雄激素受体、GnRH、LH、ISNR、IGF 和瘦素的基因都可以发生表达水平或单核苷酸多态性变化。虽然已对 PCOS 的遗传学做了很多研究,可是迄今仍未发现能导致 PCOS 的特异基因。目前发现的与 PCOS 有关的基因,只是对 PCOS 临床表现的严重程度有所修饰,而对 PCOS 的发生没有决定作用。疾病基因连锁分析和关联分析均不能证明这些基因与 PCOS 存在特异的遗传学关系。

随着遗传学的发展,人们发现人类疾病有半数原因与基因遗传有关,另一半则取决于基因组外遗传变化,这种基因组外遗传变化不改变遗传信息,但可导致细胞遗传性质发生变化,这就是表观遗传学。表观遗传调控可以影响基因转录活性而不涉及 DNA 序列改变,其分子基础是 DNA 甲基化及染色质的化学修饰和物理重塑。大量的临床和基础研究结果表明环境因素在疾病发生、发展中有巨大的影响,而表观遗传调控在遗传因素和环境因素的互动关系中起着桥梁的作用。

PCOS 除了有高雄激素血症、排卵障碍和多囊卵巢以外,还常伴有胰岛素、血糖和血脂的变化,因此近年来人们认为 PCOS 也是一种代谢性疾病。饮食结构、生活方式可以影响 PCOS 的发生,控制饮食、增加锻炼、降低体重等措施能明显改善 PCOS 的症状,这提示 PCOS 的发生、发展与环境因素有密切关系。由于一直没找到导致 PCOS 的特异基因,因此笔者推测,PCOS 的发生可能是 PCOS 易感基因与环境因素共同作用的结果。也就是说,在环境因素的影响下,人体启动了表观遗传调控,PCOS易感患者的相关基因表达发生了变化,从而导致了PCOS的发生。虽然目前关于其他代谢性疾病与表观遗传学关系的研究已经有了大量的报道,可是关于PCOS与表观遗传学变化关系的研究国内外却鲜有报道。

二、临床表现

PCOS临床表现呈高度异质性,有月经稀发或闭经、多毛、痤疮、肥胖、黑棘皮症、多囊卵巢、不孕、LH/FSH升高、血睾酮水平升高、血清性激素结合球蛋白(SHBG)降低和空腹胰岛素水平升高等。

(一)症状

1.月经失调

月经失调是由排卵障碍引起的,多表现为月经稀发或闭经,少数可表现为月经频发或月经规则。

2.不孕

PCOS是排卵障碍性不孕的主要病因,许多患者正是由于不孕才来就诊的。有统计表明,约75%的PCOS患者有不孕。

(二)体征

1.肥胖

一半以上的PCOS患者有肥胖表现。体质量指数[BMI,体质量(kg)/身高^2(m^2)]是常用的衡量肥胖的指标。肥胖的标准为BMI≥25。

腰臀围比(WHR)=腰围/臀围,WHR的大小与腹部脂肪的量呈正相关。根据WHR可以把肥胖分为两类:WHR≥0.85时称为男性肥胖、腹部型肥胖、上身肥胖或中心型肥胖;WHR<0.85时称为女性肥胖、臀股肥胖、下身肥胖或外周型肥胖。PCOS多与男性肥胖有关。

2.多毛、雄激素性脱发和痤疮

多毛、雄激素性脱发和痤疮是由高雄激素血症引起的。多毛是指性毛过多,妇女的性毛主要分布于上唇、下唇、腋下、胸中线、腹中线和外阴,雄激素水平过高时这些部位的毫毛就会变成恒毛,临床上表现为多毛(图4-1)。四肢和躯干的毛发生长受雄激素的影响较少,它们主要与体质和遗传有关,这些部位的毛发增多不一定与高雄激素血症有关。约2/3的PCOS患者有多毛。

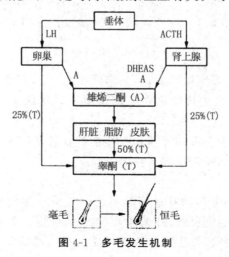

图4-1　多毛发生机制

临床上多用 Ferriman-Gallway 半定量评分法（即 FG 评分）来评判多毛的严重程度（图 4-2）。Ferriman 和 Gallway 把对雄激素敏感的毛发分为 9 个区,根据性毛生长情况,分别评 0~4 分。对每个区进行评分,最后把 9 个区的评分相加作为总评分。如果总评分>7 分,则诊断为多毛。

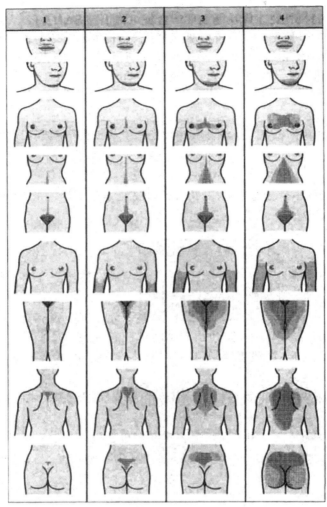

图 4-2　Ferriman-Gallway 评分

雄激素性脱发为进行性头发密度减少,男女均可发生,但女性症状较轻。临床上表现为头顶部毛发变得稀疏,其病理特点是生长期毛囊与休止期毛囊比例下降,毛囊逐渐缩小,毛囊密度减少。

痤疮主要分布于面部,部分患者的背部和胸部也可有较多的痤疮。痤疮是高雄激素血症的一个重要体征,不少患者因面部痤疮过多而就诊。

3.黑棘皮症

继发于胰岛素抵抗的高胰岛素血症患者常有黑棘皮症。黑棘皮症是一种较常见的皮肤病变,受累部位皮肤增厚成乳头瘤样斑块,外观像天鹅绒;病变皮肤常伴有色素沉着,呈灰褐色至黑色,故称为黑棘皮症。黑棘皮症多发生于皮肤皱褶处,如腋、颈部和项部、腹股沟、肛门生殖器等

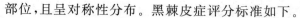

部位,且呈对称性分布。黑棘皮症评分标准如下。

0:无黑棘皮症。

1+:颈部和腋窝有细小的疣状斑块,伴有或不伴有受累皮肤色素沉着。

2+:颈部和腋窝有粗糙的疣状斑块,伴有或不伴有受累皮肤色素沉着。

3+:颈部、腋窝及躯干有粗糙的疣状斑块,伴有或不伴有受累皮肤色素沉着。

4.妇科检查

可发现阴毛呈男性分布,有时阴毛可延伸至肛周和腹股沟外侧;阴道、子宫、卵巢和输卵管无异常。

(三)辅助检查

1.内分泌检查

测定血清促卵泡激素(FSH)、黄体生成素(LH)、泌乳素(PRL)、睾酮、硫酸脱氢表雄酮(DHEAS)、性激素结合球蛋白(SHBG)、雌二醇、雌酮和空腹胰岛素。有月经者在月经周期的第3～5天抽血检测,闭经者随时抽血检测。

PCOS患者的FSH在正常卵泡早期水平范围,为3～10 U/L。约60%患者的LH水平较正常妇女高,LH/FSH>2.5,如LH/FSH≥3,有助于诊断。多数患者的PRL水平在正常范围(<25 ng/mL),少部分患者的PRL水平可轻度升高(40 ng/mL)。

妇女体内的睾酮水平往往升高,如伴有肾上腺皮质分泌雄激素过多时,DHEAS水平也可升高。一般来说,大多数PCOS患者体内的睾酮水平偏高(>0.55 ng/mL),一半患者体内的DHEAS水平偏高。妇女体内的大多数睾酮是与SHBG结合的,只有少部分是游离的。当SHBG水平降低时,游离睾酮会增加,此时即使总睾酮在正常范围,也可有多毛和痤疮等表现。PCOS患者的SHBG水平往往较低。

PCOS患者的雌二醇水平往往低于雌酮水平,这是过多的雄激素在周围组织中转化成雌酮的缘故。

有胰岛素抵抗的患者空腹胰岛素水平升高,>20 mU/L。

2.超声检查

已常规用于PCOS的诊断和随访,PCOS患者在做超声检查时常发现卵巢体积增大,皮质增厚,皮质内有多个直径为2～10 mm的小卵泡。

3.基础体温(BBT)

由于患者存在排卵障碍,因此BBT呈单相反应。

4.腹腔镜检查

腹腔镜下见卵巢体积增大,皮质增厚,皮质内有多个小卵泡。

(四)PCOS临床表现的异质性

不同的PCOS患者,临床表现不完全相同。前面介绍的各种表现可以有多种组合,这些不同的组合均可以诊断为PCOS(图4-3)。

三、诊断标准

PCOS是一个综合征,因此严格来说没有一个诊断标准能完全满足临床诊断要求。目前,临床上最为广泛接受的诊断标准是2003年鹿特丹诊断标准。该标准是从1990年NIH诊断标准发展而来的,其依据的基础是10多年来的临床研究结果。鹿特丹诊断标准不可能是PCOS的最终诊断标准。随着对 PCOS 认识的深入,将来可能会在鹿特丹诊断标准的基础上修订出一个更好的诊断标准。由于国内缺乏大样本、多中心的 PCOS 临床流行病学资料,因此国内学者无法基于自己的资料建立一个适合中国人的诊断标准。目前国内多采用鹿特丹诊断标准(表 4-7)。

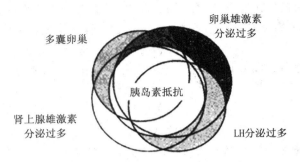

图 4-3　PCOS 临床表现的异质性过多

表 4-7　PCOS 2003 年鹿特丹诊断标准

修正的 2003 年标准(3 项中符合 2 项)

1.排卵稀发或无排卵

2.高雄激素血症的临床和/或生化证据

3.多囊卵巢

排除其他病因(先天性肾上腺皮质增生、分泌雄激素的肿瘤和库欣综合征)

(一)排卵障碍的诊断

多数患者有月经稀发或继发性闭经,故排卵障碍不难诊断。如患者月经正常,则需要测定基础体温或做卵泡监测来了解有无排卵。

(二)高雄激素血症的诊断标准

高雄激素血症的诊断标准见表 4-8。女性体内雄激素有 3 个来源:卵巢、肾上腺皮质和周围组织转化。人体内的雄激素有雄烯二酮、睾酮、双氢睾酮、DHEA 和 DHEAS 等,任何一种雄激素水平的异常升高都可引起高雄激素血症的临床表现。目前,临床上能常规测定的雄激素是睾酮,由于游离睾酮测定的技术要求高,因此国内包括上海市各医院只测定总睾酮。多数 PCOS 有总睾酮的升高,但总睾酮不升高并不意味着可除外高雄激素血症。

表 4-8　高雄激素血症的诊断标准

1.有高雄激素血症的生化证据:血睾酮升高或 DHEAS 升高或血 SHBG 下降

2.有高雄激素血症的临床证据:多毛或痤疮

只要满足上述两项中的一项即可诊断为高雄激素血症

多毛是指性毛异常增多,单纯的临床诊断不需要做 FG 评分。上唇、颏、胸部中线、乳头周围、下腹中线等部位出现毛发即可诊断,阴毛增多也可诊断。脱发也是高雄激素血症的临床表现,但临床上较少见。

痤疮出现也是高雄激素血症存在的标志,单纯的临床诊断不需要做 Rosenfield 评分。反复出现的痤疮是诊断高雄激素血症的有力证据。

（三）多囊卵巢的诊断

多囊卵巢的诊断标准见表4-9。由于卵巢体积也是多囊卵巢的诊断标准之一，因此在做超声检查时应同时测定卵巢的3个径线。该诊断标准不适用于正在口服避孕药的妇女，因为使用口服避孕药能改变正常妇女和PCOS妇女的卵巢形态。如果存在优势卵泡（>10 mm）或黄体的证据，需在下个周期再做超声检查和测定基础体温。

表4-9 多囊卵巢的诊断标准

1.每侧卵巢至少有12个直径为2～9 mm的卵泡
2.卵巢体积增大（>10 mL），用简化的公式0.5×长（cm）×宽（cm）×厚度（cm）来计算卵巢的体积只要一侧卵巢满足上述两项中的一项即可诊断为多囊卵巢

（四）排除相关疾病

排除先天性肾上腺皮质增生、库欣综合征和分泌雄激素的肿瘤等临床表现相似的疾病，对诊断PCOS非常重要。当血睾酮水平≥1.5 ng/mL时应除外分泌雄激素的肿瘤，患者有向心性肥胖、满月脸等体征时应除外库欣综合征。当环丙孕酮/炔雌醇对降低雄激素的疗效不明显时，应考虑排除21-羟化酶缺陷引起的不典型肾上腺皮质增生症。

高雄激素血症患者常规除外甲状腺功能失调的意义有限，因为其在高雄激素血症患者中的发生率并不比正常生育年龄妇女中的发病率高。在评估高雄激素血症患者时应常规测定泌乳素，目的是排除高催乳素血症。需要注意的是许多高雄激素血症患者的泌乳素水平可处于正常范围的上限或稍微超过正常范围。严重的胰岛素抵抗综合征（如高雄激素血症-胰岛素抵抗-黑棘皮综合征或Hairan综合征）不难诊断，因为这些患者往往有典型的黑棘皮症。

（五）胰岛素抵抗

胰岛素抵抗在PCOS妇女中，无论是肥胖的还是不肥胖的，都很常见（高达50%）。但基于以下理由鹿特丹标准并未把胰岛素抵抗列为PCOS的诊断标准。

（1）PCOS妇女中所报道的胰岛素抵抗的发生率，因所使用试验的敏感性和特异性的不同以及PCOS的异质性而不同。

（2）缺乏标准的全球性的胰岛素分析。

（3）目前尚没有在普通人群中探查胰岛素抵抗的临床试验。公认的评估胰岛素抵抗的最佳方法是正常血糖钳夹试验，但该方法操作复杂，患者依从性差，因此只适于小样本的科学研究，不适于临床应用。

国内、外许多学者都通过计算OGTT试验的胰岛素水平曲线下面积与血糖水平曲线下面积比值，来评估胰岛素抵抗状况，可是该方法无法给出判断胰岛素抵抗的参考值，因此不能用于胰岛素抵抗的诊断。目前，临床上常用的诊断胰岛素抵抗的指标有胰岛素敏感指数（ISI）和胰岛素抵抗指数（HOMA-IR），这两个指数都是根据空腹胰岛素水平和葡萄糖水平计算出来的。它们的优点是计算简便，患者依从性高；缺点是不能反映胰岛素水平的正常生理变化和β细胞的功能变化。目前使用的ISI和HOMA-IR的参考值不是来自大规模的多中心研究，因此其可靠程度令人质疑。

（4）目前缺少资料证明，胰岛素抵抗的指标可预测对治疗的反应，因此这些指标在诊断PCOS及筛选治疗方面的作用尚不明确。2003年，鹿特丹共识关于代谢紊乱筛选的总结如下：①对诊断PCOS来说没有一项胰岛素抵抗试验是必需的，它们也不需要选择治疗；②应该对肥胖

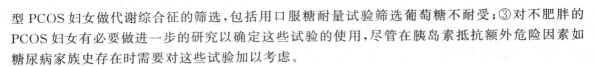

型 PCOS 妇女做代谢综合征的筛选,包括用口服糖耐量试验筛选葡萄糖不耐受;③对不肥胖的 PCOS 妇女有必要做进一步的研究以确定这些试验的使用,尽管在胰岛素抵抗额外危险因素如糖尿病家族史存在时需要对这些试验加以考虑。

(六)鉴别诊断

1.多囊卵巢

虽然患者的卵巢皮质内见多个小卵泡,呈多囊改变,但患者的月经周期规则、有排卵,内分泌激素测定无异常发现。

2.库欣综合征

由于肾上腺皮质增生,肾上腺皮质分泌大量的皮质醇和雄激素。临床上表现为月经失调、向心性肥胖、紫纹和多毛等症状。内分泌激素测定,LH 在正常范围、皮质醇水平升高,小剂量的地塞米松试验无抑制作用。

3.迟发性 21-羟化酶缺陷症

临床表现与 PCOS 非常相似,诊断的依据是 17-羟孕酮的升高和有昼夜规律的 ACTH-皮质醇分泌。

4.卵巢雄激素肿瘤

患者体内的雄激素水平更高,睾酮多数>3 ng/mL,男性化体征也更显著。超声检查可协助诊断。

5.高催乳素血症

患者虽有月经稀发或闭经,可是常伴有溢乳。内分泌激素测定除发现泌乳素水平升高外,余无特殊。

四、治疗

由于 PCOS 的具体发病机制尚不清楚,因此现在的治疗都达不到治愈的目的。PCOS 治疗的目的是解决患者的需求,减少远期并发症。

(一)一般治疗

对于肥胖的 PCOS 患者来说,控制体重是最重要的治疗手段之一。控制体重的关键是减少饮食和适当增加体育锻炼。一般来说不主张使用药物控制体重,除非患者极度肥胖。

1.控制饮食

节食是治疗肥胖最常见的方法,优点是短时间内就可使体重下降。如果每天膳食能量减少 5 021 kJ(1 200 kcal),10～20 周后患者的体重就可以下降 15%。节食的缺点是不容易坚持,为了达到长期控制体重的目的,现在不主张过度节食。刚开始减肥时,每天膳食能量减少 2 092 kJ(500 kcal),坚持 6～12 个月体重可以下降 5～10 kg。每天膳食减少 418 kJ(100 kcal)时,可以保持体重不增加。

在节食的同时,还应注意食物结构。建议患者总的能量摄入不低于 5 021 kJ/d,其中 15%～30% 的能量来自脂肪,15% 的能量来自蛋白质,55%～60% 来自糖类。患者应不吃零食,少吃或不吃油炸食品和含油脂高的食品,多吃蔬菜和水果。喝牛奶时,应选择脱脂牛奶或脂肪含量少的牛奶。另外,每天的膳食还应保证提供足够的维生素和微量元素。

2.增加体力活动

体力活动可以消耗能量,因此对控制体重有帮助。为降低体重,患者每天应坚持中等强度的体育锻炼 60 分钟。如果做不到上述要求,那么适当增加体力活动也是有意义的。步行或骑自行车 1 小时,可以消耗能量 251～836 kJ(60～200 kcal)。

每天坚持体育锻炼对很多人来说不现实。但是,每天适当增加体力活动还是可行的。为此建议患者尽量避免长时间的久坐少动,每天坚持有目的的步行 30～60 分钟(有条件的可以做中等强度的体育锻炼),这对控制体重很有帮助。

体重减少 5%～10%后,患者有可能恢复自发排卵。体重减轻对改善胰岛素抵抗和高雄激素血症也有益,临床上表现为空腹胰岛素、睾酮水平降低,SHBG 水平升高,黑棘皮症、多毛和痤疮症状得到改善。另外,控制体重对减少远期并发症,如糖尿病、心血管疾病、子宫内膜癌等也有帮助。

(二)治疗高雄激素血症

高雄激素血症是 PCOS 的主要临床表现。当患者有高雄激素血症,但无生育要求时,采用抗高雄激素血症疗法。有生育要求的患者,也应在雄激素水平恢复正常或下降后,再治疗不孕症。

1.螺内酯

螺内酯又名安体舒通。该药原本用作利尿剂,后来发现它有抗雄激素的作用,所以又被用于治疗高雄激素血症。治疗方案:螺内酯20 mg,每天 3 次,口服,最大剂量每天可用至 200 mg,连续使用 3～6 个月。在治疗的早期患者可能有多尿表现,数天以后尿量会恢复正常。肾功能正常者一般不会发生水和电解质的代谢紊乱。如果患者有肾功能损害,应禁用或慎用该药。在使用螺内酯时,往往会出现少量、不规则出血。由于螺内酯没有调节月经的作用,因此如果患者仍然有月经稀发或闭经,须定期补充孕激素,以免发生子宫内膜增生症或子宫内膜癌。

2.复方口服避孕药

PCOS 的雄激素主要来自卵巢,卵巢分泌雄激素的细胞主要是卵泡膜细胞。LH 能刺激卵泡膜细胞分泌雄激素,当 LH 水平降低时,卵泡膜细胞分泌的雄激素减少。复方口服避孕药能负反馈地抑制垂体分泌 LH,减少卵巢雄激素的分泌,因此可用于治疗多毛和痤疮。另外,复方口服避孕药还有调整月经周期的作用。

(1)复方甲地孕酮片:又称避孕片 2 号,每片含甲地孕酮 1 mg、炔雌醇 35 μg。治疗方案:从月经周期的第 3～5 天开始每天服用 1 片,连服 21 天后等待月经来潮。

(2)复方去氧孕烯片:为短效复方口服避孕药,每片复方去氧孕烯片含去氧孕烯 150 μg、炔雌醇 30 μg。治疗方案:从月经周期的第 3～5 天开始每天服用 1 片,连服 21 天后等待月经来潮。

(3)环丙孕酮/炔雌醇:为短效复方口服避孕药,每片环丙孕酮/炔雌醇含环丙孕酮 2 mg、炔雌醇 35 μg。由于环丙孕酮具有很强的抗雄激素活性,因此环丙孕酮/炔雌醇除了能通过抑制 LH 的分泌来治疗高雄激素血症外,还能通过环丙孕酮直接对抗雄激素来治疗高雄激素血症。总的来讲,环丙孕酮/炔雌醇的疗效优于复方甲地孕酮片和复方去氧孕烯片。治疗方案:从月经周期的第 3～5 天开始每天服用 1 片,连服 21 天后等待月经来潮。

3.地塞米松

地塞米松为人工合成的长效糖皮质激素制剂,它对下丘脑-垂体-肾上腺皮质轴有负反馈抑制作用,对肾上腺皮质雄激素的分泌有抑制作用。如果患者体内的 DHEAS 水平升高,提示肾上腺皮质来源的雄激素增多,可给予地塞米松治疗。一般情况下较少使用地塞米松,往往在氯米芬疗效欠佳且 DHEAS 升高时才使用地塞米松。方法:地塞米松 0.5～0.75 mg/d。一旦确诊怀孕,应立即停用地塞米松。为了避免肾上腺皮质功能受到抑制,地塞米松治疗时间一般不超过3个月。

4.非那雄胺

非那雄胺是20世纪90年代研制开发的新一类Ⅱ型5α-还原酶抑制剂,其结构与睾酮相似,临床上主要用于治疗前列腺疾病,近年也开始用于治疗女性高雄激素血症。非那雄胺每片5 mg,治疗前列腺增生时的剂量是5 mg/d,女性用药的剂量需要摸索。

5.氟他胺

氟他胺为非类固醇类雄激素受体拮抗剂。临床证据表明,其抗高雄激素血症的疗效不亚于螺内酯。用法:氟他胺每次250 mg,每天1～3次。抗雄激素治疗1～2个月后痤疮体征就会得到改善,6～12个月后多毛体征得到改善。在治疗高雄激素血症时,一般至少治疗6个月才停药。在高雄激素血症改善后,改用孕激素疗法。患者往往在停止抗高雄激素血症治疗一段时间后又复发,复发后可以再选用抗高雄激素疗法。有学者认为没有必要在高雄激素血症缓解后仍长期使用抗高雄激素疗法。

(三)治疗高胰岛素血症

1.控制体重

对肥胖患者来说,治疗高胰岛素血症首选控制体重。控制体重的关键是减少饮食和适当增加体育锻炼。

2.二甲双胍

二甲双胍能抑制肝糖原的合成,提高周围组织对胰岛素的敏感性,从而减少胰岛素的分泌。降低血胰岛素水平,是目前用于改善胰岛素抵抗最常见的药物。由于PCOS中胰岛素抵抗的发生率较高,因此从20世纪90年代以来二甲双胍越来越普遍地用于治疗PCOS。治疗方案:二甲双胍250～500 mg,每天3次,口服。部分患者服用后有恶心、呕吐、腹胀或腹泻不适,继续服药1～2周后症状会减轻或消失,少部分患者会因无法耐受该药而终止治疗。

许多研究均报道二甲双胍能通过改善胰岛素抵抗来降低雄激素水平,促进排卵。因此,许多学者在联合使用二甲双胍和氯米芬治疗耐氯米芬的PCOS患者时取得了很好的疗效。可是,在对1966—2002年发表的有关文献分析后却发现,根据当时的资料无法确定二甲双胍治疗PCOS不孕症的疗效。二甲双胍也可用于无生育要求的育龄期PCOS患者,研究报道胰岛素抵抗和高雄激素血症可因此得到改善。无胰岛素抵抗的育龄期PCOS患者可否使用二甲双胍,尚有待进一步的研究。

青春期PCOS患者可否使用二甲双胍治疗,目前还存在很大的争议。理论上讲,二甲双胍能改善胰岛素抵抗,减少糖尿病和心血管疾病的发生率。可是糖尿病和心血管疾病多发生在40岁以后,青春期PCOS患者使用二甲双胍治疗20年(或以上)是否安全,根据目前的文献无法回答该问题。间断或短期使用二甲双胍与不使用二甲双胍有何区别一,目前也不清楚。

3.罗格列酮

该药为噻唑烷二酮类药物,其主要功能是改善胰岛素抵抗,因此被称为胰岛素增敏剂。用法:罗格列酮2～8 mg/d。其疗效优于二甲双胍。罗格列酮可能有肝毒性作用,因此在使用期间应严密随访肝功能。目前,在治疗胰岛素抵抗时往往首选二甲双胍,如果二甲双胍疗效欠佳,则加用罗格列酮。对重度胰岛素抵抗,开始时就可以联合使用二甲双胍和罗格列酮。

改善胰岛素抵抗时首选饮食控制和体育锻炼,当饮食控制和体育锻炼效果不佳时才加用二

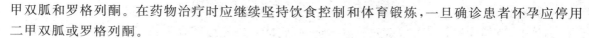

甲双胍和罗格列酮。在药物治疗时应继续坚持饮食控制和体育锻炼,一旦确诊患者怀孕应停用二甲双胍或罗格列酮。

一般来说,一旦选用二甲双胍治疗,至少使用 6 个月。一般在使用二甲双胍 6 个月后对患者进行评价,如果胰岛素抵抗得到改善,则停用二甲双胍。在停药随访期间,如果再次出现明显的胰岛素抵抗,则再选用二甲双胍治疗。

(四)建立规律的月经周期

如果多毛和痤疮不严重,且又无生育要求,可采用补充激素的方式让患者定期来月经,这样可以避免将来发生子宫内膜增生或子宫内膜癌。

1.孕激素疗法

每月使用孕激素 5～7 天,停药后 1～7 天可有月经来潮。例如,甲羟孕酮 8～12 mg,每天 1 次,连续服用 5～7 天;甲地孕酮 6～10 mg,每天 1 次,连续服用 5～7 天。该方案适用于体内有一定雌激素水平的患者(如子宫内膜厚度≥7 mm),停药后 1 周左右会有月经来潮。如果撤药性出血较多,可适当延长孕激素的使用天数。

孕激素疗法的优点是使用方便,患者容易接受。如果没有特殊情况,该方案可以长期使用。在采用孕激素治疗时,如果患者出现明显的高雄激素血症的临床表现,需要改用降雄激素治疗。如果患者有生育要求,可改用促排卵治疗。

2.雌、孕激素序贯治疗

每月使用雌激素 20～22 天,在使用雌激素的最后 5～7 天加用孕激素。例如,戊酸雌二醇 1～2 mg,每天 1 次,连续服用 21 天;从使用戊酸雌二醇的第 15 天开始加用甲羟孕酮 10 mg,每天 1 次,连续服用 7 天。停药后 1～7 天有月经来潮。使用 3～6 个周期后可停药,观察患者下一周期有无月经自发来潮,如果有月经自发来潮可继续观察下去;如无月经自发来潮,则继续使用激素治疗。

由于许多 PCOS 患者体内的雌激素水平并不低,所以大多数情况下不需要采用此方案。如果患者体内雌激素水平偏低,单用孕激素治疗。患者的月经量偏少或无"月经",可以选择该方案。

3.雌、孕激素联合治疗

每月同时使用雌激素和孕激素 20～22 天。例如,戊酸雌二醇 1～2 mg,每天 1 次,连续服用 21 天;在使用戊酸雌二醇的同时服用甲羟孕酮 4 mg。停药后 1～7 天就有月经来潮。长期使用雌、孕激素联合治疗,患者的月经会逐步减少,如果停药后无月经来潮,应首先排除妊娠可能,如果没有怀孕则说明子宫内膜生长受到抑制,此时可改用雌、孕激素序贯治疗。雌、孕激素连续治疗 3～6 个周期后可停药,观察下一周期有无月经自发来潮,如果有月经自发来潮则继续观察下去;如无月经自发来潮,可继续使用激素治疗。

复方口服避孕药属于雌、孕激素联合治疗。由于复方口服避孕药使用方便,治疗高雄激素血症和多囊卵巢综合征的疗效好,因此临床上在考虑雌、孕激素联合治疗时往往选择复方口服避孕药。

(五)促卵泡发育和诱发排卵

促卵泡发育和诱发排卵仅适用于有生育要求者。无生育要求者一般不采用此治疗方法。为提高受孕的成功率,在促排卵之前往往先治疗高雄激素血症和胰岛素抵抗,使血睾酮、LH 和胰岛素水平恢复至正常范围,增大的卵巢恢复正常,卵泡数减少。

1.氯米芬

氯米芬(克罗米酚,cc)为雌激素受体拮抗剂,它能竞争性地结合下丘脑、垂体上的雌激素受体,解除雌激素对下丘脑-垂体-卵巢轴的抑制,促进卵泡的发育。氯米芬为 PCOS 患者促卵泡发育的首选药。氯米芬治疗 PCOS 时,排卵成功率可高达 80%,但受孕率却只有 40%。目前认为受孕率低下与氯米芬拮抗雌激素对子宫内膜和宫颈的作用有关。

从月经周期的第 2~5 天开始服用氯米芬,开始剂量为 50 mg,每天 1 次,连续服用 5 天。停药 5 天开始进行卵泡监测。宫颈黏液评分,可了解氯米芬是否抑制宫颈黏液的分泌。超声检查,可了解卵泡发育情况和子宫内膜厚度。

一般停用氯米芬 5~10 天内会出现直径>10 mm 的卵泡。如果停药 10 天还没有出现直径>10 mm 的卵泡,则视为氯米芬无效。卵泡直径>10 mm 时,应每 2~3 天做一次卵泡监测。当成熟卵泡直径>16 mm 时,肌内注射 HCG 6 000~10 000 U 诱发排卵,一般在注射 HCG 36 小时后发生排卵。

如果低剂量的氯米芬无效,下个周期可以增加剂量。氯米芬的最大剂量可以用到 200 mg/d。不过,许多医师认为没必要使用大剂量的氯米芬(>100 mg/d),有研究表明使用大剂量的氯米芬并不增加诱发排卵的成功率。当氯米芬治疗无效时,应改用 HMG+HCG。与 HMG 治疗相比,氯米芬治疗的受孕率较低,不易引起严重的卵巢过度刺激综合征(OHSS)。

如果氯米芬抑制宫颈黏液分泌,就表现为卵泡发育与宫颈黏液不同步。此时可加用戊酸雌二醇 1~2 mg/d,以改善宫颈黏液。部分患者的宫颈黏液因此得到改善,但是也有许多患者无效。如果无效,则采用人工授精。肌内注射 HCG 前停用戊酸雌二醇。

如果氯米芬抑制子宫内膜的生长,就表现为卵泡发育与子宫内膜的厚度不一致。此时也可加用戊酸雌二醇 2 mg/d,以刺激内膜生长。但是该治疗方法往往无效。临床上如果出现氯米芬抑制内膜生长的情况,往往改用其他药物治疗,如 HMG 等。对诊断为氯米芬抵抗的患者来说,加用地塞米松或二甲双胍可能有效。许多报道发现地塞米松或二甲双胍,尤其是二甲双胍,能提高氯米芬治疗的成功率。

氯米芬的不良反应有多胎和卵巢过度刺激。一般来说,氯米芬很少引起严重的卵巢过度刺激综合征,所以还是很安全的。

2.他莫昔芬

他莫昔芬与氯米芬一样也是雌激素受体拮抗剂,其作用机制与氯米芬相似,也是通过解除雌激素对下丘脑-垂体-卵巢轴的抑制,促进卵泡的发育。临床上较少使用他莫昔芬。从月经周期的第 2~5 天开始服用他莫昔芬 20~40 mg,每天 1 次,连续服用 5 天。用药过程中需监测卵泡的发育。当成熟卵泡的直径达到 18~20 mm 时,肌内注射 HCG 6 000~10 000 U,36 小时后发生排卵。

他莫昔芬也可以抑制宫颈黏液的分泌和子宫内膜的生长。如果出现这些情况,可以参考氯米芬的处理方法。

3.来曲唑

来曲唑是第 3 代非类固醇芳香化酶抑制剂,临床上主要用于治疗乳腺癌,近年来也开始用于诱发排卵的治疗。来曲唑能抑制雌激素的合成,减轻雌激素对下丘脑-垂体-卵巢轴的抑制作用,这是来曲唑诱发排卵的机制。用法:从月经周期的第 2~4 天开始服用来曲唑 2.5~7.5 mg,每天 1 次,连续服用 5 天。用药过程中需监测卵泡的发育。当成熟卵泡的直径达到 18~20 mm 时,

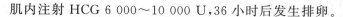

肌内注射 HCG 6 000～10 000 U,36 小时后发生排卵。

有研究表明来曲唑诱发排卵的成功率优于氯米芬。另外,来曲唑没有对抗宫颈和子宫内膜的缺点。由于来曲唑半衰期短,因此有作者推测它可能对胎儿无不利影响。来曲唑用于诱发排卵的时间还很短,远期不良反应还有待于进一步的观察。

由于来曲唑治疗的资料还很少,因此临床上应慎用。

4.人绝经期促性腺激素(HMG)

该药是从绝经妇女的尿液中提取的,每支含 FSH 和 LH 各 75 U,适用于氯米芬治疗无效的患者。

从月经周期的第 2～5 天开始每天肌内注射 HMG,起步剂量是 1 支/天,治疗期间必须监测卵泡发育的情况。一般在使用 3～5 天后做第一次超声监测,如果卵泡直径>10 mm,应缩短卵泡监测间隔时间。当 B 超提示优势卵泡直径达 16～20 mm 时,停用 HMG,肌内注射 HCG 5 000～10 000 U,48 小时后复查 B 超了解是否排卵。

如果卵泡持续 1 周不增大,则增加剂量至 2 支/天。如果治疗 2 周还没有优势卵泡出现,应考虑该周期治疗失败。

HMG 治疗的并发症有卵巢过度刺激综合征(OHSS)和多胎妊娠。严重的 OHSS 可危及患者的生命,因此在使用 HMG 时应严密监测卵泡的发育,一旦发现有 OHSS 的征象,应立即采取适当的措施。当超声检查发现一侧卵巢有 3 个以上直径>14 mm 的优势卵泡或卵巢直径>5 cm时容易发生严重的 OHSS,此时应建议患者放弃使用 HCG。在采用雌激素测定监测卵泡发育时,雌二醇浓度>2 000 pg/mL 提示有发生 OHSS 的可能。

HMG+FSH 治疗可能对减少 OHSS 的发生有帮助。由于患者不同,具体用法也不相同。临床上应根据卵泡监测的结果调整剂量。

在使用 HMG 治疗前,如果发现卵巢体积大、卵泡数多,可以先用环丙孕酮/炔雌醇或 GnRHa 治疗,待卵巢体积缩小后,再给予促排卵治疗。

使用药物怀孕的患者常有黄体功能不全,因此一旦确诊怀孕,立即给予黄体酮或 HCG 肌内注射。用法:黄体酮 20～40 mg/d 或 HCG 1 000～2 000 U/d。有卵巢过度刺激的患者,不宜采用 HCG 保胎。

5.体外受精-胚胎移植术(IVF-ET)

当患者经上述治疗仍达不到怀孕目的时,可以选择 IVF-ET。

6.未成熟卵泡体外培养

近年来,未成熟卵泡体外培养也开始用于治疗 PCOS 引起的不孕,该方法的优点是可以避免 OHSS。

(六)手术治疗

由于手术疗效有限,因此近年来不主张手术治疗。手术治疗仅限于迫切要求生育且要求手术治疗的患者。在手术治疗后的 3～6 个月,由于卵泡液的丢失,卵巢局部雄激素水平有所降低,所以患者可能有自发排卵。手术 6 个月后,卵巢局部雄激素水平又恢复至手术前水平,卵泡发育及排卵存在障碍,此时患者很难自然怀孕。

1.腹腔镜下行皮质内卵泡穿刺及多点活检

术中注意避免过多使用电凝,否则会灼伤周围组织,从而影响卵巢的功能,引起卵巢早衰。

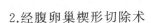

2.经腹卵巢楔形切除术

此法是最早用于多囊卵巢的手术方法,由于术后输卵管、卵巢周围的粘连率高,近年来已被腹腔镜手术所替代。本手术楔形切除的卵巢组织不应大于原卵巢组织的 1/3,以免引起卵巢早衰。

(曹迎春)

第六节　卵巢过度刺激综合征

卵巢过度刺激综合征(ovarian hyperstimulation syndrome,OHSS)是一种以促排卵为目的而进行卵巢刺激时,特别在体外受精(IVF)辅助生育技术中,所发生的医源性疾病,是辅助生殖技术最常见且最具潜在危险的并发症,严重时可危及生命,偶有死亡病例报道。

OHSS 为自限性疾病,多发生于超促排卵周期中的黄体期与早妊娠期,发病与 HCG 的应用密不可分。按发病时间分为早发型与晚发型两种;早发型多发生于 HCG 应用后的 3～9 天,其病情严重程度与卵泡数目、E_2 水平有关。如无妊娠,10 天后缓解,如妊娠则病情加重。晚发型多发生于 HCG 应用后10～17 天,与妊娠尤其是多胎妊娠有关。

一、流行病学

大多数 OHSS 病例的发生与应用促性腺激素进行卵巢刺激有关,尤其发生在体外受精助孕技术应用促性腺激素进行卵巢刺激后;也有病例在应用氯米芬后被观察到;非常个别的病例报道发生在未行卵巢刺激而自然受孕的早孕期,称为自发性 OHSS。

(一)OHSS 的高危因素

OHSS 的高危因素包括原发性高危因素和继发性高因素。

1.原发性高危因素

(1)年龄<35 岁。

(2)身体瘦弱。

(3)PCOS 患者或 B 超下卵巢表现为"项链"征的患者。

(4)既往有 OHSS 病史。

2.继发性高危因素

(1)血 E_2>3 000 pg/mL。

(2)取卵日卵泡数>20 个。

(3)应用 HCG 诱导排卵与黄体支持。

(4)妊娠。

(二)发病率

OHSS 发病率的不同依赖于患者因素、监测方法与治疗措施。轻度 20%～33%;中度 3%～6%;重度 0.1%～2%。轻度病例的发生在用促性腺激素进行控制性卵巢刺激的 IVF 中将近30%或更多,但由于症状与体征的温和往往不被认识。通常 IVF 中少于 5%的患者将可能发展为中度症状,1%患者将发展为重度症状。妊娠患者的发病率是非妊娠患者的 4 倍。

二、病理生理学

OHSS 是在促排卵后卵泡过度反应的结果,但发生在黄体期 LH 峰后或外源性 HCG 应用后。其严重性与持续时间因为应用外源性 HCG 进行黄体支持及内源性 HCG 水平的升高而加重与延长。其病理生理机制于 1983 年由 Haning 等首次提出,现已认为促排卵后卵巢内生成一种或几种由黄体颗粒细胞分泌的血管活性因子,其释放入血,可以引起血管通透性升高、液体渗出,导致第三腔隙液体积聚,从而形成胸腔积液、腹水,继而导致血液浓缩与血容量减少,甚至血栓形成(图 4-4)。

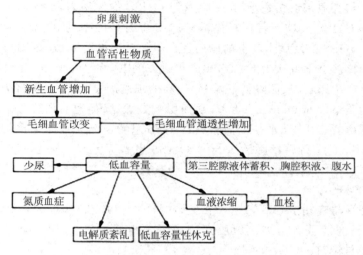

图 4-4　OHSS 的病理生理改变

可能参与 OHSS 病理生理的因子目前研究认为有肾素-血管紧张素系统(RAS)中的活性肾素与血管紧张素 Ⅱ、血管内皮生长因子(VEGF)、其他细胞因子家族与内皮素等。这些因子较多文献报道参与了卵泡与黄体生成的正常生理过程。促排卵后过多卵泡被刺激生长,HCG 应用后形成的黄体使这些血管活性因子生成量增加,它们直接或间接进入血循环甚至腹腔,引起广泛的血管内皮通透性增加从而形成胸腔积液与腹水,偶有严重者发生心包积液、全身水肿。胸腔、腹腔穿刺后这些物质的减少有助于毛细血管通透性的降低,临床上可改善病情。

文献报道表明血管紧张素 Ⅱ 在 OHSS 患者的血清、卵泡液中含量比促排卵未发生 OHSS 者显著升高,并且随着病情好转明显降低;免疫组化显示排卵前卵泡的颗粒细胞与黄体细胞内均存在血管紧张素 Ⅱ 与其两型受体 AT_1、AT_2;动物实验中应用 ACEI 阻断血管紧张素 Ⅱ 生成,降低了 OHSS 的发生率。因此我们的研究提示卵巢内 RAS 以自分泌的形式引起或参与了 OHSS 的发病。

与 OHSS 发生的相关因子还包括 VEGF。过多的 VEGF 引起的血管过度新生导致血管通透性增加。颗粒细胞生成的 VEGF 可被 HCG 升高调节,血与腹水中非结合性 VEGF 的水平随 OHSS 的发展而升高,因此有作者认为非结合性 VEGF 的水平与 OHSS 的严重性相关。VEGF 的作用是通过 VEGFR-2 完成的,动物试验中应用 VEGFR-2 的特异抗体(SU5416)可以阻断 VEGFR-2 的细胞内磷酸化而致血管通透性降低,从而抑制 OHSS 的发展。

家族自发性 OHSS 可能是由于 FSH 受体的变异,导致其对 HCG 的过度敏感所致,因此本

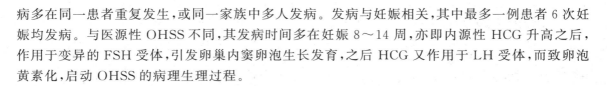

病多在同一患者重复发生,或同一家族中多人发病。发病与妊娠相关,其中最多一例患者6次妊娠均发病。与医源性 OHSS 不同,其发病时间多在妊娠 8～14 周,亦即内源性 HCG 升高之后,作用于变异的 FSH 受体,引发卵巢内窦卵泡生长发育,之后 HCG 又作用于 LH 受体,而致卵泡黄素化,启动 OHSS 的病理生理过程。

三、对母儿的影响

(一)OHSS 与妊娠

1.OHSS 对妊娠率的影响

OHSS 的发生与妊娠密切相关,妊娠是晚发型 OHSS 的发病因素之一,因此在 OHSS 人群妊娠率往往高于非 OHSS 人群。有资料显示 OHSS 患者妊娠率约82.8%,明显高于非 OHSS 人群32.5%,符合 OHSS 的发病患者群的倾向性。但是对于早发型 OHSS 对移植后是否影响胚胎着床一直存在争议。有学者认为 OHSS 患者中过高的 E_2 水平及 P/E_2 比例的改变,尤其是后者对内膜的容受性产生影响,从而降低妊娠率;过高的细胞因子如 IL-6 也将降低妊娠率;OHSS 患者的卵子与胚胎质量较非 OHSS 患者差,从而影响妊娠率;但也有研究发现相反结论:OHSS 妊娠患者与未妊娠患者相比 E_2 水平反而略高;OHSS 患者虽高质量卵子比例低于非 OHSS 患者,但因其获卵数多,最终高质量胚胎数与非 OHSS 患者无差异。而也有学者观察到早发型 OHSS 患者移植后的妊娠率为 60.5%,较非 OHSS 人群32.5%的妊娠率高,支持后者观点。

2.妊娠对 OHSS 的影响

有研究发现妊娠与晚发型 OHSS 密切相关,并影响了 OHSS 病程的长短;妊娠与病情轻重虽无显著性相关,但病情重者与多次腹腔穿刺患者均为妊娠患者,进一步说明了妊娠影响了 OHSS 病情的发展与转归。

(二)中重度 OHSS 对孕期流产的影响

中重度 OHSS 是否会增加妊娠流产率,文献报道较少。多数研究认为过高的 E_2 水平,血管活性因子包括肾素-血管紧张素、细胞因子、前列腺素水平改变,以及 OHSS 病程中的血流动力学变化、血液浓缩、低氧血症、肝肾功能异常等,都将增加早期妊娠流产率。有学者对同期 OHSS 与非 OHSS 患者进行了对比分析,两组总体流产率(早期流产＋晚期流产)相近,分别为 16.9% 与 18.7%,与 Mathur 的结果相同。我们同时观察到妊娠丢失与患者的继发妊娠所致病情加重、病程延长有一定的相关性,但并未改变总体流产率。这一点可能与我们在发病早期就积极进行扩容治疗有关,扩容后改变了原先的血液浓缩状态,甚至降低了妊娠期的血液浓缩状态,减轻了因高凝状态、低氧血症等对妊娠的不良影响,因此中度、病程短的患者妊娠丢失率降低,而病情越重、病程越长,引起的血液改变、肝功能转氨酶升高等持续时间延长,相应地增加了妊娠丢失。

(三)中重度 OHSS 对远期妊娠的影响

有文献报道 OHSS 患者因血液浓缩,血栓素与肾素-血管紧张素水平升高,孕期并发症如子痫前期与妊娠期糖尿病的发生率升高;但 Wiser 的研究显示 OHSS 患者中子痫前期与妊娠期糖尿病的发病率与对照组无差异。也有研究发现妊娠期并发症包括妊娠期高血压(PIH)、妊娠期糖尿病(GDM)与前置胎盘的发病率略高于对照组,但无统计学差异,支持后者观点;且与对照组相比正常分娩比例、出生缺陷率相同;早产与低体重儿比例略高于对照组,但无统计学差异,这点可能与 OHSS 组双胎率略高有关;发病早晚、病情轻重、病程长短也均未影响早产率与低体重儿比例,而双胎与早产、双胎与低体重儿均显著性相关,此结果与常规妊娠结局相同。因此,我们认为 OHSS 的发生并未影响远期的妊娠发展,未增加妊娠期并发症,对妊娠的分娩结局(包括早产率与低体重儿率)也未产生不良影响。

四、临床表现

(一)胃肠道症状

轻度患者可有恶心、呕吐、腹泻,因卵巢增大与腹水增多腹胀逐渐加重。

(二)腹水

腹胀加重,腹部膨隆,难以平卧;腹壁紧绷即称为张力性腹水,有腹痛感;膈肌被压迫上抬可出现呼吸困难。

(三)胸腔积液

多数单独发生,30%患者合并有腹水;胸腔积液可单侧或双侧发生;表现为咳嗽,胸腔积液加重致肺组织萎缩出现呼吸困难。

(四)呼吸系统症状

胸腔积液与大量腹水可致胸闷、憋气、呼吸困难;发生肺栓塞或成人呼吸窘迫综合征(ARDS)时出现呼吸困难,并有低氧血症。

(五)外阴水肿

张力性腹水致腹部压力增大,特别是久坐或久立后,压迫下腔血管使其回流受阻,甚至引起整个大阴唇水肿。

(六)肝功能异常

液体渗出可致肝水肿,约 25%患者出现肝酶升高,AST↑,ALT↑,ALP 往往处于正常值上限,肝酶升高水平与 OHSS 病情轻重相关,并随病情的好转恢复正常。

(七)肾功能异常

血容量减少或因大量腹水致腹腔压力增大,导致肾灌注减少,出现少尿、低钠血症、高钾血症与酸中毒,严重时出现 BUN↑,Cr↑,也随病情好转恢复正常。

(八)电解质紊乱

液体渗出同时入量不足,出现少尿甚至无尿;另外,可能出现低钠、高钾血症或酸中毒表现。

(九)低血容量性休克

液体渗出至第三腔隙,血容量减少可发生低血容量性休克。

(十)血栓

发病率在重度 OHSS 患者中约占 10%,多发生于下肢、脑、心脏与肺,出现相应部位症状,发病时间甚至出现在 OHSS 好转后的数周。血栓形成是 OHSS 没有得到及时正确的治疗而发生的极严重后果,危及患者生命,甚至可留下永久性后遗症,必须予以积极防治。

OHSS 具有自限性,如未妊娠它将在月经来潮时随着黄体溶解自然恢复。表现为腹水的进行性减少与尿量的迅速增多。如果妊娠,在排卵后的第 2 周,由于升高的内源性 HCG,症状与体征将进一步持续或加重,如果胚胎停育,OHSS 症状也可自行缓解。临床处理经常需要持续 2~4 周时间,一般在孕 6 周后逐渐改善。

五、诊断

依据促排卵史、症状与体征,结合 B 超下腹水深度与卵巢大小的测量,检测血细胞比容

（Hct）、WBC、电解质、肝功能、肾功能等，以诊断 OHSS 及其分度，并确定病情严重程度。

六、临床分级

Golan 等根据临床症状、体征、B 超及实验室检查，将其分为轻、中、重三度及 5 个级别（表 4-10）。

表 4-10　OHSS 的 Golan 分级

	轻	中	重
Ⅰ	仅有腹胀及不适		
Ⅱ	Ⅰ＋恶心、呕吐，腹泻，卵巢增大（5～12 cm）		
Ⅲ		Ⅱ＋B 超下有腹水	
Ⅳ			Ⅲ＋临床诊断胸腔积液/腹水，呼吸困难
Ⅴ			Ⅳ＋低血容量改变，血液浓缩，血液黏度增加，凝血异常，肾血流减少，少尿、肾功能异常，低血容量休克

Navot 等于又将重度 OHSS 分为严重与危重 2 组，其依据更为重视实验室检查（表 4-11）。

表 4-11　OHSS 的 Navot 分级

重度症状	严重	危重
卵巢增大	≥12 cm	≥12 cm
腹水、呼吸困难	大量腹水，伴或不伴呼吸困难	大量腹水致腹部胀痛，伴或不伴呼吸困难
血液浓缩	Hct＞45％，WBC＞15×10^9/L	Hct＞55％，WBC＞25×10^9/L
少尿	少尿	少尿
血肌酐	0～133 $\mu mol/L$	≥141.4 $\mu md/L$
重度症状	严重	危重
肌酐清除率	≥50 mL/min	＜50 mL/min
低蛋白血症	重度	重度
	肝功能异常	肾衰竭
	全身水肿	血栓
		AIDS

2010 年 Peter Humaidan 等根据 OHSS 各项客观与主观指标将其分为轻、中、重三度，这一分度临床应用似更简便、明晰（表 4-12）。

表 4-12　OHSS 的 Peter Humaidan 分级

	轻	中	重
客观指标			
直肠窝积液	√	√	√
子宫周围积液（盆腔）		√	√

续表

	轻	中	重
肠间隙积液			√
Hct>45%		√ᵃ	√
WBC>15×10⁹/L		±ᵃ	√
低尿量<600 mL/d		±ᵃ	√
Cr>133 μmol/L		±ᵃ	±
肝酶升高		±ᵃ	±
凝血异常			±ᶜ
胸腔积液			±ᶜ
主观指标			
腹胀	√	√	√
盆腔不适	√	√	√
呼吸困难	±ᵇ	±ᵇ	√
急性疼痛	±ᵇ	±ᵇ	±ᵇ
恶心、呕吐	±	±	±
卵巢增大	√	√	√
妊娠	±	±	√

注:±可有可无;a≥2次,住院;b≥1次,住院;c≥1次,加强监护

七、治疗

(一)治疗原则

OHSS 为医源性自限性疾病,OHSS 的病情发展与体内 HCG 水平相关,未妊娠患者随着月经来潮病情好转;妊娠患者早孕期病情加重。

1.轻度 OHSS

被认为在超促排卵中几乎不可避免,患者无过多不适,可不予处理,但需避免剧烈活动以防止卵巢扭转,也应警惕长期卧床休息而致血栓。

2.中度 OHSS

可在门诊观察,记 24 小时尿量,称体质量,测腹围。鼓励患者进食,多饮水,尿量应不少于 1 000 mL/d,2 000 mL/d 以上最佳,必要时可于门诊静脉滴注扩容。

3.重度 OHSS

早期与中度 OHSS 相同,可在门诊观察与治疗,适时监测血常规、电解质与肝功能、肾功能,静脉滴注扩容液体,必要时行腹腔穿刺;病情加重后应住院治疗。

(1)住院指征:①严重的腹痛与腹膜刺激征;②严重的恶心呕吐,以致影响每天食水摄入;③严重少尿(<30 mL/h)甚至无尿;④张力性腹水;⑤呼吸困难或急促;⑥低血压、头昏眼花或晕厥;⑦电解质紊乱(低钠,血钠<135 mmol/L;高钾,血钾>5.5 mmol/L);⑧血液浓缩(Hct>45%,WBC>15×10⁹/L);⑨肝功能异常。

(2)病情监护:每天监测 24 小时液体出入量、腹围、体重,监测生命体征,检查腹部或肺部体

征;每天或隔天检测血细胞比容(Hct)、WBC、尿渗透压;每3天或1周监测电解质、肝功能、肾功能,B超监测卵巢大小及胸腔积液及腹水变化,必要时监测 D-二聚体(D-Dimer)或血气分析,以了解治疗效果,病情危重时随时复查。

(二)治疗方法

1.扩容

OHSS因液体外渗第三腔隙致血液浓缩,扩容是最主要的治疗。扩容液体包括晶体液与胶体液。晶体液可选用5%葡萄糖、10%葡萄糖、5%葡萄糖盐水或乳酸林格液,但避免使用盐林格液;一般晶体液用量500~1 500 mL。只用晶体液不能维持体液平衡,因此需加用胶体液,如清蛋白、羟乙基淀粉注射液(贺斯)、右旋糖酐-40、冰冻血浆等胶体液扩容。

(1)清蛋白:为低分子量蛋白质,由肝产生,75%的胶体渗透压由其维持,50 g的清蛋白可以使大约800 mL液体15分钟内回流至血循环中;同时可以结合并运送大分子物质如一些激素、脂肪酸、药物等,以减少血中血管活性物质的生物浓度。OHSS患者因液体外渗,血中清蛋白浓度降低,因此最初选用清蛋白作为扩容药物,可用10~20 g/d 静脉滴注,如病情加重,最大剂量可用至 50 g/d。但因清蛋白为血液制品,有传播病毒等风险,现在临床应用已严格控制,因此仅用于低蛋白血症的患者。

(2)羟乙基淀粉:平均分子量为200 000,半衰期大于12 小时,可有效降低血液黏度、血细胞比容,减少红细胞聚集;因其为糖原结构,在肝内分解,因此不影响肝肾功能,并可显著改善肌酐清除率;因无抗原性,是血浆代用品中变态反应率最低的一种。静脉滴注剂量为 500~1 000 mL/d,应缓慢静脉滴注以避免肺部充血。因其价格低于清蛋白,且为非血液制品,现已作为中重度 OHSS 时首选扩容药物。

(3)右旋糖酐-40:可以增加肾灌注量、尿量,降低血液黏滞度,改善微循环,防止血栓形成。但右旋糖酐-40 有降低血小板黏附的作用,有出血倾向者禁用,个别患者存在变态反应,且有临床死亡病例报道,因此临床使用应慎重,一般应用剂量为 500 mL/d。

2.保肝治疗

肝酶升高者需用保肝药物治疗,轻度升高者可用葡醛内酯 400~600 mg/d、维生素 C 2~3 g/d静脉滴注;肝酶升高,ALT>100 U/L 时,可加用注射用还原型谷胱甘肽钠(古拉定)0.6~1.2 g/d 静脉滴注。经治疗后肝功能一般不会进一步恶化,并随 OHSS 症状的好转而恢复。

3.胸腔、腹腔穿刺

适应证:①中等量以上胸腔积液伴明显呼吸困难。②重度腹水伴呼吸困难。③纠正血液浓缩后仍少尿(<30 mL/h)。④张力性腹水。但是在有腹腔内出血或血流动力学不稳定的情况下禁忌腹腔穿刺;腹腔穿刺放水可采用经腹与经阴道两途径,一般多采用经腹途径。穿刺应在扩容后进行,要在 B 超定位下施行,避免损伤增大的卵巢。穿刺不仅可以减少腹腔压力,增加肾血流灌注,从而增加尿量。同时减少了与发病相关的血管活性因子而缩短病程,腹水慢放至不能留出为止,有研究表明最多曾放至约 6 000 mL;穿刺后症状明显缓解,且不增加流产率。有学者认为穿刺后临床治疗效果好于扩容效果,故建议适应证适宜时尽早穿刺。

4.多巴胺

肾衰竭或扩容并腹腔穿刺后仍少尿的患者可应用低剂量多巴胺静脉滴注,用法为多巴胺 20 mg+5%葡萄糖 250 mL 静脉滴注,速度为 0.18 mg/(kg·h)(不影响血压和心率),同时监测中心静脉压、肺楔压。但应注意的是大剂量多巴胺静脉滴注作用于 α 受体,有收缩外周血管作用;而低剂量多巴胺作用于 β_1 受体与 DA 受体,具有扩血管作用,特别是直接扩张肾血管,增加肾血流,同时抑制醛固酮释放,减少肾小管上皮细胞对水钠的重吸收,从而起到排钠利尿的作用。

有文献报道口服多卡巴胺 750 mg/8 h,临床症状与腹水逐渐好转。也有人曾于腹腔穿刺时于腹腔内应用多巴胺,同样起到增加尿量作用。

5.利尿剂

已达到血液稀释仍少尿(Hct<38%)的患者可静脉应用呋塞米 20 mg。血液浓缩、低血容量、低钠血症时禁用。过早、过多应用利尿剂,将加重血液浓缩与低血容量而致血栓,视为禁忌。

6.肝素

个人或家族血栓史或确诊血栓者可每 12 小时静脉应用肝素 5 000 U,另外也有学者认为48 小时扩容后仍不能纠正血液高凝状态,也应该静脉滴注肝素。如妊娠则肝素用至早孕末,或依赖于 OHSS 病程及高危因素的存在与否。为了防止血栓栓塞综合征,对于各种原因需制动的患者,可以应用低剂量阿司匹林,但是腹腔穿刺时有出血风险。

7.卵巢囊肿抽吸

B 超下抽吸卵巢囊肿可以减少卵巢内血管活性物质的生成,但有引起囊肿破裂、出血可能,因此原则上不建议囊肿抽吸。促排卵后多个卵泡未破裂但妊娠的患者,如病情危重,卵巢>12 cm,放腹水后病情无改善时,可行 B 超指引下卵巢囊肿抽吸,术后应严密观察有无腹腔内出血征象。

8.终止妊娠

合并严重并发症,如血栓、ARDS、肾衰竭或多脏器衰竭,在持续扩容并反复多次放腹水后仍不能缓解症状时,也可考虑终止妊娠。终止妊娠是 OHSS 不得已而行的有效治疗方法,随着HCG 的下降,OHSS 症状迅速好转。终止妊娠的方法首选人工流产术,同时应监测中心静脉压、肺楔压、尿量、血肌酐,以及肌酐清除率、血气分析。

八、预防

(一)个体化刺激方案

首先确认 OHSS 高危人群。对于瘦小、年轻、有 PCO 卵巢表现的患者,以及既往发生过OHSS 的高危人群,在刺激方案上应慎重。对于 PCO 患者多采用 r-FSH 75～150 U 起始,同时可用去氧孕烯炔雌醇片(妈富隆)等避孕药物抑制卵巢反应性。促排卵后一定要 B 超监测卵泡生长,并应根据个体对药物的敏感性不同及时调整药物剂量。需注意长方案、短方案与拮抗剂方案都可能发生 OHSS,即使氯米芬促排卵也有可能。

(二)HCG 的应用

因 OHSS 与 HCG 密切相关,故 HCG 的应用与否、应用剂量及使用时间与 OHSS 的发生密切相关。

1.不用 HCG 促卵子成熟

在高危人群中不用 HCG,可抑制排卵与卵泡黄素化,避免 OHSS 的发生;但是未应用GnRH 激动剂降调节的患者,停用 HCG 并不能避免自发性 LH 峰的出现,不能完全防止 OHSS的发生。

2.减少 HCG 量

HCG 剂量减至 5 000 U 甚至 3 000 U,与 10 000 U 相同,均可达到促卵泡成熟效果,并可减少 OHSS 的发病率并减轻病情,但不能完全避免 OHSS 的发生。

3.GnRHa 替代 HCG 促排卵

对未用 GnRH 激动剂降调节患者,或应用 GnRH 拮抗剂的患者,可用短效 GnRHa 代替 HCG 激发内源性 LH 峰,促卵泡成熟。因其作用持续时间明显短于 HCG,从而减少 OHSS 的发生。但 GnRHa 有溶黄体作用,未避免临床妊娠率下降,应相应补充雌、孕激素,同时监测血中 E_2 与 P 水平,及时调整雌孕激素剂量,维持 $E_2 > 200$ pg/mL,$P > 20$ ng/mL,文献报道临床妊娠率较 HCG 组无显著性降低。也有文献报道在使用 GnRHa 同时加用小剂量 HCG 1 000~2 000 U,使得临床妊娠率可不受影响。GnRHa 可用 Triptorelin(商品名达菲林)0.2~0.4 mg,或 Buserelin 200 mg×3 次。

4.Coasting

对于 OHSS 高危人群,当有 30% 卵泡直径超过 15 mm,血 $E_2 > 3 000$ pg/mL,总卵泡数 >20 个时,停止促性腺激素的使用,而继用 GnRHa,此后每天测定血中 E_2 浓度,当 E_2 再次降到 3 000 pg/mL 以下时,再应用 HCG,可明显降低 OHSS 的发生率。其理论是根据 FSH 阈值学说,停用促性腺激素后,部分小卵泡因为"饥饿"而闭锁,但大卵泡生长不受影响,从而使得活性卵泡数量减少,以及生成血管活性因子的颗粒细胞数量减少,因而 OHSS 发生率降低。Coasting 的时间如过长则会影响卵母细胞质量、受精率、胚胎质量及妊娠率,因此一般不超过 3 天。

(三)GnRH 拮抗剂方案

对易发生 OHSS 高危人群,促排卵可采用 GnRH 拮抗剂方案,因为此方案可用短效 GnRHa 代替 HCG 促卵泡成熟,以降低 OHSS 发生。

(四)黄体支持

HCG 的应用增加了 OHSS 的发病率,因而对于高危人群不用 HCG 支持黄体,仅用孕激素支持黄体,可降低 OHSS 发病率。

(五)静脉应用清蛋白

对于高危患者在取卵时静脉应用有渗透活性的胶体物质可以降低 OHSS 的危险与严重程度。对于雌激素峰值达到 3 000 pg/mL 的患者,或大量中小卵泡的患者,推荐在取卵时或取卵后即刻静脉应用清蛋白(25 g)。基于 meta 分析,估计每 18 例清蛋白治疗的患者,有 1 例患者将避免 OHSS。然而对高危患者预防性应用清蛋白仍存在争议,就像关于它的花费与安全性问题存在争议一样。

(六)静脉应用贺斯

取卵后应用贺斯 500~1 000 mL 替代清蛋白静脉滴注,同样可以减少 OHSS 的发生。在我们的随机对照研究中,取卵后静脉滴注贺斯 1 000 mL×3 d,与静脉滴注清蛋白 20 g×3 d,同样起到了减少 OHSS 发病的作用。因其为非生物制品,可避免应用清蛋白所致的感染问题。

(七)选择性一侧卵泡提前抽吸术(ETFA)

应用 HCG 后 10~12 小时行选择性一侧卵泡提前抽吸,可降低 OHSS 发生率,但因结果的不确定性并不过多推荐使用。

(八)多巴胺激动剂

文献报道血管内皮生长因子(VEGF)是参与 OHSS 病理生理机制的重要血管活性因子,内皮细胞上的 VEGFR-2 是其引起血管通透性增加的作用受体;经研究证实多巴胺激动剂可以减少 VEGFR-2 酪氨酸位点的磷酸化,而磷酸化对于 VEGFR-2 的下游信号传导至关重要。因此,多巴胺激动剂通过抑制了 VEGF 的生物学活性而起到减少 OHSS 发病的作用。因此文献报道高危患者自 HCG 应用日开始使用多巴胺激动剂卡麦角林0.5 mg/d×8 d,OHSS 的发病率、腹水与血液浓缩显著性降低,而着床率与妊娠率并未受影响。

(九)二甲双胍

对于有胰岛素抵抗的 PCOS 患者,口服二甲双胍 1 500 mg/d,可以降低胰岛素与雄激素水平,相应地降低了 OHSS 发病率。

(十)腹腔镜 PCOS 患者卵巢打孔

对于 OHSS 高危的 PCOS 患者可以采用腹腔镜进行双侧卵巢打孔的方法,术后血中雄激素与 LH 水平下降,从而在超促排卵后 OHSS 的发病率得以下降,且妊娠率增加,流产率降低,打孔时应注意控制打孔操作的时间与电功率,避免过度损伤卵巢组织。

(十一)单囊胚移植

对于已有中度 OHSS 的患者可以观察到取卵后 5~6 天,如症状未加重,可行单囊胚移植,以避免多胎妊娠对 OHSS 发病的影响。

(十二)未成熟卵体外成熟培养(IVM)

此技术最早于 1991 年由 Cha 等提出并报道了妊娠个案。其将卵巢中不成熟卵母细胞取出,使之脱离高雄激素环境于体外培养,成熟后应用卵胞浆内单精子注射(ICSI)技术使之受精,从而避免了超排卵所致 OHSS 的发生。

(十三)冷冻胚胎

OHSS 高危者可冷冻胚胎,从而避免因妊娠产生的内源性 HCG 的作用,避免了晚发型 OHSS 的发生。虽然不可以完全避免早发型 OHSS 的发生,但因其避免了妊娠致病情的进一步加重,从而缩短了病程。

(刘海红)

第七节　高催乳素血症

机体受到内外环境因素(生理性或病理性)的影响,血中催乳激素(PRL)水平升高,其升高值达到或超过 30 ng/mL 时,称高催乳素血症(HPRL)。发生高催乳素血症时,除有泌乳外常伴性功能低下,女性则有闭经不孕等表现。若临床上妇女停止授乳半年到 1 年仍有持续性溢乳,或非妊娠妇女有溢乳伴有闭经者,称闭经-溢乳综合征(AGS)。HPRL 在妇科内分泌疾病中较常见,其发病率约 29.8%(12.9%~75%)。引起催乳激素增高的原因十分复杂。

一、催乳激素的来源和内分泌调节

PRL 来源于垂体前叶分泌细胞,妊娠和产褥期此种分泌细胞占垂体 20%~40%,其余时间占 10%。下丘脑分泌多巴胺,经门脉系统进入垂体抑制 PRL 的分泌。也有人认为下丘脑分泌 PRL 抑制因子(PIF)抑制 PRL 分泌。下丘脑的促甲状腺释放激素(TRH)在促使垂体释放促甲状腺激素(TSH)的同时又能促使 PRL 的释放。5-羟色胺亦可促使 PRL 的分泌。通常 PRL 的分泌是受下丘脑的控制和调节。正常情况下,PRL 主要受下丘脑的持续性抑制控制。

二、病因

正常情况,PRL的分泌呈脉冲式释放,其昼夜节律对乳腺的发育、泌乳和卵巢功能起重要调节作用,一旦此调节作用失衡即可引起HPRL。

(一)生理性高催乳素血症

日常的生理活动可使PRL暂时性升高,如夜间睡眠(2~6 Am),妊娠期、产褥期3~4周,乳头受吸吮性刺激、性交、运动和应激性刺激,低血糖等均可使PRL有所升高,但升高幅度不会太大,持续时间不会太长,否则可能为病理状态。

(二)病理性高催乳素血症

1.下丘脑-垂体病变

垂体PRL腺瘤是造成高催乳素血症主要原因,一般认为大于10 mm为大PRL腺瘤,小于10 mm称PRL微腺瘤,一般说来血中PRL>250 ng/mL者多为大腺瘤,100~250 ng/mL多为微腺瘤。随着CT、MRI、放免测定使PRL腺瘤的检出率逐年提高。微小腺瘤有时临床长期治疗观察中才能确诊。

颅底炎症、损伤、手术,空泡蝶鞍综合征,垂体柄病变、压迫等亦可引起发病。

2.原发性和/或继发性甲状腺功能低下

由于甲状腺素分泌减少,解除了下丘脑-垂体的抑制作用,使TRH分泌增加,从而使TSH分泌增加,也刺激PRL分泌增加并影响卵巢与生殖功能。

(三)医源性高催乳素血症

药物治疗其他疾病时往往造成PRL的增高。

1.抗精神失常药物

氯丙嗪、阿米替林、丙咪嗪、舒必利、苯海索、索拉西泮、奋乃静、甲丙氨酯、甲氧氯普胺等,以上药物可影响多巴胺的产生,影响PIF的作用而导致PRL分泌增多。

2.甾体激素

雌激素和口服避孕药可通过对丘脑抑制PIF的作用或直接刺激PRL细胞分泌,使PRL升高。

3.其他药物

α-甲基多巴、利血平、苯丙胺、异烟肼、吗啡等也可使PRL升高。

(四)其他疾病

其他疾病亦可同时引起PRL的升高,例如,未分化支气管肺癌、肾上腺瘤、胚胎癌、艾迪生病、慢性肾衰竭、肝硬化、妇科手术、乳头炎、胸壁外伤、带状疱疹等。

(五)特发性闭经-溢乳综合征

此类患者与妊娠无关,临床亦查不到垂体肿瘤或其他器质性病变,许多学者认为可能系下丘脑-垂体功能紊乱,促性腺激素分泌受到抑制,而PRL分泌增加。其中部分病例经数年临床观察,最后发现垂体PRL腺瘤,故此类患者可能有无症状性潜在垂体瘤。所以对所有HPRL患者应定期随诊,早期发现肿瘤。

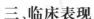

三、临床表现

(一)月经失调-闭经

当 PRL 升高超过生理水平时,则对性功能有影响,可表现为功能性出血、月经稀发以至闭经。有学者报道 PRL<60 ng/mL 仅表现月经稀发,PRL>60 ng/mL 易产生闭经。月经的改变可能是渐进而非急剧的变化,病早期时可能有正常排卵性月经,然后发展到虽有排卵而黄体功能不全、无排卵月经、月经稀发以至闭经。

(二)溢乳

溢乳的程度可表现不同,从挤压出一些清水或乳汁到自然分泌出不等量的乳汁。多数患者在检查乳房时挤压乳房才发现溢乳。有人报道,当 PRL 很高时则雌激素很低,而泌乳反停止,故溢乳与 PRL 水平不呈正相关。

(三)不孕/习惯性早期流产史

(1)高 PRL 血症伴无排卵,即使少数患者不闭经,但从基础体温(BBT)、宫内膜活检及孕酮测定均证实无排卵,所以常有原发不孕。

(2)高 PRL 血症伴黄体功能不全,主要表现:①BBT 示黄体期短于 12 天,黄体期温度上升不到 0.3 ℃;②宫内膜活检显示发育迟缓;③黄体中期孕酮值<5 ng/mL。故高 PRL 血症患者易不孕,有习惯性早期流产史。

(四)其他表现

若发病在青春期前,第二性征不发育。成年妇女可有子宫萎缩,性功能减退,部分患者由于雌素水平低落而出现更年期症状。微小腺瘤(<1 cm 直径)时,很少有自觉症状,肿瘤长大向上压迫视交叉时,则有头痛、视力障碍、复视、偏盲、甚至失明等。

四、诊断

(一)病史及体格检查

重点了解月经史、婚育史、闭经和溢乳出现的始因、诱因、全身疾病史和引起 HPRL 相关的药物治疗史。查体时应注意有无肢端肥大和黏液性水肿。妇科检查了解性器官和性征有无萎缩或器质性病变。乳房检查注意乳房发育、形态、有无肿块、炎症、观察溢乳(多用双手轻挤压乳房)溢出物性状和数量。

(二)内分泌检查

1.PRL 的测定

取血前患者至少 1 个月未服用激素类药物或多巴胺拮抗剂,当天未做乳房检查,一般在晨 8～10 点空腹取血,取血前静坐 0.5 小时,两次测定值均不低于 30 ng/mL 为异常。药物引起的 HPRL 很少超过 80 ng/mL,停药后则 PRL 恢复正常。当 PRL>100 ng/mL 时应首先除外垂体瘤可能性。一般认为 PRL 值的升高与垂体瘤体积呈正相关。巨大腺瘤出血坏死时 PRL 值可不升高。需指出的是目前所用 PRL 放免药盒仅测定小分子 PRL(相对分子质量 25 000),而不能测定大/大大分子(相对分子质量5 万～10 万)PRL,故某些临床症状明显而 PRL 正常者,不能排除所谓隐匿型高催乳素血症。

2.其他相关内分泌测定

各种原发的或继发的内分泌疾病均可能与高催乳素血症有关。除测定 PRL 外应测 FSH、

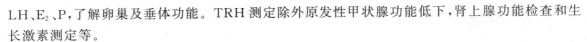

LH、E_2、P，了解卵巢及垂体功能。TRH测定除外原发性甲状腺功能低下，肾上腺功能检查和生长激素测定等。

(三)泌乳素功能试验

1.泌乳素兴奋试验

(1)促甲状腺激素释放激素试验(TRH Test)：正常妇女1次静脉注射TRH 100～400 μg后，25～30分钟PRL较注药前升高5～10倍，TSH升高2倍，垂体瘤不升高。

(2)氯丙嗪试验：氯丙嗪促进PRL分泌。正常妇女肌内注射25～50 mg后60～90分钟血PRL较用药前升高1～2倍。持续3小时，垂体瘤时不升高。

(3)灭吐灵兴奋试验：该药为多巴胺受体拮抗剂，促进PRL合成和释放。正常妇女静脉注射10 mg后30～60分钟，PRL较注药前升高3倍以上。垂体瘤时不升高。

2.泌乳素抑制试验

(1)左旋多巴试验：该药为多巴胺前体物，经脱羧酶作用生成多巴胺，抑制PRL分泌。正常妇女口服500 mg后2～3小时PRL明显降低。垂体瘤时不降低。

(2)溴隐亭试验：该药为多巴胺受体激动剂，强力抑制PRL合成和释放。正常妇女口服2.5～5 mg后2～4小时PRL下降达到50%，持续20～30小时，特发性HPRL和PRL腺瘤时下降明显。

(四)医学影像学检查

1.蝶鞍断层扫描

正常妇女蝶鞍前后径小于17 mm、深度小于13 mm、面积小于130 mm^2，若出现以下现象应做CT或MRI检查：①蝶鞍风船状扩大；②双蝶底或重像；③鞍内高/低密度区或不均质；④平面变形；⑤鞍上钙化灶；⑥前后床突骨质疏松或鞍内空泡样变；⑦骨质破坏。

2.CT和MRI扫描

可进一步确定颅内病灶定位和放射测量。

3.各种颅内造影

各种颅内造影包括海绵窦造影，气脑造影和脑血管造影。

(五)眼科检查

明确颅内病变压迫现象，包括视力、眼压、眼底检查等。

五、治疗

针对病因不同，治疗目的不同，合理选择药物和手术方式等。

(一)病因治疗

若病因是由原发性甲状腺功能低下引起的HPRL，可用甲状腺素替代疗法。由药物引起者，停药后一般短期PRL可自然恢复正常，如停药后半年PRL仍未恢复，再采用药物治疗。

(二)药物治疗

1.溴隐亭

溴隐亭为治疗高PRL血症的首选药物，它是麦角生物碱的衍生物，多巴胺受体激动剂，直接作用于下丘脑和垂体，抑制PRL合成与分泌，且抑制垂体瘤的生长使肿瘤缩小或消失。用药方法较多，一般先每天2.5 mg，5～7天，若无不良反应可增加到5～7.5 mg/d(分2～3次服)，根据PRL水平增加剂量，连续治疗3～6个月或更长时间。一般治疗4周左右，血PRL降到正常。

2～14周溢乳停止,月经恢复。治疗期间一旦妊娠即应停药。

不良反应:治疗初期有恶心、头痛、眩晕、腹痛、便秘、腹泻,有时尚可出现直立性低血压等。不良反应一般症状不重,在1～2周内自行消失。

2.溢乳停(甲磺酸硫丙麦角林)

20世纪80年代新开发的拟多巴胺药物,其药理作用和临床疗效与溴隐亭相似,但剂量小,毒副作用少,作用时间长。目前已由天津药物研究院1995年完成Ⅱ期临床研究,并开始临床试用,剂量每片50 μg。用法每天25～50 μg,1周后无不良反应加量,根据PRL水平增加剂量,直至PRL水平降至正常。

3.左旋多巴

左旋多巴在体内转化为多巴胺作用于下丘脑,抑制PRL分泌,但作用时间短,需长期服药。剂量每天0.5 mg,3次/天,连续半年。大部分患者用药后1个月恢复月经,1.5～2个月溢乳消失。此药对垂体瘤无效。

4.维生素 B_6 可抑制泌乳

其作用机制可能是作为多巴脱羧酶的辅酶,增加下丘脑内多巴向多巴胺转化,刺激PIF作用,而抑制PRL分泌。用法为每天200～600 mg,可长期应用。

5.其他药物

长效溴隐亭(LA)注射剂每次50 mg,每天肌内注射1次,最大剂量可达100 mg。

CV205-502(苯并喹啉衍生物)是一种新的长效非麦角类多巴胺激动剂,作用时间长达24小时。剂量每天0.06～0.075 mg。

(三)促排卵治疗

对HPRL患者中无排卵和不孕者,单纯用以上药物不能恢复排卵和妊娠。因此,除用溴隐亭治疗外,应配伍促排卵药物治疗,具体方法有以下3种方式。

(1)溴隐亭-CC-HCG。

(2)溴隐亭-HMG-HCG。

(3)GnRH脉冲疗法-溴隐亭。

综合治疗,除缩短治疗的周期并可提高排卵率和妊娠率。

(四)手术治疗

对垂体瘤患者手术切除效果良好,对微腺瘤治疗率可达85%。目前经蝶鞍显微手术切除垂体瘤安全、方便、易行,损伤正常组织少,多恢复排卵性月经。但对较大垂体瘤,因垂体肿瘤没有包膜,与正常组织界限不清,不易切除彻底,故遗留HPRL血症,多伴有垂体功能不全症状。因此有人建议对较大肿瘤术前选用溴隐亭治疗,待肿瘤缩小再手术,可提高手术疗效。如术后肿瘤切除不完全,症状未完全消除,服用溴隐亭等药物仍可获得疗效,术后出现部分垂体功能不全,PRL仍高可用HMG/HCG联合治疗,加用溴隐亭等药物,若有其他内分泌腺功能不全现象,可根据检查结果补充甲状腺素、泼尼松等。

(五)放疗

放疗适用肿瘤已扩展到蝶鞍外或手术未能切除干净术后持续PRL高水平者。方法可行深部X线、^{60}Co、α-粒子和质子射线治疗,同位素^{198}Au种植照射。

(六)综合疗法

综合疗法对那些HPRL合并有垂体瘤患者单纯手术或单纯放疗疗效均不满意。Chun报道垂体瘤单纯手术、放疗、手术后加放疗,肿瘤的控制率分别为 85％、50％、93％,而平均复发时间为 3、4、4.5 年。因此,有人主张对有浸润性 PRL 大腺瘤先用溴隐亭治疗使肿瘤缩小再手术,术后加放疗,可提高肿瘤的治愈率。对溢乳闭经综合征患者,不论采用何种疗法均应定期随访检查,包括 PRL 测定和蝶鞍 X 线复查。

（刘海红）

第八节　围绝经期综合征

围绝经期综合征是指妇女在自然绝经前后或因其他原因丧失卵巢功能,而出现一系列性激素减少所致的症状,包括自主神经功能失调的表现。

一、病因与病理生理

更年期的变化包括两个方面:一方面是卵巢功能衰退,此时期卵巢逐渐趋于排卵停止,雌激素分泌减少,体内雌激素水平低落;另一方面是机体老化,两者常交织在一起。神经血管功能不稳定的综合征主要与性激素水平下降有关,但发生机制尚未完全阐明。

二、诊断

(一)临床表现
临床表现主要根据患者的自觉症状,而无其他器质性疾病。

(1)血管舒缩综合征:潮热、面部发红、出汗,瞬息即过,反复发作。

(2)精神神经症状:情绪不稳定、易激动,自己不能控制,忧郁失眠,精力不集中等。

(3)生殖道变化:外阴与阴道萎缩,阴道干燥疼痛,外阴瘙痒。子宫萎缩、盆底松弛导致子宫脱垂及阴道膨出。

(4)尿频急或尿失禁;皮肤干燥、弹性消失;乳房萎缩、下垂。

(5)心血管系统:胆固醇、三酰甘油和致动脉粥样硬化脂蛋白增高,抗动脉粥样硬化脂蛋白降低,可能与冠心病的发生有关。

(6)全身骨骼发生骨质疏松。

(二)鉴别诊断
必须排除心血管、神经精神和泌尿生殖器各处的病变;潮热、出汗、精神症状、高血压等需与甲状腺功能亢进症和嗜铬细胞瘤相鉴别。

(三)辅助检查
1.血激素测定

FSH 及 LH 增高、雌二醇下降。

2.X 线检查

脊椎、股骨及掌骨可发现骨质疏松。

三、治疗

（一）一般治疗

加强卫生宣教,解除不必要的顾虑,保证劳逸结合与充分的睡眠。轻症者不必服药治疗,必要时可选用适量镇静药,如地西泮2.5～5 mg/d或氯氮䓬10～20 mg/d睡前服,谷维素 20 mg,每天 3 次。

（二）性激素治疗

绝经前主要用孕激素或雌孕激素联合调节月经异常;绝经后用替代治疗。

1.雌激素

对于子宫已切除的妇女,可单纯用妊马雌酮 0.625 mg 或 17β-雌二醇 1 mg,连续治疗 3 个月。对于存在子宫的妇女,可用尼尔雌醇片每次 5 mg,每月 1 次,症状改善后维持量 1～2 mg,每月 2 次,对稳定神经血管舒缩活动有明显的疗效,而对子宫内膜的影响少。

2.雌激素、孕激素序贯疗法

雌激素用法同上,后半期加用 7～10 天炔诺酮,每天 2.5～5 mg;或黄体酮 6～10 mg,每天 1 次;或甲羟孕酮 4～8 mg,每天 1 次,可减少子宫内膜癌的发生率。但周期性子宫出血的发生率高。

3.雌激素、雄激素联合疗法

妊马雌酮 0.625 mg 或 17β-雌二醇 1 mg,每天 1 次,加甲睾酮 5～10 mg,每天 1 次,连用 20 天,对有抑郁型精神状态患者较好,且能减少对子宫内膜的增殖作用,但有男性化作用,而且常用雄激素有成瘾可能。

4.雌激素替代治疗应注意的几点

（1）激素替代治疗（HRT）应该是维持围绝经期和绝经后妇女健康的全部策略（包括关于饮食、运动、戒烟和限酒）中的一部分。在没有明确应用适应证时,比如雌激素不足导致的明显症状和身体反应,不建议使用 HRT。

（2）绝经后 HRT 不是一个给予女性的标准单一的疗法,HRT 必须根据临床症状,预防疾病的需要,个人及家族史,相关试验室检查,女性的偏好和期望做到个体化治疗。

（3）没有理由强制性限制 HRT 使用时限。她们也可以有几年时间中断 HRT,但绝经症状可能会持续许多年,应该给予她们最低有效的治疗剂量。是否继续 HRT 治疗取决于具有充分知情权的医患双方的审慎决定,并视患者特殊的目的或对后续的风险与收益的客观评估而定。只要女性能够获得症状的改善,并且了解自身情况及治疗可能带来的风险,就可以选择 HRT。

（4）使用 HRT 的女性应该至少 1 年进行一次临床随访,包括体格检查,更新病史和家族史,相关试验室和影像学检查,与患者进行生活方式和预防及减轻慢性病策略的讨论。

（5）总体来说,在有子宫的所有妇女中,全身系统雌激素治疗中应该加入孕激素,以防止子宫内膜增生或是内膜癌。无子宫者,无须加用孕激素。用于缓解泌尿生殖道萎缩的低剂量阴道雌激素治疗,可被全身吸收,但雌激素还达不到刺激内膜的水平,无须同时给予孕激素。

（6）乳腺癌与绝经后 HRT 的相关性程度还存在很大争议。但与 HRT 有关的可能增加的乳腺癌风险是很小的(少于每年 0.1％),并小于由生活方式因素如肥胖、酗酒所带来的风险。

（7）禁忌证,如血栓栓塞性疾病、镰状细胞贫血、严重肝病、脑血管疾病、严重高血压等。

（刘海红）

第九节 闭 经

闭经在临床生殖内分泌领域是一个最复杂而治疗困难的症状,可由多种原因造成。对临床医师来说,妇科内分泌学中很少有问题像闭经那样烦琐而又具有挑战性,诊断时必须考虑到一系列可能潜在的疾病和功能紊乱,其中一些可能给患者带来致病甚至致命的影响。传统上将闭经分成原发性和继发性。但因为闭经的病因和病理生理机制十分复杂,加上环境和时间的变迁,以及科技的发展,人们对闭经的认识、定义、诊断标准和治疗方案都有了较大的改变和进步。

闭经有生理性和病理性之分。青春期前、妊娠期、哺乳期、绝经后月经的停止,均属于生理性闭经。本文讨论的只是病理性闭经的问题。

一、定义和分类

(一)定义

(1)已达 14 岁尚无月经来潮,第二性征不发育者。

(2)已达 16 岁尚无月经来潮,不论其第二性征发育是否正常者。

(3)已经有月经来潮,但月经停止 3 个周期(按自身原有的周期计算)或超过 6 个月不来潮者。

(二)分类

根据月经生理的不同层面和功能,为便于对导致闭经的原因的识别和诊断,将闭经归纳为以下几类。

Ⅰ度闭经:子宫和生殖道的异常。

Ⅱ度闭经:卵巢异常。

Ⅲ度闭经:垂体前叶的异常。

Ⅳ度闭经:中枢神经系统(下丘脑)的异常。

先天性性腺发育不良在闭经中占有重要的比例。既往对于性腺衰竭导致的闭经的病因和病理生理是根据染色体和月经情况划分的,概念比较混乱且各型疾病之间有交叉和重复的内容。一般认为,原发性闭经伴 45,XO 或 45,XO/46,XX 嵌合型染色体核型异常且身材矮小者定义为Turner 综合征,但此类核型患者中有一小部分为继发性闭经;患者如果染色体核型大致正常,身高正常但卵巢先天性未发育引起的原发性闭经,我们把其定义为先天性性腺发育不良。但该类患者可能伴有染色体的异位或微缺失;另一些患者为继发性闭经,染色体核型大致正常,卵巢曾有排卵但提前衰竭,被临床定义为卵巢早衰。实际上,这一类疾病在本质上是相同的,即性腺(卵巢)发育不良,但临床表现和闭经时间则有不同程度的差别。

二、诊断程序

(一)病史和临床表现

对闭经的诊断首先应开始于一个细致和完整的病史采集程序:神经精神方面的状况;家族遗传史;营养情况;发育成长史;生殖道的完整性;中枢神经系统体征;还要仔细鉴别半乳糖血症的

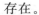

存在。

(二)经典的闭经诊断程序

多年来,对闭经的诊断有一个经典的程序。

(1)第一步:孕激素试验+血清促甲状腺激素测定+血清催乳素测定。

孕激素试验的方法:①黄体酮 20 mg,每天 1 次肌内注射,共 3 天;②微粒化黄体酮,每次 100~200 mg,每天 3 次,共 7~10 天;③地屈孕酮每次 10 mg,每天 2 次,共 7~10 天;④甲羟孕酮 8~10 mg/d,共 5~7 天。为避免不良反应最好在睡前服用。观察停药后 1 周内是否发生子宫内膜脱落造成的撤药性出血。

此步骤可以大致诊断:①孕激素试验有撤药性出血可确定卵巢、垂体、下丘脑有最低限度的功能,说明体内有一定水平的雌激素但缺少孕激素的分泌,提示卵巢内有可能有窦卵泡分泌雌激素但没有发生排卵。②PRL 水平正常说明可以基本排除由高催乳素血症引起的闭经;PRL 水平异常升高伴溢乳则提示可能存在高催乳素血症或垂体分泌 PRL 的肿瘤;如果 PRL 水平持续较高,建议行垂体影像学检查。③促甲状腺激素的异常可能反映甲状腺功能亢进或低下对月经的影响,虽然发病率较低,但是因为治疗较简单且有效,因此仍然建议作为第四步筛查。④孕激素试验有撤药性出血说明生殖道解剖正常,且子宫内膜存在一定程度的功能,女性生殖道是完整的。⑤即使内源性 E_2 足够,仍有两种情况导致孕激素撤药试验阴性,即子宫内膜蜕膜化,停用外源性孕激素后子宫内膜不会剥脱。第一种情况是子宫内膜应对高孕酮水平而蜕膜化,见于黄体期或妊娠;第二种情况即子宫内膜由于高浓度的孕激素或睾酮伴随一种特殊的肾上腺酶的不足而蜕膜化,见于雄激素过多症伴无排卵及多囊卵巢的患者,但这种临床现象并不常见。

(2)第二步:雌孕激素试验。

雌孕激素试验的方法:雌孕激素序贯用药一个周期(结合雌激素、天然雌激素或其他类型的雌激素,每天 1~2 mg 口服,共 20~28 天,最后 7~10 天加口服或肌内注射黄体酮(见第 1 步),与雌激素共用并同时停药。观察 1 周内是否有撤药性出血。

此步骤可以大致诊断:①雌孕激素试验有撤药性出血说明体内缺少雌激素分泌,雌激素分泌低下可能是卵巢功能低下所致;②雌孕激素试验无撤药性出血说明子宫或生殖道异常,有子宫内膜病变或生殖道畸形可能。

(3)第三步:血清 FSH、LH、E_2、T、DHEA-S 水平测定。

仅对第 2 步试验有撤药性出血的闭经患者进行,用来确定内源性雌激素低下是否由于卵泡(Ⅱ度闭经)的缺陷,抑或中枢神经系统-垂体轴的(Ⅲ或Ⅳ度闭经)功能缺陷。孕激素试验阴性的闭经妇女,其 Gn 水平可能异常地偏高、偏低或正常水平。

此步骤可以大致诊断:①FSH,LH 水平升高(FSH>20 U/L)和 E_2 水平降低,提示卵巢功能衰竭,低雌激素导致的反馈性高促性腺激素分泌;②LH/FSH 和 T 水平升高提示高雄激素血症及多囊卵巢综合征可能;③DHEA-S 明显升高提示有肾上腺来源的高雄激素血症;④FSH、LH 和 E_2 水平正常或降低(FSH 和 LH 均<5 U/L),提示下丘脑性或垂体性闭经。

(4)第四步:垂体兴奋试验。

如果血清 FSH 和 LH 水平测得正常或偏低,则需要通过垂体兴奋试验来鉴别垂体或下丘脑所导致的闭经原因。方法为:LHRH 25~50 μg,静脉推注,于注射前、注射后 30 分钟、60 分钟、90 分钟、120 分钟分别测血清 LH 和 FSH。因为 LHRH 主要刺激 LH 的分泌,也可以只测血清 LH。

此步骤可以大致诊断：鉴别下丘脑或垂体的功能异常；正常情况下 LH 和 FSH 的升高峰值在 LHRH 注射后 30 分钟左右，数值升高基础值的 3 倍以上。如果 LH 和 FSH 水平没有反应、反应低下或反应延迟，均提示闭经的原因可能在垂体而非下丘脑。如果反应正常，则提示为下丘脑性的闭经。对垂体的 LH 反应延迟者，也可能因为正常垂体长期"失用"而对 LHRH 的刺激不敏感，可以反复试验几次，以激活垂体。

(三)其他诊断方法

1.B 超检查

盆腔的 B 超扫描提示子宫和内生殖器是否发育正常；子宫的大小、内膜的厚度和形态与月经的关系密切，长期雌激素低下的患者，子宫可能发育不良，也可能发生萎缩。两侧卵巢的体积和形态学是否正常，是否有优势卵泡生长，卵巢内窦卵泡数目等反映了卵巢的排卵功能和储备状况，卵巢的形态学异常与闭经的病因有关，卵巢体积增大，多个窦卵泡发育，提示高雄激素血症和多囊卵巢可能；卵巢体积小于 10 mm³，且两侧卵巢窦卵泡总数小于 4～6 枚，提示卵巢发育不良或提早衰竭。超声应作为常规检查。

2.内镜检查

宫腔镜可以直接观察到宫腔和子宫内膜的形态，鉴别子宫内膜的厚度、色泽、子宫腔发育畸形、宫腔粘连等造成闭经的病因。腹腔镜可在直视下观察卵巢的形态、大小、排卵的痕迹等，鉴别闭经的原因。如果卵巢呈条索状形态，无卵泡和排卵证据，可提示卵巢发育不全，可伴或不伴子宫的发育不良。

3.染色体检查

所有 30 岁以下因高 Gn 水平诊断为卵巢早衰的患者，必须检查染色体核型。一些患者存在 Y 染色体嵌合现象，因为性腺(卵巢)内存在任何睾丸成分，都有形成恶性肿瘤风险，必须手术切除性腺。因为嵌合体核型(比如 46,XX/45,XO)的妇女在过早绝经之前可以有正常的青春期发育、正常月经甚至正常妊娠。有 10%～20% 的卵巢早衰或先天性性腺发育不良者伴有染色体畸变，10% 的 Turner 综合征女孩有自发性的青春期发育，2% 有月经初潮。虽然染色体核型检查对治疗不产生影响，但对于诊断还是有一定意义。况且对其家人的生育功能咨询亦有一定价值。

三、分类诊断

(一)Ⅰ度闭经(生殖道和/或子宫性闭经)

为子宫和生殖道畸形，造成的先天性阙如或梗阻，以及反复子宫手术、子宫内膜结核或炎症造成的不可逆的损伤。

1.诊断依据

(1)雌孕激素试验无撤药性出血。

(2)B 超检查子宫发育不良或阙如，或子宫内膜极薄和回声异常。

(3)子宫造影和/或宫腔镜提示子宫腔粘连、畸形或子宫内膜病变。

(4)对周期性腹痛的青春期患者注意下生殖道的发育畸形。

2.Asherman 综合征

子宫内膜的破坏(Asherman 综合征)可导致继发性闭经，这种情况通常是由产后过度刮宫致子宫内膜损伤的结果。子宫造影可以看到宫腔不规则粘连的典型影像；阴道 B 超可见子宫内膜线不连续和间断征象；宫腔镜检查诊断更精确，可以检出 X 线片无法显现的极微小的粘连。

患者卵巢功能正常时,基础体温是双相的,提示闭经的原因与排卵无关。

Asherman 综合征还可发生于剖宫产术、子宫肌瘤切除术、子宫成形术后。产后刮宫术后伴发产后性腺功能减退(如席汉综合征)者因内膜缺少雌激素支持,严重营养不良和菲薄,也可发生严重的宫腔粘连。据报道,选择性子宫动脉栓塞治疗子宫平滑肌瘤术后可能导致局部缺血性反应,造成子宫内膜的损伤而发生 Asherman 综合征。粘连可导致子宫腔、子宫颈外口、宫颈管或这些区域部分或完全闭塞,但不一定发生宫腔积血。如果影像学检查提示宫腔内积血,用宫颈扩张术就可以解决积血的引流问题。

Asherman 综合征患者除了闭经还可能有其他问题,如流产、痛经、月经过少,也可有正常的月经周期。轻度粘连也可导致不孕、反复性流产或胎儿丢失。此类患者需通过子宫造影或宫腔镜检查确诊子宫内膜腔的情况。

子宫内膜损伤导致闭经也可由结核病引起。将经血或子宫内膜活检组织进行培养找到结核杆菌方可确诊。子宫血吸虫病是导致终末器官功能障碍的另一个罕见原因,可在尿、粪、直肠排出物、经血及子宫内膜内找到寄生虫虫卵。还有因子宫内感染发生严重而广泛盆腔炎导致的 Asherman 综合征的病例报道。

过去,Asherman 综合征的治疗是通过扩张宫颈及刮宫术来解除粘连。宫腔镜下通过电切、电凝、激光等技术直接松解粘连,效果优于扩张宫颈及刮宫术。手术后为了防止宫腔壁的粘连,过去会放置一枚宫内节育器(IUD),然而儿科的气囊导尿管也是很好的选择。囊内充有 3 mL 液体,7 天后将导管取出。术前即开始用广谱抗生素持续 10 天。前列腺素合成抑制剂可解除子宫痉挛。患者连续两个月用高刺激剂量的雌激素治疗,如每月前 3 周每天口服结合雌激素 2.5 mg,第 3 周开始每天加用醋酸甲羟孕酮 10 mg。如果初次手术未能重建月经流出道,为了恢复生育能力,还需要重复数次持续治疗。此类患者有 70% 能成功妊娠,然而妊娠经常合并早产、胎盘植入、前置胎盘和/或产后出血。

3.苗勒管异常

苗勒管发育不全是指无明显阴道的原发性闭经患者,这是原发性闭经相对常见病因,发生率仅次于性腺发育不全。在芬兰,其发生率大约为 1/5 000 新生女婴。原发性闭经者需先排除苗勒管终端导致的生殖道不连续,对青春期女孩,必须先排除处女膜闭锁、阴道口闭锁及阴道腔不连续、子宫颈甚至子宫缺失。这类患者阴道发育不全或缺失,且通常伴子宫及输卵管缺失。有正常子宫者却缺乏对外的通道,或者有始基子宫或双角子宫存在。如果有部分子宫内膜腔存在,患者可能主诉有周期性下腹痛。由于与男性假两性畸形的某些征象相似,所以应证明是否为正常女性核型。由于卵巢不属于苗勒结构,故卵巢功能正常而且可以通过双相基础体温及外周血孕酮水平来证实。卵巢的生长及发育都无异常。生殖道闭锁导致的闭经伴随有阴道积血、子宫腔积血或腹腔积血所致的扩张性疼痛。

苗勒管发育不全的确切原因至今未明。可能是抗苗勒管激素(AMH)基因或 AMH 受体基因突变。尽管通常为散发,偶尔也有家族性发病。苗勒管发育不全的女儿和她们的母亲可存在半乳糖-1-磷酸尿苷酰基转移酶的基因突变。这与经典的半乳糖血症不同,推断由于半乳糖的代谢失调致使子宫内暴露有过高浓度的半乳糖,这可能就是苗勒管发育不全的生物学基础。给孕期小鼠高半乳糖喂食,会延迟雌性子代的阴道开放。在这群苗勒管发育不全的患者中,卵巢衰竭亦较常见。

进一步评估和诊断需包括放射学检查,大约 1/3 患者伴有泌尿道畸形,12% 以上的患者有骨骶异常,其中多数涉及脊柱畸形,也可能发生缺指或并指。肾畸形包括异位肾、肾发育不全、马蹄肾、集合管异常。B超检查子宫的大小和匀称性,若B超的解剖图像不确定,可选择MRI扫描。通常没必要用腹腔镜直视检查,MRI比B超准确得多,而且费用及创伤性都低于腹腔镜检查。然而存在不同程度的MRI描述与腹腔镜检查所见不符。术前准确诊断有助于手术规划及手术的顺利实施。

手术之前必须明确拟解决的问题,切除苗勒管残留肯定是没有必要的,除非导致子宫纤维增生、子宫积血、子宫内膜异位症或有症状的腹股沟疝。宫、腹腔镜手术可以解决上述病症。顾虑到手术困难及并发症高,更倾向于用替代材料方法构造人工阴道。推荐用渐进式扩张术,如Frank及后来的Wabrek等人描述的方法。首先向后,2周后改为向上沿着通常的阴道轴线方向,用阴道扩条每天扩张20分钟直至达到明显的不适。每次使用的扩条逐渐增粗,几个月后即可产生一条功能性阴道。塑料的注射器可用于代替昂贵的玻璃扩条,将扩条放在阴道的部位,维持类似于坐在赛车车座上的压力。Vecchietti在经腹或腹腔镜手术中采用一种牵引装置。术后再牵引7天就可形成一个功能性阴道。

对于不愿意或不能进行扩张术的患者,采用Williams阴道成形术的Creatsas矫形可迅速并简便地构建新阴道。该手术适用于那些不能接受Frank扩张术或Frank扩张术失败的妇女,或有完好的子宫并保留生育能力的患者。一种推荐方式为先做开腹手术来评估宫颈管情况,如果子宫颈闭锁就切除子宫,如果是相对简单的处女膜闭锁或阴道横隔问题,就联合阴道手术。多数人建议不必试图保留完全性阴道发育不全患者的生育力,建议在构建新阴道的同时切除苗勒管组织。

阴道横隔患者(远端1/3阴道未能成腔)通常有梗阻及尿频症状,阴道横隔可利用声门关闭强行呼气法与处女膜闭锁相鉴别,前者阴道外口处无膨胀。阴道横隔可合并有上生殖道畸形,如输卵管的节段性缺失或单侧输卵管、卵巢的缺失。

生殖道远端闭锁可视为急症,延误手术治疗可能会因炎症性改变或子宫内膜异位症导致不孕,必须尽快完成矫形引流手术。应尽量避免进行诊断性穿刺,因为一旦感染阴道积血则会转变为阴道积脓。

在引导患者进行一系列治疗的程序中,需进行心理咨询和安抚,帮助患者处理好失去生殖道以后的心理障碍。

(二)Ⅱ度闭经(卵巢性闭经)

1.Turner综合征和先天性性腺发育不良

无论是原发性闭经或继发性闭经都可以有性腺发育的问题,30%～40%的原发性闭经为性腺条索化的性腺发育不全者。核型的分布为50%的45,X;25%的嵌合体;25%的46,XX。继发性闭经的妇女也可存在性腺发育不全,有关的核型按出现频率依次排列为46,XX(最常见);嵌合体(如45,X/46,XX);X长臂或短臂缺失,47,XXX;45,X。染色体核型正常的性腺发育不全者也与感音神经性聋症(Perrault综合征)有关联。所以核型为46,XX的性腺发育不全者都必须进行听力评估。

单纯性腺发育不全是指双侧性腺条索状,无论其核型如何。混合型性腺发育不全是指一侧性腺内含有睾丸组织,而另一侧性腺条索状。常染色体异常也可与高促性腺激素性卵巢衰竭相关,如一个28岁的18染色体三体的嵌合体的高促性腺激素的继发性闭经患者,所有卵巢功能丧失。性染色体量变的患者都可列入性腺发育不全的范畴。

(1)Turner 综合征。临床诊断依据:①16 岁后仍无月经来潮(原发性闭经);②身材矮小、第二性征发育不良、蹼状颈、盾胸、肘外翻;③高促性腺激素,低性腺激素;④染色体核型为 45,XO;或 46,XX/45,XO;或 45,XO/47,XXX;⑤体检发现内外生殖器发育均幼稚,卵巢常呈条索状。

Turner 综合征为一条 X 染色体缺失或存在异常导致的性腺发育不良。由于卵泡的损失,青春期时无性激素产生,故此类患者多表现为原发性闭经。然而须特别关注此症较少见的变异类型,如自身免疫性疾病、心血管畸形及各种肾脏异常。Turner 综合征的患者 40% 为嵌合体或在 X、Y 染色体上有结构改变。

嵌合体即不同的性染色体成分形成的多核型细胞系。若核型中存在 Y 染色体,说明性腺内存在的睾丸组织,容易形成肿瘤及存在向男性发育的因素,需切除性腺区域。大约 30% 的 Y 染色体携带者不会出现男性第二性征,故即使正常外观女性,高促性腺激素性闭经患者都必须检查核型,以发现功能静止的 Y 染色体,以便在癌变之前对性腺进行预防性切除术。

大约 5% 诊断为 Turner 综合征的患者核型上有 Y 染色体成分。进一步用 Y 染色体特异性 DNA 探针发现另有 5% 的核型中有 Y 染色体成分。然而 Turner 综合征的患者的性腺肿瘤发生率较低(约 5%),似乎局限于那些常规核型检查有 Y 染色体成分的患者。即使常规核型未发现有 Y 染色体成分,一旦出现男性第二性征或当发现一个未知来源的染色体片段时,都需用探针来特异性检测 Y 染色体成分。

嵌合体的意义重大,当有 XX 细胞系嵌合时,性腺内可找到功能性卵巢组织,有时可有正常的月经甚至可生育。嵌合体者也可表现正常月经初潮,达到正常的身高,但出现过早绝经。大多数这类患者身材矮小、身高低于 160 cm,由于功能性卵泡加速闭锁导致早年绝经。

(2)先天性性腺发育不良:染色体核型和身高正常,第二性征发育大致正常,性腺呈条索状。余同 Turner 综合征。该类患者的染色体可能存在嵌合型、小的微缺失、平衡易位或基因的缺陷。

2.卵巢早衰和卵巢抵抗综合征

两组均属于高 Gn 性的闭经患者,去势或绝经后的 Gn 高水平与卵泡加速闭锁所致的卵泡缺乏之间存在联系,但并不是绝对的,因为在某些少见的情况下,Gn 高水平时仍有卵泡存在。发生单纯 FSH 或 LH 分泌异常的罕见病例可能由于某种 Gn 基因的纯合子突变所致。曾报道过由于 LH 亚基的基因突变造成性腺功能低下,和由于 FSH 的亚基突变造成原发性闭经。基因的突变导致生成蛋白的亚基改变,使之失去了应有的免疫活性及生物活性。所以这种性腺功能低下者表现为一种 Gn 升高而另一种 Gn 降低。基因突变杂合子携带者常有相对不孕的问题,利用外源性 Gn 促排卵可以让这些患者成功妊娠。当出现 FSH 高水平,而 LH 低或正常水平时,伴有垂体占位则提示存在分泌 FSH 的腺瘤。表现为持续性无排卵、自发性的卵巢过度刺激,卵巢上有多发的大卵泡囊肿,而且影像学证据提示有垂体腺瘤。因此强调两种 Gn 同时测定,如果一种异常单独升高,需要考虑上述情况。一般卵巢功能衰退的顺序首先是 FSH 的升高,逐渐伴随 LH 升高。

(1)卵巢早衰(premature ovarian failure,POF)。卵巢早衰的诊断依据:①40 岁前绝经;②高促性腺激素和低性腺激素,FSH>20 U/L,雌激素水平低值;③约 20% 有染色体核型异常,常为易位、微缺失、45XO/46,XX 嵌合型等;④约 20% 伴有其他自身免疫性疾病,如弥漫性甲状腺肿,肾上腺功能减退等;⑤病理检查提示卵巢中无卵泡或仅有极少原始卵泡,部分患者的卵巢呈浆细胞浸润性的"卵巢炎"现象;⑥腹腔镜检查见卵巢萎缩,体积变小,有的呈条索状;⑦有的患者有医源性损坏卵巢的病史,如卵巢肿瘤手术史、卵巢巧克力囊肿剥除术史、盆腔严重粘连史及盆腔放疗和化疗史等;⑧对内源性和外源性促性腺激素刺激无反应,用氯米芬无法诱导出反馈的GnRH升高,用外源性 GnRH 刺激卵巢呈不反应或低反应,无卵泡生长。

大约 1% 的妇女在 40 岁之前会发生卵巢衰竭,而在原发性闭经患者中,发生率为 10%～28%,多数病例的卵巢早衰机制不明。各个不同年龄都可以发生卵巢早衰,取决于卵巢所剩的卵泡数目。无论患者年龄多少,如果卵泡的丢失速度较快,则将表现为原发性闭经及性腺发育低下。假如卵泡耗损发生在青春期或青春期之后,则继发性闭经发生的时间将相应地推迟。

脆性 X 染色体综合征携带者中卵巢早衰的发生率为 10%,已经鉴定出至少有 8 个基因与卵巢早衰有关,5 个在 X 染色体上,3 个在常染色体上。此类患者可考虑供卵妊娠。对于卵巢早衰妇女,推荐进行脆性 X 染色体综合征的筛查,尤其是当有 40 岁之前绝经的家族史的情况下。一种由 3 号染色体上转录因子基因(FOXL2)突变引起的常染色体显性疾病也已证实与眼睑畸形及卵巢早衰有关。另外,卵巢早衰也有可能是自身免疫性疾病、感染流行性腮腺炎性卵巢炎,或化疗及放疗造成的卵泡破坏所致。这些因素导致卵泡消失加速所致。

卵巢早衰存在一定比例的特异性性染色体异常,最常见的异常是 45,X 及 47,XXX,其次是嵌合体、X 染色体结构异常。用荧光原位杂交法寻找 45,X/46,XX 嵌合体,卵巢早衰患者体内发现较高比例的单 X 性染色体细胞,也曾发现 X 染色体长臂上关键区域的易位。

放疗对卵巢功能的影响取决于患者年龄及 X 线的剂量,卵巢内照射 2 周后可出现类固醇激素水平下降,Gn 水平升高。年轻妇女体内有较多的卵母细胞可以抵抗内照射的完全去势作用,闭经多年后仍可恢复卵巢功能。如放疗时正常怀孕,子代的先天异常率并不高于普通人群。若放射区域为骨盆以外,则无卵巢早衰的风险。对盆腔肿瘤患者腹腔镜手术中将卵巢选择性的移出骨盆再作放疗,可有望今后妊娠。

烷化剂(抗肿瘤药)对性腺有剧毒,与放疗一样,导致卵巢衰竭的剂量与开始治疗时患者年龄存在负相关。其他化疗药物也有潜在的卵巢损害性,但研究较少,联合化疗对卵巢的影响与烷化剂相似。约 2/3 的绝经前乳腺癌患者使用环磷酰胺、甲氨蝶呤、氟尿嘧啶(5-Fu)治疗者丧失卵巢功能。虽然月经及生育力的确有可能恢复,但无法预测未来的卵巢功能及生育力。在猴模型模拟放疗过程中,用 GnRHα 抑制 Gn 并不能抵抗卵泡的丢失但确实可保护卵泡免受环磷酰胺的损害。化疗或放疗前将卵母细胞或卵巢组织深低温保存将是保存此类患者生育力的最佳选择。

对自身免疫性"卵巢炎"的卵巢早衰患者,应进行自身免疫性疾病的血液检查,而且需要每几年一次周期性进行,作为对自身免疫性相关疾病的长期监测。检查内容包括血钙、血磷、空腹葡萄糖、21-羟化酶的肾上腺抗体、游离 T_4、TSH、甲状腺抗体。

曾有人建议,有时需要每周测 Gn 及 E_2 水平,如 FSH 低于 LH(FSH/LH<1),或如果 E_2 高于 50 pg/mL 时,应考虑诱导排卵。由于很多案例报道证实了核型正常患者可恢复正常的卵巢功能(10% 的患者),由于有偶发性排卵,对无生育要求者雌孕激素联合性避孕药是较好的选择。如有生育要求者,最好选择供卵。不推荐用治疗剂量的糖皮质激素治疗特发性卵巢早衰,因为并未证明能使卵泡恢复对 Gn 的反应性。

(2)卵巢抵抗综合征(resistant ovarian syndrome,ROS)。卵巢抵抗综合征的临床特征:①原发或继发性闭经;②高促性腺激素和低性腺激素;③病理检查提示卵巢中有多量始基卵泡和原始卵泡;④腹腔镜检查见卵巢大小正常,但无生长卵泡和排卵痕迹;⑤对内源性和外源性促性腺激素刺激无反应。也称卵巢不敏感综合征,这是一组少见但颇有争议的病征。其临床表现与卵巢早衰极其相似,但如果行卵巢组织学检查,可以发现卵巢皮质中多个小的原始卵泡结构。有人推测这是 Gn 受体不敏感或缺陷,或受体前信号缺陷的原因。在雌激素和孕激素序贯治疗数月后,卵巢可能自然恢复排卵和妊娠。也有人认为这是 POF 的先兆征象和过渡阶段。

3.多囊卵巢综合征(见无排卵和多囊卵巢综合征节)

(1)临床表现:①月经稀发、闭经、不孕的持续性无排卵现象;②多毛、痤疮和黑棘皮病等高雄激素血症现象;③肥胖。

(2)超声检查诊断标准:①双侧卵巢各探及 12 个以上的小卵泡排列在卵巢表面,形成"项链征";②卵巢偏大,卵巢髓质部分增多,反光增强。

(3)实验室检查:①血清 LH/FSH 增高 2 倍以上;②雄激素 T、A、DHEA-S 升高,SHBG 降低;③胰岛素水平升高,糖耐量试验(OGTT)和餐后胰岛素水平升高;④PRL 可轻度升高。

(4)经腹或腹腔镜:卵巢体积增大,表面光滑,白色,无排卵痕迹,见表面多枚小卵泡。

(三)Ⅲ度闭经(垂体性闭经)

1.垂体肿瘤和高催乳素血症

(1)概况:由于颅底狭窄的垂体窝空间,垂体良性肿瘤的生长也会造成问题。肿瘤向上生长压迫视神经交叉,产生典型的双颞侧偏盲。如果肿瘤很小则很少出现视野受损。而此区域的其他肿瘤(如颅咽管瘤,影像学上通常以钙化为标志),由于更邻近视神经交叉,会较早导致视力模糊和视野缺损。除了颅咽管瘤,还有其他更少见的肿瘤,包括脑膜瘤、神经胶质瘤、转移性肿瘤、脊索瘤。曾报道,可能由于松果体的囊性病变导致褪黑激素分泌增加,引起青春期延迟。性腺发育不全及青春发育延迟者应检查头颅 MRI。

当 GH 过度分泌导致肢端肥大症,或 ACTH 的过量分泌引起库欣综合征时,会更加怀疑垂体肿瘤的存在。TSH 分泌性肿瘤(不到垂体肿瘤的 1%)引起继发性甲状腺功能亢进,或 ACTH 或 GH 分泌的肿瘤则非常罕见。如果临床表现提示库欣综合征,则须检测 ACTH 水平及 24 小时尿中游离皮质醇水平,以及地塞米松快速抑制试验;如怀疑为肢端肥大症,则应做 GH 的检测。循环中 IGF-1 水平较稳定,随机测定血样中 IGF-1 高水平即可诊断 GH 过度分泌;ACTH 或 GH 分泌性肿瘤都很少见,最常见的两种垂体肿瘤是 PRL 分泌性肿瘤及无临床功能性肿瘤。PRL 分泌性肿瘤也可在青春期前或青春期出现,故可能影响生长发育,并导致原发性闭经。

大多数无临床功能性肿瘤(约占垂体肿瘤的 30%)起源于 Gn 细胞,活跃分泌 FSH 及其游离亚基,但很少分泌 LH,故此类患者仅表现肿瘤占位性症状。所分泌的 FSH 游离亚基可作为一项肿瘤指标。然而由于游离 FSH 亚基增加合并本身 Gn 的升高,在绝经后妇女情况就变得复杂。但并不是所有 Gn 腺瘤都合并有游离 FSH 亚基增加。对于 FSH 升高而 LH 低水平者高度提示为 Gn 分泌性腺瘤。绝经前出现 Gn 分泌性腺瘤的妇女,其特征是卵巢内多发囊性改变(卵巢过度刺激)、E_2 高水平及子宫内膜超常增生。用 GnRHa 治疗通常不能降低 Gn 的分泌,反而可导致 FSH 及其游离亚基的持续升高。然而大多数此类肿瘤患者由于肿瘤对垂体柄的压迫影响了下丘脑 GnRH 向垂体的运输,导致 Gn 分泌下降和闭经,并常因肿瘤的占位阻碍了多巴胺向垂体前叶的运输,PRL 水平的轻度升高。

并非所有蝶鞍内占位都是肿瘤,据报道囊肿、结核病、肉瘤样病及脂肪沉着体也可成为垂体压迫的原因,导致低促性腺素性闭经。淋巴细胞性垂体炎是垂体内少见的自身免疫性浸润,酷似垂体肿瘤,常发生于妊娠期或绝经后的前 6 个月。初期出现高 PRL 血症,接着可发生垂体功能减退症。经蝶骨手术可诊断并治疗这类有潜在致命危险的垂体疾病。在一项大型经蝶骨手术调查中发现,91% 的蝶鞍内及蝶鞍周围占位是腺瘤,与尿崩症无关,但常常伴随着非垂体来源性肿瘤。

垂体周围的病变,如颈内动脉瘤、脑室导水管梗阻也可导致闭经。垂体局部缺血即梗死可导致功能不全,即为产科著名的席汉综合征。

(2)临床表现:①闭经或月经不调;②泌乳;③如较大的垂体肿瘤可引起头痛和视力障碍;④如为空蝶鞍综合征可有搏动性头痛;⑤需排除服药引起的高催乳素血症。

(3)辅助检查:①血清 PRL 升高;②如果为垂体肿瘤或空蝶鞍综合征可经蝶鞍 X 线摄片、CT 或 MRI 检查垂体确诊,应强调增强扫描,以增加检出率。

2.垂体功能衰竭

(1)临床表现:①有产后大出血或垂体手术的病史;②消瘦、乏力、畏寒、苍白,毛发稀疏,产后无乳汁分泌,无性欲,无卵泡发育和月经,生殖道萎缩;③检查为性腺激素低下、甲状腺功能低下和肾上腺功能低下的症状和体征,根据病情程度,功能低下的程度不同,但常见以性腺激素低下为主,其次为甲状腺功能低下,最后为肾上腺功能低下。

(2)辅助检查(根据病情):①血 FSH、LH、E_2、PRL、T 值均低下,血甲状腺激素(FT_3、FT_4)下降促甲状腺素(TSH)升高;②血肾上腺皮质激素(皮质醇,17-羟孕酮)水平低下;③垂体兴奋试验显示垂体反应低下;④空腹血糖和糖耐量试验提示血糖值偏低,反应低下。

(四)Ⅳ度闭经(中枢和下丘脑性闭经)

下丘脑性闭经(促性腺激素不足性性腺功能减退)的患者具有 GnRH 脉冲式分泌的缺陷。在排除了下丘脑器质性病变后,可诊断为功能性抑制,常常是由生活事件所致的心理生理反应,也可与工作或学校中面对的应激状况有关,常见于低体质量及先前月经紊乱的妇女。很多垂体性闭经的妇女也表现为由亚临床饮食障碍引起相似的内分泌、代谢和心理特征。

GnRH 的抑制程度决定了临床表现。轻度抑制可对生育力有微小影响,如黄体期不足;中度抑制可致无排卵性月经失调;重度即表现为下丘脑性闭经。

下丘脑性闭经患者可表现为低或正常水平促性腺激素,正常催乳素水平,正常蝶鞍的影像学表现,雌孕激素撤退性出血试验多为阴性。对这样的患者应每年评估一次,监测指标包括催乳素及蝶鞍的影像学检查。如果几年监测指标均无变化,影像学检查可不必要。与心理应激或体重减轻有关的闭经,大多在 6～8 年内都自然恢复。83% 的妇女在病因(应激、体重减少或饮食障碍)纠正后恢复月经。但仍有一部分患者需持续监测。在饮食障碍的妇女当中,月经往往与体重增加有关。

无明显诱因的下丘脑性闭经的妇女,其下丘脑-垂体-肾上腺轴的活性是存在的,可能是应激反应干扰了生育功能的过程。自发性下丘脑性闭经的妇女其 FSH、LH、催乳素的分泌降低,促肾上腺皮质激素释放激素所致皮质醇的分泌增加。有些患者有多巴胺能抑制的 GnRH 脉冲频率,GnRH 脉冲性分泌的抑制可能与内源性阿片肽及多巴胺的增加有关。功能恢复过程中高皮质醇血症先于卵巢功能恢复正常。

需要告知患者促排卵的有效性及生育的可能性,促排卵仅用于有怀孕需求的妇女。没有证据表明周期性激素补充或是促排卵可以诱导下丘脑恢复正常生理功能。

下丘脑性闭经的诊断依据:①原发性闭经;卵泡存在但不发育;②有的患者有不同程度的第二性征发育障碍;③Kallmann 患者伴嗅觉丧失;④FSH、LH、E_2 均低下;⑤对 GnRH 治疗有反应;⑥可有 X 染色体(Xp22.3)的 KAL 基因缺陷。

功能性下丘脑性闭经的临床表现:①闭经或不规则月经;②常见于青春期或年轻女性,多有

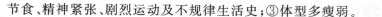

节食、精神紧张、剧烈运动及不规律生活史；③体型多瘦弱。

主要的辅助检查：①TSH 水平正常，T_3 和 T_4 较低；②FSH 和 LH 偏低或接近正常，E_2 水平偏低；③超声检查提示卵巢正常大小，多个小卵泡散在分布，髓质反光不增强。

1.体重下降,食欲缺乏和暴食综合征

肥胖可以与闭经有关，但肥胖者闭经时促性腺激素分泌不足的状态不常见，除非这个患者同时有情绪障碍。相反，急剧的体质量降低，可致促性腺激素分泌不足。对下丘脑性闭经的诊断必须先排除垂体瘤。

临床表现从与饮食匮乏所致的间歇性闭经到神经性厌食所致的危及生命的极度衰弱。因为这种综合征的死亡率大概为 6%，因此受到高度重视。也有些研究认为大多数患者都能够复原，而病死率并没有增加。这些结果的差异可能因为被评估的人群不一致。临床医师应该警惕有些患者可能会死于神经性厌食。

(1)神经性厌食的诊断。

主要临床特点：①发病于 10～30 岁；②体质量下降 25% 或是体重低于正常同年龄和同身高女性的 15%；③特殊的态度，包括对自己身体状况的异常认知，对食物奇怪的存积或拒绝；④毳毛的生长；⑤心动过缓；⑥过度活动；⑦偶发的过度进食(食欲过盛)；⑧呕吐，可为自己所诱发。

临床表现：①闭经；②无已知医学疾病；③无其他精神疾病。

其他特征：①便秘；②低血压；③高胡萝卜素血症；④糖尿病、尿崩症。

(2)神经性厌食的临床表现：神经性厌食曾被认为多见于中高阶层的低于 25 岁的年轻白人妇女，但现在看来这个问题可出现在社会各阶层，占年轻妇女的 0.5%。厌食一族均期望成功改变形象，其实家庭往往存在严重的问题，父母却努力维持和谐家庭的表象，掩饰或者否认矛盾冲突。根据心理学家的理解，父母一方，私下里对另一方不满，希望获得他们孩子的感情。当一个完美的孩子的角色变得极其困难时，厌食便开始了。病程往往起源于为控制体质量而自行节食，这种感觉带来一种力量和成就感，随即有一种若自我约束松懈则体质量不能控制的恐惧感产生。有观点认为厌食症可以作为一项辨别内在混乱家庭的指标。

青少年时期正常的体质量增加可能被认为过度增加，这可以使青少年患上真性神经性厌食症。过度的体力活动是神经性厌食症的最早信号。这些孩子是典型的过分强求者，他们很少惹麻烦，但很挑剔，要求其他人达到他们苛刻的价值标准，常常导致自己在社会上的孤立。

有饮食问题的患者常常表现出滞后的性心理发展，其性行为出现得很晚。由身材苗条判断社会地位的价值观，影响她们的进食。依赖身体苗条的职业及娱乐环境容易使得妇女暴露于神经性厌食及神经性贪食的风险之中。所以通常饮食问题反映的是心理上的困境。

除了痛经，便秘也是其常见的临床表现，常常较为严重并合并腹痛。大量进食低热量食物。低血压、低体温、皮肤粗糙、背部及臀部出现松软汗毛、心动过速及水肿是最常见的并发症。长期利尿剂及泻药的滥用可致明显的低钾。低钾性酸中毒可导致致死性的心律失常。血清胡萝卜素的升高表示机体存在维生素 A 的利用障碍，见于手脚掌的皮肤黄染。

贪食症典型表现在阶段性偷偷地疯狂进食，紧接着便是自己诱发呕吐、禁食，或是服用缓泻药和利尿剂，甚至灌肠剂。尽管贪食行为相对较常见，但临床上真正的贪食症并不常见(在一个大学学生样本中，占女性学生的 1%，男性学生的 0.1%)。贪食症行为常见于神经性厌食症患者(约占一半)。有贪食症行为的患者其抑郁症状或焦虑障碍的发生率较高，而且还会有入店行窃的问题(通常是偷食物)。约 50% 的病例神经性厌食和贪食症行为长期持续。神经性厌食症患者可分为贪食性厌食症和禁食伴过度锻炼者。贪食性厌食症者比较年长,相对更加抑郁、在社交上不太孤立,但家庭问题的发生率较高。单纯贪食症者体重波动较大,但不会减少到厌食症者那么低水平。克服了贪食症的患者可有正常的生育力。

严重的神经性厌食病例经常被内科医师碰到,而临界性神经性厌食病例通常来看妇科医师、儿科医师或家庭医师。厌食症相关的各种问题都代表下丘脑调控的身体功能的障碍:食欲、渴感、水分保持、体温、睡眠、自主平衡及内分泌。FSH、LH 水平下降,皮质激素水平升高,PRL、TSH、T_4 水平正常,但 T_3 水平较低,反式 T_3 水平升高。许多症状可用甲状腺功能减退来解释(如便秘、寒冷耐受不良、心动过缓、低血压、皮肤干燥、基础代谢率低、高胡萝卜素血症)。随着体重的增长,所有的代谢性改变恢复到正常,Gn 的分泌也可恢复到正常水平。有 30% 的患者持续闭经,这是持续性心理冲突的指标。

当体重恢复到正常体重 15% 以下时,即可恢复机体对 GnRH 的反应,方可恢复正常月经。神经性厌食患者的 Gn 持续低水平,与青春期前孩子的水平相似;随着体重的增长,出现 LH 夜间分泌,类似于青春早期的水平;而当完全恢复正常体重时,24 小时 LH 分泌形式就与正常成年人一样,只是峰值有所差异。如果患者 Gn 的浓度低到无法检测的水平时,可检测血中的皮质醇含量。没必要做其他太多的实验室检测。

需要告知患者闭经与低体重之间的紧密联系,以刺激患者恢复正常体重,进而恢复正常月经。有时有必要参与指导患者的每天能量计算方案[每天至少进食 10 920 kJ(2 600 kcal 能量)],以打破患者养成的饮食习惯。如果进展很慢,则可用激素治疗。对于体重低于 45.36 kg(100 磅)的患者,如体重持续下降,需进行心理咨询,进行心理干预。

关于厌食症目前尚无特殊的或新的治疗方法,只能强调在疾病发展到最严重的阶段之前,及早发现并进行心理干预。需要初诊医师、心理医师、营养学医师进行临床会诊帮助患者处理自己情绪的认知行为,必要时也可以加用抗抑郁药治疗。

2.过度运动与闭经

从事女性竞赛运动员、芭蕾、现代舞的专业人员中,月经失调或下丘脑抑制性闭经的发生率较高。多达 2/3 有月经的跑步运动员黄体期较短,甚至无排卵,即使月经正常,周期与周期之间的差异也很大,常常合并有激素功能的下降。如在月经初潮之前就开始过度运动,则月经初潮会延迟长达 3 年之久,随后月经紊乱的发生率较高。对于体重低于 115 kg 的年轻妇女,如在训练中体重下降大于 10 kg 就很可能出现闭经,也支持 Frisch 关于临界体重观念。

临界体重理论描述为:月经正常需要维持在临界水平之上的体重,需达到临界的躯体脂肪含量。可利用 Frisch 的临界体重计算。基于身体总水量占总体重的百分比,计算出躯体脂肪的百分比,为脂肪指数。16 岁时身体总水量占总体重 10% 时相当于脂肪含量为 22%,这是维持月经所需的最低标准,13 岁时身体总水量占总体重 10% 时相当于脂肪含量为 17%,这是发生月经初潮所需的最低标准,减少标准体重的 10%~15% 时就可使躯体脂肪含量下降到 22% 以下,造成月经紊乱。

这种闭经类似于下丘脑功能障碍,剧烈运动减少 Gn 分泌,但促进 PRL、GH、睾酮、ACTH 及肾上腺激素的分泌,同时减低它们的清除率从而增加了这些激素的血浓度。低营养状态妇女的 PRL 一般无改变,相反过度运动者的 PRL 是增加的,但幅度较小,持续时间极短,所以不能用 PRL 的增加来解释月经异常。当闭经运动员与非闭经运动员或非运动员相比较时,她们的 PRL 含量并没有明显差异。另外,月经正常的女性运动员褪黑素水平在白天升高,而闭经运动员褪黑素有夜间分泌。这也可见于下丘脑性闭经的妇女，反映对 GnRH 脉冲分泌的抑制。与低营养状态妇女相反的另一个现象出现在甲状腺轴。运动员的 T_4 水平相对较低，过度锻炼的闭经患者的甲状腺激素都完全受抑制，包括反式 T_3。

运动员经常会有竞赛后或训练后的欣快愉悦感。尚不清楚这究竟是一种心理反应还是由于内源性阿片的增加。大量证据显示，内源性阿片通过抑制下丘脑 GnRH 的分泌来抑制 Gn 的分泌。纳曲酮（一种长效的阿片受体阻滞剂）用于体重下降导致的闭经患者可促使恢复月经，提示内啡肽在应激相关的下丘脑性闭经中的关键作用。运动员不管是否闭经都会出现运动诱导的血内啡肽水平的升高。

下丘脑性闭经（包括运动相关性或饮食失调）妇女由于 CRH 及 ACTH 增加，伴有皮质醇增多症，表明这是应激状态干扰生殖功能。皮质醇水平恢复正常的闭经运动员 6 个月内可恢复正常的月经。

闭经运动员处于能量负平衡的状态，IGFBP-1 水平升高，胰岛素敏感性增强，胰岛素水平下降，IGF-1 不足，以及 GH 水平升高。IGFBP-1 的增加会抑制下丘脑 IGF 的活性，继而抑制 GnRH 的分泌。

瘦素对生殖的影响也被视为维持应激反应，月经周期正常的运动员 leptin 水平可显示出正常的昼夜节律，然而闭经患者则不具有昼夜节律。运动员 leptin 水平普遍较低（不到30%），这与身体脂肪含量的减少有关，但在血胰岛素不足及皮质醇增多症者其水平进一步降低。当身体脂肪减少到体重的15%以下，以及 leptin 低于 3 ng/mL 的水平时会发生月经紊乱及闭经。

Fries 描绘了饮食障碍连续的 4 个阶段：以美容为目的的忌口；因对饮食及体重神经过敏而忌口；厌食反应；神经性厌食。

厌食反应与真正的神经性厌食之间有几点重要差异，从心理上来说，神经性厌食患者对疾病及自身的问题缺乏认识，她并不认为自己体重过低，毫不担心自己可怕的身体现状及外表，医患之间很难沟通，患者对医师极其不信任。而厌食反应的患者有自我批评的能力，他们知道问题所在，而且能描述出来。运动员、过度锻炼的妇女或舞蹈演员都可能发生厌食反应。厌食反应的发生是自觉地有意识的故意努力减少体重。及早发现，给予忠告及自信心的支持可以制止问题的进展。由病理性饮食失调进展到完全综合征仅需 1 年时间。

尽早发现的预后较好，简单地增加体重就可以扭转闭经状态。然而这些患者通常不愿意放弃他们的运动规律。所以应鼓励激素治疗来阻止骨质流失及心血管系统的改变。如正常激素水平仍不足以使骨质密度恢复到正常水平，必须恢复足量的饮食和体重。当患者有生育要求时，推荐其减少运动量并增加一定的体重，有时必须考虑诱导排卵。

3.遗传基因缺陷

导致低促性腺素功能减退症特异性遗传缺陷尚不清楚。然而，随着分子生物学研究的深入，发现 FSH 亚基突变和 Kallmann 综合征的基因缺陷。

(1)闭经、嗅觉丧失、Kallmann 综合征：有一种少见的因 GnRH 分泌不足导致低促性腺素功能减退症，联合嗅觉丧失或嗅觉减退的综合征，亦即 Kallmann 综合征。在女性，这种综合征的特征是原发性闭经、性发育幼稚、低促性腺素，正常女性核型，以及无法感知嗅觉，比如咖啡、香水。她们的性腺对 Gn 有反应。所以可用外源性 Gn 成功地诱导排卵，而氯米芬无效。

Kallmann 综合征与特殊的解剖缺陷有关，MRI 和尸体剖检证实了嗅脑内嗅沟的发育不全或缺失。这一缺陷是嗅觉神经轴突及 GnRH 神经元未能从嗅板中迁移出来的结果。目前已证实有 3 种遗传方式：X 染色体连锁遗传、常染色体显性遗传、常染色体隐性遗传。男性的发病率高出 5 倍，表明 X 染色体连锁遗传是其主要的遗传方式，但在女性患者中，遗传模式为常染色体隐性或常染色体显性遗传。X 染色体连锁遗传的 Kallmann 综合征可联合有其他因 X 染色体短臂远端的邻近基因缺失或易位所致的疾病（如 X 染色体连锁的矮小症或鱼鳞病及硫酸酯酶缺乏症）。

导致这一综合征的 X 染色体连锁基因的突变或缺失包括 X 染色体短臂上（Xp22.3）的一个独立基因（KAL），它编码一种负责神经元迁移的必需蛋白 anosmin-1。这种嗅觉丧失闭经综合征是由于嗅觉神经及 GnRH 神经元未能穿透前脑，组织了成功迁移。同时还可能有其他神经异常，如镜像运动、听觉缺失、小脑性共济失调等，提示泛发的神经缺陷。肾和骨异常、听力缺陷、色盲、唇裂、腭裂（最常见的异常）也可以出现在这些患者中。表明除了下丘脑这一基因突变还可以在其他组织内表达。这一综合征的发生具有家族遗传性及散发性。尚未证实有常染色体的突变。

（2）单纯促性腺激素低下性闭经：单独的 GnRH 分泌不足导致的下丘脑性闭经患者可能有类似于 Kallmann 综合征患者的缺陷，但由于外显率较低，只有 GnRH 神经元的迁移缺陷表达出来。在一些嗅觉正常的闭经患者中，其家族成员有嗅觉丧失的患者。一些 GnRH 分泌不足但嗅觉正常的患者有常染色体遗传形式。然而尚未发现 GnRH 基因缺陷，X 染色体连锁基因的突变也并不常见。

报道一个家族遗传性 GnRH 受体基因突变所致的低促性腺素功能减退症，患者的父母和一个姐妹是正常的杂合子，所以突变是常染色体隐性遗传的。筛选 46 个低促性腺素功能减退症男女，发现有女性患者的家族中，1/14 存在常染色体遗传性 GnRH 受体基因突变，在另一项研究中，证实常染色体隐性遗传嗅觉正常的患者中有 40% 存在 GnRH 受体基因突变。GnRH 受体基因突变会干扰信号传导，导致对 GnRH 刺激抵抗，各种不同的表型反映了特殊突变后基因表达的质与量的差异。GnRH 受体基因突变可能在 20% 的自发性下丘脑性闭经患者中发生。Gn-RH 受体基因突变导致的低促性腺素功能减退症不容易用 GnRH 治疗，但外源性的 Gn 的反应未受损。由于大多数低促性腺素功能减退症患者对 GnRH 治疗起反应，因此 GnRH 受体基因突变并不常见。只有家族成员有类似表现的患者才值得继续追踪。

四、治疗

闭经的治疗应根据患者的病因、年龄、对生育的要求，采用个体化的方案进行。

（一）雌孕激素疗法

1.雌孕激素序贯疗法

适用于因卵巢早衰、卵巢抵抗综合征、垂体或下丘脑性闭经等情况。对要求生育的患者，雌激素种类的选择应为天然制剂。

2.雌孕激素联合疗法

适用于显著高雄激素血症和没有生育要求的情况。一般可选用避孕药半量或全量。对暂时不需要生育的患者，可长期服用数年。

（二）促排卵治疗

对要求生育的患者，针对不同的闭经原因，个体化地选择适当的促排卵药物和方案。

（三）手术治疗

针对患者病因，采用适当的手术诊断和治疗。对先天性下生殖道畸形的闭经，多有周期性腹痛的急诊情况，需要紧急进行矫形手术，以开放生殖道引流月经血；对多囊卵巢综合征的患者经第一线的促排卵治疗卵巢抵抗者，可通过经腹或腹腔镜进行卵巢打孔术，促进卵巢排卵；对垂体肿瘤的患者，可行肿瘤切除手术。垂体分泌催乳素的腺瘤的患者，在有视神经压迫症状时，可选择手术治疗。

（四）其他治疗

根据患者的具体情况，可针对性地采用适当的治疗方法。

（1）对高催乳素血症的患者用溴隐亭治疗。

（2）对高雄激素血症的患者可应用螺内酯、环丙孕酮等抗雄激素制剂治疗。

（3）对胰岛素抵抗的高胰岛素血症，可用胰岛素增敏剂及减轻体重的综合治疗。

（4）对甲状腺功能减低的患者应补充甲状腺素。

（5）对肾上腺来源的高雄激素血症可用地塞米松口服。

（6）对卵巢早衰、先天性性腺发育不良或 Turner 综合征可采用激素替代，并运用赠卵的辅助生殖技术帮助妊娠。

（五）治愈标准

（1）恢复自发的有排卵的规则月经。

（2）自然的月经周期长于 21 天，经量少于 80 mL，经期短于 7 天。

（3）对于不可能恢复自发排卵的患者，如卵巢早衰等，建立规律的人工周期的阴道出血即可。

闭经是一组原因复杂的临床症状，有一百余种病因，有功能性的，也有器质性的。对闭经的诊断是在病史、体格检查和妇科检查的基础上，根据一套经典的诊断程序逐步作出的。这一诊断程序可以将闭经的原因定位在下丘脑、垂体、卵巢、子宫和生殖道以及其他内分泌腺的部位，以便准确诊断和合理治疗。

因为闭经是由多种不同的原因造成的，所以对闭经的治疗方案也要根据其基础疾病而制订。有的疾病因原因不明，治疗的原则就是调整和维护机体的正常内分泌状态，帮助因闭经而不孕的夫妇怀孕，防止因闭经导致的近期和远期并发症。

（刘海红）

第五章

子宫内膜异位症与子宫腺肌病

第一节　子宫内膜异位症

具有生长功能的子宫内膜组织（腺体和/或间质）出现在宫腔被黏膜覆盖以外的部位时称为子宫内膜异位症（EMT），简称内异症。

EMT 以痛经、慢性盆腔痛、不孕为主要表现，是育龄妇女的常见病。该病的发病率近年有明显增高趋势，发病率占育龄妇女的 $10\%\sim15\%$，占痛经妇女的 $40\%\sim60\%$。在不孕患者中，$30\%\sim40\%$ 合并 EMT，在 EMT 患者中不孕症的发病率为 $40\%\sim60\%$。

该病一般仅见于生育年龄妇女，以 25～45 岁妇女多见。绝经后或切除双侧卵巢后异位内膜组织可逐渐萎缩吸收，妊娠或使用性激素抑制卵巢功能可暂时阻止此病的发展，故 EMT 是激素依赖性疾病。

EMT 虽为良性病变，但具有类似恶性肿瘤远处转移、浸润和种植的生长能力。异位内膜可侵犯全身任何部位，最常见的种植部位是盆腔脏器和腹膜，以侵犯卵巢和宫底韧带最常见，其次为子宫、子宫直肠陷凹、腹膜脏层、直肠阴道隔等部位，故有盆腔 EMT 之称。

一、发病机制

本病的发病机制尚未完全阐明，关于异位子宫内膜的来源，目前有多种学说。

（一）经血逆流与种植学说

妇女在经期时子宫内膜碎片可随经血倒流，经输卵管进入盆腔，种植于卵巢和盆腔其他部位，并在该处继续生长和蔓延，形成盆腔 EMT。但已证实 90% 以上的妇女可发生经血逆流，却只有 $10\%\sim15\%$ 的妇女罹患 EMT。剖宫产手术后所形成的腹壁瘢痕 EMT，占腹壁瘢痕 EMT 的 90% 左右，是种植学说的典型例证。

（二）淋巴及静脉播散

子宫内膜可通过淋巴或静脉播散，远离盆腔部位的器官如肺、手或大腿的皮肤和肌肉发生的 EMT 可能就是通过淋巴或静脉播散的结果。

（三）体腔上皮化生学说

卵巢表面上皮、盆腔腹膜都是由胚胎期具有高度化生潜能的体腔上皮分化而来，在反复经血逆流、炎症、机械性刺激、异位妊娠或长期持续的卵巢甾体激素刺激下，易发生化生而成为异位症的子宫内膜。

(四)免疫学说

免疫异常对异位内膜细胞的种植、黏附、增生具有直接和间接的作用,表现为免疫监视、免疫杀伤功能减弱,黏附分子作用增强,协同促进异位内膜的移植。以巨噬细胞为主的多种免疫细胞可释放多种细胞因子,促进异位内膜的种植、存活和增殖。EMT患者的细胞免疫和体液免疫功能均有明显变化,患者外周血和腹水中的自然杀伤细胞(NK)的细胞活性明显降低。病变越严重者,NK细胞活性降低亦越明显。雌激素水平越高,NK细胞活性则越低。血清及腹水中,免疫球蛋白IgG、IgA及补体C_3、C_4水平均增高,还出现抗子宫内膜抗体和抗卵巢抗体等多种自身抗体。因此,个体的自身免疫能力对异位内膜细胞的抑制作用,在本病的发生中起关键作用。

(五)在位内膜决定论

中国研究者提出的"在位内膜决定论"揭示了在位子宫内膜在EMT发病中的重要作用,在位内膜的组织病理学、生物化学、分子生物学及遗传学等特质,与EMT的发生发展密切相关,其"黏附-侵袭-血管形成"过程,即所谓的"三A程序",可以解释EMT的病理过程,又可以表达临床所见的不同病变。

二、病理

EMT最常见的发生部位为靠近卵巢的盆腔腹膜及盆腔器官的表面。根据其发生部位不同,可分为腹膜EMT、卵巢EMT、子宫腺肌病等。

(一)腹膜EMT

腹膜和脏器浆膜面的病灶呈多种形态。无色素沉着型为早期细微的病变,具有多种表现形式,呈斑点状或小泡状突起,单个或数个呈簇,有红色火焰样病灶,白色透明病变,黄褐色斑及圆形腹膜缺损。色素沉着型为典型的病灶,呈黑色或紫蓝色结节,肉眼容易辨认。病灶反复出血及纤维化后,与周围组织或器官发生粘连,子宫直肠陷凹常因粘连而变浅,甚至完全消失,使子宫后屈固定。

(二)卵巢子宫内膜异位症

卵巢EMT最多见,约80%的内异症位于卵巢。多数为一侧卵巢,部分波及双侧卵巢。初始病灶表浅,于卵巢表面可见红色或棕褐色斑点或小囊泡;随着病变发展,囊泡内因反复出血积血增多,而形成单个或多个囊肿,称为卵巢子宫内膜异位囊肿。因囊肿内含暗褐色黏糊状陈旧血,状似巧克力液体,故又称为卵巢巧克力囊肿,直径大多在10 cm以内。卵巢与周围器官或组织紧密粘连是卵巢子宫内膜异位囊肿的临床特征之一,并可借此与其他出血性卵巢囊肿相鉴别。

(三)子宫骶韧带、直肠子宫陷凹和子宫后壁下段的子宫内膜异位症

这些部位处于盆腔后部较低或最低处,与经血中的内膜碎屑接触机会最多,故为EMT的好发部位。在病变早期,子宫骶韧带、直肠子宫陷凹或子宫后壁下段有散在紫褐色出血点或颗粒状散在结节。由于病变伴有平滑肌和纤维组织增生,形成坚硬的结节。病变向阴道黏膜发展时,在阴道后穹隆形成多个息肉样赘生物或结节样瘢痕。随着病变发展,子宫后壁与直肠前壁粘连,直肠子宫陷凹变浅,甚至完全消失。

(四)输卵管子宫内膜异位症

内异症直接累及黏膜较少,偶在其管壁浆膜层见到紫褐色斑点或小结节。输卵管常与周围病变组织粘连。

(五)子宫腺肌病

子宫腺肌病分为弥漫型与局限型两种类型。弥漫型的子宫呈均匀增大,质较硬,一般不超过妊娠 3 个月大小。剖面见肌层肥厚,增厚的肌壁间可见小的腔隙,直径多在 5 mm 以内。腔隙内常有暗红色陈旧积血。局限型的子宫内膜在肌层内呈灶性浸润生长,形成结节,但无包膜,故不能将结节从肌壁中剥出。结节内也可见陈旧出血的小腔隙,结节向宫腔突出颇似子宫肌瘤。偶见子宫内膜在肌瘤内生长,称之为子宫腺肌瘤。

(六)恶变

EMT 是一种良性疾病,但少数可发生恶变,恶变率为 0.7%～1%,其恶变后的病理类型包括透明细胞癌、子宫内膜样癌、腺棘癌、浆液性乳头状癌、腺癌等。EMT 恶变 78% 发生在卵巢,22% 发生在卵巢外。卵巢外最常见的恶变部位是直肠阴道隔、阴道、结肠、盆腹膜、大网膜、脐部等。

三、临床表现

(一)症状

1.痛经

痛经是常见而突出的症状,多为继发性,占 EMT 的 60%～70%。多于月经前 1～2 天开始,经期第 1～2 天症状加重,月经净后疼痛逐渐缓解。疼痛多位于下腹深部及直肠区域,以盆腔中部为多,多随局部病变加重而逐渐加剧,但疼痛的程度与病灶的大小不成正比。

2.性交痛

性交痛多见于直肠子宫陷凹有异位病灶或因病变导致子宫后倾固定的患者。当性交时由于受阴茎的撞动,可引起性交疼痛,以月经来潮前性交最明显。

3.不孕

EMT 不孕率为 40%～60%,主要原因是腹水中的巨噬细胞影响卵巢的分泌功能和排卵功能,导致黄体功能不足(LPD)、未破裂卵泡黄素化综合征(LUFS)、早孕自然流产等。EMT 可使盆腔内组织和器官广泛粘连,输卵管变硬僵直,影响输卵管的蠕动,从而影响卵母细胞的拣拾和受精卵的输送。严重的卵巢周围粘连,可妨碍卵子的排出。

4.月经异常

部分患者可因黄体功能不足或无排卵而出现月经期前后阴道少量出血、经期延长或月经紊乱。内在性 EMT 患者往往有经量增多、经期延长或经前点滴出血。

5.慢性盆腔痛

71%～87% 的 EMT 患者有慢性盆腔痛,慢性盆腔痛患者中有 83% 活检确诊为 EMT。常表现为性交痛、大便痛、腰骶部酸胀及盆腔器官功能异常等。

6.其他部位 EMT 症状

肠道 EMT 可出现腹痛、腹泻或便秘。泌尿道 EMT 可出现尿路刺激症状等。肺部 EMT 可出现经前咯血、呼吸困难和/或胸痛。

(二)体征

典型的盆腔 EMT 在盆腔检查时,可发现子宫后倾固定,直肠子宫陷凹、子宫骶韧带或子宫颈后壁等部位扪及 1～2 个或更多触痛性结节,如绿豆或黄豆大小,肛诊更明显。有卵巢 EMT 时,在子宫的一侧或双侧附件处扪到与子宫相连的囊性偏实不活动包块(巧克力囊肿),往往有轻

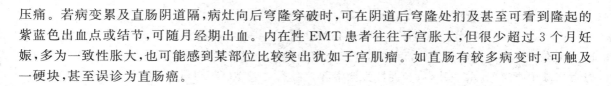

压痛。若病变累及直肠阴道隔,病灶向后穹隆穿破时,可在阴道后穹隆处扪及甚至可看到隆起的紫蓝色出血点或结节,可随月经期出血。内在性 EMT 患者往往子宫胀大,但很少超过 3 个月妊娠,多为一致性胀大,也可能感到某部位比较突出犹如子宫肌瘤。如直肠有较多病变时,可触及一硬块,甚至误诊为直肠癌。

四、诊断

(一)病史

凡育龄妇女有继发性痛经进行性加重和不孕史、性交痛、月经紊乱等病史者,应仔细询问痛经出现的时间、程度、发展及持续时间等。

(二)体格检查

(1)妇科检查(三合诊)扪及子宫后位固定、盆腔内有触痛性结节或子宫旁有不活动的囊性包块,阴道后穹隆有紫蓝色结节等。

(2)其他部位的病灶如脐、腹壁瘢痕、会阴侧切瘢痕等处,可触及肿大的结节,经期明显。

临床上单纯根据典型症状和准确的妇检可以初步诊断 50% 左右的 EMT,但大约有 25% 的病例无任何临床症状,尚需借助下列辅助检查,特别是腹腔镜检查和活组织检查才能最后确诊。

(三)影像学检查

1.超声检查

超声检查可应用于各型内异症,通常用于 Ⅲ～Ⅳ 期的患者,是鉴别卵巢子宫内膜异位囊肿、直肠阴道隔 EMT 和子宫腺肌症的重要手段。巧克力囊肿一般直径为 5～6 cm,直径大于 10 cm 的囊肿较少,其典型的声像图特征如下。

(1)均匀点状型:囊壁较厚,囊壁为结节状或粗糙回声,囊内布满均匀细小颗粒状的反光点。

(2)混合型:囊内大部分为无回声区,可见片状强回声或小光团,但均不伴声影。

(3)囊肿型:囊内呈无回声的液性暗区,多孤立分布,但与卵巢单纯性囊肿难以区分。

(4)多囊型:包块多不规则,其间可见隔反射,分成多个大小不等的囊腔,各囊腔内回声不一致。

(5)实体型:内呈均质性低回声或弱回声。

2.磁共振(MRI)检查

磁共振(MRI)对卵巢型、深部浸润型、特殊部位内异症的诊断和评估有意义,但在诊断中的价值有限。

(四)CA125 值测定

血清 CA125 浓度变化与病灶的大小和病变的严重程度呈正相关。CA125 大于等于 35 U/mL 为诊断 EMT 的标准,临床上可以辅助诊断并可监测疾病的转归和评估疗效。由于 CA125 在不同的疾病间可发生交叉反应,使其特异性降低而不能单独作为诊断和鉴别诊断的指标。CA125 在监测内异症方面较诊断内异症更有价值。

在 Ⅰ～Ⅱ 期患者中,血清 CA125 水平正常或略升高,与正常妇女有交叉,提示 CA125 阴性者亦不能排除内异症。而在 Ⅲ～Ⅳ 期有卵巢子宫内膜异位囊肿、病灶侵犯较深、盆腔广泛粘连者,CA125 值多升高,但一般不超过 200 U/mL。腹腔液 CA125 的浓度可直接反映 EMT 病情,其浓度较血清高出 100 多倍,临床意义比血清 CA125 大。CA125 结合抗子宫内膜抗体(EMAb)、B 超、CT 或 MRI 检查可提高诊断准确率。

(五)抗子宫内膜抗体(EMAb)

EMT 是一种自身免疫性疾病,因为在许多患者体内可以测出抗子宫内膜的自身抗体。EMAb 是 EMT 的标志抗体,其产生与异位子宫内膜的刺激及机体免疫内环境失衡有关。EMT 患者血液中 EMAb 水平升高,经促性腺激素释放激素类似物(GnRHa)治疗后,EMAb 水平明显降低。测定抗子宫内膜抗体对内异症的诊断与疗效观察有一定的帮助。

(六)腹腔镜检查

腹腔镜检查是诊断 EMT 的金标准,对于盆腔检查和 B 超检查均无阳性发现的不育或腹痛患者来说更是重要手段。在腹腔镜下对可疑病变进行活检,可以确诊和正确分期,对不孕的患者还可同时检查其他不孕的病因和进行必要的处理,如盆腔粘连分解术、输卵管通液及输卵管造口术等。

五、子宫内膜异位症的分期

(一)美国生殖学会子宫内膜异位症(RAFS)手术分期

目前,世界上公认并应用的子宫内膜异位症分期法是 RAFS 分期,即按病变部位、大小、深浅、单侧或双侧、粘连程度及范围,计算分值,定出相应期别。

(二)子宫内膜异位症的临床分期

1. Ⅰ期

不孕症未能找到不孕原因而有痛经者,或为继发痛经严重者。妇科检查后穹隆粗糙不平滑感,或骶韧带有触痛。B 超检查无卵巢肿大。

2. Ⅱ期

后穹隆可触及小于 1 cm 的结节,骶韧带增厚,有明显触痛。两侧或一侧可触及小于 5 cm 肿块或经B超确诊卵巢增大者,附件与子宫后壁粘连,子宫后倾尚活动。

3. Ⅲ期

后穹隆可触及大于 1 cm 的结节,骶韧带增厚或阴道直肠可触及结节,触痛明显,两侧或一侧附件可触及大于 5 cm 的肿块或经 B 超确诊附件肿物者。肿块与子宫后壁粘连较严重,子宫后倾活动受限。

4. Ⅳ期

后穹隆被块状硬结封闭,两侧或一侧附件可触及直径大于 5 cm 的肿块与子宫后壁粘连,子宫后倾活动受限,直肠或输尿管受累。

对Ⅰ期、Ⅱ期患者选用药物治疗,如无效时再考虑手术治疗。对Ⅲ期、Ⅳ期患者首选手术治疗,对Ⅳ期患者行保守手术治疗预后较差。对此类不孕患者建议在术前药物治疗 2～3 个月后再行手术,以期手术容易施行,并可较彻底清除病灶。

六、EMT 与不孕

在不孕患者中,30%～58%合并 EMT,在 EMT 患者中不孕症的发病率为 25%～67%。EMT 合并不孕的患者治疗后 3 年累计妊娠率低于无 EMT 者,患内异症的妇女因男方无精子行人工授精,成功率明显低于无内异症的妇女。EMT 对生育的影响主要有以下因素。

(一)盆腔解剖结构改变

盆腔内 EMT 所产生的炎性反应及其所诱发的多种细胞因子和免疫反应,均可损伤腹膜表面,造成血管通透性增加,导致水肿、纤维素和血清渗出,经过一段时间后,发生盆腔内组织、器官粘连。其粘连的特点是范围大而致密,容易使盆腔内器官的解剖功能异常。一般 EMT 很少侵犯输卵管的肌层和黏膜层,故输卵管多为通畅。但盆腔内广泛粘连可导致输卵管变硬僵直,影响输卵管的蠕动,或卵巢与输卵管伞部隔离,从而影响卵母细胞的拣拾和受精卵的输送,严重者可导致输卵管阻塞。如卵巢周围的严重粘连或卵巢子宫内膜异位囊肿破坏正常卵巢组织,可妨碍卵子的排出。

(二)腹水对生殖过程的干扰

内异症患者腹水中的巨噬细胞数量增多且活力增强,不仅吞噬精子,还可释放白细胞介素-1 (IL-1)、白细胞介素-2(IL-2)、肿瘤坏死因子(INF)等多种细胞因子,影响精子的功能和卵子的质量,不利于受精过程及胚胎着床。腹水中的巨噬细胞降低颗粒细胞分泌黄体酮的功能,干扰卵巢局部的激素调节作用,使 LH 分泌异常、催乳素(PRL)水平升高、前列腺素(PG)含量增加,影响排卵的正常进行,可能导致黄体期缺陷(LPD)、未破裂卵泡黄素化综合征(LUFS)、不排卵等。临床发现 EMT 患者体外受精-胚胎移植(IVF-ET)的受精率降低。盆腔液中升高的 PG 可以干扰输卵管的运卵功能,并刺激子宫收缩,干扰着床和使自然流产率升高达 50%。

七、EMT 治疗

国际子宫内膜异位症学术会议(WEC)曾总结提出对于 EMT,腹腔镜、卵巢抑制、三期疗法、妊娠、助孕是最好的治疗。中国研究者又明确提出内异症的规范化治疗应达到 4 个目的:减灭和去除病灶,缓解和消除疼痛,改善和促进生育,减少和避免复发。

治疗时主要考虑的因素:①年龄;②生育要求;③症状的严重性;④既往治疗史;⑤病变范围;⑥患者的意愿。

(一)有生育要求的内异症治疗方案

对有生育要求的内异症患者,应首先行子宫输卵管造影(HSG),输卵管通畅者,可先采用抑制子宫内膜异位病灶有效的药物,如避孕药、孕三烯酮或 GnRHa 等药物 3～6 个周期,然后给予促排卵治疗;对排卵正常但不能受孕者应行腹腔镜检查以明确有无盆腔粘连或引起不孕的其他盆腔因素。若 HSG 提示病变累及输卵管影响输卵管通畅性或功能,则应行腹腔镜检查确诊病因,在检查的同时完成盆腔粘连分离、异位病灶去除及输卵管矫正手术。EMT 患者手术后半年为受孕的黄金时期,术后 1 年以上获得妊娠的机会大大下降。

有研究者认为对 EMT Ⅰ～Ⅱ期不孕患者,首选手术治疗,在无广泛病变或经手术重建盆腔解剖结构后,此时期盆腔内环境最有利于受精,子宫内膜的容受性也最高,应积极促排卵尽早妊娠或促排卵后行人工授精(IUI)3 个周期,仍未成功则行体外授精(IVF)。对Ⅲ～Ⅳ期内异症不孕患者手术后短期观察或促排卵治疗,如未妊娠,直接 IVF 或注射长效 GnRHa 2～3 支后行 IVF-ET。对病灶残留,内异症生育指数评分低者,术后可用 GnRHa 治疗 3 周期后行 IVF。

(二)无生育要求的治疗方案

对于无生育要求的内异症患者,治疗并控制病灶,以最简便、最小的代价来提高生活质量。治疗方法可分为手术治疗、药物治疗、介入治疗、中药治疗等。手术是第一选择,腹腔镜手术为首选。手术可以明确诊断,确定病变程度、类型、活动状态,进行切除、减灭病变,分离粘连,减轻症状,减少或预防复发。

子宫腺肌症症状较严重者,一般需行次全子宫切除或全子宫切除术。年轻且要求生育者,如病灶局限,可考虑单纯切除病灶,缓解症状,提高妊娠率,但子宫腺肌症的病灶边界不清又无包膜,故不宜将其全部切除,因此复发率较高。疼痛较轻者,可以药物治疗。

(三)手术治疗

手术的目的是切除病灶、恢复解剖。手术又分为保守性手术、半保守性手术及根治性手术。

1.保守性手术

保留患者的生育功能,手术尽量切除肉眼可见的病灶、剔除囊肿及分离粘连。适合年龄较轻、病情较轻又有生育要求者。

2.根治性手术

切除全子宫及双附件,以及所有肉眼可见的病灶。适合年龄 50 岁以上、无生育要求、症状重或者内异症复发经保守手术或药物治疗无效者。

3.半保守性手术

切除子宫,但保留卵巢。主要适合无生育要求、症状重或者复发经保守手术或药物治疗无效,但年龄较轻希望保留卵巢内分泌功能者。

手术后的复发率取决于病情的严重程度及手术的彻底性。彻底切除或剥除病灶后 2 年复发率大约为 21.5%,5 年复发率为 40%~50%。手术后使用 GnRHa 类药物可用于治疗切除不完全的内异症患者的疼痛,尤其是重度内异症者术后盆腔痛。对于术后想受孕的患者可以不使用该类药物,因为这并不能提高受孕率,而且还会因治疗耽搁怀孕。术后使用促排卵药物,争取术后早日怀孕。如果术后需要使用 GnRH-a 类药物,注射第 3 支后 28 天复查 CA125 及 CA199,CA125 降至 15 U/mL 以下,CA199 降至 20 U/mL 以下,待月经复潮后可行 IUI 或 IVF-ET。

(四)药物治疗

药物治疗的目的是改善妊娠环境,获得妊娠和止痛。常用药物有以下几种。

1.假孕疗法

长期持续口服高剂量的雌、孕激素,抑制垂体促性腺激素(Gn)及卵巢性激素的分泌,造成无周期性的低雌激素状态,使患者产生一种高雄激素性的闭经,其所发生的变化与正常妊娠相似,故称为假孕疗法。各种口服避孕药和孕激素均可用来诱发假孕。

(1)口服避孕药:低剂量高效孕激素和炔雌醇的复合片,抑制排卵,下调细胞增殖,加强在位子宫内膜细胞凋亡,可有效安全地治疗 EMT 患者的痛经。长期连续或循环地使用是可靠的手术后用药,可避免或减少复发。通过阴道环给予雌、孕激素的方式治疗 EMT 相关疼痛效果及依从性良好。近年国外研究认为,避孕药疗效不差于 GnRHa,且经济、便捷、不良反应小,可作为术后的一类用药。

用法:每天 1 片,连续服 9~12 个月或 12 个月以上。服药期间如发生阴道突破性出血,每天增加 1 片直至闭经。

(2)孕激素类:①地诺孕素是一种睾酮衍生物,仅结合于孕激素受体以避免雌激素、雄激素或糖皮质激素活性带来的不良反应。在改善 EMT 相关疼痛方面,地诺孕素与 GnRHa 疗效相当。每天口服 2 mg,连续使用 52 周,对骨密度影响轻微。其安全耐受性很好,对血脂、凝血、糖代谢影响很小。给药方便,疗效优异,不良反应轻微。作为保守手术后的用药值得推荐。②炔诺酮 5~7.5 mg/d(每片 0.625 mg),或醋酸甲羟孕酮(MPA)20~30 mg/d(每片 2 mg),连服 6 个月。如用药期间出现阴道突破性出血,可每天加服戊酸雌二醇片 1 mg,或己烯雌酚 0.25~0.5 mg。

由于炔诺酮、醋酸甲羟孕酮类孕激素疗效短暂,妊娠率低,复发率高,现临床上已较少应用。

2.假绝经疗法

使用药物阻断下丘脑 GnRHa 和垂体 Gn 的合成和释放,直接抑制卵巢激素的合成,以及有可能与靶器官性激素受体相结合,导致 FSH 和 LH 值低下,从而使子宫内膜萎缩,导致短暂闭经。不像绝经期后 FSH 和 LH 升高,故名假绝经疗法。常用药物有达那唑、孕三烯酮等。

(1)达那唑:是一种人工合成的 17α-乙炔睾酮衍生物,抑制 FSH 和 LH 峰,产生闭经,并直接与子宫内膜的雄激素和孕激素的受体结合,导致异位内膜腺体和间质萎缩、吸收而痊愈。

用法:月经第 1 天开始口服,每天 600～800 mg,分 2 次口服,连服 6 个月。或使用递减剂量,300 mg/d 逐渐减至 100 mg/d 的维持剂量,作为 GnRHa 治疗后的维持治疗,治疗 1 年,能有效维持盆腔疼痛的缓解。

达那唑宫内节育器能有效缓解 EMT 有关的疼痛症状,且无口服时的不良反应。达那唑阴道环给药系统有效治疗深部浸润型 EMT 的盆腔疼痛,不良反应非常少见,可以作为术后长期维持治疗。

(2)孕三烯酮:是 19-去甲睾酮衍生物,有雄激素和抗雌孕激素作用,作用机制类似达那唑,疗效优于达那唑,不良反应较达那唑轻。其耐受性、安全性及疗效不如 GnRHa。

用法:月经第 1 天开始口服,每周 2 次,每次 2.5 mg,连服 6 个月。

3.其他药物

(1)三苯氧胺(他莫昔芬,TAM):是一种非甾体类的雌激素拮抗剂,可与雌激素竞争雌激素受体,降低雌激素的净效应,并可刺激孕激素的合成,而起到抑制雌激素作用,能使异位的子宫内膜萎缩,造成闭经,并能缓解因内异症引起的疼痛等症状。但 TAM 治疗中又可出现雌激素样作用,长期应用可引起子宫内膜的增生,诱发卵巢内膜囊肿增大。

用法:每天 20～30 mg,分 2～3 次口服,连服 3～6 个月。

(2)米非司酮:能与黄体酮受体及糖皮质激素受体结合,下调异位和在位内膜的孕激素受体含量并抑制排卵,造成闭经,促进 EMT 病灶萎缩,疼痛缓解。

用法:月经第 1 天开始口服,每天 10～50 mg,连服 6 个月。

(3)有前景的药物:芳香化酶抑制剂类,如来曲唑、GnRHa-A 类药物西曲瑞克、基质金属蛋白酶抑制剂及抗血管生成治疗药物等。

4.免疫调节治疗

EMT 是激素依赖性疾病,性激素抑制治疗已广泛应用于临床并取得了一定的短期疗效,包括达那唑、GnRHa 和口服避孕药等。但是高复发率及长期使用产生的严重药物不良反应影响了后续治疗。研究表明 EMT 的形成和发展有免疫系统的参与,包括免疫监视的缺失,子宫内膜细胞对凋亡和吞噬作用的抵抗,以及对子宫内膜细胞有细胞毒性作用的 NK 细胞活性的降低。因此,免疫调节为 EMT 治疗开辟了新的途径。目前,以下几种药物在 EMT 治疗研究中获得了初步疗效。

(1)己酮可可碱:己酮可可碱是一种磷酸二酯酶抑制剂,既可以影响炎症调节因子的产生,也可以调节免疫活性细胞对炎症刺激的反应,近年来被认为可能对 EMT 有效而成为 EMT 免疫调节治疗的研究重点。己酮可可碱可以通过提高细胞内的环磷腺苷水平来减少炎症细胞因子的产生或降低其活性,如肿瘤坏死因子 α(TNF-α)。此外还具有抑制 T 淋巴细胞和 B 淋巴细胞活化,降低 NK 细胞活性,阻断白细胞对内皮细胞的黏附等作用。研究发现己酮可可碱可以调节 EMT 患者腹膜环境的免疫系统功能,减缓子宫内膜移植物的生长,逆转过度活化的巨噬细胞,有效改善 EMT 相关的不孕。己酮可可碱不抑制排卵,对孕妇是安全的,适用于治疗与 EMT 相关的不孕症。

手术后使用己酮可可碱治疗轻度 EMT,800 mg/d,12 个月的妊娠率从 18.5％提高到 31％,可以明显减轻盆腔疼痛。但也有研究认为其并不能明显改善轻度到重度 EMT 患者的妊娠率,不能降低术后复发率。

(2)抗 TNF-α 治疗药物:TNF-α 是一种促炎症反应因子,是活化的巨噬细胞的主要产物,与 EMT 的形成和发展有关。EMT 患者腹腔液中 TNF-α 水平增高,并且其水平与 EMT 的严重程度相关。抗 TNF-α 治疗除了阻断 TNF-α 对靶细胞的作用外,还包括抑制 TNF-α 的产生。该类药物有己酮可可碱、英夫利昔单抗、依那西普、重组人 TNF 结合蛋白 I 等。

(3)干扰素-α2b:干扰素-α 能刺激 NK 细胞毒活性,并可促使 CD8 细胞表达。无论在体外实验或动物模型中,干扰素-α2b 对于 EMT 的疗效均已得以证实。

(4)白细胞介素-12(IL-12):IL-12 的主要作用是调节免疫反应的可适应性。IL-12 可以作用于 T 淋巴细胞和 NK 细胞,从而诱导其他细胞因子的产生。其中产生的干扰素-γ 可以进一步增强 NK 细胞对子宫内膜细胞的细胞毒性作用,以及促进辅助性 T 淋巴细胞反应的产生。小鼠腹腔内注射 IL-12 明显减小异位子宫内膜病灶的表面积和总重量。但目前缺乏临床试验证实其疗效。

(5)中药:中医认为扶正固本类中药多有免疫促进作用,有促肾上腺皮质功能及增强网状内皮系统的吞噬作用,增加 T 淋巴细胞的比值。活血化瘀类中药对体液免疫与细胞免疫均有一定的抑制作用,不仅能减少已生成的抗体,而且还抑制抗体形成,对已沉积的抗原抗体复合物有促进吸收和消除的作用,还有抗感染、降低毛细血管通透性等作用。由丹参、莪术、三七、赤芍等组方的丹莪妇康煎具有增强细胞免疫和降低体液免疫的双向调节作用,疗效与达那唑相似。由柴胡、丹参、赤芍、莪术、五灵脂组方的丹赤饮使 33％的 EMT 患者局部体征基本消失,NK 细胞活性升高。但是中药的具体免疫调节作用尚缺乏实验室证据的支持,且报道的临床疗效可重复性不强。

5.左炔诺孕酮宫内缓释系统(LNG-IUS,商品名曼月乐)

LNG-IUS 直接减少病灶中的 E_2 受体,使 E_2 的作用减弱导致异位的内膜萎缩,子宫动脉阻力增加,减少子宫血流量,减少子宫内膜中前列腺素的产生,明显减少月经量,改善 EMT 患者的盆腔疼痛,缓解痛经症状。与 GnRHa 相比,LNG-IUS 缓解 EMT 患者痛经疗效相当,减少术后痛经复发。不增加心血管疾病风险,且降低血脂,不引起低雌激素症状,没有减少骨密度的严重不良反应,可长期应用。不规则阴道流血发生率高于 GnRHa。如果 EMT 患者需要长期治疗,可优先选择 LNG-IUS,在提供避孕的同时,是治疗子宫内膜异位症、子宫腺肌病和慢性盆腔痛的有效、安全、便捷的治疗手段之一,尤其适用于合并有子宫腺肌症的 EMT 患者的长期维持治疗。

曼月乐含 52 mg 左炔诺孕酮,每天释放 20 μg,可有效使用 5 年。

放置曼月乐一般选择在月经的 7 天以内,如果更换新的曼月乐可以在月经周期的任何时间。早孕流产后可以立即放置,产后放置应推迟到分娩后 6 周。

6.促性腺激素释放激素激动剂(GnRHa)

GnRHa 是目前最受推崇、最有效的子宫内膜异位症治疗药物。连续使用 GnRHa 可下调垂体功能,造成药物暂时性去势及体内 Gn 水平下降、低雌激素状态;由于卵巢功能受抑制,产生相应低雌激素环境,使内异症病灶消退。目前常用的有长效制剂如进口的曲普瑞林、戈舍瑞林、布舍瑞林等,国产的长效制剂有亮丙瑞林(丽珠制药),短效制剂如丙氨瑞林(安徽丰原)。

(1)用法:长效制剂于月经第 1 天开始注射,每 28 天注射 1/2～1 支,注射 3～6 支,最多不超过 6 支。

(2)不良反应:主要为雌激素水平降低所引起的类似围绝经期综合征的表现,如潮热、多汗、血管舒缩不稳定、乳房缩小、阴道干燥等反应,占 90% 左右,一般不影响继续用药。严重雌激素减少,E_2 小于734 pmol/L,可增加骨中钙的吸收,而发生骨质疏松。

(3)反向添加疗法(Add-back):指联合应用 GnRHa 及雌、孕激素,使体内雌激素水平达到所谓"窗口剂量",既不影响内异症的治疗,又可最大限度地减轻低雌激素的影响。其目的是减少血管收缩症状,以及长期使用 GnRHa 对于骨密度的损害。可以用雌、孕激素的联合或序贯方法。

用药方法:应用 GnRHa 3 个月后,联合应用以下药物。①GnRHa＋戊酸雌二醇片 1～2 mg/d＋醋酸甲羟孕酮 2～4 mg/d;②GnRHa＋戊酸雌二醇片 1～2 mg/d＋炔诺酮 5 mg/d。③GnRHa＋利维爱 2.5 mg/d。

雌二醇阈值窗口概念:血清 E_2 在 110～146 pmol/L 为阈值窗口,在窗口期内可不刺激 EMT 病灶生长,亦能满足骨代谢和血管神经系统对雌激素的需求,故可适当添加激素维持雌激素阈值水平,减少不良反应。适当的反加不影响 GnRHa 疗效,且有效减少不良反应,延长用药时间。

(4)GnRHa 反减治疗:以往采用 GnRHa 先足量再减量方法,近年有更合理的长间歇疗法,延长GnRH-a 用药间隔时间至 6 周一次,共用 4 次,亦能达到和维持有效低雌激素水平,是经济有效且减少不良反应的给药策略,但其远期复发率有待进一步研究。

(五)药物与手术联合治疗

手术治疗可恢复正常解剖关系,去除病灶并同时分离粘连,但严重的粘连使病灶不能彻底清除,显微镜下和深层的病灶无法看到,术后的并发症有时难以避免。手术后的粘连是影响手术效果、导致不孕的主要原因。药物治疗虽有较好的疗效,但停药后短期内病变可能复发,致密的粘连妨碍药物到达病灶内而影响疗效。根据病情程度在手术前后药物治疗。术前应用 GnRHa,在低雌激素作用下,腹腔内充血减轻,毛细血管充血和扩张均不明显,使粘连易于分离,卵巢异位瘤易于剥离,有利于手术的摘除,还可预防术后粘连形成。术后用 1～2 个月的药物,可以抑制手术漏掉的病灶,预防手术后的复发。

八、EMT 的复发与处理

内异症复发指手术和规范药物治疗,病灶缩小或消失及症状缓解后,再次出现临床症状且恢复至治疗前水平或加重,或再次出现子宫内膜异位病灶。内异症总体的复发率高达 50% 以上,作为一种慢性活动疾病,无论给予什么治疗,患者总处于复发的危险之中,特别是年轻的、保守性手术者。实际上,难以区分疾病的再现或复发,还是再发展或持续存在,更难界定治疗后多长时间再出现复发。无论何种治疗都很难将异位灶清除干净,尤其是药物治疗。复发的生物学基础是异位内膜细胞可以存活并有激素的维持。这种异位灶可以很"顽强",经过全期妊娠,已经萎缩的异位种植可能在产后 1 个月复发。亦有报道在经过卵巢抑制后 3 个星期,仅在激素替代 3 天即可再现病灶。复发的主要表现是疼痛及结节或包块的出现,80% 于盆腔检查即可得知,超声扫描、血清 CA125 检查可助诊,最准确的复发诊断是腹腔镜检查。一般以药物治疗的复发率为高,1 年的复发率是 51.6%。保守性手术的每年复发率是 13.6%,5 年复发率是 40%～50%;

EMT 复发的治疗基本遵循初治原则,但应个体化。如药物治疗后痛经复发,应手术治疗。手术后内异症复发可先用药物治疗,仍无效者应考虑手术治疗。如年龄较大、无生育要求且症状严重者,可行根治性手术。对于有生育要求者,未合并卵巢子宫内膜异位囊肿者,给予 GnRHa 3 个月后进行 IVF-ET。卵巢子宫内膜异位囊肿复发可进行手术或超声引导下穿刺,术后给予 GnRHa 3 个月后进行 IVF-ET。

（杨云霞）

第二节　子宫腺肌病

子宫腺肌病是指子宫内膜向肌层良性浸润并在其中弥散性生长,其特征是在子宫肌层中出现异位的内膜和腺体,伴有周围肌层细胞的代偿性肥大和增生。本病 20%～50%合并子宫内膜异位症,约 30%合并子宫肌瘤。

目前子宫腺肌病的发病有逐渐增加的趋势,其治疗的方法日趋多样化,治疗方法的选择应在考虑患者年龄、生育要求、临床症状的严重程度、病变部位与范围、患者的意愿等的基础上确定。

一、临床特征

(一)病史特点

(1)详细询问相关的临床症状,如经量增多和进行性痛经。

(2)家族中有无相同病史。

(3)医源性因素所致子宫内膜创伤,如多次分娩、习惯性流产、人工流产、宫腔操作史。

(二)症状

子宫腺肌病的症状不典型,表现多种多样,没有特异性。约 35%的子宫腺肌病无临床症状,临床症状与病变的范围有关。

1.月经过多

月经过多占 40%～50%,一般出血与病灶的深度呈正相关,偶尔也有小病变月经过多者。

2.痛经

逐渐加剧的进行性痛经,痛经常在月经来潮的前一周就开始,至月经结束。15%～30%的患者有痛经,疼痛的程度与病灶的多少有关,约 80%痛经者为子宫肌层深部病变。

3.其他症状

部分患者可有未明原因的月经中期阴道流血及性欲减退,子宫腺肌病不伴有其他不孕疾病时,一般对生育无影响,伴有子宫肌瘤时可出现肌瘤的各种症状。

(三)体征

妇科检查可发现子宫呈均匀性增大或有局限性结节隆起,质地变硬,一般不超过孕 12 周子宫的大小。近月经期检查,子宫有触痛。月经期,由于病灶充血、水肿及出血,子宫可增大,质地变软,压痛较平时更为明显。月经期后再次妇科检查发现子宫有缩小,这种周期性出现的体征改变为诊断本病的重要依据之一。合并盆腔子宫内膜异位症时,子宫增大、后倾、固定、骶骨韧带增粗,或子宫直肠陷凹处有痛性结节等。

二、辅助检查

(一)实验室检查

1.血常规

明确有无贫血。

2.CA125

子宫腺肌病患者血 CA125 水平明显升高,阳性率达 80%,CA125 在监测疗效上有一定价值。

(二)影像学检查

1.B 超检查

B 超为子宫腺肌病的常规诊断手段。B 超的图像特点如下。

(1)子宫呈均匀性增大,轮廓尚清晰。

(2)子宫内膜线可无改变,或稍弯曲。

(3)子宫切面回声不均匀,有时可见大小不等的无回声区。

2.MRI 检查

MRI 为目前诊断子宫腺肌病最可靠的无创伤性诊断方法,可以区别子宫肌瘤和子宫腺肌病,并可诊断两者同时并存,对决定处理方法有较大帮助,在发达国家中广泛应用。图像特征如下。

(1)子宫增大,外缘尚光滑。

(2)T_2WI 显示子宫的正常解剖形态扭曲或消失。

(3)子宫后壁明显增厚,结合带厚度大于 8 mm。

(4)T_2WI 显示子宫壁内可见一类似结合带的低信号肿物,与稍高信号的子宫肌层边界不清,类似于结合带的局灶性或广泛性增宽,其中可见局灶性的大小不等斑点状高信号区,即为异位的陈旧性出血灶或未出血的内膜岛。

(三)其他

1.宫腔镜检查

子宫腔增大,有时可见异常腺体开口,并可除外子宫内膜病变。

2.腹腔镜检查

见子宫均匀增大,前后径增大更明显,子宫较硬,外观灰白或暗紫色,有时浆膜面见突出紫蓝色结节。

3.肌层针刺活检

诊断的准确性依赖于取材部位的选择、取材次数,以及病灶的深度和广度,特异性较高,但敏感性较低,而且操作困难,在临床上少用。

三、诊断

子宫腺肌病的诊断一般并不难,最主要的困难在于与子宫肌瘤等疾病的鉴别诊断。子宫腺肌病与子宫肌瘤均是常见的妇科疾病,两种病变均发生在子宫,发病年龄相仿,多见于 30~50 岁的育龄妇女,临床上容易互相混淆。一般来说子宫腺肌病突出症状是继发性逐渐加重的痛经,子宫肌瘤的突出症状却为月经过多及不规则出血,子宫腺肌病时子宫也有增大,但很少超过妊娠

3个月子宫大小。

四、治疗

(一)治疗原则

由于子宫腺肌病的难治性,目前尚不能使每位患者均获得满意的疗效,应根据患者的年龄、生育要求和症状,实施个体化的多种手段的联合治疗策略。

(二)药物治疗

药物治疗子宫腺肌病近期疗效明显,但只是暂时性的,停药后症状体征常很快复发,对年轻有生育要求,近绝经期者或不接受手术治疗者可试用达那唑、孕三烯酮或促性腺激素释放激素类似物(GnRHa)等。

1.达那唑

达那唑适用于轻度及中度子宫腺肌病痛经患者。

用法:月经第1天开始口服200 mg,2～3次/天,持续用药6个月。若痛经不缓解或未闭经,可加至4次/天。疗程结束后约90%症状消失。停药后4～6周恢复月经及排卵。

不良反应:有恶心、头痛、潮热、乳房缩小、体重增加、性欲减退、多毛、痤疮、声音改变、皮脂增加、肌痛性痉挛等。但发生率低,且症状多不严重。

2.孕三烯酮

19-去甲睾酮的衍生物,有抗雌激素和抗孕激素作用,不良反应发生率同达那唑,但程度略轻。

用法:每周用药2次,每次2.5 mg,于月经第1天开始服用,6个月为1个疗程。因为用药量小,用药次数少,其应用近年来增多。孕三烯酮治疗轻症子宫腺肌病具有很好的效果,可达治愈目的,从而可防止其发展为重症子宫腺肌病,减少手术及术后并发症,提高患者生活质量。

3.促性腺激素释放激素激动剂(GnRHa)

其为人工合成的十肽类化合物,能促进垂体细胞分泌黄体生成激素(LH)和卵泡刺激素(FSH),长期应用对垂体产生降调作用,可使LH和FSH分泌急剧减少。有研究表明子宫腺肌病导致不孕与化学和免疫等因素有关,而GnRHa有调节免疫活性的作用,且使子宫大小形态恢复正常,从而改善了妊娠率。但GnRHa作用是可逆性的,故对子宫腺肌病合并不孕的治疗在停药后短期内不能自行受孕者,应选择辅助生殖技术。

4.其他药物

(1)孕激素受体拮抗剂:米非司酮为人工合成19-去甲基睾酮衍生物,具有抗孕激素及抗皮质激素的活性。用法为米非司酮10 mg口服1次/天,连续3个月,治疗后患者停经,痛经消失,子宫体积明显缩小,不良反应少见。年轻患者停药后复发率高于围绝经期患者,复发者进行长期治疗仍有效。

(2)左旋18快诺孕酮:依伴依(Norplant)为左旋18快诺孕酮皮下埋植剂,可治疗围绝经期子宫腺肌病,治疗后虽子宫体积无明显缩小,但痛经缓解率达100%。缓释左旋18快诺孕酮宫内节育器(LNG-IUS,曼月乐),国内外报道用LNG-IUS治疗子宫腺肌病痛经及月经过多有一定效果。

(3)短效口服避孕药:临床研究显示,长期服用短效避孕药可使子宫内膜和异位内膜萎缩,缓解痛经,减少经量,降低子宫内膜异位症的复发率。但是复方口服避孕药存在不良反应,服用后患者可出现点滴出血或突破性出血、乳房触痛、头痛、体重改变、恶心和呕吐等胃肠道反应,以及情绪改变等不良反应,长期应用有血栓性疾病和心血管疾病风险。因此,复方口服避孕药的使用应综合各方面情况进行个体化用药,以使患者获得最大益处。目前国内外还没有关于该疗法用于子宫腺肌病治疗效果大样本的评价。

(4)孕激素:孕激素作用基于子宫内膜局部高剂量的黄体酮,可引起蜕膜样变,上皮萎缩及产生直接的血管改变,使月经减少,甚至闭经。目前国外研究显示,地屈孕酮是分子结构最接近天然黄体酮的一种孕激素,并具有更高的口服生物利用度。地屈孕酮是一种口服孕激素,可使子宫内膜进入完全的分泌相,从而可防止由雌激素引起的子宫内膜增生和癌变风险。地屈孕酮可用于内源性孕激素不足的各种疾病,它不产热,且对脂代谢无影响;极少数患者可出现突破性出血,一般增加剂量即可防止。地屈孕酮也可能发生其他发生在孕激素治疗中的不良反应,如轻微出血、乳房疼痛,肝功能损害极为少见。目前国内外尚无使用地屈孕酮治疗子宫腺肌病的大型随机对照试验。

(三)手术治疗

药物治疗无效或长期剧烈痛经时,应行手术治疗。手术治疗包括根治手术(子宫切除术)和保守手术。

1.子宫切除术

子宫切除术是主要的治疗方法,也是唯一循证医学证实有效的方法,可以根治痛经和/或月经过多,适用于年龄较大、无生育要求者。近年来,阴式子宫切除术应用日趋增多,单纯子宫腺肌病子宫体积多小于12孕周子宫大小,行阴式子宫切除多无困难。若合并有内异症,有卵巢子宫内膜异位囊肿或估计有明显粘连,可行腹腔镜子宫切除术。虽然有研究表明腺肌病的子宫有稍多于10%病变可累及宫颈,但也有研究表明腺肌病主要见于子宫体部,罕见于宫颈部位,只要保证切除全部子宫下段,仍可考虑行子宫次全切除术。

2.保守性手术

子宫腺肌病病灶挖除术、子宫内膜去除术和子宫动脉栓塞术都属于保留生育功能的方法。腹腔镜下子宫动脉阻断术和病灶消融术(使用电、射频和超声等能减少子宫腺肌病量),近年来的报道逐渐增多,但这些手术的效果均有待于循证医学研究证实。

(1)子宫腺肌病病灶挖除术:适用于年轻、要求保留生育功能的患者。子宫腺肌瘤一般能挖除干净,可以明显地改善症状、增加妊娠机会。对局限型子宫腺肌病可以切除大部分病灶,缓解症状。虽然弥散型子宫腺肌病做病灶大部切除术后妊娠率较低,但仍有一定的治疗价值。术前使用 GnRHa 治疗 3 个月,可以缩小病灶利于手术。做病灶挖除术的同时还可做子宫神经去除术或子宫动脉阻断术以提高疗效。

(2)子宫内膜去除术:近年来,有报道在宫腔镜下行子宫内膜去除术治疗子宫腺肌病,术后患者月经量明显减少,甚至闭经,痛经好转或消失,对伴有月经过多的轻度子宫腺肌病可试用。子宫内膜切除术虽可有效控制月经过多及痛经症状,但对深部病灶治疗效果较差。远期并发症常见的为宫腔粘连、宫腔积血、不孕、流产、早产等。

(3)子宫动脉栓塞术(UAE):近期效果明显,月经量减少约 50%,痛经缓解率达 90% 以上,子宫及病灶体积缩小显著,彩色超声显示子宫肌层及病灶内血流信号明显减少,该疗法对要求保留子宫和生育功能的患者具有重大意义。但 UAE 治疗的某些并发症尚未解决,远期疗效尚待观察,对日后生育功能的影响还不清楚,临床应用仍未普及,还有待于进一步积累经验。

（4）子宫病灶电凝术：通过子宫病灶电凝可引起子宫肌层内病灶坏死，以达到治疗的目的。但病灶电凝术中很难判断电凝是否完全，因此不如手术切除准确，子宫肌壁电凝术后病灶被瘢痕组织所代替，子宫壁的瘢痕宽大，弹性及强度降低，故术后子宫破裂风险增加。

（5）盆腔去神经支配治疗：近年来国外研究者采用开腹或腹腔镜下骶前神经切除术及子宫神经切除术治疗原发及继发性痛经，取得了较好效果。

（6）腹腔镜下子宫动脉阻断术：子宫动脉结扎治疗子宫腺肌病的灵感来源于子宫动脉栓塞治疗子宫腺肌病的成功经验，但该术式目前应用的病例不多。由于疼痛不能得到完全缓解，多数患者对手术效果并不满意。

五、预后与随访

（一）随访内容

通常包括患者主诉、疼痛评价、妇科检查、超声检查、血清 CA125 检测，如果是药物治疗者，需要检查与药物治疗相关的内容，如肝功能、骨密度等。

（二）预后

除非实施了子宫切除术，否则子宫腺肌病容易复发。因残留的内膜腺体而发生恶变的较少见，与子宫腺肌病类似的疾病如子宫内膜异位症，其恶变率国内报道为 1.5%，国外报道为 0.7%～1.0%，相比之下，子宫腺肌病发生恶变更为少见。

（杨云霞）

第六章

女性盆底功能障碍及生殖器损伤性疾病

第一节 子宫脱垂

子宫脱垂是子宫从正常位置沿阴道下降,宫颈外口达坐骨棘水平以下,甚至子宫全部脱出阴道口以外。子宫脱垂常伴有阴道前壁和后壁脱垂。

一、临床分度与临床表现

(一)临床分度

我国采用 1981 年全国部分省、市、自治区"两病"科研协作组的分度,以患者平卧用力向下屏气时,子宫下降最低点为分度标准。将子宫脱垂分为 3 度(图 6-1)。

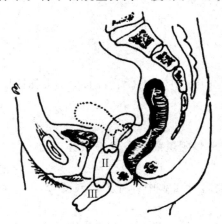

图 6-1 子宫脱垂

1.Ⅰ度
(1)轻型:宫颈外口距处女膜缘<4 cm,未达处女膜缘。
(2)重型:宫颈外口已达处女膜缘,阴道口可见子宫颈。
2.Ⅱ度
(1)轻型:宫颈已脱出阴道口外,宫体仍在阴道内。
(2)重型:宫颈及部分宫体脱出阴道口。

3.Ⅲ度

宫颈与宫体全部脱出阴道口外。

(二)临床表现

1.症状

(1)Ⅰ度:患者多无自觉症状。Ⅱ、Ⅲ度患者常有程度不等的腰骶区疼痛或下坠感。

(2)Ⅱ度:患者在行走、劳动、下蹲或排便等腹压增加时有块状物自阴道口脱出,开始时块状物在平卧休息时可变小或消失。严重者休息后块状物也不能自行回缩,常需用手推送才能将其还纳至阴道内。

(3)Ⅲ度:患者多伴Ⅲ度阴道前壁脱垂,易出现尿潴留,还可发生压力性尿失禁。

2.体征

脱垂子宫有的可自行回缩,有的可经手还纳,不能还纳的,常伴阴道前后壁脱出,长期摩擦可致宫颈溃疡、出血。Ⅱ、Ⅲ度子宫脱垂患者宫颈及阴道黏膜增厚角化,宫颈肥大并延长。

二、病因

分娩损伤,产后过早体力劳动,特别是重体力劳动;子宫支持组织疏松薄弱,如盆底组织先天发育不良;绝经后雌激素不足;长期腹压增加。

三、诊断

通过妇科检查结合病史很容易诊断。检查时嘱患者向下屏气或加腹压,以判断子宫脱垂的最大程度,并分度。同时注意观察有无阴道壁脱垂、宫颈溃疡、压力性尿失禁等,必要时做宫颈细胞学检查。如可还纳,需了解盆腔情况。

四、处理

(一)支持疗法

加强营养,适当安排休息和工作,避免重体力劳动,保持大便通畅,积极治疗增加腹压的疾病。

(二)非手术疗法

1.放置子宫托

该方法适用于各度子宫脱垂和阴道前后壁脱垂患者。

2.其他疗法

主要包括盆底肌肉锻炼、物理疗法和中药补中益气汤等。

(三)手术疗法

该疗法适用于国内分期Ⅱ度及以上子宫脱垂或保守治疗无效者。

1.阴道前、后壁修补术

该疗法适用于Ⅰ、Ⅱ度阴道前、后壁脱垂患者。

2.曼氏手术

手术包括阴道前后壁修补、主韧带缩短及宫颈部分切除术。适用于年龄较轻、宫颈延长、希望保留子宫的Ⅱ、Ⅲ度子宫脱垂伴阴道前、后壁脱垂患者。

3.经阴道子宫全切术及阴道前后壁修补术

该术式适用于Ⅱ、Ⅲ度子宫脱垂伴阴道前、后壁脱垂、年龄较大、无须考虑生育功能的患者。

4.阴道纵隔形成术或阴道封闭术

该术式适用于年老体弱不能耐受较大手术、不需保留性交功能者。

5.阴道、子宫悬吊术

可采用手术缩短圆韧带,或利用生物材料制成各种吊带,以达到悬吊子宫和阴道的目的。

五、预防

推行计划生育,提高助产技术,加强产后体操锻炼,产后避免重体力劳动,积极治疗和预防使腹压增加的疾病。

（杨云霞）

第二节　阴道脱垂

阴道脱垂包括阴道前壁脱垂与阴道后壁脱垂。

一、阴道前壁脱垂

阴道前壁脱垂常伴有膀胱膨出和尿道膨出,以膀胱膨出为主(图6-2)。

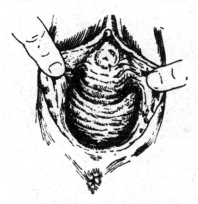

图 6-2　阴道前壁脱垂

（一）病因病理

阴道前壁的支持组织主要是耻骨尾骨肌、耻骨膀胱宫颈筋膜和泌尿生殖膈的深筋膜。

若分娩时,上述肌肉、韧带和筋膜,尤其是耻骨膀胱宫颈筋膜、阴道前壁及其周围的耻尾肌过度伸张或撕裂,产褥期又过早从事体力劳动,使阴道支持组织不能恢复正常,膀胱底部失去支持力,膀胱及与其紧连的阴道前壁上 2/3 段向下膨出,在阴道口或阴道口外可见,称为膀胱膨出。膨出的膀胱随同阴道前壁仍位于阴道内,称Ⅰ度膨出;膨出部暴露于阴道口外称Ⅱ度膨出;阴道前壁完全膨出于阴道口外,称Ⅲ度膨出。

若支持尿道的耻骨膀胱宫颈筋膜严重受损,尿道及与其紧连的阴道前壁下 1/3 段则以尿道外口为支点,向后向下膨出,形成尿道膨出。

（二）临床表现

轻者可无症状。重者自觉下坠、腰酸，并有块物自阴道脱出，站立时间过长、剧烈活动后或腹压增大时，阴道"块物"增大，休息后减小。仅膀胱膨出时，可因排尿困难而致尿潴留，易并发尿路感染，患者可有尿频、尿急、尿痛等症状。膀胱膨出合并尿道膨出时，尿道膀胱后角消失，在大笑、咳嗽、用力等增加腹压时，有尿液溢出，称张力性尿失禁。

（三）诊断及鉴别诊断

主要依靠阴道视诊及触诊，但要注意是否合并尿道膨出及张力性尿失禁。患者有上述自觉症状，视诊时阴道口宽阔，伴有陈旧性会阴裂伤。阴道口突出物在屏气时可能增大。若同时见尿液溢出，表明合并膀胱膨出和尿道膨出。触诊时突出包块为阴道前壁，柔软而边界不清。如用金属导尿管插入尿道膀胱中，则在可缩小的包块内触及金属导管，可确诊为膀胱或尿道膨出，也除外阴道内其他包块的可能，如黏膜下子宫肌瘤、阴道壁囊肿、阴道肠疝、肥大宫颈及子宫脱垂（可同时存在）等。

（四）预防

正确处理产程，凡有头盆不称者及早行剖宫产术，避免第二产程延长和滞产；提高助产技术，加强会阴保护，及时行会阴侧切术，必要时手术助产结束分娩；产后避免过早参加重体力劳动；提倡做产后保健操。

（五）治疗

轻者只需注意适当营养和缩肛运动。严重者应行阴道壁修补术；因其他慢性病不宜手术者，可置子宫托缓解症状，但需日间放置、夜间取出，以防引起尿瘘、粪瘘。

二、阴道后壁脱垂

阴道后壁脱垂常伴有直肠膨出。阴道后壁脱垂可单独存在，也可合并阴道前壁脱垂。

（一）病因病理

经阴道分娩时，耻尾肌、直肠-阴道筋膜或泌尿生殖膈等盆底支持组织由于长时间受压而过度伸展或撕裂，如在产后未能修复，直肠支持组织功能降低，导致直肠前壁向阴道后壁逐渐脱出，形成伴直肠膨出的阴道后壁脱垂（图 6-3）。

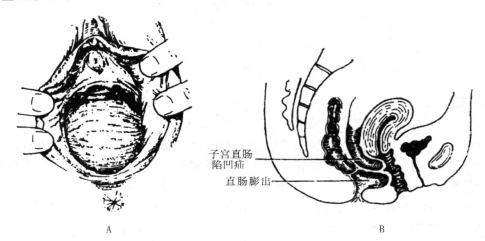

子宫直肠
陷凹疝
直肠膨出

A   B

图 6-3 阴道后壁脱垂
A.直肠膨出；B.直肠膨出矢状面观

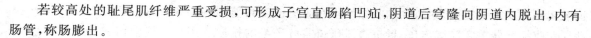

若较高处的耻尾肌纤维严重受损,可形成子宫直肠陷凹疝,阴道后穹隆向阴道内脱出,内有肠管,称肠膨出。

（二）临床表现

轻者无明显表现,严重者可感下坠、腰酸、排便困难,甚至需要用手向后推移膨出的直肠方能排便。

（三）诊断与鉴别诊断

检查可见阴道后壁呈球形膨出,肛诊时手指可伸入膨出部,即可确诊。

（四）预防

同阴道前壁脱垂。

（五）治疗

轻度者不需治疗,重者需行后阴道壁及会阴修补术。

（杨云霞）

第三节 压力性尿失禁

压力性尿失禁（stress urinary incontinence, SUI）是指由于腹压增高引起的尿液不自主流出。真性压力性尿失禁（genuine stress incontinence, GSI）指在膀胱肌肉无收缩状态下,由于膀胱内压大于尿道压而发生的不自主性尿流出,是由于压力差导致的尿流出。压力性尿失禁患者的常见主诉是当腹压增高时,如咳嗽、打喷嚏等,出现无法抑制的漏尿现象。急迫性尿失禁是由于膀胱无抑制性收缩使膀胱内压力增加导致的尿液自尿道口溢出。弄清这两种尿失禁区别的意义在于,真性压力性尿失禁可以通过手术恢复尿道及其周围组织的正常解剖关系,达到治疗的目的。而急迫性尿失禁主要依靠药物和行为的治疗,使膀胱的自发性收缩得到抑制。如果这2种尿失禁同时存在,那么诊断和治疗起来就比较复杂。

一、病因学

压力性尿失禁的病因复杂,主要的有年龄因素、婚育因素和既往妇科手术史等因素。其他可能的危险因素包括体重指数过高、类似的家族史、吸烟史、慢性便秘等。由于这些因素的复杂关系,很难预测出现尿失禁的概率。

二、控尿机制

GSI是由于腹部压力增加,这种压力又传递到膀胱所致,尽管此时膀胱无收缩,但突然升高的腹压传到膀胱,使膀胱内压的升高超过膀胱颈和尿道括约肌产生的阻力而导致漏尿。尿道闭合压力的异常有多方面的原因,但主要有以下3个方面,主动控尿机制缺陷、解剖损伤及尿道黏膜封闭不全。

（一）主动控尿功能

女性主动控尿功能由尿道括约肌和膀胱颈肌肉的主动收缩产生,这些肌肉的主动收缩提供了膀胱出口闭合的力量。这些收缩彼此独立并且和传递到近端尿道的力结合在一起,形成了尿

155

道关闭压。正常情况下,尿道主动收缩发生在腹压内升高前,咳嗽或喷嚏导致腹压升高,首先主动提前收缩膀胱关闭膀胱出口,抵抗腹压压迫膀胱产生的排尿作用。分娩创伤和其他尿失禁的诱发因素可使的支配相关肌肉的神经受到损伤或肌肉本身的损伤后由瘢痕组织替代,这些可使盆底肌和括约肌的质量和数量发生变化,导致压力性尿失禁。

(二)维持控尿的解剖基础

女性尿道是膀胱闭合控制机制的功能部分,其本身并无真正的内括约肌。一般说只要上端一半尿道是完整的,且有适当的功能,排尿即可自行节制。膀胱控制良好的决定性因素是尿道膀胱颈和膀胱周围的韧带筋膜等支持组织,如解剖上这些支持组织完整,则尿道中上段是作为腹腔内器官存在。腹压增高时,在传递到膀胱表面时也以同样程度和大小传递到腹内的尿道近端;同时支持膀胱颈和尿道的韧带筋膜的韧性对腹压产生反作用力,从而挤压尿道,使得膀胱出口关闭。控尿正常的女性,这种传递来的挤压力在腹压传递到来后,或传递到膀胱颈部和尿道的同时就开始了。相反,患有压力性尿失禁女性的这些韧带较松弛和受到牵拉,造成膀胱颈下降,以致腹压不能传递到近端尿道和膀胱颈部(图 6-4)。因此,对于这类患者的咳嗽和喷嚏等增加的腹压仅作用于膀胱,不作用于膀胱颈部和尿道近端,产生较强的排尿力量。

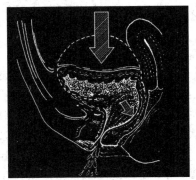

图 6-4 压力性尿失禁发生机制

膀胱尿道结合部支持不良,腹内压增加时周围支撑组织失去对腹压的抵抗,发生漏尿

(三)尿道黏膜与黏膜下

柔软的尿道上皮和尿道黏膜下血管丛产生的黏膜密封作用是参与控尿的第三个机制。女性尿道平滑肌与上皮内层之间有丰富的血液供应,大大增厚并加强了黏膜层,使得尿道壁自然关闭,提高了尿道静压。尿道上皮黏膜血管丛对雌激素敏感,雌激素的作用使其血流丰富、黏膜柔软且厚实。如果尿道失去了柔软性或者由于手术、放疗、雌激素缺乏使黏膜下血液供应不良,也会影响尿道严密闭合(图 6-5)。

上述三种机制的同时作用维持控尿。这可以解释为什么当一个年轻女性经过多次生产,并有韧带损伤(控尿的解剖机制丧失),却无压力性尿失禁,直到绝经期后,雌激素水平下降(尿道黏膜的封闭机制减弱)才出现压力性尿失禁。这也可以解释为什么不是所有患尿道过度移动的女性都发生压力性尿失禁,因为增加主动机制的作用和尿道黏膜保持完好可以代偿解剖机制的丧失。在深入了解控尿机制的相互作用后,可以理解为什么有些女性对标准的膀胱悬吊术效果不佳。

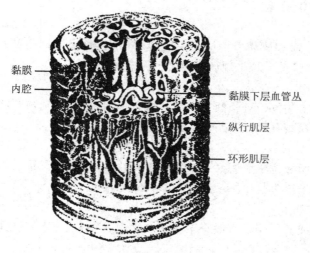

图 6-5　女性尿道黏膜及黏膜下结构

雌激素影响尿道黏膜及黏膜下血供,增加尿道血流及黏膜厚度

三、压力性尿失禁的分类

尿失禁的分类方法有许多种,但多数的分类方法都是依据解剖和生理学方面的变化。这些分类的意义在于能够预测手术的成功率。有学者注意到无尿失禁女性的尿道侧位观,其上部尿道与垂直线的夹角<30°(即尿道倾斜角为 10°～30°),膀胱尿道后角为 90°～100°。而尿失禁患者由于解剖支撑不良,尿道高活动性,有力时尿道旋转下降,使尿道倾斜角增大,如角度倾斜30°～45°,为压力性尿失禁 Ⅰ;>45°为Ⅱ型(图 6-6)。

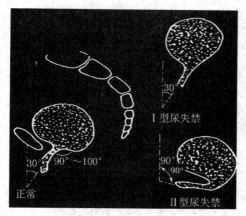

图 6-6　Ⅰ型和Ⅱ型真性压力性尿失禁膀胱颈及尿道后角形态改变示意图

压力性尿失禁的概念包括尿道的解剖和功能。有学者把影像学诊断技术和流体力学技术结合起来。同时观察尿道的解剖和功能,提出固有括约肌缺损的概念,此类尿失禁属于Ⅲ型尿失禁。人们发现,膀胱颈悬吊术治疗Ⅲ型尿失禁不如尿道吊带术效果好。提出Ⅲ型尿失禁是压力性尿失禁的认识和诊断中的一项重要的进步。许多医师主张尿道悬吊治疗Ⅰ型和Ⅱ型尿失禁,对Ⅲ型尿失禁主张尿道吊带悬吊术。

（一）影像尿流动力学分型

1.0 型（type 0）SUI

典型 SUI 病史，但临床和尿动力学检查未能显示 SUI，影像尿动力学示膀胱颈后尿道位于耻骨联合下缘上方，应力状态下膀胱颈后尿道开放并有所下降。

2.Ⅰ型（typeⅠ）SUI

静止状态膀胱颈关闭并位于耻骨联合下缘上方，应力状态下膀胱颈开放并下移，但下移距离<2 cm。应力状态下常出现尿失禁，无或轻微膀胱膨出。

3.ⅡA型（typeⅡA）SUI

静止状态膀胱颈关闭并位于耻骨联合下缘之上，应力状态下膀胱颈后尿道开放，尿道扭曲下移膀胱膨出。应力状态下通常会出现明显尿失禁。

4.ⅡB型（typeⅡB）SUI

静止状态膀胱颈关闭并位于耻骨联合下缘或其之下，应力状态下膀胱颈可不下移，但颈部后尿道开放并出现尿失禁。

5.Ⅲ型（typeⅢ）SUI

静止状态逼尿肌未收缩时膀胱颈后尿道即处于开放状态。腹压轻微升高或仅重力作用即可出现明显的尿失禁。

（二）腹压漏尿点压（ALPP）分型

（1）Ⅰ型 SUI：ALPP≥9.0 kPa（90 cmH$_2$O）。

（2）Ⅱ型 SUI：ALPP 6.0～9.0 kPa（60～90 cmH$_2$O）。

（3）Ⅲ型 SUI：ALPP≤6.0 kPa（60 cmH$_2$O）。

（三）尿道压分型

1.尿道固有括约肌功能障碍（intrinsic sphincter dysfunction，ISD）型

最大尿道闭合压（maximum urethral close pressure，MUCP）≤2.0 kPa（20 cmH$_2$O）的压力性尿失禁患者［另一意见为<3.0 kPa（30 cmH$_2$O）］。

2.解剖型

最大尿道闭合压（MUCP）>2.0 kPa（20 cmH$_2$O）的压力性尿失禁患者［另一意见为>3.0 kPa（30 cmH$_2$O）］。

四、压力性尿失禁的分度

压力性尿失禁分轻、中、重三度。

（一）主观分度

（1）轻度：一般活动及夜间无尿失禁，腹压增加时偶发尿失禁，不需要佩戴尿垫。

（2）中度：腹压增加及起立活动时，有频繁的尿失禁，日常生活中需要佩戴尿垫。

（3）重度：起立活动或卧位体位变化时即有尿失禁。

（二）客观分度

以尿垫试验为基准，可有 24 小时尿垫、3 小时尿垫及 1 小时尿垫试验，因 24 小时、3 小时受时间、环境及患者依从性影响太大，目前较推荐 1 小时尿垫试验，但目前尚无统一标准，尚需积累经验。应用较多的 1 小时尿垫试验为依据的分度如下。

（1）轻度：1 小时尿垫试验<2 g。

（2）中度：1小时尿垫试验2～10 g。

（3）重度：1小时尿垫试验＞10 g。

五、压力性尿失禁的临床评估

（一）压力性尿失禁病史

1.与压力性尿失禁相关的症状和病史

病史和体检是尿失禁诊断的基础。详尽的病史能提供有关尿失禁病因的相关信息，也能为选择进一步的检查而提供依据。引起尿失禁的病因很多，如泌尿系统感染、萎缩性阴道炎、急性谵妄状态、运动受限、便秘等和各种药物可引起暂时性尿失禁。Resnick曾归纳了几种引起暂时性尿失禁的最常见病因，创建了"DIAPPERS"记忆法。而女性压力性尿失禁与生育、肥胖、盆腔手术等因素有关；男性压力性尿失禁多为前列腺手术所致。

在病史采集中需对患者的主诉进行一定的分析。如主诉尿急，有可能指突然出现强烈的排尿感（常为急迫性尿失禁），或患者因担心尿液溢出而做出的过度反应（压力性尿失禁的表现），或患者憋尿时感觉下腹部严重不适或疼痛并无急迫排尿感或未曾出现过急迫性尿失禁（感觉型尿急或间质性膀胱炎表现）。尿频通常指每天排尿次数超过7次。尿频可为过多、服用利尿剂或咖啡因等能刺激利尿的饮料。但这种尿频为尿量过多所致，表现为排尿次数增加而排尿量基本正常，又称多尿。而因泌尿系统疾病产生的尿频为排尿次数增加的同时每次排尿量明显减少（24小时平均每次排尿量＜200 mL）。原因有泌尿系统感染（感觉型尿急）、逼尿肌过度活动（运动型尿急）、膀胱排空障碍（残余尿增多或慢性尿潴留）等。其他膀胱内病理改变如膀胱内结石、膀胱结核和膀胱癌也会出现尿频症状。另外，泌尿系统外疾病如盆腔肿物、妊娠、盆腔炎、前列腺炎等也是造成尿频的常见原因。如需进一步了解尿频的原因需询问以上所有疾病的病史才能做出准确的诊断。夜尿增多与多种因素有关，如逼尿肌过度活动，残余尿增多所致的膀胱有效容量减少和夜间尿量过多，也有可能与睡眠方面的疾病有关。白天尿频而夜间正常者常提示有精神因素作用，或与饮水过多、口服利尿药和饮食中有利尿成分（如咖啡因）等有关。

女性膀胱膨出者，常因膀胱颈后尿道下移出现压力性尿失禁，而膨出严重者则因尿道扭曲反而出现排尿困难，甚至充盈性尿失禁。

各种各样可能影响到膀胱尿道功能的神经系统疾病均可导致尿失禁的发生。如糖尿病早期可出现逼尿肌过度活动所致的急迫性尿失禁，而糖尿病性膀胱病变严重者因逼尿肌收缩无力而出现充盈性尿失禁。高位截瘫多因逼尿肌反射亢进导致急迫性尿失禁，而骶髓损伤则常导致充盈性尿失禁。

2.反映压力性尿失禁特征和严重程度的症状

女性压力性尿失禁为尿道功能障碍所致，根据其发病机制不同分为两型：解剖型压力性尿失禁，表现为膀胱颈后尿道明显下移；固有尿道括约肌缺陷型压力性尿失禁（intrinsic sphincter deficiency，ISD）。两种压力性尿失禁的鉴别极为重要，标准的膀胱颈悬吊术对ISD疗效极差。根据定义，ISD的产生与尿道固有括约肌机制下降有关，产生或提示尿道固有括约肌功能受损的因素很多，在询问病史时应加以考虑。一般来说，解剖型压力性尿失禁多为轻或中度，而ISD者尿失禁严重；此外还可以通过尿动力学检查（腹压型漏尿点压力低于60 cmH_2O）鉴别是否为ISD。通过临床表现可以对压力性尿失禁的严重程度进行初步评估。有资料显示Stamey分级系统与ISD的严重程度成正相关，如患者压力性尿失禁症状严重时应考虑ISD的可能性。咳嗽、大笑或打喷嚏等出现轻～中度压力性尿失禁者多与膀胱颈后尿道下移有关,因此需了解患者有无膀胱膨出及其严重程度。如询问下蹲时有无阴道口肿物膨出感,或下蹲时是否有明显的排尿困难等,这些症状均提示可能存在膀胱后壁膨出(膀胱颈后尿道随之下移)。同时需了解有无生育、难产、子宫切除等可能损害盆底肌功能,造成膀胱后壁膨出的因素。如平卧有咳嗽漏尿,但下蹲确有排尿困难者常提示有严重的膀胱后壁膨出(或称阴道前壁膨出)。有时膀胱后壁膨出者常主诉排尿困难,并无明显压力性尿失禁症状,但并非无压力性尿失禁,一旦将膨出的阴道前壁复位后即可表现出典型的压力性尿失禁。

3.既往史

既往史应包括过去及现在疾病史、手术史、妇产科病史和目前药物史。神经系统状态会影响膀胱和括约肌功能,如多发性硬化症、脊柱损伤、腰椎疾病、糖尿病、脑卒中、帕金森病和脊柱发育不良等。应了解患者以前有否神经系统疾病,如肌肉萎缩、瘫痪、震颤、麻木、麻刺感。了解有否肌肉痛、瘫痪或不协调运动及双眼视力情况。前列腺手术、阴道手术或尿失禁手术可能导致括约肌损伤;直肠和根治性子宫切除术可能会造成神经系统损伤;放疗可以导致小容量低顺应性膀胱或放射性膀胱炎。

药物治疗可加重或导致尿失禁,如老年人常服用的利尿剂、α-受体激动剂和 α-受体阻滞剂(可影响到膀胱颈平滑肌的张力);抗胆碱能药物可通过阻断神经肌肉接头而抑制逼尿肌收缩,导致尿潴留,进而引起充溢性尿失禁。钙通道阻滞剂亦可抑制逼尿肌收缩。

妇女按激素水平分为绝经前期、绝经期和绝经后期。如果为绝经后期必须注意是否接受激素补充治疗,因为低雌激素导致的尿道黏膜萎缩对尿道结合部有不良影响。分娩史应当包括活产总数、最大胎儿体重、分娩方式及第二产程。胎儿高体重和第二产程延长可造成盆神经的损伤。应当询问患者尿失禁的出现与妊娠、分娩、绝经、手术的关系,为病理生理分析提供线索。

(二)体格检查

尿失禁患者的体格检查分为 3 个步骤:①腹部和背部检查;②盆底检查,女性检查内容包括有无器官膨出,阴道疾病应行阴道双合诊了解子宫和附件;③神经系统的评估。

1.初步评估

初步评估包括望诊有无肥胖、先前手术瘢痕或有无腹部和腹股沟疝。有无神经系统疾病的体表征象,如骶部皮肤凹陷、皮下脂肪瘤、毛发、色素沉着和隆起等。腹部触诊有无下腹部压痛和胀满等尿潴留体征。耻骨上叩诊可了解膀胱充盈程度。背部和脊柱检查了解有无骨骼畸形、外伤和手术瘢痕等。

2.女性盆底的检查

对病史及尿失禁严重程度的了解,可初步判断尿失禁的类型和产生原因。但女性尿失禁患者盆底的检查往往能提供有关的客观证据。如曾有膀胱颈悬吊术病史而症状复发者,经阴道检查发现阴道前壁支撑良好,提示该患者压力性尿失禁的类型为 ISD。

女性盆底检查最主要的目的是了解女性患者有无膀胱后壁、直肠和子宫的膨出或下垂。如存在严重的膀胱前后壁膨出或子宫下垂,单纯进行压力性尿失禁手术不但会造成压力性尿失禁手术的失败,还可因术后尿道扭曲造成排尿困难等,也会给日后进行生殖器官膨出或下垂的修补手术带来困难。

(1)阴道窥器检查:患者取截石位,先观察女性外生殖器有无异常,如小阴唇过度向后分开或肛门后移提示会阴体张力减退或去神经化。放入窥器之前应通过阴道口连接有无黏膜萎缩和阴道口狭窄。

放入阴道窥器后,应有次序地系统检查 3 个方面:阴道前壁、阴道顶部和阴道后壁。具体如下:①阴道前壁,采用阴道拉钩压住阴道后壁即可显示阴道前壁。观察有无尿道肉阜、尿道旁囊肿和尿道旁腺炎等,尿道硬结常提示尿道炎症,憩室或肿瘤。如有尿道憩室挤压之尿道口可见脓性分泌物。苍白、薄而发亮的阴道黏膜或黏膜皱襞消失则提示为缺乏雌激素所致的阴道炎。如曾有耻骨后阴道前壁悬吊术,阴道前壁留有瘢痕且固定,压力性尿失禁症状仍然严重提示为ISD。静止时阴道后壁平坦而前壁隆起则提示存在膀胱膨出,可根据患者屏气增加腹压是评估膀胱膨出的严重程度。目前临床上将膀胱膨出分为 4 级:轻度或Ⅰ级膨出仅行膀胱颈悬吊术即可;Ⅱ级膨出选择膀胱四角悬吊术;Ⅲ级以上者应在行膀胱颈悬吊术同时行膀胱膨出修补(表 6-1)。②阴道顶部,再用一阴道拉钩沿阴道前壁置入并向上提拉以暴露阴道顶部。观察子宫颈位置或子宫全切术后患者的阴道顶部位置。增加腹压时子宫颈下移提示子宫脱垂。如发现子宫颈位置异常或阴道黏膜病变,应进行详尽的妇科检查。③阴道后壁,子宫切除术后患者增加腹压时阴道顶部出现下移,提示可能存在肠道膨出或阴道穹隆脱垂。测量阴道后壁的长度可鉴别是否为肠道膨出或阴道穹隆脱垂,如为阴道穹隆脱垂,阴道后壁长度缩短;而阴道顶部膨出为肠道脱垂所致则阴道后壁长度可无明显变化。如可疑肠道膨出,应同时进行直肠和阴道检查。患者取立位,检查者拇指和示指分别置入阴道和直肠内,嘱患者咳嗽或增加腹压,在两指间膨出疝囊处可感觉因咳嗽或增加腹压所产生的脉冲波动。

表 6-1 膀胱膨出临床分级

分级	表现
Ⅰ级	膀胱后壁轻度下移
Ⅱ级	增加腹压时膀胱后壁下移至阴道口
Ⅲ级	静止时膀胱后壁下移至阴道口
Ⅳ级	静止或腹压增加时膀胱膨出至阴唇处

用阴道拉钩固定后,如仍有阴道壁膨出(阴道前壁修补术后),则可能为直肠膨出(或称阴道后壁膨出)。阴道后壁膨出更接近阴道口。有时阴道后壁膨出严重或位置较高则难与阴道穹隆部膨出相鉴别,常在手术中才能区别。怀疑阴道后壁膨出者,还应了解患者会阴体的完整性,会阴中心腱会阴肌的张力。

(2)其他检查。①棉签试验:是判断膀胱颈后尿道有无下移的一项简便方法。患者取截石位,尿道内注入润滑剂,将一消毒棉签经尿道插入膀胱,嘱患者增加腹压,如膀胱颈后尿道下移,则棉签抬高,加压前后夹角变化超过 30°则提示膀胱颈后尿道有下移。②诱发试验和膀胱颈抬举试验:患者憋足尿并取截石位,示指和中指分别置于阴道两侧穹隆部,嘱患者增加腹压,如同时有尿液流出,即为诱发试验阳性。在做诱发试验时应注意观察漏尿的时间和伴随症状,压力性尿失禁者在腹压增高的同时出现漏尿,无明显的伴随症状;而急迫性尿失禁者常在腹压增高后出现漏尿,该现象与腹压等活动诱发逼尿肌无抑制性收缩有关,患者在漏尿的同时常伴有尿急症状。如诱发试验阳性,再次嘱患者增加腹压,在出现漏尿后,再两指抬高,托起膀胱颈后尿道,如漏尿停止则膀胱颈抬举试验阳性。该结果提示压力性尿失禁与膀胱颈后尿道下移有关。注意在行膀胱颈抬举试验时阴道内手指不能直接压迫尿道,否则可造成假阳性。如抬高膀胱颈后尿道后仍漏尿,则有 2 种可能:一种为膀胱颈位置抬高不够所造成的假阴性,否则,提示患者尿道固有括约肌功能存在明显的缺陷。

3.神经系统的检查

详尽的神经系统检查应包括4个方面：①精神状态；②感觉功能；③运动功能；④反射的完整性。首先观察患者有无痴呆、麻痹性痴呆、瘫痪、震颤，以及有无不同程度的运动障碍。通过检查患者的方向感、语言表达能力、认知水平、记忆和理解能力等评估其精神状态。排尿障碍性疾病可与痴呆、脑卒中、帕金森病或多发硬化等所致的精神状态改变有关，也可为这类疾病所致的神经系统损伤所致。可根据不同皮区感觉的缺失了解神经损伤的水平。在检查某一特定皮区时应同时检查其位置感、震颤感、针刺感、轻触感和温度觉等。常用的脊髓水平皮区标志有乳头（$T_4 \sim T_5$），脐（T_{10}），阴茎底部、阴囊上部和大阴唇（L_1），阴囊中部和小阴唇（$L_1 \sim L_2$），膝前部（L_3），足底和足外侧面（S_1），会阴及肛周（$S_1 \sim S_5$）。

运动系统评估中首先应检查有无肌肉萎缩，运动功能的不完全丧失定义为"麻痹"，而功能完全丧失则定义为"瘫痪"。下肢应检查的肌肉有胫前肌（$L_4 \sim S_1$），腓肠肌（$L_5 \sim S_2$）、趾展肌（$L_4 \sim S_1$）。可通过背屈、跖屈和趾展活动来了解以上这些肌肉的功能。

通常采用一定部位的皮肤感觉评估了解骶皮神经反射功能。骶神经根（$S_2 \sim S_4$）主要分布于尿道外括约肌和肛门外括约肌，在临床上一般认为肛门外括约肌是会阴所有横纹肌的代表，因此通过肛门外括约肌来预测尿道外括约肌的功能。最常用的反射是皮肤肛门反射（$S_2 \sim S_5$），即轻触肛门黏膜皮肤交界处可引起肛门外括约肌的收缩。该反射消失提示骶神经的损害，但有时正常老年人此反射也不甚明显。还应行直肠指诊，除了解有关前列腺的情况外，怀疑有神经系统疾病者应评估患者肛门括约肌张力和肛门自主收缩的能力。肛门自主收缩能力正常则提示盆底肌肉神经支配和骶髓圆锥功能的完整，如肛门括约肌张力和肛门自主收缩能力明显减弱或消失，则提示骶神经或外周神经受到损害，甚至圆锥功能完全丧失。而肛门括约肌张力存在，但不能自主收缩者常提示存在骶上神经的损伤。

尽管球海绵体肌反射专指球海绵体的反射性收缩，但该反射可用于检查所有会阴横纹肌的神经系统。球海绵体肌反射为反映骶髓（$S_2 \sim S_4$）活动的骶髓局部反射。球海绵体肌反射检查男女不同，检查者预先将右手示指置入患者的肛门内（通常在直肠指诊时进行），然后用左手突然挤压患者的阴茎头，如肛门括约肌出现收缩，提示球海绵体肌反射存在。女性患者则通常采用挤压阴蒂进行球海绵体肌反射检查。留着导尿管者可通过突然向外牵拉导尿管刺激膀胱颈来诱发球海绵体肌反射。球海绵体肌反射消失通常提示骶神经受到损害，但大约20%正常女性其球海绵体肌反射可缺失。

六、压力性尿失禁的治疗

当尿失禁的诊断、分类和严重程度被确定下来，就要选择治疗方法。以下是一些应用于压力性尿失禁的非手术和手术治疗方法。

（一）非手术治疗

一般认为，非手术治疗是SUI的第一线治疗方法，主要用于轻、中度患者，同时还可以作为手术治疗前后的辅助治疗。SUI的非手术治疗方法主要包括生活方式干预、盆底肌肉锻炼、盆底电磁刺激、膀胱训练、佩戴止尿器、子宫脱和药物治疗等。

1.生活方式干预

主要包括减轻体重、戒烟、禁止饮用含咖啡因饮料、生活起居规律、避免强体力劳动和避免参加增加腹压的体育活动等。

2.盆底肌肉锻炼

盆底肌肉锻炼又称凯格尔运动,由德国医师 Arnold Kegel 在 1948 年提出,一直在尿失禁的治疗中占据重要地位,目前仍然是 SUI 最常用和效果最好的非手术治疗方法。其主要内容是:通过持续收缩盆底肌(提肛运动)2～6 秒,松弛休息 2～6 秒,如此反复 10～15 次。每天训练 3～8 次,持续 6～8 周为 1 个疗程。

3.盆底电磁刺激

从 1998 年开始,磁场刺激被用来治疗尿失禁。目前用于临床的神经肌肉刺激设备能产生脉冲式超低频地磁场,有固定式和便携式两种。便携式家庭装治疗仪的使用极为方便,可以穿戴于下腹部,无须脱去贴身衣服。盆底电磁刺激每次 20 分钟,一周 2 次,6 周为 1 个疗程。治疗 3 个月后,其有效率可达 50%,尿失禁的量和生活质量评分均明显提高。有资料表明,盆底电磁场刺激后盆底肌肉最大收缩压的改变程度高于 PFMT。盆底电磁刺激可能的不良反应主要为下腹部及下肢疼痛不适,但发生率很低。

4.射频治疗

利用射频电磁能的振荡发热使膀胱颈和尿道周围局部结缔组织变性,导致胶原沉淀、支撑尿道和膀胱颈的结缔组织挛缩,结果抬高了尿道周围阴道旁结缔组织,恢复并稳定尿道和膀胱颈的正常解剖位置,从而达到控尿的目的。该方法可靠、微创、无明显不良反应,但尚在探索应用阶段。

5.膀胱训练

(1)方法一:延迟排尿,逐渐使每次排尿量＞300 mL。①治疗原理:重新学习和掌握控制排尿的技能;打断精神因素的恶性循环;降低膀胱的敏感性。②禁忌证:低顺应性膀胱,充盈期末逼尿肌压＞4.0 kPa(40 cmH$_2$O)。③要求:切实按计划实施治疗。④配合措施:充分的思想工作;排尿日记;其他。

(2)方法二:定时排尿。①目的:减少尿失禁次数,提高生活质量。②适应证:尿失禁严重,且难以控制者。③禁忌证:伴有严重尿频。

6.佩戴止尿器

其作用原理是乳头产生的负压将尿道外口黏膜和远端尿道吸入使之对合,同时对尿道远端组织起稳定及支托作用。外用止尿器对轻、中度的 SUI 效果较好,对年轻患者,还具有使会阴肌肉张力恢复的效果,缺点是易引发尿路感染。另外,止尿器也可以置入尿道内,疗效优于外置止尿器,但其感染机会明显增加。使用阴道止尿器,可使得 24 小时失禁的尿液量明显减少,提高患者生活质量评分。

7.子宫托

其设计目的是为尿道和膀胱颈提供不同程度的支撑,以改善 SUI 的症状。对于配合 PFMT 依从性较差的患者或治疗无效的患者,尤其是不适合手术治疗者,可考虑使用子宫托。

8.药物治疗

主要适用于轻、中度女性压力性尿失禁患者。其主要作用原理在于增加尿道闭合压,提高尿道关闭功能,以达到控尿的目的,而对膀胱尿道解剖学异常无明显作用。目前主要有 3 种药物用于 SUI 的治疗:α-肾上腺素能激动剂、三环抗抑郁药和雌激素补充。

(1)α$_1$-肾上腺素能激动剂。①原理:激活尿道平滑肌 α$_1$ 受体,以及躯体运动神经元,增加尿道阻力。②不良反应:高血压、心悸、头痛和肢端发冷,严重者可发作脑卒中。③常用药物:米多君、甲氧明。米多君的不良反应较甲氧明更小。美国 FDA 禁止将去苯丙醇胺用于压力性尿失禁治疗。④用法:2.5 毫克/次,每天两次。⑤疗效:有效,尤其合并使用雌激素或盆底肌训练等方法时疗效较好。

(2)三环抗抑郁药。①原理:抑制肾上腺素能神经末梢的去甲肾上腺素和 5-羟色胺再吸收,增加尿道平滑肌的收缩力;并可以从脊髓水平影响尿道横纹肌的收缩功能;抑制膀胱平滑肌收缩,缓解急迫性尿失禁。②用法:50～150 mg/d。③疗效:尽管有数个开放性临床试验显示它可以缓解压力性尿失禁症状,以及增加尿道闭合压,其疗效仍需随机对照临床试验(RCT)研究加以证实。④不良反应:口干、视力模糊、便秘、尿潴留和直立性低血压等胆碱能受体阻断症状;镇静、昏迷等组胺受体-Ⅰ阻断症状;心律失常、心肌收缩力减弱;有成瘾性;过量可致死。目前此类药物常用有丙米嗪。更新型制剂,不良反应较小,但在中国未上市。

(3)雌激素。①原理:促进尿道黏膜、黏膜下血管丛及结缔组织增生;增加 α 肾上腺素能受体的数量和敏感性。通过作用于上皮、血管、结缔组织和肌肉 4 层组织中的雌激素敏感受体来维持尿道的主动张力。②用法:口服或经阴道黏膜外用。③疗效:雌激素曾经广泛应用于压力性尿失禁的治疗,可以缓解尿频尿急症状,但不能减少尿失禁,且有诱发和加重尿失禁的风险。④不良反应:最新研究对雌性激素特别是过去常用的单纯性雌激素如己烯雌酚在治疗女性压力性尿失禁中的作用提出了质疑,有资料显示这类激素在应用的早期阶段有一定疗效,但如果长期应用不仅有较多的不良反应如增加子宫内膜癌、乳腺癌和心血管病的风险,且有加重压力性尿失禁症状的可能性。

(二)手术治疗

女性压力性尿失禁患者治疗方法选择需考虑下列几个重要问题:①SUI 是单纯解剖性、内在括约肌失功能,还是两者混合所致;②SUI 伴有尿频、尿急的患者,是否存在 UUI 的病因,在手术纠正解剖因素后,尿频、尿急、尿失禁是否仍然存在;③SUI 患者伴有膀胱膨出,在施行尿道悬吊术后是否会发生排尿困难、残余尿甚至尿潴留。要解决上述问题,需进行全面检查。

1.Marshall 实验

用示、中指在膀胱颈下、尿道两旁将阴道壁抬高后,用腹压时可阻止尿液外流;作 Q-tip 试验将轻探针插入尿道深部,在使用腹压时探针与躯体水平抬高超过 30°角。上述两个试验提示尿道过度活动所致的解剖性 SUI。

2.测量尿道长度

若短于 3 cm,外阴、阴道及尿道呈老年性萎缩,或曾有医源性膀胱尿道神经损伤史,应考虑为内在尿道括约肌失功能所致的尿失禁。

3.作尿液常规检查及尿道按摩后首段尿液检查

注意有无泌尿生殖道感染或炎症,必要时做尿动力学检查,以排除膀胱过度活动症及 UUI。

4.妇科检查

注意有无膀胱膨出及子宫脱垂,必要时取站立抬高一侧股部,观察用腹压时阴道壁膨出及子宫脱垂的程度。

上述检查若证实合并 OAB、泌尿生殖系统感染或炎症,或明显有膀胱膨出、子宫脱垂等情况,应分别予以处理。伴有内在括约肌失功能的患者,尿道悬吊手术可能收效,病情严重者需要施行尿道括约肌假体手术。伴有尿频、尿急的解剖性压力性患者,若无导致急迫症状的病因,是否应实施尿道悬吊手术,是较难取舍的问题,此类患者经各种药物治疗、物理治疗及针灸治疗,若症状无改善,在取得患者理解及同意后,可以施行尿道悬吊术。Schrepferman 通过临床观察,发现 SUI 伴低压运动性急迫症状者(尿动力学检查于膀胱内压<1.5 kPa(15 cmH$_2$O)时产生逼尿肌不稳定收缩的振幅),术后 91％患者急迫症状缓解;而在伴有高压运动性急迫症状者中仅 28％缓解,在感觉性急迫症状者仅 39％术后急迫症状缓解。提示术前伴有低压运动性急迫症状的妇女在施行膀胱颈悬吊术后,极少遗留尿急症状。

压力性尿失禁的手术有 150 多种术式,许多方法之间往往仅有很小的差异,而更多的是解剖学名词的纷繁和操作技巧的细微不同。目前用于压力性尿失禁的手术主要有以下四类。

(1)泌尿生殖膈成形术:阴道前壁修补术和 Kelly 折叠术。

(2)耻骨后尿道悬吊术:Burch 手术。

(3)悬吊带术:悬吊带术可用自身筋膜(腹直肌、侧筋膜、圆韧带)或合成材料医用材料带(阴道无张力尿道中段悬吊术 TVT、经阴道悬吊带术 IVS、SPARC 悬吊术、经闭孔阴道无张力尿道中段悬吊术 TVTO/TOT 等)。

(4)膀胱颈旁填充剂注射:明胶醛交叉连接牛胶原蛋白及已被允许用于治疗 SUI。

经过实践检验,1997 年美国尿控协会对女性 SUI 治疗的临床规范上提出:耻骨后尿道悬吊术和悬吊带术是治疗女性 SUI 的有效方法。

SUI 手术治疗的主要适应证包括:①非手术治疗效果不佳或不能坚持,不能耐受,预期效果不佳的患者。②中重度压力性尿失禁,严重影响生活质量的患者。③生活质量要求较高的患者。④伴有盆腔脏器脱垂等盆底功能病变需行盆底重建者,应同时行抗压力性尿失禁手术。

SUI 手术治疗的主要禁忌证包括:①伴尿道原因的排空困难;②膀胱逼尿肌不稳定;③严重的心、肝、肺、肾等疾病。

行手术治疗前应注意:①征询患者及家属的意愿,在充分沟通的基础上做出选择;②注意评估膀胱尿道功能,必要时应行尿动力学检查;③根据患者的具体情况选择术式,要考虑手术的疗效、并发症及手术费用,并尽量选择创伤小的术式;④尽量考虑到尿失禁的分类及分型;⑤对特殊病例应灵活处理,如多次手术或尿外渗导致的盆腔固定患者,在行抗尿失禁手术前应对膀胱颈和后尿道行充分的松解;对尿道无显著移动的Ⅲ型 ISD 患者,术式选择首推为经尿道注射,次为人工尿道括约肌及尿道中段吊带。

(杨云霞)

第四节　子　宫　损　伤

一、子宫穿孔

子宫穿孔多发生于流产刮宫,特别是钳刮人工流产手术时,但诊断性刮宫、安放和取出宫腔内节育器(intrauterine device,IUD)均可导致子宫穿孔。

(一)病因

1.术前未做盆腔检查或判断错误

刮宫术前未做盆腔检查或对子宫位置、大小判断错误,即盲目操作,是子宫穿孔的常见原因之一,特别是当子宫前屈或后屈,而探针、吸引头或刮匙放入的方向与实际方向相反时,最易发生穿孔。双子宫或双角子宫畸形患者,早孕时勿在未孕侧操作,亦易导致穿孔。

2.术时不遵守操作常规或动作粗暴

初孕妇宫颈内口较紧,强行扩宫,特别是跳号扩张宫颈时,可能发生穿孔。此外,如在宫腔内粗暴操作,过度搔刮或钳夹子宫某局部区域,均可引起穿孔。

3.子宫病变

以往有子宫穿孔史、反复多次刮宫史或剖宫产后瘢痕子宫患者,当再次刮宫时均易发生穿孔。子宫绒癌或子宫内膜癌累及深肌层者,诊断性刮宫或宫腔镜检查时,可导致或加速其穿孔或破裂。

4.萎缩子宫

当体内雌激素水平低落,如产后子宫过度复旧或绝经后,子宫往往小于正常,且其肌层组织脆弱、肌张力低,探针很容易直接穿透宫壁,甚至可将 IUD 直接放入腹腔内。

5.强行取出嵌入肌壁的 IUD

IUD 已嵌入子宫肌壁,甚至部分已穿透宫壁时,如仍强行经阴道取出,有引起子宫穿孔的可能。

(二)临床表现

绝大多数子宫穿孔均发生在人工流产手术,特别是大月份钳刮手术时。子宫穿孔的临床表现可因子宫原有状态、引起穿孔的器械大小、损伤的部位和程度,以及是否并发其他内脏损伤而有显著不同。

1.探针或 IUD 穿孔

凡探针穿孔,由于损伤小,一般内出血少,症状不明显,检查时除可能扪及宫底部有轻压痛外,余无特殊发现。产后子宫萎缩,在安放 IUD 时,有时可穿透宫壁将其直接放入腹腔而未察觉,直至以后 B 超随访 IUD 或试图取出 IUD 失败时方始发现。

2.卵圆钳、吸管穿孔

卵圆钳或吸管所致穿孔的孔径较大,特别是当穿孔后未及时察觉仍反复操作时,常伴急性内出血。穿孔发生时患者往往感突发剧痛。腹部检查,全腹均有压痛和反跳痛,以下腹部最为明显,但肌紧张多不显著,如内出血少,移动性浊音可为阴性。妇科检查宫颈举痛和宫体压痛均极显著。如穿孔部位在子宫峡部一侧,且伤及子宫动脉的下行支时,可在一侧阔韧带内扪及血肿形成的块物;但也有些患者仅表现为阵性颈管内活跃出血,宫旁无块物扪及,宫腔内亦已刮净而无组织残留。子宫绒癌或葡萄胎刮宫所导致的子宫穿孔,多伴有大量内、外出血,患者在短时间内可出现休克症状。

3.子宫穿孔并发其他内脏损伤

人工流产术发生穿孔后未及时发现,仍用卵圆钳或吸引器继续操作时,往往夹住或吸住大网膜、肠管等,以致造成内脏严重损伤。如将夹住的组织强行往外牵拉,患者顿感刀割或牵扯样上腹剧痛,术者亦多觉察往外牵拉的阻力极大,有时可夹出黄色脂肪组织、粪渣或肠管,严重者甚至可将肠管内黏膜层剥脱拉出。因肠管黏膜呈膜样,故即使夹出亦很难肉眼辨认其为何物。肠管损伤后,其内容物溢入腹腔,迅速出现腹膜炎症状。如不及时手术,患者可因中毒性休克死亡。

如穿孔位于子宫前壁,伤及膀胱时可出现血尿。当膀胱破裂,尿液流入腹腔后,则形成尿液性腹膜炎。

（三）诊断

凡经阴道宫腔内操作出现下列征象时，均提示有子宫穿孔的可能。

（1）使用的器械进入宫腔深度超过事先估计或探明的长度，并感到继续放入无阻力时。

（2）扩张宫颈的过程中，如原有阻力极大，但忽而阻力完全消失，且患者同时感到有剧烈疼痛时。

（3）手术时患者有剧烈上腹痛，检查有腹膜炎刺激征，或移动性浊音阳性；如看到夹出物有黄色脂肪组织、粪渣或肠管，更可确诊为肠管损伤。

（4）术后子宫旁有块物形成或宫腔内无组织物残留，但仍有反复阵性颈管内出血者，应考虑在子宫下段侧壁阔韧带两叶之间有穿孔可能。

（四）预防

（1）术前详细了解病史和做好妇科检查，并应排空膀胱。产后三月哺乳期内和宫腔＜6 cm者不放置 IUD。有刮宫产史、子宫穿孔史或哺乳期受孕而行人工流产术时，在扩张宫颈后即注射子宫收缩剂，以促进子宫收缩变硬，从而减少损伤。

（2）经阴道行宫腔内手术若不用超导可视是完全凭手指触觉的"盲目"操作，故应严格遵守操作规程，动作轻柔，安全第一，务求做到每次手术均随时警惕有损伤的可能。

（3）孕 12～16 周而行引产或钳刮术时，术前 2 天分四次口服米非司酮共 150 mg，同时注射依沙吖啶100 mg至宫腔，以促进宫颈软化和扩张。一般在引产第 3 天，胎儿胎盘多能自行排出，如不排出时，可行钳刮术。钳刮时先取胎盘，后取胎体，如胎块长骨通过宫颈受阻时，忌用暴力牵拉或旋转，以免损伤宫壁。此时应将胎骨退回宫腔最宽处，换夹胎骨另一端则不难取出。

（4）如疑诊子宫体绒癌或子宫内膜腺癌而需行诊断性刮宫确诊时，搔刮宜轻柔。当取出的组织足以进行病理检查时，则不应再作全面彻底的搔刮术。

（五）治疗

手术时一旦发现子宫穿孔，应立即停止宫腔内操作。然后根据穿孔大小、宫腔内容物干净与否、出血多少和是否继续有内出血、其他内脏有无损伤，以及妇女对今后生育的要求等而采取不同的处理方法（图 6-7）。

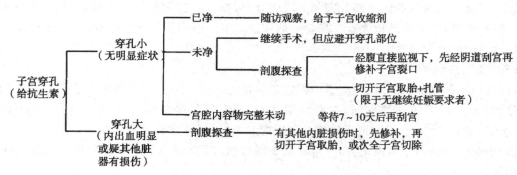

图 6-7　人工流产导致子宫穿孔的处理方法

（1）穿孔发生在宫腔内容物已完全清除后，如观察无继续内、外出血或感染，三天后即可出院。

（2）凡穿孔较小者（用探针或小号扩张器所致），无明显内出血，宫腔内容物尚未清除时，应先给予麦角新碱或缩宫素以促进子宫收缩，并严密观察有无内出血。如无特殊症状出现，可在 7～

10 天后再行刮宫术；但若术者刮宫经验丰富，对仅有部分宫腔内容物残留者，可在发现穿孔后避开穿孔部位将宫腔内容物刮净。

（3）如穿孔直径大，有较多内出血，尤其合并有肠管或其他内脏损伤者，则不论宫腔内容物是否已刮净，应立即剖腹探查，并根据术时发现进行肠修补或部分肠段切除吻合术。子宫是否切开或切除，应根据有无再次妊娠要求而定。已有足够子女者，最好做子宫次全切除术；希望再次妊娠者，在肠管修补后再行子宫切开取胎术。

（4）其他辅助治疗：凡有穿孔可疑或证实有穿孔者，均应尽早经静脉给予抗生素预防和控制感染。

二、子宫颈撕裂

子宫颈撕裂多发生于产妇分娩时，一般均在产后立即修补，愈合良好。但中孕人流引产时亦可引起宫颈撕裂。

（一）病因

多因宫缩过强但宫颈未充分容受和扩张，胎儿被迫强行通过宫颈外口或内口所致。一般见于无足月产史的中孕引产者。加用缩宫素特别是前列腺素引产者发生率更高。

（二）临床表现

临床上可表现为以下三种不同类型。

1.宫颈外口撕裂

宫颈外口撕裂与一般足月分娩时撕裂相同，多发生于宫颈 6 或 9 点处，长度可由外口处直达阴道穹隆部不等，常伴有活跃出血。

2.宫颈内口撕裂

内口尚未完全扩张，胎儿即强行通过时，可引起宫颈内口处黏膜下层结缔组织撕裂，因黏膜完整，故胎儿娩出后并无大量出血，但因宫颈内口闭合不全以致日后出现复发性流产。

3.宫颈破裂

凡裂口在宫颈阴道部以上者为宫颈上段破裂，一般同时合并有后穹隆破裂，胎儿从后穹隆裂口娩出。如破裂在宫颈的阴道部为宫颈下段破裂，可发生在宫颈前壁或后壁，但以后壁为多见。裂口呈横新月形，但宫颈外口完整。患者一般流血较多。窥阴器扩开阴道时即可看到裂口，甚至可见到胎盘嵌顿于裂口处。

（三）预防和治疗

（1）凡用依沙吖啶引产时，不应滥用缩宫素特别是不应采用米索前列醇加强宫缩。引产时如宫缩过强，产妇诉下腹剧烈疼痛，并有烦躁不安，而宫口扩张缓慢时，应立即肌内注射哌替啶100 mg 及莨菪碱 0.5 mg 以促使子宫松弛，已加用静脉注射缩宫素者应尽速停止滴注。

（2）中孕引产后不论流血多少，应常规检查阴道和宫颈。发现撕裂者立即用人工合成可吸收缝线修补。

（3）凡因宫颈内口闭合不全出现晚期流产者，可在非妊娠期进行手术矫正，但疗效不佳。现多主张在妊娠 14～19 周期间用 10 号丝线前后各套 2 cm 长橡皮管绕宫颈缝合扎紧以关闭颈管。待妊娠近足月或临产前拆除缝线。

（杨云霞）

第七章

女性生殖系统肿瘤

第一节 子宫颈癌前病变

一、我国子宫颈癌的流行及防治状况

对大多数发展中国家和地区而言,子宫颈癌仍是威胁女性健康和生命的主要疾病之一,其中重要的原因是缺乏对子宫颈癌癌前病变和早期癌的筛查制度,或因财力不足难以使广大适龄妇女享有规范的筛查服务,且筛查质量欠佳。我国由于人口基数大,估计每年子宫颈癌新发病例数在 13 万以上,每年至少有 3 万妇女死于子宫颈癌,发病形势不容乐观。子宫颈癌对我国女性的危害有年轻化的趋势。

子宫颈癌的发生发展是一个缓慢渐进的过程,其间有明确的癌前病变期,在此期间如能给予有效的干预,治愈率可达 100%。即使是早期浸润癌(II_A期),其淋巴结转移及治疗后复发的风险也很低,5 年存活率在 95% 以上。而 $\text{I}_\text{B2} \sim \text{II}$ 期 5 年存活率则降至 60%~70%,III 期者不足 40%,如出现远处转移,即 IV 期患者的 5 年生存率则在 10% 以下。在缺乏完善筛查体系的地区,有 1/5 以上的患者在诊断时已达 III 期,给患者、家庭及社会都将带来极大的痛苦和沉重的经济负担。因此,应当重视对子宫颈癌前病变及早期癌的认识,规范诊治流程,早期发现、早期诊断及早期干预癌前病变及早期癌可以有效降低子宫颈癌的发病率和死亡率。

二、子宫颈病变和的定义

子宫颈病变狭义上主要是指子宫颈的癌前期病变,包括经组织学确诊的子宫颈上皮内瘤变(cervical intraepithelial neoplasia,CIN)和子宫颈腺上皮内瘤变(cervical glandular intraepithelial neoplasia,CGIN),是浸润性子宫颈癌的前驱病变。

组织学上,CIN 的诊断标准较为统一,根据不典型细胞累及上皮的程度分为三级,CIN1 相当于轻度不典型增生,CIN2 相当于中度不典型增生,CIN3 相当于重度不典型增生和原位癌。随着现代医学对于 CIN 流行病学及生物学研究的深入,有学者提出了两级分类命名系统:即低级别鳞状上皮内病变(low-grade squamous intraepithelial lesion,LSIL),包括由 HPV 引起的疣状病变及 CIN1;和高级别鳞状上皮内病变(high-grade squamous intraepithelial lesion,HSIL),包括 CIN2、CIN3。其中,LSIL 多与低危型 HPV 感染有关,多数可自行消退,或需较长的时间方

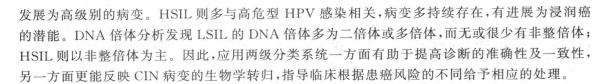

发展为高级别的病变。HSIL 则多与高危型 HPV 感染相关,病变多持续存在,有进展为浸润癌的潜能。DNA 倍体分析发现 LSIL 的 DNA 倍体多为二倍体或多倍体,而无或很少有非整倍体;HSIL 则以非整倍体为主。因此,应用两级分类系统一方面有助于提高诊断的准确性及一致性,另一方面更能反映 CIN 病变的生物学转归,指导临床根据患癌风险的不同给予相应的处理。

三、HPV 与子宫颈病变

(一)子宫颈癌的病因学研究

子宫颈癌的病因研究历经 100 多年,早在 19 世纪人们就发现子宫颈癌在修女中极少发生,研究认为子宫颈癌的发生与婚产因素和性行为紊乱等行为危险因素有关。20 世纪 60 至 70 年代,人们将焦点转向某些微生物感染因素,如单纯疱疹病毒Ⅱ型和人类巨细胞病毒,但随后的流行病学调查及分子学研究并不支持单纯疱疹病毒Ⅱ型或巨细胞病毒在子宫颈癌发生过程中起主导作用。1974 年德国杰出的病毒学家 Zur Hausen 首次提出人乳头瘤病毒(human papilloma virus,HPV)与子宫颈肿瘤有密切相关。至 1983 年,Durst 和 Zur Hausen 发现了 HPV16。同年,Cuzick、Campion 及 Singer 一起对 100 名子宫颈涂片结果为低度病变的妇女进行了 HPV 检测,结果发现 HPV16 感染比 HPV6 具有更强的促使子宫颈病变进展的潜能。随后,George Terry 等建立了聚合酶链反应方法,使 HPV 检测的临床意义逐渐被重视。目前,众多国内外学者及研究机构就 HPV 感染与子宫颈癌的关系进行了大量的研究,人们对 HPV 感染与子宫颈病变之间关系的认识日渐统一。2004 年,IARC 发布了一致性声明:HPV 感染是子宫颈上皮内瘤变及子宫颈癌发生的必要因素,可以认为,没有 HPV 持续性感染的妇女几乎没有患子宫颈癌的危险。流行病学资料结合实验室的证据都强有力地证实了这一观点。

HPV 是一群微小的、无包膜的双链 DNA 病毒,目前发现的基因型别已经超过了 200 种。根据其致瘤能力的高低,可以分为高危型、潜在高危型和低危型 3 类。高危型 HPV 通过其癌蛋白 E7 降解抑癌基因 pRB 的产物,使细胞跨越细胞周期 G1/S 检查点,进入增殖周期;通过其 E6 癌蛋白降解抑癌基因 p53 的产物,使细胞抵抗凋亡,异常生长;E6 癌蛋白还能激活人端粒酶催化亚单位 hTERT,导致细胞永生化;此外,高危型 HPV 的癌蛋白还能引起细胞有丝分裂异常,造成染色体不稳定,促使受感染的细胞发生恶性转化。

(二)HPV 感染的自然史

肛门、生殖器的 HPV 感染与年龄及性行为习惯相关。性活跃的年轻妇女感染率最高,感染的高峰年龄为 15～25 岁。文献报道生育年龄(包括子宫颈细胞学检查无异常发现)的正常妇女,其子宫颈 HPV 感染率在 5%～50%。国外对女大学生的研究发现,约 1/3 有性行为的女大学生的正常子宫颈 HPV DNA 阳性。据报道在世界范围内,半数以上的性活跃的成年人在他们的一生中至少被一种生殖道 HPV 感染过。HPV 感染的高危因素主要为性行为紊乱,如过早开始性生活、多个性伴侣、与高危人群的性接触等。女性性工作者及 HIV 患者中 HPV 感染率较高。男性的包皮环切术及正确使用避孕套在一定程度上可减少妇女感染 HPV。

虽然年轻女性的 HPV 感染及其引起的子宫颈低度病变的频率很高,并可反复感染或同时感染多种型别的 HPV,但绝大多数都会在短期内自动消失。>30 岁的妇女子宫颈 HPV 新发感染率明显下降,为 5%～10%。但相对于年轻女性,大年龄段的妇女更容易发生 HPV 的持续感染,这可能与免疫功能随着年龄的增长而下降,从而降低了人体对病毒的新发和既往感染的清除能力有关。亦有研究报道妇女 HPV 感染的第二个高峰年龄段在女性的围绝经期(45～50 岁),

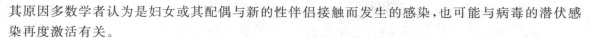

其原因多数学者认为是妇女或其配偶与新的性伴侣接触而发生的感染,也可能与病毒的潜伏感染再度激活有关。

大多数 HPV 感染是一过性的,免疫功能正常的妇女,90% 的 HPV DNA 可在 2 年后转阴,这是 HPV 感染最常见的结局。即使在 CIN 的患者中,如果随诊足够长的时间,HPV 感染也有较高的自然转归率。因此,HPV 感染不能机械地等同于肿瘤进展。非致瘤性(低危型)HPV 感染的自然消退率较高,平均感染时间是 7～8 个月,致瘤性(高危型)HPV 的平均感染时间则长达 10～13 个月。HPV 感染后,主要诱发机体的细胞免疫将病毒清除,一旦机体免疫力消除了某一型 HPV,一般不易再感染同一型别的 HPV,但并不意味着对其他型别的 HPV 也产生了交叉免疫。

不到 10% 的 HPV 感染会持续存在,但只有少部分高危型 HPV 持续感染可能引发子宫颈病变或子宫颈癌。而且研究显示,同一高危型 HPV 的持续感染,患 CIN2、CIN3 的风险比高达 813,较不同高危型别的 HPV 反复感染者明显升高,后者患 CIN2、CIN3 的风险比为 192。另一项研究也观察到,连续 3 次同型别的高危型 HPV 持续感染对于持续鳞状上皮内病变的风险远远大于持续的高危型 HPV 感染但型别不同的情况。相邻两次均检测到高危型 HPV 而型别不同时,持续鳞状上皮内病变的发生概率甚至低于相同型别的低危型 HPV 持续感染。

(三)子宫颈病变中的 HPV 检出率及型别分布

HPV DNA 的检出率随子宫颈病变的进展而上升。在子宫颈上皮内瘤变(CIN1～3)中,HPV 阳性率为 35%～100%,在子宫颈浸润癌中可达 93%～100%。在型别分布上,世界各国的研究报道在子宫颈癌中均以 HPV16 和 18 型为主要类型。最新的 Meta 分析显示,在全球 14 595 例子宫颈癌中,HPV16 和 18 型仍为最主要类型,存在于约 70% 的子宫颈癌中。其次,较常见的还有 HPV 45(4.6%)、31(3.8%)、33(3.7%)、52(2.9%)、58(2.8%)、35(1.5%)型。在 HSIL 中感染率最高的仍是 HPV16。亚洲子宫颈癌前十位 HPV 型别分别是 HPV16、18、58、33、52、45、31、35、59 和 51。

国内也有学者进行了以人群为基础的 HPV 流行病学研究。一项关于中国妇女子宫颈人乳头瘤病毒型别分布的 Meta 分析结果显示,在子宫颈癌、高度上皮内病变、低度上皮内病变和正常子宫颈中,总 HPV 调整感染率分别为 82.7%、88.5%、69.3%、13.1%;所有子宫颈状态中,HPV16 型为最常见的 HPV 型别,在子宫颈癌中,占第 2、3 位的依次为 HPV18 和 58 型;HPV16/18 型在子宫颈癌、HSIL、LSIL 和正常子宫颈中的感染率分别为 69.6%、59.1%、32.3%、4.4%,该结果与世界范围内 HPV16/18 型在子宫颈癌中 70% 的感染率非常接近。

(四)HPV 型别与致癌风险

HPV16、18 是子宫颈癌及癌前病变中最常见的 HPV 型别。多项研究表明,相对于其他型别的高危型 HPV,HPV16 感染更容易持续存在,平均感染时间为 16～18 个月,并且进展为 CIN3 及浸润癌的风险明显高于其他高危型 HPV。子宫颈细胞学正常的妇女,如果 HPV18 阳性,其进展为 CIN3、特别是腺癌和相关癌前病变的风险也较高。1 项入组了 20 810 名妇女、随访长达 10 年的前瞻性研究发现,研究开始时 HPV 16 阳性的妇女 10 年内进展为 CIN3 和浸润癌的比率为 17.2%,HPV18 阳性者为 13.6%,而其他高危型 HPV 阳性者进展为 CIN3 和浸润癌的比率仅为 3.0%。细胞学检查阴性而 HPV16 或 18 阳性的妇女进展为 CIN3 以上病变的风险比细胞学检查为 LSIL 的患者还高。Molano 等对 227 例细胞学正常而 HPV 阳性的妇女进行了为期 5 年的随访,发现 HPV 16 较低危型感染的清除率明显降低,HPV31、33、35、52 及 58 型的清除率居中,其他高危亚型与低危型相比未显示出清除率降低,单一感染与多型别感染的清除率相当。Insinga 等对 HPV16、18、6、11 型感染及相关子宫颈病变的自然史进行了回顾性分析,结果显示,随访 2 年或 3 年时,HPV16/18 型别相关的 CIN2/3 发生的累积风险为 11.5%、27.2%;HPV16/18 型别相关的 CIN1、CIN2、CIN3 在 12 个月内的阴转概率分别为 32.9%、21%、11%。由于 HPV 具体亚型致病力的不同,HPV 分型检测在子宫颈癌筛查及子宫颈病变治疗后随访中的作用日益凸显。

除了上述年龄、性行为习惯、HPV 型别与 HPV 持续感染相关外,可能还有其他内源性或外源性因素协同参与作用,影响了 HPV 的清除,并促进了子宫颈病变的进展。这些协同因素包括:①环境或外在因素,如吸烟、长期口服避孕药、多产、其他性传播疾病的协同感染等。②病毒因素:如高病毒载量、多种型别 HPV 联合感染、病毒基因整合入宿主染色体。③宿主因素:如遗传易感性、HIV 感染、免疫抑制治疗等。HPV 感染的自然史尚有很多方面还不甚明确,HPV 自我清除、持续感染、潜伏感染的状态如何准确界定及其转归或进展的规律,有待更深入的研究。另外,除高危型 HPV 持续感染这一重要的致病因素外,子宫颈癌的发生、发展是多因素、多步骤作用的结果,上述内源性及外源性危险因素在 HPV 致病过程中是如何发挥作用的,同样需要更多临床及实验室的研究来证实。

(五)HPV 预防性疫苗

1.HPV 疫苗的目标人群和接种程序

(1)目标人群:WHO 在 2017 年 5 月更新的立场文件中确认子宫颈癌和其他 HPV 相关疾病在全球公共卫生问题中的重要性,并再次建议应将 HPV 疫苗纳入国家免疫规划。因此提出为预防子宫颈癌,建议 9~14 岁未发生性生活的女性作为主要目标人群,15 岁以上的女性或男性为次要目标人群。

由于性行为是 HPV 感染的重要危险因素,在未发生性生活的女性中接种 HPV 疫苗将获得最佳预防效果;但对已经发生性行为的妇女,研究实验表明接种疫苗也有很好的保护作用,建议采用 3 剂次接种程序,且无需在接种 HPV 疫苗前进行 HPV 筛检。

社会经济发展水平是国家和地区将 HPV 疫苗纳入采纳一类或二类疫苗的重要因素之一,目前我国将 HPV 疫苗定为第二类疫苗,即由公民自费并且自愿接种。

WHO 建议各国在制定免疫接种策略时充分考虑本国女性初始性行为年龄情况。对于我国有条件的地区提供免费接种时,考虑到成本效益,建议接种重点对象为 13~15 岁女孩。因为根据我国一项全国性流行病学调查,15~24 岁女性报告发生初始性行为的平均年龄在 17 岁。另外我国九年义务教育已有较高的覆盖率,对初中学生接种可能更便于组织和管理。

(2)接种程序。①WHO 2017 年 5 月更新的立场文件中提出的接种程序包括以下三种。a.二价 HPV 疫苗:对于 9~14 岁的女孩,推荐采用 2 剂次接种程序(第 0、5~13 个月分别接种 0.5 mL)。如在首剂接种时,年龄为 15 岁及以上,推荐采用 3 剂次接种程序(第 0、1、6 个月分别接种 0.5 mL)。第 2 剂可在首剂后 1~2.5 个月间接种;第 3 剂在首剂后 5~12 个月间接种。在任何年龄,如第 2 剂接种与首剂接种的间隔时间短于 5 个月,则须接种第 3 剂。b.四价 HPV 疫苗:对于 9~13 岁的女孩和男孩,该疫苗可采用 2 剂次接种程序进行接种(第 0、6 个月分别接种 0.5 mL)。如接种第 2 剂的间隔时间短于 6 个月,则应接种第 3 剂。此外,该疫苗也可采取 3 剂次接种程序(第 0、2、6 个月分别接种 0.5 mL)。在接种第 1 剂后,应至少间隔 1 个月才能接种第 2 剂;在接种第 2 剂后,应至少间隔 3 个月才能接种第 3 剂。对于 14 岁及以上的女孩和男孩,该疫苗应采取 3 剂次接种程序进行接种(第 0、2、6 个月分别接种 0.5 mL)。c.九价 HPV 疫苗:对于 9～14 岁的女孩,推荐采用 2 剂次接种程序(第 0、6 个月分别接种 0.5 mL)。如第 2 剂接种与首剂接种的间隔时间短于 5 个月,则须接种第 3 剂。此外,该疫苗也可采取 3 剂次接种程序(第 0、2、6 个月分别接种 0.5 mL)。在接种第 1 剂后,应至少间隔 1 个月才能接种第 2 剂;在接种第 2 剂后,应至少间隔 3 个月才能接种第 3 剂。如在首剂接种时,年龄为 15 岁及以上,推荐采用 3 剂次接种程序(第 0、2、6 个月分别接种 0.5 mL)。②我国的 HPV 疫苗免疫程序:经过严格的临床试验,二价 HPV 疫苗、四价 HPV 疫苗、九价 HPV 疫苗分别于 2016 年、2017、2018 年获得中国食品药品监督管理总局的批准。根据疫苗说明书,我国的 HPV 疫苗推荐免疫程序如下。a.二价 HPV 疫苗:接种对象推荐用于 9～25 岁的女性。采用肌内注射,首选接种部位为上臂三角肌。推荐于 0、1 和 6 月分别接种 1 剂次,共接种 3 剂,每剂 0.5 mL。根据国外研究数据,第 2 剂可在第 1 剂后 1～2.5 个月之间接种,第 3 剂可在第 1 剂后 5～12 个月之间接种。b.四价 HPV 疫苗:接种对象推荐用于为 20～45 岁女性。采用肌内注射,首选接种部位为上臂三角肌。推荐于 0、2 和 6 月分别接种 1 剂次,共接种 3 剂,每剂 0.5 mL。根据国外临床研究数据,首剂与第 2 剂的接种间隔至少为 1 个月,而第 2 剂与第 3 剂的接种间隔至少为 3 个月。所有 3 剂应该一年内完成。c.四价 HPV 疫苗:接种对象推荐用于为 16～26 岁女性。采用肌内注射,首选接种部位为上臂三角肌。推荐于 0、2 和 6 月分别接种 1 剂次,共计 3 剂;首剂与第 2 剂接种间隔至少 1 个月,第 2 剂与第 3 剂接种间隔至少 3 个月,3 剂应在 1 年内完成。

(3)接种机构:按照《疫苗流通和预防接种管理条例》要求,应到县级卫生计生行政部门指定的具有资质的接种单位接种 HPV 疫苗,具体接种单位可咨询当地疾病预防控制机构。

2.HPV 疫苗在特殊人群中的使用

目前有关免疫功能低下者和/或 HIV 感染者接种 HPV 疫苗的安全性和免疫原性的信息还很有限,有关 HPV 疫苗 3 剂次接种程序用于血清 HIV 阳性的女性、男性及 7～12 岁感染 HIV 儿童的数据显示,这些人群接种 HPV 疫苗是安全的。HIV 阳性者接种 HPV 疫苗后的血清阳性率与 HIV 阴性受种者相当,无论其是否正在接受抗反转录病毒治疗。

目前有关孕妇接种 HPV 疫苗已经有一些可参考的资料,一方面是来源于因接种时未知晓妊娠状况而纳入Ⅲ期临床试验的孕妇(其已获得妊娠结局),以及通过妊娠登记制度获得。与安慰剂组或对照疫苗组相比,接种 HPV 疫苗的孕妇在妊娠结局或胎儿发育方面均未发现有特别的安全性问题;另一方面是来自疫苗上市后的监测数据,发现因未知晓妊娠状况而接种该疫苗的孕妇其妊娠结局与文献报道的未接种疫苗孕妇的估测妊娠结局相似。即便如此,由于未在孕妇中开展过控制良好的研究,为安全起见,目前尚不推荐在妊娠期接种 HPV 疫苗。此外,从现有证据来看,哺乳期女性接种 HPV 疫苗后,母亲和婴儿发生疫苗相关不良事件的风险并未升高。

3.HPV 疫苗的接种策略

HPV 疫苗的接种策略包括接种对象知情同意和选择、常规接种、群体性接种、基于学校的疫苗接种活动等。根据 WHO 的建议,以及国外推广 HPV 疫苗的经验,HPV 疫苗的接种主要包括依托于医院等卫生保健机构和医院以外的机构场所两种途径,而更多的采用医疗保健机构和其他场所相结合的策略。其他场所主要包括学校和其他场所等。我国需要研究即可以达到较高的疫苗覆盖率,同时又符合我国国情的 HPV 疫苗接种策略。

目前在我国 HPV 疫苗属于第二类疫苗,推荐接种的年龄范围为 9～45 岁女性,重点为 13～15 岁女孩。

大众宣传和健康教育非常重要。建议采用以学校为主、社区和医疗卫生机构为辅的 HPV 疫苗接种宣传动员策略,尽可能多地覆盖在校生和校外适龄女性。在知情同意的前提下由有资质的接种单位提供 HPV 疫苗接种服务。

对于 13～15 岁首要目标人群,可依托学校和校医加强宣传,动员目标人群到具备接种资质的单位接种 HPV 疫苗,接种单位做好预防接种知情同意、接种登记和接种情况报告工作,并且要确保疫苗的储存运输、使用管理符合《预防接种工作规范》的要求。

4.人群动员及公众沟通

人群动员及公众沟通对做好 HPV 疫苗接种工作相当重要。公众的理解和支持是开展 HPV 疫苗接种工作的基础。在疫苗接种前取得目标人群,以及监护人的理解、信任与支持,才能确保预防接种的顺利开展,并需教育公众对 HPV 疫苗接种形成科学、理性的认识。既要提高公众接种疫苗的主动性与积极性,也要让公众认识到预防接种也有一定的风险。通过沟通教育和信息交流,帮助公众缓解和消除其对疫苗安全性的顾虑,提升公众对预防接种工作的满意度,提高公众对于接种 HPV 疫苗的参与度,促进 HPV 疫苗接种工作的全面、健康、有序开展。

在进行人群动员和公众沟通时,有以下方式可供选择。

(1)新闻、网络、报纸等媒体方式,适用于大规模的人群知识普及。

(2)举办知识讲座、讲堂或宣传活动。

(3)建立信息咨询服务中心或一对一沟通的方式,知识系统而全面,而且可根据个人需求进行重点讲解。

(4)发放宣传手册、张贴宣传画报等,简单易行。

(5)新媒体如 QQ、微信、微博、APP 平台等,信息趣味性强,符合公众获取信息新趋势。这几种方式可以联合使用,相辅相成,形成有效的沟通策略。

另外,人群动员和公众沟通的主要对象是全体大众,并重点做好预防接种相关人员的动员及沟通工作,包括医务人员、政府人员、目标人群及其监护人等。保障人群动员和公众沟通的效果将会为后续疫苗免疫接种提供坚实基础。

5.接种服务管理

(1)确定受种对象,通知受种者或其监护人:根据 HPV 疫苗接种策略确定受种对象。采取口头预约、书面预约、电话联系、手机短信(微信)告知、邮件通知、广播通知、公示告知等方式,通知儿童监护人或受种者,告知接种 HPV 疫苗的种类、时间、地点和相关要求。

(2)准备疫苗、接种器材和相关药品:①按受种对象人次数的 1.1 倍准备疫苗、注射器材。②准备 75％乙醇、镊子、棉球杯、无菌干棉球或棉签、治疗盘、体温表、听诊器、压舌板、血压计、1∶1 000肾上腺素、注射器毁型装置或安全盒、污物桶等。

(3)预防接种场所要求:预防接种场所室外要设有醒目的标志,室内清洁、光线明亮、通风保暖,并准备好预防接种工作台、坐凳,以及提供接种对象留观、等候的条件。预防接种单位应当按照咨询/登记、预防接种、留观等内容进行合理分区,确保预防接种有序进行。

预防接种室、接种工作台应设置醒目标记;做好室内清洁,使用消毒液或紫外线消毒,并做好消毒记录;接种人员穿戴工作衣、帽、口罩,双手要洗净。

在预防接种场所显著位置公示相关资料,包括:预防接种工作流程。HPV 疫苗的品种、免疫程序、预防接种方法、疫苗价格、预防接种服务价格等。

(4)预防接种前告知、健康状况询问和知情同意。预防接种工作人员在实施预防接种前,应当告知受种者或其监护人所接种 HPV 疫苗的品种、作用、禁忌、可能出现的不良反应,以及注意事项,并如实记录告知情况。

预防接种工作人员在实施预防接种前,应询问受种者的健康状况,以及是否有预防接种禁忌等情况,并如实记录询问的内容;当对受种者的健康状况有怀疑时,应建议其到医院进行检查后,决定是否预防接种。

保证接种对象(或其监护人)全面了解接种 HPV 疫苗的好处、可能的风险等信息是进行有效知情同意的前提条件。HPV 疫苗的接种目标人群主要为初中女生,她们年龄尚小缺乏自主决定能力,因此需要充分发挥监护人的作用。但是,当女孩和监护人意见不统一时,建议监护人和女孩进行沟通,必要时可以再次咨询医务人员的意见,待协商一致后再决定是否接种 HPV 疫苗。

(5)预防接种记录、观察与预约。接种 HPV 疫苗后及时在预防接种证、卡(簿)上,完整、准确登记 HPV 疫苗记录接种疫苗品种、规格、批号、时间等。接种记录可以采用电子和纸质登记方式(根据当地规定执行),接种记录应至少保存 5 年以上。

受种者在预防接种后须留在预防接种现场观察 30 分钟。如出现不良反应,及时处理和报告。接种单位还应与接种对象或其监护人预约下次接种 HPV 疫苗的种类、时间和地点。

(6)HPV 疫苗接种完成情况报告。HPV 疫苗属于第二类疫苗,根据《预防接种工作规范》接种率监测报告要求,接种单位按"第二类疫苗预防接种情况报表",报告 HPV 疫苗接种情况。

乡(镇)卫生院、社区卫生服务中心每月 5 天前收集辖区内接种单位上一月包括 HPV 疫苗接种情况的"第二类疫苗预防接种情况报表",汇总后通过"中国免疫规划信息管理系统"进行网络报告。

(7)疑似预防接种异常反应监测。在接种 HPV 疫苗后,少数接种者可能会出现不同程度的异常反应,如接种后局部的红、肿、热、疼等,也可能发生较严重的异常反应。因此,在疫苗接种后,一方面要在接种现场留观 30 分钟,确定未发生异常反应才能离开。另一方面,要严格按照《全国疑似预防接种异常反应监测方案》要求,做好 HPV 疫苗疑似预防接种异常反应监测报告、调查诊断、鉴别处置等工作。

6.HPV 疫苗预防接种计划的监督和评估

接种 HPV 疫苗需要严格按照《预防接种工作规范》的要求。接种单位在提供 HPV 疫苗接种时,要做好预检、登记、接种、观察、报告、监测和评估工作。这样不仅有助于评价预防接种的效果,也可,以及时发现存在的问题并加以改进,保障预防接种工作顺利有效开展。

需要指出的是,HPV 疫苗接种是一级预防措施,应该作为预防子宫颈癌,以及 HPV 相关疾病的多种策略中的一部分,引进 HPV 疫苗不应对制订和维持有效的子宫颈癌筛查项目造成影响,接种疫苗的女性仍需要进行子宫颈癌筛查,因为 HPV 疫苗并不能预防所有 HR－HPV 型别。随着 HPV 疫苗在人群接种率的提高,HPV 感染和 CIN 的发生会越来越少,从而使得筛查频次减少,筛查间隔也将延长。

四、子宫颈筛查与"三阶梯"诊疗程序的规范应用

HPV 预防性疫苗研制成功,使子宫颈癌的一级预防成为可能。然而,在现阶段我国广大妇女还难以从 HPV 预防性疫苗中获益。因此,子宫颈癌前病变及早期癌的筛查及正确处理,即子宫颈癌的二级预防,仍是目前子宫颈癌预防工作的主要策略。"三阶梯"诊断步骤,即子宫颈筛查

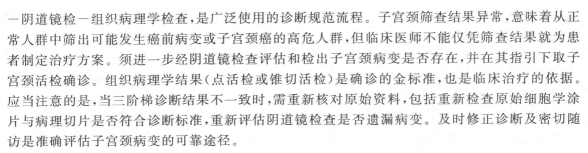

一阴道镜检一组织病理学检查,是广泛使用的诊断规范流程。子宫颈筛查结果异常,意味着从正常人群中筛出可能发生癌前病变或子宫颈癌的高危人群,但临床医师不能仅凭筛查结果就为患者制定治疗方案。须进一步经阴道镜检查评估和检出子宫颈病变是否存在,并在其指引下取子宫颈活检确诊。组织病理学结果(点活检或锥切活检)是确诊的金标准,也是临床治疗的依据。应当注意的是,当三阶梯诊断结果不一致时,需重新核对原始资料,包括重新检查原始细胞学涂片与病理切片是否符合诊断标准,重新评估阴道镜检查是否遗漏病变。及时修正诊断及密切随访是准确评估子宫颈病变的可靠途径。

(一)筛查方法

子宫颈癌前病变及早期癌通常无明显症状,临床上常规的妇科检查也难以发现病变,因此需要特定的检查或检测技术才能早期发现、及时诊断。目前常用的筛查方法主要有:子宫颈细胞学检查、高危型 HPV 检测及肉眼观察法等。传统的巴氏涂片检查在过去的半个多世纪中,为全球的子宫颈癌发病率和死亡率的下降作出了突出贡献,新发展的液基细胞学方法减少了不满意涂片的数量,在一定程度上改善了传统巴氏涂片的敏感性。而子宫颈细胞学诊断标准近年来也在不断进展,1988 年美国国立癌症研究所提出 TBS 系统,在涂片质量评价、描述细胞形态和诊断建议 3 个方面做了较大的改良,方便了临床医师与细胞病理学家的交流,也有利于对细胞学结果异常的妇女进行规范的管理,目前已在世界范围内广泛应用。另外,众多分子标记物的研究是目前辅助细胞学或组织病理学进一步筛选高危病变的热点领域。研究结果显示,P16INK4A 及Ki-67 的免疫化学染色有助于辨别不同级别的 CIN,减少假阴性和假阳性活检,从而有效的早期发现和诊断 HSIL 及子宫颈癌,是预测子宫颈癌前病变及早期癌较有前景的筛查和诊断指标。

HPV 检测技术是筛查方法的又一次突破。与细胞学相比,HPV 检测提高了识别子宫颈高度病变的灵敏度,且结果客观,可重复性好,阴性预测值可达 99%。欧美等发达国家的子宫颈癌筛查指南推荐,对 30 岁以上妇女可联合应用 HPV 检测及细胞学检查。而对 HPV 检测单独用于子宫颈癌初筛的评价正在多个国家进行前瞻性的随机对照研究。杂交捕获二代法是目前应用最广泛的临床 HPV 诊断方法,但因为价格昂贵,在发展中国家难以推广应用于子宫颈癌筛查。快速 HPV 检查方法的问世,有望成为发展中国家子宫颈癌筛查的有效手段。该技术识别子宫颈病变的敏感性和特异性接近杂交捕获二代法,但只需2.5 小时就能得出结果,实验设施简单,可以在没有水电的情况下操作,费用也只有杂交捕获二代法的 1/10。

肉眼观察技术即醋白试验及碘试验是一种相对简单,较少依赖操作设施的方法,易于掌握与培训,无须特殊的仪器设备,价格低廉,可在欠发达地区作为初筛手段推广,使更多的贫困地区的妇女及时得到子宫颈癌的早诊早治。这种筛查方法已在非洲、印度、中国西部地区等发展中国家和地区进行了评价,醋白试验对子宫颈癌前病变和浸润癌的敏感性为 77%(56%~94%),特异性为 86%(74%~94%)。但要认识到,该技术无法对子宫颈管内的病变进行评价,对绝经后的妇女很少有效,且因无资料保存,难以复查及质控。

(二)筛查策略

在发达国家,对适龄妇女进行有组织、系统性的筛查,随着筛查覆盖率的扩大及筛查质量的改善,子宫颈癌的发病率和死亡率得到了有效的控制。相比之下,在无法开展系统性筛查的发展中国家和地区,子宫颈癌的发病率仍居高不下。目前,我国子宫颈癌的防控工作也处于缺少有组织、以人口为基础的系统性筛查阶段,筛查覆盖率低,子宫颈癌及癌前病变的早期发现、早期诊断主要依靠妇女的机会性筛查。可喜的是,我国子宫颈癌的防治工作正逐渐受到政府和大众的重视,从2005年卫生健康委员会和癌症基金会建立子宫颈癌早诊早治示范基地,到2006年中央财政地方转移支付癌症早诊早治项目,再到2009年农村妇女的两癌检查,越来越多的机构和医务工作者参与到子宫颈癌的预防工作中,为我国子宫颈癌的预防提供了前所未有的契机。另一方面,研究显示,机会性筛查是目前发展中国家提高子宫颈癌筛查效率及覆盖率的一种切实可行的方法,可节约医疗资源,患者顺应性好,早期病变检出率可达86%。因此,现阶段我国子宫颈筛查工作应当重视增强医护人员的子宫颈癌筛查意识,因地制宜选取筛查方法,将有组织筛查与机会性筛查相结合,努力提高我国子宫颈癌筛查及早诊早治的覆盖率,同时加强筛查质量的控制,规范诊治流程。

根据疾病的负担、卫生资源、经济发展水平的不同,各国的筛查方案亦有差异。在《中国癌症筛查及早诊早治指南(试行)》中,我国子宫颈癌防治协作组的专家结合我国国情,针对不同资源条件和人群风险度等因素,提出了3种筛查方案可供选择。①最佳方案:医师取材HPV检测和液基细胞学组合,适宜于经济发达地区或经济条件较好的妇女。②一般方案:医师取材HPV检测和传统巴氏涂片组合,适宜于中等发达地区的筛查。③基本方案:仅用肉眼观察法(醋白试验或碘试验):适用于贫穷落后、卫生资源缺乏的地区。经济发达地区,筛查起始年龄可考虑为25~30岁;经济欠发达地区,起始年龄为35~40岁。

2012年初,美国癌症协会、美国临床病理协会及美国阴道镜和子宫颈病理协会共同推出了修订版的子宫颈癌筛查指南,值得我们借鉴。该指南综合评估了近10年来对子宫颈癌和HPV感染相关性研究的证据,针对不同年龄段HPV感染流行病学特点和子宫颈癌发病风险的不同,并充分权衡了筛查可能带来的益处及潜在危害,对既往指南进行了更新。指南的主要内容包括下列以年龄分组的筛查建议。

(1)无论有无性行为,<21岁的女性都不应该进行常规筛查。因为在青春期及年轻女性中HPV感染和LSIL相对多见,大多数可自行逆转,而子宫颈癌的发病率很低。常规筛查对该年龄段女性子宫颈癌的检出和预防效果甚微,相反会导致不必要的创伤及过度治疗。专家指出,HPV预防性疫苗的接种是该年龄段女性安全、有效的子宫颈癌预防策略。

(2)21~29岁的女性推荐每3年接受1次细胞学筛查,由于30岁以下的女性HPV感染率较高,故HPV检测不应常规用于该组人群。

(3)30~65岁的女性推荐每5年接受1次细胞学＋HPV检测的联合筛查,每3年1次的细胞学筛查是可替代的方案。若联合筛查结果显示HPV阳性而细胞学检查正常,可有两种选择:①12个月后复查细胞学及HPV检测;②立即进行HPV16或HPV16/18分型检测。当HPV持续阳性或分型检测阳性时,应立即转诊阴道镜。若联合筛查结果显示HPV阴性而细胞学检查为不能确定意义的非典型鳞状细胞(ASC-US)时,常规筛查即可。

(4)＞65岁的女性如既往20年内无CIN2以上病史,且既往10年内连续3次细胞学筛查结果阴性或连续2次联合筛查结果阴性(最近1次的阴性结果在过去5年内进行),可退出常规筛查。

(5)因良性疾病行全子宫切除的女性,如无CIN2以上病史,无须常规筛查。

(6)曾接种HPV预防性疫苗的女性,筛查程序与未接种人群相同。

五、子宫颈病变的治疗策略

美国20世纪90年代中期的调查结果显示,每年约有100万的妇女诊断为CIN1,约50万诊断为 CIN2、CIN3。近年来,估计 CIN1 的年发病率为 1.2/1 000,CIN2、CIN3 为 1.5/1 000。对子宫颈癌前病变进行恰当的干预与随访,是子宫颈癌防治体系中关键的组成部分。不规范的诊治程序不仅会造成漏诊、漏治,增加了子宫颈癌发病的风险,而且还可能造成过度治疗,导致不必要的并发症和医疗资源的浪费。鉴于目前我国子宫颈病变诊治方面存在的诸多问题,中国子宫颈病变和阴道镜协作组参考美国阴道镜和子宫颈病理协会、欧洲及亚太地区生殖道感染和肿瘤研究组织的研究结果及诊治规范,并结合我国国情,制定了《中国子宫颈病变诊断和与治疗指南》,正在推行,以期规范临床操作。

治疗子宫颈癌前病变的方法主要有两大类:一是破坏子宫颈表面组织的物理治疗方法,包括冷冻治疗、激光消融、电灼和冷凝等;二是切除子宫颈组织的切除方法,包括冷刀锥切、LEEP、激光锥切和电针锥切等。切除的方法不但可以去除病变,而且可以提供组织标本用于病理检查。尽管比较不同治疗方法的随机试验数量有限,以上列出的物理和切除治疗在消除子宫颈癌前病变和减少子宫颈癌发病风险方面的有效性是相同的。过去认为,冷刀锥切会增加妇女将来早产、低出生体重儿和剖宫产的风险。但近来,一些大型的回顾性研究报道,进行 LEEP 或激光锥切的女性也会增加将来早产、低出生体重儿及胎膜早破的发生。尽管大多数物理治疗的研究没有显示出对妊娠结果相关的不利影响,但对于妊娠结果较小的影响很难测量,因此物理治疗也可能存在对未来妊娠的潜在不利影响。对于子宫颈癌前病变,目前还没有可接受的非外科治疗方法。治疗方法的选择应根据病变的分级、之前的细胞学结果、转化区类型、患者的年龄、生育需求、随诊条件和医疗资源而定,个体化及人性化是治疗的目标。

(一)CIN1 的处理方案

(1)细胞学报道为 ASC-US、ASC-H 或 LSIL 的 CIN1:推荐随诊观察,可 12 个月时检测 HPV,或 6 个月、12 个月时重复子宫颈细胞学检查。如 HPV 阳性或重复细胞学≥ASC-US,推荐阴道镜检查。如 HPV 阴性或连续两次的细胞学检查正常,可返回常规的子宫颈筛查。对于持续性 CIN1(持续时间>2 年),可以继续观察,也可给予治疗。如果给予治疗,应参考阴道镜检查是否满意来选择治疗措施。对于阴道镜检查满意者,物理治疗或子宫颈锥切均可。对于阴道镜检查不满意、子宫颈活检提示 CIN、或因子宫颈病变接受过治疗的患者,推荐子宫颈锥切。

(2)细胞学报道为 HSIL 或非典型腺细胞的 CIN1:对于阴道镜检查满意且子宫颈活检阴性者,有三种可接受的处理方案:①每 6 个月进行 1 次细胞学和阴道镜检查,随访 1 年。如果第 6 个月或第 12 个月随诊时仍为 HSIL 或非典型腺细胞,推荐子宫颈诊断性锥切;如果连续两次的细胞学检查正常,可回归到常规筛查。②诊断性锥切。③复核细胞学、组织学和阴道镜检查的结果,如果复核的结果有更改,应根据更改后的结果按相应的指南进行处理。对于阴道镜检查不满意者,除特殊人群外,推荐子宫颈诊断性锥切。

(3)特殊人群的 CIN1:①对于青春期女性(<21 岁)的 CIN1,推荐每年进行 1 次子宫颈细胞学随访。如果第 12 个月时细胞学≥HSIL 或第 24 个月时细胞学≥ASC-US,则需要行阴道镜检查。②妊娠期妇女的 CIN1 可暂不处理。

(二)CIN2、CIN3 的处理方案

(1)普通人群的 CIN2、CIN3:对于组织学诊断的 CIN2、CIN3,推荐给予治疗,而不仅仅是随诊观察(特殊人群除外)。如果阴道镜检查满意,完全除外浸润癌者物理治疗和子宫颈锥切均可。如果阴道镜检查不满意,不能完全除外浸润癌者不可行物理治疗,应行子宫颈锥切。全子宫切除不可作为 CIN2、CIN3 患者的首选治疗方法。对于 CIN2、CIN3 治疗后的随诊,可以 6～12 个月间检测 1 次 HPV,也可每 6 个月进行 1 次细胞学或者细胞学联合阴道镜检查。如果随诊发现 HPV 阳性,或者细胞学≥ASC-US,推荐阴道镜检查加子宫颈管采样。对于 HPV 阴性,或者连续两次的细胞学检查正常的患者,进入常规筛查,持续至少 20 年。对于子宫颈锥切组织切缘阳性或术后立即进行的子宫颈活检发现有 CIN2、CIN3 的患者,可于术后 4～6 个月时行细胞学检查同时进行子宫颈活检,重复诊断性子宫颈切除也是可接受的程序。如果重复诊断性子宫颈切除不可行,子宫切除是可接受的。对于复发或持续的 CIN2、CIN3,可再次锥切,如果无法再次锥切,可行全子宫切除。仅根据 HPV 检测阳性,进行重复治疗或行子宫切除是不可接受的。

(2)特殊人群的 CIN2、CIN3:①对于青春期女性的 CIN2、CIN3 且未加特殊说明时,如果阴道镜检查满意,可以治疗,也可进行为期两年的密切观察,每 6 个月进行 1 次细胞学和阴道镜检查。如果随诊期间疾病进展(细胞学发现 HSIL 或阴道镜提示高级别病变),则需要重复活检。组织学明确诊断为 CIN2 时,首选随诊观察,但也可给予治疗。对于明确诊断为 CIN3 或阴道镜不满意时,应给予治疗。如果患者连续两次的细胞学和阴道镜检查正常,则可回归到常规的子宫颈细胞学筛查。如果在随诊中发现 CIN3 或 CIN2、CIN3 持续时间＞24 个月,则推荐给予治疗。②对于阴道镜活检组织学诊断为 CIN2、CIN3 的妊娠期妇女,除外浸润性病变,可采用≤12 周为间隔的细胞学和阴道镜检查。如果随诊中病变进展或细胞学提示浸润癌时,推荐重复活检。除非确诊为浸润癌,否则治疗是不可接受的。应在产后 6 周重新对子宫颈进行细胞学和阴道镜检查。

(董　璐)

第二节　子宫颈癌

一、子宫颈癌诊断

(一)诊断

根据患者提供的病史(症状)、临床表现,配合辅助检查人乳头瘤病毒检测、细胞学和阴道镜下活组织病理检查可确诊。确诊为子宫颈癌后,根据具体情况做 X 线胸片、盆腹腔 MRI 检查,静脉肾盂造影,膀胱镜及直肠镜检查等。

(二)临床诊断步骤

可供参考的标准:①阴道分泌物增多,从浆液、黏液性,中晚期多呈淘米水样或脓血样,具有特殊臭味。②接触性出血或阴道不规则出血,尤其是绝经后阴道点滴或不规则出血。③细胞学检查,人乳头瘤病毒检测、子宫颈细胞刮片或液基细胞学检查,采用 TBS 分类。④阴道镜下的活检,最好是在该诊治医院活检的结果,最好是有 6 个点的活检。⑤子宫颈癌灶大小、宫旁、盆腔及远处转移灶。⑥CT 扫描或 MRI 可显示病变的大小、外侵范围及程度。

(三)病理诊断

1.按组织学来源分类

(1)鳞状上皮癌。

(2)腺癌。

（3）混合癌：此型有两种情况，一型是鳞腺癌，一型是腺棘皮癌。

（4）毛玻璃细胞癌。

2.按组织分化的程度分为3级

（1）Ⅰ级（高分化鳞癌）：指癌细胞达到子宫颈表层细胞的最高成熟程度。

（2）Ⅱ级（中分化鳞癌）：指癌细胞达到子宫颈上皮中层细胞的成熟程度。

（3）Ⅲ级（低分化鳞癌）：指癌细胞处于子宫颈上皮基层细胞的不成熟程度。

（四）相关检查

1.阴道细胞学检查

该检查一般作为子宫颈癌普查筛选的首要方法。

阴道细胞学检查（巴氏涂片，1943 年由 G.N.Papanicolaou 提出）是子宫颈癌早期诊断很有价值的方法。在子宫颈移行带区取材，行染色和镜检。由于癌细胞代谢快，凝聚力差，容易脱屑，取材及检查方法简便，准确率高，初筛普查诊断的正确率达到 84%～93%。为了克服细胞学的假阴性，提倡采用重复多次涂片，双份涂片法。在制片及读片中加强质量控制。以专用"小脚板"等工具，刮取子宫颈表面及子宫颈管的细胞并涂片，经细胞学医师诊断，此法简便易行，诊断正确率高。巴氏五级分类法被广泛认可，作为子宫颈细胞学的常规检查方法，沿用至今，是一种分级诊断的报告方式。

随着阴道细胞学的发展，认为巴氏涂片细胞堆积，影响检查的结果，2000 年以后，随着液基细胞学的引入，被列为子宫颈癌检查的突破进展，2001 年 TBS 系统分类的描述性细胞病理学诊断的报告方式，TBS 分类中有上皮细胞异常时，均应重复刮片检查并行阴道镜下子宫颈活组织检查。

2.碘试验

该方法是将 2% 碘溶液涂在子宫颈和阴道黏膜上，观察其染色变化的情况，正常子宫颈上皮吸碘后呈棕褐色，未着色区呈芥末黄为病变区，在染不上色的部位采取多点活体组织检查，以提高诊断的准确性，适合于边远地区和条件简陋地区的可疑癌，而又无阴道镜设备时。文献报道，在碘不染区多点活检的癌漏诊率约为 4.3%。

3.醋白试验

该方法也是基层医院运用的方法之一，以 5% 醋酸染色后直接肉眼观察子宫颈的反应情况，如果出现醋白上皮边界清晰、质厚、致密、表面不平为阳性，正常子宫颈涂抹醋酸后无明显白色改变，低度子宫颈上皮内瘤变（CINⅠ）为淡而浅的白色改变，鳞柱上皮交界区或交界外，白色病变消失较快。高度子宫颈上皮内瘤变（CINⅡ～Ⅲ）为厚的白色上皮，边界明显，肉眼可见其中一侧总在鳞柱上皮交界上；癌症时白色病变表面不规则，出现厚而脆的肿块。在印度、南美洲和我国山西进行的研究中，醋白试验的结果判定只分为阴性、阳性和癌。以操作者未观察到白色病变判定为阴性。

4.阴道镜检查

阴道镜可放大 10～60 倍，观察子宫颈上皮及血管的细微形态变化，发现子宫颈局部的组织异常，提示可疑病变的部位，提高活体组织检查的检出率。在子宫颈刮片细胞学检查巴氏Ⅲ级以上、TBS 法鳞状上皮内病变者，均应在阴道镜下观察子宫颈表面病变状况，选择可疑癌变的区域行活组织检查，提高诊断准确率。阴道镜下取活检的癌漏诊率为 5.5%。

5.子宫颈管内膜刮取术

为明确子宫颈管内有无癌灶,刮取子宫颈管内膜并送病理学检查,可,以及早发现细胞学检查发现癌细胞或可疑,但阴道镜检查没有发现病变部位者。碘不染色区域多点活检加子宫颈管内膜刮取活检的漏诊率为3.1%。

6.子宫颈锥切术

当细胞学检查结果与阴道镜下活体组织检查结果,或子宫颈管内膜刮取术病理检查的结果不一致时;要明确原位癌有无早期浸润及病变的范围,患者年轻,有生育要求,可以做子宫颈锥切术,既可作为诊断,也可以作为部分子宫颈上皮内瘤变和原位癌的治疗。子宫颈锥切术的癌漏诊率为1.8%。近来也有学者以阴道镜下活体组织检查加子宫颈管刮取代替子宫颈锥切术,作为诊断,病理结果与子宫颈锥切术标本检查结果一致。

(五)鉴别诊断

1.子宫颈外翻

子宫颈外翻的黏膜过度增生,肉眼也可见子宫颈表面呈现高低不平,较易出血。但外翻的子宫颈黏膜弹性好,边缘较整齐,子宫颈细胞学检查或活检有助鉴别。

2.子宫颈糜烂

认为是子宫颈柱状上皮外移和裸露的结果,部分患者出现月经间期出血,或在妇科检查和性生活时有接触性出血,阴道分泌物增多。妇科检查时,子宫颈外口周围有草莓状鲜红色小颗粒,棉签拭擦后也可以出血,有时难以与早期子宫颈癌鉴别。通过子宫颈细胞学检查或活体组织检查以帮助诊断。

3.子宫颈息肉

可有月经期出血,或接触性出血,或白带带血。但子宫颈息肉一般表面光滑,弹性好,多呈孤立状,病理可明确诊断。

4.子宫颈湿疣

可有阴道不规则出血,接触性出血,检查见子宫颈赘生物,在子宫颈表面堆积,表面多凹凸不平,有时融合成菜花状,可进行活检以鉴别。

5.其他子宫、子宫颈的良性病变

子宫黏膜下肌瘤、子宫颈结核、阿米巴性子宫颈炎等,多可有类似子宫颈癌的临床表现,可借助活检与子宫颈癌鉴别。

6.子宫内膜癌

表现为阴道不规则出血,阴道分泌物增多,累及子宫颈,检查时颈管内可见到有癌组织堵塞,确诊须作分段诊断性刮宫送病理检查。

二、子宫颈癌的分期

肿瘤分期的目的是对不同医院、不同方法治疗的结果有一个统一的评定标准,以使统计资料有可比性,从而让相同分期的患者采用相同的、规范的、标准的治疗方法。子宫颈癌目前采用的是临床分期,为什么FIGO对子宫颈癌至今仍然采用临床分期而不采用更为准确的手术病理分期是有一定理由的。

(一)子宫颈癌的FIGO分期的历史

FIGO肿瘤分期是妇科恶性肿瘤应用最广泛的分期系统。妇科恶性肿瘤FIGO分期的历史要追溯到 20 世纪 20 年代的欧洲,那时候放疗医师希望能够对放疗和手术治疗的子宫颈癌患者的预后进行比较,提出恶性肿瘤分期的设想。于是,日内瓦的国际健康组织癌症委员会下属的放疗分会在 1928 年开始对子宫颈癌治疗结果的数据进行统计并鼓励各种机构用相同的方式来报道自己的数据。这样做的最初目的是想用一个统一的方法来评价肿瘤的范围以利于对治疗结果进行比较。从那时起,肿瘤委员会开始定期更新和修订各种妇科肿瘤的分期。国际联盟的第一份报道于 1929 年发布,并只包括几个中心,1934 年在健康组织的会议上,开始有子宫颈癌放疗的年度报告的提议,第一份报告发布于 1937 年,其后几份报告陆续不规律发表。从 1937 年始,年度报告每 3 年在 FIGO 会议上发表 1 次,1950 年把1937 年的分类和分期系统进行修订,FIGO 的子宫颈癌分期系统开始首次应用。1950 年,FIGO 的年度报告编委会于国际妇科大会期间在纽约举行会议,决定在国际上采用一个统一的分期系统即"子宫颈癌国际分期"。1958 年 FIGO 成为年度报告的正式发布者,随着进展,分期逐渐包括其他的恶性癌症包括宫体癌、卵巢癌、外阴癌、阴道癌、输卵管癌和滋养细胞疾病。从那时起到现在,FIGO 子宫颈癌分期经历了多次修订,最近的 1 次是在 2018 年。

1.子宫颈癌 FIGO 临床分期(2018 年修订)

FIGO 的 2018 年子宫颈癌分期与 2009 年分期相比,主要有以下不同:①因存在取材和病理"伪影"误差,微小浸润癌的分期不再考虑病变宽度。②I_B 期根据子宫颈病变的最大直径细分为 I_{B1}、I_{B2} 和 I_{B3} 期。③由于淋巴结受累其预后更差,所有伴淋巴结转移的病例归为 III_C 期,若仅有盆腔淋巴结阳性,则为 III_{C1} 期;若腹主动脉旁淋巴结也受累,则为 III_{C2} 期,分期规则还指出,添加符号标明影像学评估为"r",已获得病理学确诊的为"p"。因此,FIGO 的 2018 年子宫颈癌分期规则为临床结合影像学及病理学诊断结果的分期。

遵照 FIGO 的 2018 年分期原则,子宫颈癌 FIGO 临床分期见表 7-1,TNM 分期采用美国癌症联合会第 9 版,具体见表 7-2。

表 7-1 子宫颈癌的临床分期(FIGO,2018 年)

分期	描述
I	癌症仅局限于子宫颈(扩散至子宫体者不予考虑)
I_A	显微镜下诊断的浸润癌,最大浸润深度≤5.0 mm
I_{A1}	间质浸润深度≤3.0 mm
I_{A2}	间质浸润深度>3.0 mm 而≤5.0 mm
I_B	最大浸润深度>5.0 mm 的浸润癌(大于 I_A 期的范围);病变局限在子宫颈,病变大小为肿瘤最大直径
I_{B1}	间质浸润深度>5.0 mm 而最大径线≤2.0 cm 的浸润癌
I_{B2}	最大径线>2.0 cm 而≤4.0 cm 的浸润癌
I_{B3}	最大径线>4.0 cm 的浸润癌
II	子宫颈癌侵犯至子宫外,但未扩散到阴道下 1/3 或骨盆壁
II_A	累及阴道上 2/3,无子宫旁浸润
II_{A1}	浸润癌最大径线≤4.0 cm
II_{A2}	浸润癌最大径线>4.0 cm
II_B	子宫旁浸润,但未达骨盆壁

续表

分期	描述
Ⅲ	癌症累及阴道下 1/3 和/或扩散到骨盆壁和/或导致肾积水或无功能肾和/或累及盆腔和/或腹主动脉旁淋巴结
Ⅲ_A	癌症累及阴道下 1/3，未扩散到骨盆壁
Ⅲ_B	扩散到骨盆壁和/或肾积水或无功能肾(明确排除其他原因所致)
Ⅲ_C	盆腔和/或腹主动脉旁淋巴结受累(包括微小转移)，不论肿瘤的大小与范围(采 r 与 p 标注)
Ⅲ_{C1}	只有盆腔淋巴结转移
Ⅲ_{C2}	腹主动脉旁淋巴结转移
Ⅳ	癌症已扩散超出真骨盆或已累及膀胱或直肠黏膜(活检证实)。出现泡状水肿不足以诊断为Ⅳ期
Ⅳ_A	扩散至邻近的器官
Ⅳ_B	转移至远处器官

注:所有的分期,都可以利用影像学和病理学检查结果来辅助临床所见而判定肿瘤的大小与浸润深度。病理学检查结果优于影像学与临床判别。脉管受累不改变分期。不再考虑病灶的横向范围。孤立的肿瘤细胞不改变分期,但需要记录下来。r 与 p 的加入是为了标注诊断Ⅲ_C期的依据来源。例如,假如影像提示盆腔淋巴结转移,则分期为Ⅲ_{C1r}期,当病理学检查确诊后,就成为Ⅲ_{C1p}期。影像学的检查手段、病理学诊断技术都应该记录下来。

表 7-2　美国癌症联合会(第 9 版)TNM 分期

原发肿瘤(T)	淋巴结转移(N)	远处转移(M)	描述
T_X			原发肿瘤不能评估
T_{is}			原位癌
T₁			肿瘤局限于子宫颈
T_{1a}			镜下可见浸润性癌,浸润深度≤5.0 mm
T_{1a1}			浸润深度≤3.0 mm
T_{1a2}			浸润深度>3.0 mm,但≤5.0 mm
T_{1b}			临床可见的局限于子宫颈的肿瘤;或镜下可见超出 T_{1a} 的范围(淋巴脉管侵犯不改变分期,水平浸润宽度不再纳入分期)
T_{1b1}			肿瘤间质浸润>5.0 mm 和肿瘤最大径≤2.0 cm,肿瘤最大径>2.0 cm,但≤4.0 cm
T_{1b2}			肿瘤最大径>4.0 cm
T₂			肿瘤侵犯超出子宫颈,但未达到盆壁或者阴道下 1/3
T_{2a}			肿瘤侵犯阴道上 2/3,无子宫旁浸润
T_{2a1}			肿瘤最大径≤4.0 cm
T_{2a2}			肿瘤最大径>4.0 cm
T_{2b}			有子宫旁浸润,但未达盆壁
T₃			肿瘤侵犯至盆壁,和/或阴道下 1/3,和/或引起肾积水或无功能肾
T_{3a}			肿瘤侵犯阴道下 1/3,但未达到盆壁
T_{3b}			肿瘤侵犯盆壁,和/或引起肾积水或无功能肾

续表

原发肿瘤(T)	淋巴结转移(N)	远处转移(M)	描述
T_4			活检证实侵犯膀胱或直肠黏膜或肿瘤扩散至邻近器官(大疱性水肿病例不列为ⅣA期)
	N_0		区域淋巴结中的孤立肿瘤细胞≤0.2 mm或单个淋巴结横截面中的单个肿瘤细胞或肿瘤细胞簇≤200个
T_X,T_0,T_1-T_3	N_1		仅盆腔淋巴结转移
	N_{1mi}		盆腔区域淋巴结转移(>0.2 mm,但最大径≤2.0 mm)
	N_{1a}		盆腔区域淋巴结转移(最大径>2.0 mm)
T_X,T_0,T_1-T_3	N_2		腹主动脉旁淋巴结转移,含或者不含盆腔淋巴结转移
	N_{2mi}		腹主动脉旁区域淋巴结转移(>0.2 mm,但最大径≤2.0 mm),含或者不含盆腔淋巴结转移
	N_{2a}		腹主动脉旁区域淋巴结转移(最大径>2.0 mm),含或者不含盆腔淋巴结转移
任何 T	任何 N	M_1	
		cM_1	远处转移(包括腹股沟淋巴结转移、腹腔内病灶、肺、肝或骨转移;不包括盆腔或主动脉旁淋巴结或阴道转移)
		pM_1	显微镜下证实远处转移(包括腹股沟淋巴结转移、腹腔内病灶、肺、肝或骨转移;不包括盆腔或主动脉旁淋巴结或阴道转移)

2.国际抗癌联盟(UICC)分期

UICC分期系统是以TNM分期系统为基础建立的另外一个最常用的分期系统,广泛应用在除妇科肿瘤以外的几乎其他的所有恶性肿瘤。UICC分期系统也是建立在20世纪50年代,一直以来,它都把多数妇科肿瘤的FIGO分期纳入自己的系统中。但是因为FIGO分期是一个临床分期,所以子宫颈癌的FIGO分期通常不包括淋巴结状态,而UICC分期时,如果淋巴结的状态已知,它会把它纳入自己的分期中去。所以,淋巴结阳性的病例,UICC会把它归到ⅢB期。

(二)肿瘤分期的目的和原则

1.分期的目的

用以评定肿瘤的严重程度,统一认识,可对比治疗结果和肿瘤进展,判断预后和指导制订治疗方案。

2.分期应考虑的问题

应考虑分期简明与精确性及可重复性,进行分期的风险和花费与受益的比较,实践性和完美结合,可接受性和专业性,不同期别要明显影响生存率。

3.分期的原则

(1)根据该肿瘤的患病人数的多数适用而决定,并有共同理解的基础,而且能够比较结果和发展过程,并判断预后,能指导治疗,应该是简单、准确而有效,并且经济实用,安全性好,完美可行,虽然特殊但能接受,有助于提高生存率,最后是不能经常改变。

(2)临床分期应根据仔细地临床检查,由有经验的医师于治疗前确定,盆腔检查、三合诊检查

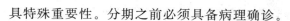

具特殊重要性。分期之前必须具备病理确诊。

（3）分期必须指的是原发位置和组织学类型，除非特殊情况下，如滋养细胞疾病很少进行手术治疗。可以不需要组织病理学诊断，不是继发部位。

（4）FIGO 的临床和手术分期均取决于肿瘤的位置和扩散的程度。

（5）一旦分期在治疗前（手术中）确定，不能因放疗或化疗效果（肿瘤缩小或增大恶化）而改变。

（6）当无法确定具体分期或对分期有争议时，应将分期定为低一级的分期或较早的期别。可疑直肠、膀胱受累者，要有病理学检查证实。

（7）其他检查，如膀胱镜、直肠镜、静脉肾盂造影、肺及骨的 X 线检查，血管造影、淋巴造影等，对确定治疗方案有帮助，但对所发现的问题不作为确定分期的依据。

（8）复发病例仍诊断保持原分期，不得再分期。

（三）FIGO 妇科肿瘤委员会对子宫颈癌临床分期的规定

（1）子宫颈癌的临床分期一经确定就不能改变，以治疗前的盆腔检查为准。即使手术后发现与术前不一致，也以术前检查为准，不能改变原定分期。

（2）分期根据盆腔检查确定，淋巴受累不影响分期，术后病理结果不能改变原分期，可另作报道。

（3）分期应由两位有经验医师同时检查后作出，必要时在麻醉下作盆腔检查。

（4）子宫颈癌临床分期中几个特殊问题：①I_A 期诊断的准确性。虽然子宫颈癌是临床分期，但 I_A 期的诊断是在显微镜下作出的，并且需要有经验的妇科肿瘤临床病理医师作出诊断。②II_B 期的确诊。盆腔三合诊检查有宫旁增厚，但有弹性、光滑、无结节感多为炎症，如宫旁增厚、无弹性、结节感多为癌浸润，必要时作阴道 B 超及 MRI 或盆腔穿刺活检确诊。③输尿管梗阻及无功能肾未发现其他原因者为 III_B 期。

（四）子宫颈癌临床分期与手术病理分期的优缺点比较

子宫颈癌临床分期与手术病理分期的优缺点比较包括：手术分期与临床分期的争论；淋巴结受侵犯的状况；相关检查的意义；I_A 分期实际上是病理分期（由病理学家确定而不是由临床医师确定）。II_A 亚分期；II_B 和 III_B 亚分期问题。

（1）临床分期：检查局部病变。I_A 期需要低风险的简单操作来进行病理分期，一般易接受，经济可承受。I_B 期用三合诊简单的盆腔检查，确定子宫颈大小、阴道和宫旁是否受浸润及其程度。

但子宫颈癌临床分期的不精确性，相比有许多手术分期确定为更高级如：I_B 期（24%），II 期（49%~55%），III 期（44%~50%），IV 期（67%）临床分期最大缺点是不能检查淋巴受累的情况，而淋巴受累和分期的关系密切。

临床分期评估淋巴结播散除了腹股沟和锁骨上淋巴结外，其他淋巴结很难临床检查，而且简单的辅助检查没有用处，但淋巴结转移在子宫颈癌预后中有重要影响，特别是早期子宫颈癌伴淋巴结转移预后较差。

淋巴结在其他妇科肿瘤中的评估，如子宫体癌、卵巢癌和外阴癌都用手术病理分期。

新的影像技术使淋巴结的评估得到提高，如对比各种检查方法的敏感性：CT 为 25%~67%；MRI 为 86%；淋巴造影为 22%~79%；超声为 80%；PET 为 82%~91%；细针穿刺的细胞学病理确诊还有争议。

（2）手术分期：早期患者，手术治疗可以很好地评估子宫颈肿瘤大小，阴道和宫旁有没有累及，在不能手术的晚期患者评估子宫颈肿瘤大小和宫旁很困难，但可以评估盆腔播散。

子宫颈癌手术分期的优点：对确定淋巴结转移敏感并特异；可切除大的淋巴结；评价疾病真正的严重程度；确定影响预后的因素。但是否提高生存率还不能肯定，而且在不能手术的晚期患者是否应进行手术淋巴评估更没有取得同意。

（3）子宫颈癌手术分期的局限性：只能对有限的患者可受益，提高生存率；与手术有关的并发症率增加并增加放疗的危险性；延误化疗和放疗时间。

虽然目前的临床分期方法所定的不同期别有明显不同，但近80％的子宫颈癌发生在发展中国家，并且大多数是晚期，不适宜采用手术分期。由妇科肿瘤委员会提议，手术分期在大多数子宫颈癌中并不方便、不实用、并不优越，因此不被推荐，所以FIGO决定子宫颈癌继续采用临床分期。

（4）不同意对一个患者有临床和病理的双重分期，强调子宫颈癌的必要检查。可行组织细胞学分级；临床触诊和简单的检查；血常规、肝肾功能；静脉肾盂造影或超声波肾脏检查。胸部X线检查对子宫颈癌患者可选择性进行的检查：膀胱镜；钡剂灌肠透视；乙状结肠镜；淋巴管造影；计算机X线分层扫描（CT）；磁共振（MRI）；正电子发射断层扫描（PET）等。

FIGO建议可选择代替以往推荐的检查：在精神较紧张患者盆腔检查中可能会遗漏宫旁浸润，可在全麻彻底放松情况下做盆腔检查，可得到满意的效果。必要情况下可以做膀胱镜检查，乙状结肠镜检查。考虑在需要时患者可做MRI，在英国MRI是作为常规检查，优点是可以较好地检测软组织病变，便于测量肿瘤的大小，但对于检测有无宫旁组织浸润价值不大。不作为常规检查。

FIGO建议可以用MRI来评估肿瘤的大小，但并不改变临床分期，也可以用来计划治疗和预测预后，但这样做需要大量资源，因此不可作强制性作为必需的评估，而应该习惯用治疗指南中的常规盆腔检查代替不断变化的分期。

（5）子宫颈癌 I_A 分期：间质浸润深度≤5.0 mm。间质浸润深度≤5.0 mm是从上皮的基底层量起，即从表皮或腺体开始测量。脉管浸润即静脉管或淋巴管受侵犯不改变分期。I_{A1} 期间质浸润深度≤3.0 mm。I_{A2} 期间质浸润深度＞3.0 mm但≤5.0 mm。

微浸润癌 I_A 分期中的问题：怎样划分多病灶浸润，而每个病灶均小于 5 mm×7 mm。是否应该将所有的微浸润点加起来判定浸润的程度。如果＞7 mm则作为 I_B 期治疗，困难在于选定多少个浸润点，而且是否所有的浸润点在诊断时都被切除，对于怎样相加所测不同的浸润点，也很难达成共识，仍被病理学家们所争论。

脉管浸润有着较差的预后，并且与淋巴结的浸润有关，困难在于判断有主观性，可能通过对血管壁特殊的免疫组化染色会有所帮助，侵及不同的脉管有着不同的意义，怎样确定其意义和怎样完全找到它。

病理学家大部分不支持将所有的微浸润点加起来判定浸润的程度，脉管浸润的判定更有难度。

（五）子宫颈癌 FIGO 分期的争议

1.手术分期和临床分期、淋巴结的状态

FIGO分期的依据是肿瘤解剖学的扩散范围，即局部的、淋巴结和血液的扩散范围。恶性肿瘤FIGO分期的基本原则是 Ⅰ 期代表肿瘤局限在原发器官内，Ⅱ 期代表肿瘤扩散到相邻的组织或器官,Ⅲ期代表肿瘤扩散到区域淋巴结或者超出相邻的组织或器官,Ⅳ期表示存在远处转移。子宫颈癌的 FIGO 分期,Ⅰ期代表癌灶局限在子宫颈,Ⅱ期代表癌灶侵及子宫外,但未扩散到阴道下 1/3 或骨盆壁,Ⅲ期代表癌灶侵及下 1/3 阴道或者侵及盆壁,Ⅳ期代表癌灶侵及膀胱或直肠,或者存在远处转移。与其他的妇科恶性肿瘤不同,子宫颈癌采用的仍旧是临床分期（Ⅰ$_A$ 期除外）。

临床分期的主要不足是它的不准确性,特别是当有微小宫旁浸润存在时常会导致 Ⅰ$_B$ 期患者分期升高或者 Ⅱ 或 Ⅲ 期患者分期降低。因为存在这个限制,目前 FIGO 分期的四期患者的生存率差异曲线并不令人满意。但是,患者的治疗方案是否已经根据预后因素进行了调整应该是主要的影响因素,需要进一步研究。

另一个不足是遗漏了一个重要的预后因素即淋巴结转移,2009 年的 FIGO 分期不包含这项内容。这引起了对于要求用手术分期来代替临床分期的质疑和争论。在发达国家这种要求更为强烈,因为大多数早期子宫颈癌都是在发达国家发现的。实际上盆腔淋巴结状态对患者预后的影响很大。在 Ⅰ 期患者中,盆腔淋巴结阳性的患者的生存率下降接近一半。虽然腹腔镜或腹膜外途径的手术分期可能会在并发症更少的情况下,对晚期子宫颈癌患者的淋巴结状态有一个更好的评价,但它是否能够对宫旁浸润进行准确评估以帮助区分 Ⅱ$_B$ 和 Ⅲ,目前尚不明确,因为 Ⅱ$_B$ 或 Ⅲ$_B$ 期的患者通常会接受放疗。腹腔镜或开腹手术时切除宫旁组织行活检是否能够有效提高分期的准确性,目前尚不确定。而且,对转移淋巴结没有很有效的治疗手段。对于晚期患者,手术分期时并发症的危害要大于其提供的额外信息带来的益处。由于影像技术的发展,有人提出了不通过手术而把淋巴结状态纳入分期的观点。在 2018 年的 FIGO 分期中,把影像学检查结果纳入了分期。对 Ⅰ$_{B3}$、Ⅱ$_{A2}$、Ⅳ$_A$ 期的子宫颈癌患者,可采用影像学评估分期,来决定下一步治疗方案。

需要接受 FIGO 分期不能够容纳所有预后因素的事实,在给患者制订初次和后续的治疗方案及预测患者预后时,应该需要考虑不包含在分期之中的其他影响预后的因素。

2.微小浸润

另一个存在很多争议的地方是关于微小浸润的定义。多年来,FIGO 微小浸润的标准不断变化,从 1 mm 到 2 mm,又到 3 mm,最后将浸润深度≤3 mm 定义为 Ⅰ$_{A1}$,≤5 mm 定义为 Ⅰ$_{A2}$。浸润深度>7 mm 时被定义为播散性传播。这引起了临床医师对于多个病灶累积深度>7 mm 的微小浸润的危险性的关心。医师可能会倾向于把这类子宫颈癌当作 Ⅰ$_B$ 期来处理。因此有要求把这一类子宫颈癌也进行分期。病理学家们经过争论后认为对其分期没有实际意义,因为微浸润灶的数目和宽度乃至深度都与标本的准备和切割情况相关。因此,在 2018 年的 FIGO 分期中,因存在取材和病理"伪影"误差,微小浸润癌的分期不再考虑病变宽度。

3.淋巴血管浸润

又一个争论是关于是否将淋巴血管浸润纳入分期系统。目前的数据表明存在淋巴血管浸润的子宫颈癌患者的预后更差。病理学家关心的是淋巴血管浸润的准确性和再现性有多少。淋巴血管浸润常常是一个十分主观的诊断。虽然必要时可以用专门针对血管或淋巴管内皮的免疫组织化学染色来进一步确定自己的评估和确保更好的计数,但是对淋巴血管浸润的诊断进行标准化仍然比较困难。同时,如果在组织病理学评估时还需要做特定的免疫组织化学染色,这就需要一笔额外的费用。因此,大家普遍同意不把淋巴血管浸润纳入分期系统。但是,FIGO 鼓励把淋巴血管浸润的相关数据提交给年度报告编委会办公室以利于以后进行数据分析。

4.宫旁组织受侵

宫旁组织双侧受侵的ⅡB和ⅢB期子宫颈癌患者预后要比单侧受侵的患者差,基于这个发现,有人要求把宫旁组织受侵情况也纳入子宫颈癌分期系统。这个发现虽然是事实,但是有关临床上对宫旁受累的判断到底准确性有多高的争论引起了对其可行性的关注。众所周知,临床分期时对于宫旁组织受侵的判断非常不准确。炎症反应导致的宫旁组织增厚或者缩短常会造成宫旁浸润的假阳性而导致过度分期。另一个考虑是不管单侧还是双侧宫旁组织受侵,ⅡB和ⅢB期的患者大多都是行放疗,因此区分单侧还是双侧受侵不会对治疗方法造成影响。为了保持分期系统的简单和实用,决定不把这个因素纳入。

(六)对子宫颈癌分期的可能解决办法

(1)如果选用放疗或化疗,可用影像和细针穿刺细胞病理检查确定浸润范围和淋巴转移。

(2)如果选择手术治疗,需要外科病理确诊。

两种方法均可考虑,对疾病范围提供更好的估计,从而对制订治疗方案有很大帮助。

可以预见,把更多与预后相关的因素纳入分期体系中去的要求将会不断增加。实际上,国际抗癌联盟正在寻找一种新的评价预后的方法以代替传统的解剖和组织病理学方法。医师在临床上广泛应用一种可能与预后相关的指标之前,特别需要对其分子生物学评估方法的标准化进行更多的研究。但目前仍决定采用临床分期,并对临床分期和手术病理分期还需积累更多经验,今后再研究决定。

三、子宫颈癌的放疗

(一)治疗原则的选择

子宫颈癌的主要治疗是放疗、手术及综合治疗。各种治疗方法,虽然有各自的适应范围,但根据肿瘤情况、一般状态、设备条件和技术力量的不同,适应范围亦略有差异。治疗方案的选择应根据下列两方面来全面考虑:①肿瘤的情况如临床分期、肿瘤范围、病理类型。早期患者(Ⅰ~ⅡA期)以手术治疗为主。中晚期则以同步放、化疗为主,对不宜手术的早期患者亦可采用放疗。化疗则适用于晚期及复发患者的综合治疗或姑息治疗。②患者的年龄、全身状况、重要器官功能,以及对拟采用的治疗方法的承受能力。总之对每一位患者均应根据其具体情况及治疗设备采用个体化的治疗原则。

(二)放疗原则

放疗可用于子宫颈癌各期的治疗,但主要用于中、晚期子宫颈癌的治疗。

1.早期子宫颈癌

早期子宫颈癌指Ⅰ~ⅡA期,单纯根治性手术与单纯根治性放疗两者治疗效果相当,五年生存率、病死率、并发症概率是相似的。

(1)术前放疗:对于巨块型子宫颈癌直接进行手术或放疗或手术后辅助放疗其远期疗效都不理想,Lehman等及Peters等报道约35%患者治疗后出现复发,有些学者对于局部肿瘤巨大的早期子宫颈癌患者行术前放疗,其目的是通过术前放疗,降低癌细胞活力或减少种植和扩散的概率;缩小肿瘤范围,提高手术切除率;杀伤亚临床病灶,降低局部复发率。术前放疗可选择体外放疗、腔内放疗或体外联合腔内放疗。目前大多数学者认为术前体外联合腔内近根治量或近2/3根治量放疗增加术后并发症,Paley等及Morice等报道各种瘘的发生率较高,因此多采用腔内放疗。腔内放疗可缩小局部病灶,提高手术切除率,但对盆腔淋巴转移无显著改善,剂量一般为全程腔内放疗剂量的 1/3～1/2,20～30 Gy。还有一些学者给予全量腔内放疗和/或体外放疗剂量的 1/2(30 Gy 左右),通常都低于根治量。姚洪文等 2009 年分析了中国医学科学院肿瘤医院收治的 77 例 Ⅰ$_{B2}$～Ⅱ$_A$期(局部肿瘤＞4 cm)巨块型子宫颈癌患者术前腔内放疗联合手术的疗效,术前给予阴道施源器阴道内腔内放疗,阴道黏膜下 0.5 cm 的剂量 12～30 Gy,放疗结束后10～14 天评价疗效并行广泛性子宫切除＋盆腔淋巴结清扫±腹动脉旁淋巴结清扫术,结果显示术前放疗后子宫颈肿块均有不同程度的缩小,完全缓解4 例,部分缓解 28 例,全组仅 5 例放疗后出现1、2 级血液及胃肠道不良反应,全组 5 年生存率为 83%,盆腔复发率为 12%,有学者认为术前腔内后装放疗联合手术治疗 Ⅰ$_{B2}$～Ⅱ$_A$期(局部肿瘤＞4 cm)巨块型子宫颈癌生存率较高而且并未增加术后并发症发生率。

总之,术前放疗主要采用腔内放疗,适用于:①子宫颈较大外生型肿瘤;②Ⅱ$_A$期阴道侵犯较多。一般剂量给予全量腔内放疗 1/3～1/2。对于术前放疗的方式、剂量,以及对生存率的影响均有待进一步研究。

(2)术后辅助放疗/同步放、化疗:早期子宫颈癌术后具有不良预后因素的患者预后仍较差,五年生存率可下降至 50%,甚或更低。目前公认的影响早期子宫颈癌术后预后因素是宫旁浸润、切缘阳性、淋巴结转移、子宫颈局部肿瘤体积巨大(≥4 mm)、淋巴脉管间隙受侵、子宫颈间质浸润深度≥外 1/3 等。FIGO 及 NCCN 临床诊治指南中自 2005 年明确提出了子宫颈癌术后病理发现淋巴转移、切缘阳性或宫旁受侵者需术后辅助同步放、化疗;子宫颈局部肿瘤体积巨大(≥4 mm)、淋巴脉管间隙受侵、子宫颈间质深度浸润术后辅助放疗±以顺铂为基础的同步化疗。GOG-92 比较了 Ⅰ$_B$期子宫颈癌患者在根治性子宫切除和盆腔淋巴结清扫术后辅助放疗和无治疗的生存率,患者入组条件是至少具备下列高危因素中的 2 种:①间质浸润＞1/3;②血管或淋巴间隙受累;③子宫颈肿瘤＞4 cm。结果术后放疗者的复发率明显低于术后无治疗者(15% vs. 28%),2 年无复发生存率分别为 88% 和 79%。术后放疗可降低局部复发风险,但是预防或推迟远处转移的作用甚微。

2.中晚期子宫颈癌

中晚期子宫颈癌指Ⅱ$_B$、Ⅲ、Ⅳ期,在过去传统治疗中公认的首选方法是放疗。近年来,随着国内外大量的有关子宫颈癌同步放、化疗与单纯放疗的随机分组临床研究的开展,结果表明以顺铂为基础的同步放、化疗较单纯放疗提高了生存率、降低了死亡风险,同步放、化疗已成为中晚期子宫颈癌治疗的新模式。

(三)体外放疗

放疗是子宫颈癌的主要治疗手段,适应范围广,各期均可应用,疗效好。

子宫颈癌规范的根治性放疗是体外放疗联合腔内放疗。腔内放疗主要照射子宫颈癌的原发区域,体外放疗主要照射子宫颈癌的盆腔蔓延和转移区域。FIGO 对分期为Ⅱ$_B$～Ⅳ$_A$的子宫颈癌提出临床治疗指南。

1.放射野的确定

(1)盆腔矩形野界限。上界,L$_5$ 上缘水平;下界,闭孔下缘(Ⅲ$_A$期患者除外);外界,在真骨盆最宽处外 1.5～2.0 cm。

(2)四野箱式界限:FIGO 推荐前后界根据不同患者具体肿瘤情况而定。上界:在 L$_4$～L$_5$ 间隙。下界:闭孔下缘或肿瘤下界以下至少 2.0 cm。前界:根据不同患者具体肿瘤情况而定。后界:根据不同患者具体肿瘤情况而定。

(3)盆腔六边形野界限或延伸野。上界:$L_3 \sim L_4$ 水平。下界:闭孔下缘(Ⅲ$_A$期患者除外)。外界:在真骨盆最宽处外 1.5~2.0 cm。

有文献报道:盆腔野上界在 $L_5 \sim S_1$,38.7%髂总分叉淋巴结和98.9%腹主动脉旁淋巴结漏照。如放射野上界在 $L_3 \sim L_4$,包括全部髂总分叉淋巴结和部分腹主动脉旁淋巴结。

FIGO 推荐:放射野范围由触诊和 CT 扫描确定的肿瘤边界+2 cm 边缘。

2.常规分割

每天 1 次,每次 DT 1.8~2.0 Gy,每周 5 次,每周剂量 DT 9~10 Gy。

3.射线能量选择

采用前后对穿照射应采用高能 X 射线(要求防护高),四野箱式照射或多野等中心照射,可以采用低能 X 射线如 6MV-X 射线。

4.放疗技术

放疗技术随着计算机技术和医学影像技术的发展,从最初手工划线的源皮距照射,发展到目前的精确放疗,经历了等中心照射、适形放疗、调强适形放疗和图像引导放疗等精确放疗的历程。适形放疗是使高剂量区分布的形状在三维方向上与病变(靶区)的形状一致。为达到剂量分布的三维适形,必须满足下述的必要条件:①在照射方向上,照射野的形状必须与病变(靶区)的形状一致;②要使靶区内及表面的剂量处处相等,必须要求每一个射野内诸点的输出剂量率能按要求的方式进行调整。满足上述两个必要条件的第一个条件的三维适形治疗称之为经典(或狭义)适形治疗;同时满足上述两个必要条件的三维适形放疗,称为调强(或广义)适形放疗(intensity-modulated radiation therapy,IMRT)。

在运用这些精确放疗时,医师必须了解一些概念:肿瘤区(gross target volume,GTV),即通过临床或影像检查可发现的肿瘤范围,包括转移的淋巴结和其他转移的病变。临床靶区(clinical target volume,CTV),指按一定的时间剂量模式给予一定剂量的肿瘤的临床灶(肿瘤区)、亚临床灶,以及肿瘤可能侵犯的范围。计划靶区(planning target volume,PTV),为了在治疗过程中满足器官生理位移、患者移动、疗程中肿瘤的缩小、射野及摆位误差的需求而提出的一个静态的几何概念。

子宫颈癌的 GTV 应包括受侵的阴道、子宫颈、子宫体、宫旁组织和转移淋巴结,因此,实施放疗计划时除必须认真进行妇科检查外,还需做 CT、MR 或 PET-CT 等相关影像学检查。对于子宫颈、宫体和宫旁组织 GTV 的确定 MRI 较临床检查、CT 或超声检查更为准确,用于放疗计划的 CT 不能显示子宫体和子宫颈的内部结构,对淋巴结转移的准确性 MRI 与 CT 相当,阴道侵犯情况 MRI 不如临床检查准确,需参考妇科检查情况。

子宫颈癌的 CTV 包括 GTV、宫旁、子宫体和阴道,对于阴道病变的勾画根据妇科检查,如阴道无肉眼可见病变,一般在子宫颈下 2 cm(阴道上 1/3),如阴道上 1/3 可见病变,下界应至阴道 1/2、如阴道下 1/3 以下可见病变,全阴道均在照射范围内。对于淋巴引流区的勾画,目前尚无统一的标准,Taylor 等 2005 年利用 MRI 分析了子宫颈癌与子宫内膜癌患者的淋巴结分布情况,入组 20 名患者,全部接受普通 MRI 扫描及注射超微氧化铁粒子(ultrasmall particles of iron oxide,USPIO)后 MRI 扫描,有学者沿盆腔血管外扩 3 mm、5 mm、7 mm、10 mm 和 15 mm,分析所得出的淋巴引流区对淋巴结的覆盖情况,分析结果显示除了最难覆盖的髂外外侧组和骶前组,盆腔血管外扩 10 mm 可以覆盖 100%的淋巴结,外扩 7 mm 也可以覆盖>95%的淋巴结,因此有学者建议:盆腔血管外扩 7 mm,髂外血管对应外侧界向后与盆壁平行延伸至与髂内血管对应的外侧界,以覆盖闭孔组淋巴结,髂外动脉对应的边界沿髂腰肌向外扩 10 mm,以覆盖髂外外侧组淋巴结,骶骨向前外扩 10 mm,以覆盖骶前淋巴结。

　　子宫颈癌的 PTV 是为保证 CTV 得到足量照射而设定的,因要考虑患者的生理位移、治疗中患者移动、疗程中肿瘤缩小、射野及摆位误差等因素,目前也没统一标准,Ahmed 等 2004 年报道了他们的研究结果,有学者将 CTV 分为原发肿瘤 CTV 和淋巴结区 CTV,原发肿瘤 CTV 包括原发肿瘤 GTV、子宫、子宫旁组织和阴道上 1/3,淋巴结区 CTV 包括淋巴结 GTV 和非区域淋巴结,原发肿瘤 CTV 周围外放 15 mm 边界,淋巴结区 CTV 周围外放 10 mm 扩建 PTV,对周围重要器官产生更全面的保护作用。Ahamad 等 2005 年对 10 例全子宫切除术后患者进行分析 CTV 包括阴道 CTV 和区域淋巴结 CTV,以外放 5～10 mm 形成 PTVA、PTVB、PTVC,处方剂量给予 97%PTV 45 Gy,通过剂量-体积直方图比较 IMRT 与两野、四野适形放疗对受照器官的保护,结果显示 IMRT 较两野、四野适形放疗小肠、直肠和膀胱受量均减少,边缘越大,正常组织受照体积减小的越少。黄曼妮等 2008 年对 PTV 外放距离进行比较,他们对 10 例常规体外和腔内放疗的 ⅡB～ⅢB 子宫颈癌患者,放疗前行 CT 扫描并勾画靶区,临床靶区(CTV)包括子宫、子宫颈、阴道等原发肿瘤区域及髂总、髂外、髂内、闭孔、骶前淋巴结等区域和其周围组织(距血管约 7 mm),计划靶区(PTV)以 CTV 为基础向外放不同距离形成 PTVA、PTVB、PTVC 和 PTVD,通过剂量-体积直方图与传统前后两野等中心照射技术对比,了解随着计划靶区的变化,危险器官受照容积的变化,结果显示膀胱和小肠接受 30 Gy、40 Gy、45 Gy 剂量的体积采用 IMRT 技术均小于前后两野照射技术,随着靶区的扩大,受照体积随之增加。但是,与前后两野对比,IMRT 计划并非均能很好地保护直肠,靶区向后扩展≤10 mm,直肠受照体积的变化才具有统计学差异($P=0.001$),靶区扩展至 15 mm 时,直肠受照体积无论是低剂量或是高剂量 IMRT 计划均大于前后两野照射。有学者认为采用 IMRT 技术代替常规体外放疗能减少膀胱、小肠和直肠受照体积,其优势随着计划靶区的扩大而减少,靶区的精确勾画和定位的高度重复性,以及对内在器官运动的了解,是 IMRT 的基础。

　　5.治疗时间

　　Girinsky 报道:治疗总时间>52 天,局部控制率和生存率每天减少 1%;Petereit 报道:治疗总时间<55 天的局部控制率为 87%,≥55 天为 72%($P=0.006$),5 年生存率分别为 65% 和 54%($P=0.03$)。

　　FIGO 推荐:总治疗时间为 6～7 周。

　　6.总量

　　DT 45～50 Gy(30 Gy 后分野照射);每次量:DT 1.8～2.0 Gy;每周 5 次,腔内治疗当天一般不给体外照射。

　　FIGO 推荐:体外加腔内照射放射生物剂量,A 点为 85～90 Gy,B 点为 55～60 Gy。

　　7.体外照射剂量参考点

　　多年来均以"A"点为子宫颈癌腔内照射量的计算点。"B"点为子宫颈癌体外照射量的计算点。

　　A 点:放射源末端上 2 cm,外 2 cm。B 点:放射源末端上 2 cm,外 5 cm(相当于 A 点外 3 cm)。Fletcher 提出了淋巴区梯形定位法:从耻骨联合上缘中点至骶骨 1～2 中点连线,在此线中点与第 4 腰椎前中点连成一线,在此线中点平行向两侧延伸 6 cm,此点为髂外淋巴区域。在第 4 腰椎前中点平行向两侧延伸 2 cm,此点为腹主动脉旁淋巴区域。髂外区与腹主动脉旁区连线的中点为髂总淋巴区。

Chassagne 等提出：以髋臼上缘最高点作一平行线与髋臼外缘的垂直线交叉为盆壁参考点，代表宫旁组织盆壁端及闭孔淋巴结的区域。

（四）腔内放疗

1.近距离照射与体外照射的区别

近距离照射与体外照射有 3 个基本区别（表 7-3）。

表 7-3　近距离照射与体外照射的区别

区别项目	近距离照射	体外照射
放射源强度	弱	强
照射强度	近	远
照射体积	小	大
剂量均匀度	不均匀	相对均匀
正常组织损伤	辐射损伤很少	在照射范围内的组织和器官都有损伤

2.近距离照射

将密封的放射源直接放入人体的天然管腔内（如子宫腔、阴道等）为腔内照射。放射源直接放入肿瘤组织间进行照射为组织间照射，二者统称为近距离照射。子宫颈癌的腔内放疗有其自然的有利条件，子宫颈、宫体及阴道对放射线耐量高、放射源距肿瘤最近，以小的放射体积量可取得最大的放疗效果。腔内放疗采用的是后装技术。

（1）后装腔内治疗机的分类。后装腔内治疗机根据其对"A"点放射剂量率的高低可分为 3 类：①低剂量率后装腔内治疗机"A"点剂量率在 0.667～3.33 cGy/min。②中剂量率后装腔内治疗机"A"点剂量率在 3.33～20 cGy/min。③高剂量率后装腔内治疗机"A"点剂量率在 20 cGy/min 以上者属高剂量率后装腔内治疗机。目前腔内放疗应用最广泛。

（2）腔内放疗剂量的计算及参考点：传统的腔内放疗的剂量是以毫克•小时表示，毫克是重量单位，小时是时间单位，两者都不是放射剂量单位，所以毫克•小时只是经验剂量，它不能确切反映肿瘤剂量。后装腔内放疗剂量是以"A"点为参考点计算的。"A"点作为参考点只用于子宫颈癌的腔内放疗，对宫体癌及阴道癌则不适用。①A 点：放射源末端上 2 cm，外 2 cm。②B 点：放射源末端上 2 cm，外 5 cm（相当于 A 点外 3 cm）。③子宫颈口参考点：放射源末端。④宫底参考点：放射源顶端延长线外 1 cm。⑤膀胱参考点：侧位片为通过球心的垂直线与充盈球后壁的交点，正位片为球心。⑥直肠参考点：宫腔源末端垂直线与阴道壁的交界处下方 0.5 cm。参考体积（ICRU38♯报告规定）：A 点等剂量面包绕的体积（容器、放射源配置不同，参考体积的形状、大小不同），用长、宽、高三个径线描述。

（3）三维腔内放疗概念：由于每次治疗时放射源的位置不可能完全相同，肿瘤体积亦经常变化。理论上的"A"点剂量与实际剂量相差甚远。肿瘤是立体的，只用一点的剂量来表示也同样不能反映出肿瘤的真正受量，因此，2004 年 GEC-ESTRO 成立了工作组，专门研究以 3D 影像为基础的子宫颈癌近距离治疗计划设计问题，目的是提出可供交流比较的 3D 近距离治疗的基本概念和术语。在研究时考虑了近距离治疗主要作为子宫颈癌治疗的一部分，靶区在诊断时、近距离治疗开始时和治疗期间的变化，按照肿瘤负荷和复发的危险程度，分为三个 CTV：高危 CTV（high risk CTV，HR CTV），中危 CTV（intermediate risk CTV，IR CTV）和低危 CTV（low risk

CTV,LR CTV)。需要在诊断和每次近距离治疗时系统描述 GTV 和 CTV。其提出的 GTV 和 CTV 的概念与体外照射的概念不同。GTV 在三维近距离治疗计划中可分为诊断时的 GTV(GTVD)和近距离治疗时的 GTV(GTVB)。当患者只进行近距离治疗时,GTVB 等于 GTVD。

GTVD 指在治疗前诊断时由临床检查和影像学资料,特别是 MRI 和/或 PET-CT 所见到的肿瘤范围。

GTVB 指在每次近距离治疗前检查所见的 GTV,表示为 GTVB1,GTVB2 等。

HR CTV 指每次近距离治疗时表示高肿瘤负荷区,为肉眼可见肿瘤区,包括全部子宫颈和近距离治疗前认定的肿瘤扩展区。其剂量按肿瘤体积、分期和治疗方式确定。

IR CTV 指每次近距离治疗时明显的显微镜下肿瘤区,是包绕 HR CTV 的 5~10 mm 的安全边缘区。此安全边缘的确定需要参考原肿瘤大小、位置、有可能的肿瘤扩展区和肿瘤治疗后的缩小情况,以及治疗方式。

LR CTV 指可能的显微镜下肿瘤播散区,可用手术或外照射处理,在近距离治疗时不具体描述。

2006 年该工作组提出了在三维近距离治疗中使用剂量-体积直方图来评估各治疗靶区的累积受量。对于 GTV、HR CTV、IR CTV 的评估采用 D_{90} 和 D_{100},即分别为覆盖 90% 和 100% 靶区的最小剂量,用 V_{150} 和 V_{200} 来评价高剂量体积,即分别为受量为 150% 和 200% 处方剂量的覆盖体积,对危及器官的评估,因为空腔脏器直结肠、膀胱受照射的组织壁体积的最高剂量与远期反应密切相关,故评估最接近施源器的受照射的 0.1 cm³、1 cm³、2 cm³ 体积或 5 cm³、10 cm³ 体积的最小剂量。此报道对即将广泛应用的子宫颈癌三维计划近距离技术起很重要的作用,将从根本上改变过去妇科近距离后装治疗的剂量学观念。

依靠影像学资料设计近距离治疗计划是目前近距离放疗领域最热门的研究之一,子宫颈癌的研究主要是将传统的技术结合了新的影像技术。放疗的成功与失败在很大程度上取决于靶区照射剂量的准确性,改变放射剂量、时间等因素也成为提高放疗疗效的一条重要途径。三维近距离放疗更有利于确定靶区剂量的精确性,使研究子宫颈癌腔内后装治疗中靶区和正常组织相互关系,以及剂量分布变得精确和直观,实现了后装治疗的三维剂量优化,个体化和可视化。由于子宫颈癌腔内后装治疗的主要并发症有放射性直肠炎和放射性膀胱炎,采用三维后装治疗计划系统就能明显减少直肠、膀胱并发症。Viswanathan 等报道 10 例患者应用 CT 和 MRI/兼容性施源器置入后,进行断层影像扫描,在三维影像上勾画 CTV 和 OAR,CTV 包括肿瘤、高风险(HR)和中级风险(m)区域;处方剂量包括 90% 和 100% 体积(D_{90} 和 D_{100})的最小剂量;用剂量-体积直方图分析判断,肿瘤体积在高度和厚度 CT1 轮廓(CTStd)与 MRI/轮廓相比无显著差异,宽度在 HR CTV(CTStd)存在统计学差异;证实了 CT 和 MRI 均可以用于近距离放疗的计划设计。Lin 等对 15 例子宫颈癌应用 PET 影像进行近距离治疗计划的设计,在植入施源器后进行 PET 扫描,用 CMS Focus 治疗计划设计,随访 24 个月,发现 PET 显示病灶体积较大者(>187 mm³)和 100% 覆盖肿瘤的等剂量曲线剂量小者复发率较高。

(4)腔内治疗操作注意事项:①严格无菌操作。②宫腔管要求放置至宫底。③根据肿瘤具体情况、仪器设备选择适宜的阴道容器与宫腔管。④认真填塞纱布,将膀胱和直肠推开,使之远离放射源。⑤阴道源与宫腔源的布源要合理,照顾阴道、子宫颈、宫底肿瘤,尽量减少膀胱和直肠受量。

（五）综合治疗

由于放疗技术及化疗药物的迅速发展,手术治疗走向个别化或缩小手术范围配合以放疗和/或化疗,并已取得良好的效果。

术前辅助近距离腔内放疗,达到减少肿瘤负荷,创造手术条件,但远期生存率未见提高。对于具有高危因素的早期子宫颈癌患者术后辅助放、化疗仍被大多数人所采用。

1999年先后报道了由GOG、SWOG、RTOG进行的5组以顺铂为基础的同步放、化疗大样本前瞻性随机对照临床研究结果,尽管各研究组内临床期别、放射剂量、放射方法及含顺铂的化疗方案不尽相同,但结果都证明同步放、化疗能明显改善生存率,使死亡危险下降30%～50%,因而奠定了同步放、化疗在子宫颈癌综合治疗中的地位,被美国国立癌症研究所推荐为子宫颈癌治疗的新标准。

放、化疗同步进行必将增加治疗并发症的风险,如出现Ⅰ～Ⅱ度并发症,给予积极的对症处理;如出现Ⅲ度以上并发症,首先考虑化疗减量(一般减25%),必要时停化疗,甚至放、化疗均停止治疗,同时给予积极的对症处理。

（六）治疗中及治疗后处理

放疗的反应主要是在造血系统、消化系统和泌尿系统。造血系统的反应主要表现为白细胞计数减少、血小板减少等,消化系统反应多表现为食欲缺乏、恶心、呕吐、腹泻等,泌尿系统反应多表现为尿频、尿急、尿痛等。对这些患者应积极对症处理,一般都能够使患者在最大限度地保持在良好状态下,按计划完成放疗。治疗过程中应定期做化验检查及查体,一般情况下每周查白细胞1次。疗程中、治疗结束及随诊时,均应做全面查体,血、尿常规和胸部透视检查,其他检查根据需要进行。发现并发症应及时处理,以免影响疗效。自治疗开始起即应坚持阴道冲洗,每天或隔天1次,直至治疗结束后半年以上,无特殊情况可改为每周冲洗1～2次,坚持2年以上为好,以减少感染、促进上皮愈合、避免阴道粘连。按计划完成治疗后,如检查局部肿瘤消失、子宫颈原形恢复、质地均匀、硬度正常、宫旁组织硬结消失、质地变软、弹性好转,则可认为治疗结果满意,可以结束治疗。治疗后恢复期,亦应保证营养和休息。治疗后2～3周行第1次随诊检查,6～8周行第2次随诊检查,并决定是否需要补充治疗。以后根据检查情况3～6个月随诊1次。治疗后2年以上者,6个月～1年随诊1次。如有可疑情况,可提前随诊。

（七）放疗结果

1.生存率

综合国内外报道的材料,各期子宫颈癌放疗的五年生存率(表7-4)。

表7-4　各期子宫颈癌放疗的五年生存率(%)

	期别	Ⅰ	Ⅱ	Ⅲ	Ⅳ	合计
综合国外资料	例数	35 480	45 844	36 286	6 195	123 805
	五年生存率(%)	79.2	58.1	32.5	8.2	54.1
综合国内资料(13单位)	例数	616	5 005	3 767	82	9 470
	五年生存率(%)	86.2	66.6	48.7	19.5	60.1
中国医学科学院肿瘤医院	例数	320	2 028	5 509	199	8 056
	五年生存率(%)	93.4	82.7	63.6	26.6	68.7

2.放疗并发症

（1）早期并发症：包括治疗中及治疗后不久发生的并发症。①感染：感染对放疗效果有明显的影响，应积极处理。②骨髓抑制：同期化疗将加重骨髓抑制，最常见是白细胞计数下降，应给予注射重组人粒细胞集落刺激因子，必要时调整放疗计划。③胃肠反应：多发生在体外照射时，轻者对症处理，重者调整放疗计划。④直肠反应：是腔内照射较常见的早期并发症。直肠反应的主要表现为里急后重、大便疼痛、甚至有黏液便等；有直肠反应者，应减少对直肠的刺激、避免便秘、保证供应充足的营养和水分、预防感染。直肠反应在治疗期间很少出现，如出现则应暂缓放疗，积极处理，待症状好转后再恢复照射，必要时修改照射计划。⑤机械损伤：主要发生在腔内照射的操作过程中，最多见的是子宫穿孔及阴道撕裂。在宫腔操作时发现患者突然下腹痛或探宫腔已超过正常深度而无宫底感时，应考虑为子宫穿孔。这时应立即停止操作、严密观察、预防感染、严禁反复试探宫腔。如有内出血，应及时手术处理。行阴道腔内照射时，阴道狭窄或阴道弹性不佳者，由于阴道容器过大、操作粗暴，均可造成阴道裂伤。操作过程中如发现有突然出血或剧痛，应检查有无阴道损伤，如有裂伤应即刻终止治疗、充分冲洗阴道、局部用抗生素、避免感染、促进愈合；如裂伤较深或有活动性出血，应及时缝合。

（2）晚期并发症。①生殖器官的改变：体外照射和腔内照射对生殖器官都有影响。放疗后可引起照射范围内组织纤维化表现包括：阴道壁弹性消失、阴道变窄；子宫颈及宫体萎缩变小；子宫颈管引流不畅引起宫腔积液，合并感染可造成宫腔积脓；卵巢功能消失而出现绝经期症状；纤维化严重者，可引起循环障碍或压迫神经导致下肢水肿或疼痛。②消化道的改变：受影响最多的肠道是小肠（主要是回肠）、乙状结肠及直肠。可引起肠粘连、狭窄、梗阻、溃疡甚至瘘，临床表现为腹痛、腹泻、里急后重感、肛门下坠疼痛、黏液便甚至血便等。常表现为直肠镜检可见肠黏膜水肿、充血、溃疡甚至成瘘，尤以直肠为多见。放射性直肠炎80%在完成放疗后6个月至2年间出现，大部分在3年内可望恢复。肠道的放射损伤很难治疗，主要是对症处理，重要的是预防。③泌尿系统的改变：最多见的是放射性膀胱炎，但发生率低于放射性直肠炎。出现时间在放疗后1～6年出现，大部分在4年内恢复。主要表现为尿频、尿急、血尿甚至排尿困难。膀胱镜检查可见：膀胱黏膜充血、水肿、弹性减弱或消失、毛细血管扩张、甚至出现溃疡。处理只能对症、预防感染、止血、大量补充液体等，出血严重者需在膀胱镜下电灼止血。需手术止血者罕见。放疗对宫旁组织及输尿管的影响均可导致输尿管不同程度的梗阻，进而出现不同程度的肾盂积水及输尿管积水。肾盂积水患者主诉常为腰痛，检查为患侧肾区叩痛，通过B超、放射性核素肾图或肾盂造影即可确诊。④对骨骼的影响：盆腔体外照射可以影响骨盆及股骨上段。⑤放射致癌：子宫颈癌放疗后发生恶性肿瘤的发生率为0.52%，发生部位最多的是子宫体，其次为直肠、膀胱、卵巢软组织及骨骼等。放射癌的诊断原则：①有放疗史；②在原放射区域内发生的恶性肿瘤，并能排除原肿瘤的复发、转移；③组织学证实与原发癌不同；④有相当长的潜伏期。

3.影响预后的因素

除临床分期对疗效有明显的影响以外，还有一些因素也不同程度地影响子宫颈癌放疗的预后。

（1）贫血：子宫颈癌的长期慢性失血或急性大出血，均可导致贫血。血红蛋白的高低与放疗疗效直接有关。中国医学科学院肿瘤医院对子宫颈癌Ⅱ、Ⅲ期患者分析显示：放疗前血红蛋白在80 g/L以下者比120 g/L以上者5年生存率低30%左右。

（2）宫腔积脓：子宫颈癌合并宫腔积脓的5年生存率比无宫腔积脓者低10%左右。

（3）盆腔感染：包括附件炎、宫旁组织炎、盆腔腹膜炎及盆腔脓肿等。Ⅲ、Ⅳ期子宫颈癌合并盆腔感染者比无盆腔感染的放疗 5 年生存率低 18％。

（4）输尿管梗阻：子宫颈癌向宫旁扩展，可压迫输尿管造成输尿管梗阻，继而发生输尿管或肾盂积水。子宫颈癌合并轻度肾盂积水者和肾盂积水治疗后好转者，其预后与无肾盂积水无差异，而重度肾盂积水者、治疗后肾盂积水加重者或治疗后出现肾盂积水者预后不佳，其 5 年生存率比无肾盂积水者低 13％。

（5）组织类别：一般认为腺癌对放射线的敏感性低于鳞状细胞癌。

（6）剂量和疗程：适当的剂量和疗程可以提高"治疗比例"，使放射线给肿瘤以最大的破坏，使正常组织的损伤减少到最低限度，因而放疗的剂量与疗程都可以影响疗效。剂量过小或疗程过长，达不到对肿瘤的最大破坏作用，当然影响疗效。剂量过大或疗程过短，可破坏肿瘤周围的屏障和局部组织的修复能力，也会降低治愈率。

四、子宫颈癌的手术治疗

（一）子宫颈癌手术治疗发展的历史回顾

子宫颈癌广泛子宫切除术已有百年的历史，从 Werthiem 到 Meigs 至现代手术治疗，也就是不断改进、发展、完善的过程。

1.开创期

1878 年 Freund 行经腹广泛子宫切除术治疗子宫颈癌，手术死亡率为 50％。1879 年 Czerny 行经阴道广泛子宫切除术，死亡率为 70％。1893 年 Schuchardt 改进经阴道广泛子宫切除术，死亡率仍为 60％～70％。

1895－1897 年 Ries、Clark、Rumpf 改进经腹广泛子宫切除术，死亡率仍为 50％。以上时期，因为诊断、无菌、消毒和麻醉等学科未发展，所以有如此高的手术死亡率。

2.Werthiem 期

1898 年 11 月 6 日 Werthiem 在进一步改良 Rumpf 手术式的基础上，在维也纳医学会演示经腹广泛子宫切除术并首次清扫盆腔淋巴成功，成为经典的子宫颈癌广泛子宫切除术。至今，广泛子宫切除术也称为 Werthiem 手术以作纪念。但当时手术死亡率仍为 25.2％，手术范围也不够广泛。

1901 年 7 月 1 日 Schauta 在进一步改良 Schuchardt 手术式的基础上，进行了经典的经阴道广泛子宫切除术，后称为 Schauta 手术。当时手术死亡率仍为 19％，5 年治愈率达 41％。以后 Amreich（1921 年）、Stoeckel（1928 年）、Navratil 继续改进，但因盆腔淋巴结切除不便，疗效较经腹手术差，开展缓慢。1940－1950 年对盆腔淋巴清扫与广泛子宫切除如何配合，谁先谁后及两者间隔时间观点不一。1949 年 Navratil 首次行腹膜外淋巴结清扫，然后经阴道广泛切除子宫。张其本改良腹膜后淋巴清扫后经阴道子宫广泛切除报道 290 例，Ⅰ期 5 年存活率为 93.3％，Ⅱ期为 92.5％。

Werthiem 手术经过改良后，由其学生 Werner，以及 Latzko、Schiffmanm 等提出了重要的改变，即扩大了手术范围。于 1911 年报道 500 例子宫广泛切除术及选择性盆腔淋巴结清扫术，手术死亡率为 10％。

3.发展期

1911 年 Bonny 改进经腹广泛子宫切除术，死亡率降低到 11％～20％。1921 年 Okabayashi

提出更为广泛的子宫切除术。但在 20 世纪早期,子宫广泛切除术的死亡率仍高。1898 年居里夫人发现了镭,1907 年 Kleim 用镭治疗子宫颈癌。由于放疗后死亡率低、存活率高,各种方式的镭疗,得到广泛应用,包括 Paris、Stockholm、Manchester 三种腔内放疗的应用等方式加上盆腔外照射,其 5 年治愈率达 40%;在第 1 次世界大战后,随着输血技术的发展,抗生素的出现等有力地推动了子宫颈癌手术治疗的进一步发展。1930 年 Meigs 改良了 Wertheim 手术,增加了更广的盆腔淋巴结清扫术,治愈率增加了 30%。Parsons、Ufelder、Green、Brunschwig、Barber、Morton、Pratt、Symmonds、Rutledge、Marlex、Nelson、Averette、Shingleton 等各自进行了改进,减少了泌尿系统及其他并发症,并保持了广泛的切除宫旁组织,以及完全的盆腔淋巴结清扫术,提高了生存率。1941 年冈林改进经腹广泛子宫切除术,死亡率 >10%。1944 年 Meigs 进一步改进经腹广泛子宫切除术,将 Wertheim 手术与 Taussig 经腹盆淋巴系统切除结合为 Wertheim-Meigs 式手术,手术死亡率为 0。

4.近代期

1950 年 Brunschwig 提出盆腔廓清手术,1951 年 Meigs 报道改良 Werthiem 手术 500 例的经验,使经腹广泛子宫切除术更广泛,更安全,5 年成活率 I 期 81.8%,II 期 61.8%。1950—1970 年 Ogino、Okabayashi、Sakamoto 等对手术步骤的先后顺序与根治手术的彻底性进行修改,采取保护输尿管措施等称为东京大学术式。

5.我国内地开展子宫颈癌手术治疗的历史

子宫颈癌广泛切除手术于 20 世纪 40 年代末引进我国,20 世纪 50 年代初,我国学者进一步改良国外术式,率先在国内各地开展子宫颈癌广泛切除手术,手术方式以 Werthem 手术为基础,以后又吸取冈林、Meigs 等手术方式的优点而进行改良。形成我国早期的子宫广泛切除术及盆腔淋巴结清扫术式,尤其是柯应夔、林元英 1962 年所著《子宫颈癌子宫广泛切除术图谱》一书对培训当时青年医师学习掌握子宫颈癌广泛子宫切除术起到重要作用。并推动了全国子宫颈癌手术治疗的开展。1957—1960 年北京、天津、上海、安徽、山东、江西、成都、广州、武汉等全国各地先后开展了大规模的子宫颈癌普查普治工作,进一步促进了子宫颈癌手术治疗的开展,各大医院相继开展经腹广泛子宫切除术。唯安徽坚持经阴道广泛子宫切除术。

6.台湾地区的子宫颈癌手术治疗历史

在台湾地区,随着经验的累积和相关技术的进步,对子宫广泛切除手术做了无数次的技术修改。20 世纪 70 年代,美国的 Piver、Rutledge、Smith 等人更将子宫广泛切除手术分成五级,台湾地区也在 20 世纪 80 年代初开始执行。

仔细看起来,五级手术的每一级的切除范围都有不同。其实,关键还是在于输尿管周围子宫膀胱韧带的剥离程度,和与它相关子宫颈和阴道旁组织的切除范围。第 3 级以上尤其是第 4 级和第 5 级子宫根除的技术训练越来越有深度,越来越需要团队的默契。

现今,子宫广泛切除手术一般都包括切除子宫两旁的子宫旁组织、子宫骶韧带、子宫膀胱韧带的一部分、阴道上 1/4～1/3 或离开阴道病灶 1～2 cm,以及整个子宫的切除,同时还包括两侧最少四部分骨盆腔淋巴的摘除:髂总、髂内、髂外、闭孔淋巴。很显然,手术本身很复杂,切除范围因为前接膀胱、后邻直肠、两侧是输尿管,都很容易受损,产生并发症,大小的动静脉血管尤其多,更容易出血。一旦出血,增加了操作时间,容易产生手术后胀气,甚至肠梗阻。因此,需要充分了解骨盆解剖的妇科医师或妇科肿瘤医师,经常做子宫广泛手术的医师才能进行这个手术,更需要好的团队,包括好的助手、好的刷手护士、好的麻醉师的配合。故此,目前在台湾地区都是在癌症医学中心至少是设备很好的医院才能够做。

台湾地区的子宫广泛切除术是指将主韧带在盆壁及肛提肌处切除,宫骶韧带在靠近其下外侧附着处切除,也有专家提出保留 1 cm 的主韧带及宫骶韧带,以利排尿功能的迅速恢复。在切除主韧带时,免不了将输尿管从其通路进入主韧带到达输尿管阴道交叉点的附着物分离出来,这样会使某些输尿管节段因为危及血管而不能存活,结果子宫广泛切除术后可能导致难以恢复的输尿管瘘(约占 2%)。阴道必须切除上段的 1/3~1/2。宫旁组织应根据病灶范围切除 4 cm 以上,必要时可达盆壁,并且需同时做盆腔淋巴结清扫术。本手术适用于ⅠB~ⅡA期子宫颈癌患者。

(二)子宫颈癌手术治疗的指针

(1)已有病理学检查确诊为子宫颈浸润性鳞癌或腺癌。

(2)临床期别:长期以来,均以ⅠB1~ⅡA为主,近 20 年来,由于患者年轻化考虑治疗后生活质量和新辅助化疗的应用,对于ⅡB~ⅢB的中青年患者,可考虑先给予新辅助化疗后,经过严格评估达到完全缓解或部分缓解者选择广泛子宫切除术。

(3)全身情况无严重心、肝、肾、肺或其他影响手术疾病均可手术。

(4)年龄已不是限制条件,70 岁以上也可手术,但老年患者一般预后较差。

(5)肥胖患者根据手术医师的经验也不受限制。

(6)手术也适用于合并妊娠的患者,以往曾认为妊娠者不宜行子宫广泛切除术,但通过实践国内外学者都认为妊娠不是禁忌证,在妊娠早期、中期的患者,行子宫广泛切除术并不会增加手术的并发症。

(7)子宫颈残端癌、阴道狭窄的子宫颈癌患者及不宜用放疗的子宫颈癌患者。

(8)45 岁以前首先考虑手术治疗,以保留卵巢和阴道功能。

(9)部分经放、化疗后中心性复发或晚期病例也可再次选择手术治疗。

(三)子宫颈癌广泛子宫切除术的各种手术方式和类型

1.子宫颈癌手术的方式

(1)典型术式为经腹广泛子宫切除术Ⅲ+盆腔淋巴清扫术。目前仍以此术式为主要和基本术式。

(2)经阴道广泛子宫切除术+腹腔镜盆腔淋巴清扫较少施行,需有经腹和经阴道手术的熟练基础。

(3)腹腔镜子宫广泛切除术+盆腔淋巴清扫术:近 10 年来增加,需有经腹广泛手术基础和熟练的腹腔镜技术。

(4)子宫颈广泛切除术+盆腔淋巴清扫术:对少数青年需保留生育功能患者应用可经腹、经阴道或腹腔镜手术,严格选择适应证及患者。

不管是哪一种术式,都应该根据临床期别、手术指针等,按照广泛子宫切除术Ⅰ、Ⅱ、Ⅲ、Ⅳ各分级的标准,达到手术应该切除的范围和要求。

2.子宫颈癌的广泛子宫切除术的分级类型标准

Wertheim 进行了第一例经腹子宫广泛切除术及部分盆腔淋巴结清扫术。经过发展和改进,随着经验的累积和相关技术的进步,做了无数次的技术修改。结果却很难比较。20 世纪 30 年代 Piver、Rutledge、Smith 等人将广泛子宫切除术分成五级,并于 20 世纪 50 年代在美国德州安德森医院开始执行。

(1)广泛子宫切除术（Ⅰ级）：即筋膜外子宫切除术，在输尿管的内侧接近子宫颈分离侧面但不包括子宫颈间质，在子宫颈附着处切断宫骶韧带，切除的阴道壁为 1 cm 左右。沿子宫将子宫颈旁组织切除，是扩大筋膜外全子宫切除，不包括盆腔淋巴清扫术。适合于子宫颈原位癌，以及 Ⅰ$_{A1}$ 或 Ⅰ$_{A2}$，以及颈管型子宫颈癌放疗后的手术治疗。

(2)广泛子宫切除术（Ⅱ级）：Wertheim 手术，又称次广泛子宫切除术，切除范围包括主韧带、子宫骶韧带的一半即骶韧带浅层，保留了膀胱神经，术后不需要长期留置导尿管，然后切除在子宫颈及盆壁之间子宫颈外侧 2～3 cm 的距离处分离及切除主韧带。具体操作是在输尿管内侧及在附着处的前方游离输尿管，但外侧仍附着于主韧带，这样保存了输尿管的血供，大大减少了输尿管瘘的可能性。最后切除 2 cm 的阴道和整个子宫，将输尿管推向外侧，在输尿管内侧切除主韧带。不需分离子宫膀胱韧带。子宫动脉也在输尿管内侧结扎。通常需要行盆腔淋巴清扫术。适合 Ⅰ$_{A2}$，以及放疗后仅有子宫颈部分残留或复发的患者。

(3)广泛子宫切除术（Ⅲ级）：标准的、典型的广泛子宫切除术，切除子宫和全部靠盆壁切除主韧带、骶韧带、宫旁及阴道旁组织和阴道上 1/3。子宫动脉在髂内动脉根部结扎。打开输尿管隧道后，再分离切断膀胱子宫颈韧带，再切除阴道旁组织。常规盆腔淋巴清扫，适合 Ⅰ$_B$～Ⅱ$_A$ 患者，是最常用的手术。

(4)广泛子宫切除术（Ⅳ级）：如髂总淋巴可疑（＋）则需清扫腹主动脉旁淋巴，比Ⅲ级更为广泛的术式。包括输尿管周围组织、结扎膀胱上动脉，以及阴道上半部 3/4 切除，切除广泛的子宫颈旁和阴道旁组织及盆腔淋巴结清扫或腹主动脉淋巴清扫。适合于盆腔中心复发并可保留膀胱的患者。

广泛子宫切除术不包括输卵管、卵巢。因此以上术式均可根据患者年龄、绝经与否而保留双侧卵巢输卵管，如考虑术后可能放疗则将卵巢血管游离，将卵巢固定于双侧结肠旁高位。

(5)广泛子宫切除术（Ⅴ级）：即盆腔廓清术，除上述广泛子宫切除术外，还包括切除部分输尿管和部分或全部膀胱或直肠。因此，需要行输尿管再植入膀胱或做结肠/回肠代膀胱和结肠造瘘/人工肛门的手术。

（四）子宫颈癌手术治疗的选择

1.早期病例

(1)Ⅰ$_{A1}$期：子宫广泛切除术Ⅰ，不需盆腔淋巴清扫。

(2)Ⅰ$_{A2}$期：子宫广泛切除术Ⅱ＋盆腔淋巴清扫术。

(3)Ⅰ$_{B1}$期：子宫广泛性切除术Ⅲ＋盆腔淋巴清扫术。以上情况如患者要求保留生育功能，可选择子宫颈广泛切除术。

2.局部晚期病例

(1)Ⅰ$_{B2}$期：术前放疗或化疗 2～3 疗程化疗后评估可行手术者，子宫广泛性切除术Ⅳ＋盆腔淋巴清扫术，腹主动脉旁淋巴清扫术。

(2)Ⅱ$_{A1}$期：术前放疗或 2～3 疗程化疗后，子宫广泛性切除术Ⅲ＋盆腔淋巴清扫术。

(3)Ⅱ$_{A2}$期：同Ⅰ$_{B2}$处理。

(4)Ⅱ$_B$～Ⅲ$_B$期：术前 2～3 疗程化疗后评估可行手术者，子宫广泛性切除术Ⅲ＋盆腔淋巴清扫术，腹主动脉旁淋巴清扫术。

Ⅰ$_{B2}$以上的病例，术前仅新辅助化疗或同时给放疗。以患者年龄和是否保护卵巢和阴道功能考虑，年轻患者术前新化疗即可。以上手术类型可根据医师的经验、习惯和条件，选择经腹、经阴道或腹腔镜手术。

3.FIGO 处理

2012 年 FIGO 癌症委员会指南推荐子宫颈癌的处理方法如下(表 7-5)。

表 7-5　子宫颈癌的处理

分期	术式	
I A1	简单子宫切除术	特殊情况可做大锥切保证切缘(一)
I A2	简单子宫切除术	
	或 II 级子宫广泛切除术	特殊情况可做大锥切
	加盆腔淋巴清扫术	或子宫颈广泛切除术及盆腔淋巴清扫
I B1	III 级子宫广泛切除术加盆腔淋巴清扫术或放疗	特殊情况小病灶可行子宫颈广泛切除术加盆腔淋巴清扫术
I B2	放、化疗或 III 级子宫广泛切除加盆腔清扫术或新辅助化疗,放、化疗	特殊情况先新辅助化疗后选择患者作广泛子宫切除术 III
II A1 或 II A2	放、化疗或放、化疗后选择 IV 级广泛子宫切除术	特殊情况先行新辅助化疗后选择广泛子宫切除术 III 加盆腔淋巴清扫
II B	放、化疗或 IV 级广泛子宫切除术加盆腔淋巴清扫术	特殊情况先行新辅助化疗后选择患者作广泛子宫切除术 IV 或放、化疗后选择患者作广泛子宫切除术 III
III A	放、化疗或放疗	
III B	放、化疗或放疗	
IV A	放、化疗或放疗	
IV B	放、化疗或放疗	盆腔廓清术或临终关怀特别足量吗啡止痛

4.子宫颈癌治疗后中心性复发

放疗后复发可选择盆腔廓清术(前盆、后盆、全盆廓清术)。如子宫颈癌治疗后复发已达盆壁或盆底:可考虑选择 LEER 手术或 CORT 手术,此两种手术创伤特别巨大需严格术前评估并组织外科、泌尿、麻醉科医师共同制订手术计划实施。

(五)子宫颈癌手术治疗的优点

(1)准确的病理检查以指导随后治疗。

(2)切除原发癌灶和大的转移淋巴改善预后。

(3)淋巴血管间隙浸润影响预后而不是肿瘤大小。手术后病理明确病变很重要。

(4)治疗时间短,而避免晚期放疗并发症,也避免放、化疗后是否还有残存肿瘤的困难。

(5)可保留卵巢和避免阴道狭窄,可保留内分泌和性功能。

(6)盆腔慢性炎症仍可施行手术。

(7)盆腔包块或解剖不正常致使放疗难于施行,或患者对放疗依从性差者最好选择手术治疗。

(8)首选化疗后广泛手术已成为中、青年子宫颈癌患者治疗方案的发展趋势,选择以手术治疗为主。肥胖患者根据医师经验和手术器械决定。

(9)其他:如 II 期内膜癌、上段阴道癌、子宫颈肉瘤等恶性肿瘤。

(10)也可用于放疗后小的中心复发或小的中心未控病灶,可作为补救措施而不用廓清术,卵

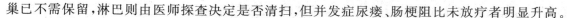

巢已不需保留,淋巴则由医师探查决定是否清扫,但并发症尿瘘、肠梗阻比未放疗者明显升高。

(11)细胞分化、血管淋巴管间隙扩散到宫腔都不影响手术选择。

(12)肿瘤灶大小可影响选择,但不是独立影响因素和决定因素,大肿瘤(4 cm³)淋巴(+)较多,最好化疗后手术而不宜直接手术,但巨大的外生性肿瘤阴道完整仍可手术,而内生性侵及阴道则类似Ⅱ_B,应放、化疗。

(六)子宫颈癌手术前、后的辅助治疗

1.手术前后给予辅助治疗的情况

(1)临床期别Ⅰ_{B2}、Ⅱ_B以上,治疗失败者绝大多数为Ⅱ_B及Ⅲ期。

(2)组织形态和病理分级,腺癌的危险是鳞癌的2倍。另外病理分级越高(分化差)复发率及病死率上升。

(3)子宫颈间质浸润深度,与宫旁浸润和淋巴结转移有关,其5年生存率(-)88%,(+)55%,但单纯子宫颈间质浸润深度不说明问题,要与临床期别结合才有意义。

(4)淋巴结转移:一些学者报道,子宫颈癌患者一旦发生淋巴转移,预后很差。但更多的报道子宫颈癌Ⅰ_B~Ⅱ_A术后发现盆腔淋巴转移而给予放疗或放、化疗,仍可取得很好疗效。这里要明确的是盆腔淋巴还是腹主动脉旁淋巴结转移。如果是腹主动脉旁淋巴结转移,即使给予放、化疗,其生存率极低。可以认为盆腔淋巴结转移是局部问题,可以针对盆腔局部给予治疗,而腹主动脉旁淋巴结转移则是全身性转移,放、化疗效果均很差,预后恶劣。因此,盆腔淋巴结发现癌浸润称为受累,而腹主动脉旁淋巴结发现癌浸润才称为转移,而腹主动脉旁淋巴转移的结果极坏。

Ⅰ_{A2}、Ⅰ_{B1}淋巴(+)为2%~8%;腹主动脉很少,如髂总淋巴(+)则需作腹主动脉淋巴。

Ⅰ_{B2}~Ⅱ_A淋巴(+)五年生存率为64%~74%,(-)为88%~96%。

大量临床资料表明,淋巴结转移是早期子宫颈癌的重要预后因素。淋巴转移的发生率:Ⅰ_B为0~17%;Ⅱ_A为12%~27%;Ⅱ_B为25%~39%。淋巴结(+)的个数更加重要,淋巴转移的五年率:1个为62%;2个为36%;3个为20%;4个为0。1~2个单侧淋巴(+)可与淋巴(-)同样治疗,如单侧3个或双侧(+)可行放、化疗。

(5)手术标本切缘(+)。

(6)肿瘤体积大小:Burghardt等报道肿瘤体积>1 000 mm³(1 cm³)宫旁浸润和淋巴转移者较<1 000 mm³(1 cm³)明显增加,生存期明显下降。因临床测量肿瘤体积不能做到,因此以肿瘤直径大小衡量,以>4 cm³为Ⅰ_{B2}的标准。

2.手术前后辅助治疗的选择

(1)一般选用放疗最好在术前6~8周结束,术后则在4周膀胱直肠功能恢复后开始。

(2)如需要保留卵巢和功能者,仅用化疗即可,不用放疗。

(3)选用放疗时,最好是同期放、化疗,但手术+放、化疗的不良反应大于单纯放、化疗。

(七)关于子宫颈癌盆腔淋巴清扫术

1.盆腔淋巴清扫手术范围

双侧髂总淋巴结,髂外、髂内淋巴结,深腹股沟淋巴结,闭孔深、浅组淋巴结,如髂总淋巴结可疑,冷冻阳性,再探查腹主动脉旁淋巴结,如腹主动脉旁淋巴结阳性则停止淋巴清扫手术,阴性则行腹主动脉旁淋巴结清扫手术,从肠系膜下动脉平面开始向下,如髂总淋巴结阴性,则行盆腔淋巴清扫手术即可。盆腔淋巴结清扫术有以下两种手术方法。

(1)切开腹壁进入腹腔:剪开盆腔腹膜暴露腹膜后区域,然后采用逆行切除方法,即从子宫颈

外围开始打开骨盆漏斗韧带,从上向下依次暴露髂总、髂内、髂外血管和输尿管等,并剥离其周围脂肪及淋巴组织,自外周向内整块切除以上各组淋巴结。

(2)腹膜外盆腔淋巴结清扫术由上向下:同样切开腹壁,暴露腹膜,但不切开腹膜,而是将腹直肌筋膜与腹膜分开,然后将腹膜用手掌轻轻向中央推开,在膀胱侧方间隙显露出腹膜外盆腔,找到该侧圆韧带腹膜外部分,钳夹、切断、贯穿缝扎,暴露髂血管,用手指将腹膜向内侧分离。于是与经腹腔内盆腔淋巴结清扫手术同样操作,以清除各组淋巴结。腹膜外盆腔淋巴结清扫手术的优点是手术时未切开腹膜,干扰腹腔内脏器较少、时间较短,手术后恢复快,其缺点是手术野的暴露不如腹膜内行手术方便。

2.对淋巴清扫的不同观点

很多年来,对子宫颈癌手术时是否需要作盆腔淋巴结清扫术存在争议。不赞成作盆腔淋巴结清扫术的理由:①赞成做阴道子宫广泛切除术者认为不需做盆腔淋巴结清扫术,治愈率与经腹子宫广泛切除术及盆腔淋巴结清扫术者相同。②认为盆腔淋巴结清扫术也是不完全的手术,要切除所有盆腔淋巴结在技术上是不可能的。③在盆腔淋巴结癌转移病例中,也有很多病例腹主脉旁淋巴结已有癌转移,而高位腹主动脉旁淋巴结是不可能完全清除的。④80%～90%的患者不需清扫盆腔淋巴结。

赞成子宫颈癌手术时需要清扫淋巴结的理由:①盆腔淋巴结清扫术有助于进行足够的围绕子宫颈癌的中心性解剖。②盆腔淋巴结清扫术有助于估计预后,并且可以确定患者术后是否需要加用放疗。③手术时如发现盆腔淋巴结有转移,就应进一步做腹主动脉旁淋巴结清扫。但不需做常规腹主动脉旁淋巴结清扫。有15%～20%的病例盆腔淋巴结为阳性,术后选择性加放、化疗,其效果较不做盆腔淋巴结清扫而仅于术后加用放、化疗为好。报道子宫颈癌患者做子宫广泛切除术及盆腔淋巴结清扫术,明显降低了治疗后的死亡率和复发率。盆腔淋巴结有转移及(或)腹主动脉旁淋巴结(+)者,做淋巴结清扫术后再加放、化疗,其5年生存率明显提高。Meigs的报道手术后的患者、盆腔淋巴有侵犯的患者。5年存活率为42%;Kastner、Mitra 等的报道,盆腔淋巴没有侵犯的患者,5年存活率高达90%以上。

淋巴结的不同检查方法的比较:CT 为 5%～67%;MRI 为 86%;淋巴造影为 22%～79%;B超为 80%;PET-CT为 82%～91%。

因此子宫颈癌盆腔淋巴清扫不是一个完美理想的方法,但在目前没有更好的方法之前仍旧需要淋巴清扫术。

Hockel 认为,一个有经验的妇科肿瘤医师,可以进行彻底的淋巴清扫,即动、静脉前后左右的脂肪、淋巴和结缔组织完全彻底地清除掉,即可到达彻底的淋巴清扫,如果这样,即使清除的淋巴结病检阳性,也可不再做补充放、化疗,疗效和补充放、化疗一样。

(八)关于前哨淋巴结问题

前哨淋巴结的概念最早于 1977 年被提出,当时 Cabanas 在阴茎背侧进行淋巴造影时发现一种"特殊"的淋巴结,该淋巴结最先接受肿瘤部位的淋巴引流,为发生肿瘤转移的"第一站"淋巴结。Cabanas 将此种淋巴结命名为"前哨"淋巴结,并提出术中如能以可靠方法识别前哨淋巴结,便可以通过前哨淋巴结活检较少手术带来的损伤。1992 年 Morton 等将此概念引入黑色素瘤的处理中。

近年来子宫颈癌前哨淋巴结活检于各国先后开展,前哨淋巴结的主要识别方法可归纳为以下 3 种。①生物活性染料示踪法:以亚甲蓝、专利蓝等生物活性染料为标记物。②放射性核素示踪法:以放射性核素锝-99 为标记物。③生物活性染料-放射性核素联合示踪法。Dargent 等尝试运用腹腔镜对 35 例早期子宫颈癌患者进行前哨淋巴结活检,采用子宫颈局部注射新型染料——专利蓝 V 使前哨淋巴结染色,再行腹腔镜检查并取前哨淋巴结活检。子宫颈染料及标记注射点示意图见图 7-1。结果显示,前哨淋巴结识别率为 100%。Kamprath 等采用核素的方法进行腹腔镜下的前哨淋巴结识别,子宫颈部位注射硫化锝胶体后,术者在特制的腹腔镜 γ 探头探测下,精确地识别前哨淋巴结,识别率达 93%。此后的几项研究结果提示,腹腔镜下亦可同时运用染料-核素联合示踪法进行前哨淋巴结识别,识别率为 92%~100%。

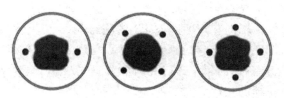

图 7-1 子宫颈染料及标记注射点示意图

在国内外多项研究中,前哨淋巴结主要分布在髂内、外及闭孔区,而很少分布在宫旁淋巴结。分析原因,Levenback 认为宫旁淋巴结体积较小,且解剖位置靠近子宫颈,应用染料方法进行识别时,宫旁淋巴结与子宫颈同时染色,无法区分;应用核素方法进行识别时,宫旁淋巴结受子宫颈药物注射部位高放射性的干扰往往无法识别。根据 Benedetti-Panici 等统计大部分子宫颈癌淋巴结转移发生在髂血管周围及闭孔区,而宫旁淋巴结转移仅占 29%,与目前研究得出的前哨淋巴结分布情况相符,宫旁前哨淋巴结识别的实际意义有待进一步探讨。另外一些学者报道,部分前哨淋巴结分布于髂总部位,以及腹主动脉旁,但所占比例甚少。子宫颈淋巴引流可否不经盆腔而直接进入髂总、腹主动脉旁淋巴结,目前尚存在争议。

Oboyle 等发现在肿瘤≤4 cm 时有 73% 能找到前哨淋巴结,而在肿瘤>4 cm 时仅 20% 能找到前哨淋巴结,可见前哨淋巴结活检适于早期患者,Lantzsch 和 Malur 的研究也证实了这一点。可能的原因是其淋巴结转移灶大妨碍了淋巴引流。在体内识别前哨淋巴结的研究中,假阴性结果占一定比率。假阴性结果可导致对病情错误的估计和不正确的治疗。有些学者认为造成假阴性的原因是常规病理检查遗漏了前哨淋巴结内微小转移灶,采用超薄序列切片结合免疫组化可提高准确性。另有研究发现,癌栓阻塞淋巴管,示踪剂无法进入前哨淋巴结,却流向其他淋巴结,可导致假阴性结果。对于有明显淋巴结转移者,是否适合前哨淋巴结活检有待进一步探讨。

因此为提高前哨淋巴结检出率,要注意早期病例的选择,术前发现有转移的淋巴结最好直接行淋巴结清扫术,并可联合运用多种示踪剂。由于淋巴回流速度存在个体差异,还可适当延长注射示踪剂到手术的间隔时间。因此建议在子宫颈癌手术时,首先做前哨淋巴结检测后,再确定是否清扫淋巴或清扫范围,术中发现前哨淋巴阴性,则不需做淋巴清扫手术,前哨淋巴阳性而髂总淋巴结阴性则进行盆腔淋巴清扫手术,是当前国际上一些专家意见。但前哨淋巴结测定的临床操作复杂,且不够准确,测定能确定的前哨淋巴结仅 76%。因此,目前尚未广泛应用。

五、子宫颈癌的新辅助化疗

(一)有关新辅助化疗

在子宫颈癌进行手术或放疗前给予的系统化疗,称为新辅助化疗,有关子宫颈癌的新辅助化疗已经研究了几十年。在此之前,子宫颈癌被认为是一种对化疗药物治疗不敏感的肿瘤,化学药物是否可以治疗子宫颈癌与否基本是未知状态,当然当晚期子宫颈癌或难治性子宫颈癌治疗时,使用化学药物仅作为一种姑息的治疗手段。

1983 年,Friedlander 等首次报道了 33 例可评价的晚期子宫颈癌患者中有 22 例对顺铂＋长春新碱＋博来霉素方案有反应,其中 6 例(18％)达完全缓解,中位缓解时间为 24(8～104)周,由此提出以顺铂为基础的联合化疗对子宫颈癌治疗有效。Friedlander 的这一报道打破了子宫颈癌对化疗耐受的传统观念。随后,Friedlander 等又于 1984 年报道了 30 例局部晚期子宫颈癌患者先予博来霉素方案化疗 3 个疗程后再行放疗或手术治疗,化疗后肿瘤总体缓解率高达 67％。

此后许多关于子宫颈癌新辅助化疗的研究报道陆续出现。研究主要分为两个部分,一方面是围绕子宫颈癌广泛术前行新辅助化疗的研究,主要研究热点是新辅助化疗能否改善患者的生存;另一方面则围绕放疗前行新辅助化疗的研究,目前的研究结果一致认为同步放、化疗的效果优于单独放疗及放疗前行新辅助化疗。

在术前新辅助化疗研究方面,1987－1993 年,主要是回顾性的小样本的 Ⅱ 期临床研究,其中子宫颈癌的期别较混乱,包括 Ⅰ$_B$～Ⅲ 期,而且采用的新辅助化疗方案并不一致,虽然不能得出切实可靠的结论,但是仍为新辅助化疗在子宫颈癌中的应用带来了希望。这些研究一致认为以顺铂为主的化疗方案在术前应用于子宫颈癌的治疗是有效的,临床缓解率及病理缓解率均较高,新辅助化疗通过减小肿瘤体积,祛除微转移灶等可以显著提高手术的切除率,不影响手术的具体实施,并且不会产生严重的手术并发症,同时化疗不良反应可以被患者接受,提出新辅助化疗有可能改善患者的预后。但是,亦有研究认为即使术前新辅助化疗有上述诸多优点,但是并不能改善患者的长期存活率。

1993 年,Sardi 等首次对 Ⅰ$_B$ 期巨块型子宫颈鳞癌患者进行了前瞻性随机对照研究,对照组 75 人先实施广泛性手术,再行术后辅助性放疗,研究组 76 人先使用博来霉素方案新辅助化疗(10 天 1 次,共 3 个疗程),然后行广泛性手术,术后辅助性放疗。结果发现研究组存活率及疾病无进展间期有明显改善;研究组的盆腔复发率为 7.6％,而对照组为 24.3％,但是由于研究设计中综合了手术,化疗及放疗,使得新辅助化疗的作用有可能被混淆。1997 年,Sardi 等再次总结,报道了对 205 例 Ⅰ$_B$ 期(肿瘤直径＞2 cm)子宫颈鳞癌患者行新辅助化疗的前瞻性随机分组研究,患者被随机分为新辅助化疗组及不加化疗的对照组。结果,在 Ⅰ$_{B1}$ 期患者中,新辅助化疗并不能提高病灶切除率或总生存率。在 Ⅰ$_{B2}$ 期患者中,新辅助化疗后疾病缓解率为 83.6％(51/61),随诊 9 年的生存率为 80％,而对照组为 61％(P＜0.01)。新辅助化疗组病灶切除率为 100％,对照组为 85％。再对手术切除标本中病理预后因素的评价中,无化疗者及化疗无效者手术标本中脉管癌栓发生率为 60％,而化疗反应者仅为 10％(P＜0.009);未化疗组宫旁受侵率为 34％,化疗无效者为 30％,对化疗有反应者仅为 2％(P＜0.0001);三者淋巴结阳性率分别为 41％、40％和 6％(P＜0.001)。在 Ⅰ$_{B2}$ 期患者中化疗组的局部控制率高于对照组(23％ vs.6％),但远处控制率相似。化疗反应者的总生存率为 88％,化疗无效者仅为 23％。采用新辅助化疗的 Ⅰ$_{B1}$ 与 Ⅰ$_{B2}$ 期患者生存率相似(82％ vs.80％),对照组分别为 77％和 61％。这一研究进一步证实新辅助化疗可以提高 Ⅰ$_{B2}$ 期子宫颈癌患者的手术切除率,降低病理高危因素,从而提高患者的生存率,但是仍然不能排除术后辅助放疗对于疗效的整体影响。此后的临床研究一直围绕新辅助化疗能否改善子宫颈癌患者的生存进行,意见并不统一。2000 年,Chang 等首先报道了关于早期巨块型子宫颈癌新辅助化疗的 Ⅲ 期随机临床试验,研究中包括 124 例 Ⅰ$_B$～Ⅱ$_A$ 期巨块型子宫颈癌患者,

68 例新辅助化疗后行广泛性手术治疗，52 例直接放疗，结果两组患者的局部复发率及远处复发率相似，2 年生存率分别为 81% 和 84%，5 年生存率分别为 70% 和 61%，新辅助化疗并未给患者带来生存优势。2001 年，Hwang 等报道了 1 项对 80 例 I_{B}～II_{B} 期子宫颈癌行新辅助化疗后行广泛性手术的 10 年以上随访结果。患者的 5 年及 10 年的无病生存分别为 82.0% 和 79.4%，提示新辅助化疗可能通过降低淋巴结转移而对生存有益。2002 年，Duenas-Gonzalez 等通过总结既往关于子宫颈癌新辅助化疗的 II 期临床研究后发现，对 82 例 I_{B2}～III_{B} 子宫颈癌，新辅助化疗后行手术或同步放、化疗与传统的以顺铂为基础的同步放、化疗至少在肿瘤缓解率（97% vs. 87%）及总生存率上可以获得相同的治疗效果。同年，Benedetti-Panici 等的 1 项 III 期临床研究发现，441 例 I_{B2}～III 期子宫颈鳞癌患者被随机纳入新辅助化疗后行广泛性手术组及放疗组，在新辅助化疗与手术组中，I_{B2}～II_{B} 期患者（159 例）的生存期及无病生存分别为 64.7% 和 59.7%，在放疗组中（163 例）分别为 46.4% 和 46.7%（P＜0.05），两组中，III 期患者的生存期及无病生存分别为 41.6%、41.9% 和 36.7%、36.4%（P＞0.05），认为采用新辅助化疗后广泛性手术治疗的方法可以明显改善 I_{B2}～II_{B} 子宫颈鳞癌患者的预后。而 2002 年 Chen 等对 58 例早期巨块型子宫颈癌的研究发现，是否行术前新辅助化疗，以及肿瘤对新辅助化疗的反应均不是生存期及无病生存的独立预后因素，新辅助化疗并不能改善患者的生存期及无病生存，建议临床医师谨慎选择使用新辅助化疗。随之，在 2003 年 Tierney 等对 21 个关于局部晚期子宫颈癌行新辅助化疗的随机临床试验进行了系统分析，结果显示新辅助化疗后手术治疗可以提高患者的 5 年生存率。2005 年 Buda 等及 2006 年 Candelaria 等的研究均提示局部晚期子宫颈癌行新辅助化疗，达到满意的病理缓解（残余病灶间质浸润＜3 mm）或病理完全缓解的患者可能会有助于改善生存。2007 年，GOG-141 号前瞻性随机对照研究专门评价了新辅助化疗对 I_{B2} 期子宫颈癌患者的价值，288 例 I_{B2} 期子宫颈癌患者随机分为新辅助化疗及广泛性子宫切除＋盆腔和腹主动脉旁淋巴结清扫术组（145 例）及广泛性子宫切除＋盆腔和腹主动脉旁淋巴结清扫术组（143 例）。新辅助化疗组术前予顺铂＋长春新碱（每 10 天 1 次，共 3 个疗程）后行广泛性子宫切除＋盆腔和腹主动脉旁淋巴结清扫术，对照组则单纯行广泛性子宫切除＋盆腔和腹主动脉旁淋巴结清扫术，术后病理显示淋巴结阳性或宫旁浸润者补充放疗，该研究由于试验组获益较少等原因提前终止。结果显示：新辅助化疗的反应率为 52%，临床完全缓解率为 15%，临床部分缓解为 37%，病理完全缓解为 5%。尽管反应率较高，试验组和对照组在手术切除率（78% vs.79%）、术后病理检查情况、术后辅助放疗（45% vs.52%）、疾病无进展生存率和总体生存率方面差异无统计学意义。虽然该项研究并不能对新辅助化疗的价值定论，但是 GOG 却因此反对把广泛性子宫切除＋盆腔和腹主动脉旁淋巴结清扫术前的新辅助化疗用于 I_{B2} 期子宫颈癌患者的随机对照研究中。但是由于此研究可能存在新辅助化疗方案设计方面的缺陷、病理类型中包括了对化疗不敏感的腺癌及腺鳞癌，以及未行手术治疗的原因描述不清等而受到质疑。

（二）目前新辅助化疗的状况

1.新辅助化疗与手术

子宫颈癌术前新辅助化疗的作用已经得到了初步肯定。术前应用新辅助化疗的目的在于：①在手术之前，肿瘤局部的血管床完好，化疗药物容易进入瘤体，生物利用度高；②可以缩小肿瘤体积，改善肿瘤局部情况，提高手术质量，理论上还可能减少手术中肿瘤播散的机会；③可能有助于消灭亚临床病灶，减少复发或转移的机会；④判断肿瘤对化疗的反应，指导术后治疗。但是，子宫颈癌多被认为是化疗不敏感性肿瘤，不恰当的新辅助化疗可能会导致肿瘤进展，延误手术治疗时机。Finan 等认为只有新辅助化疗达到了较好的治疗效果并且随后能够进行手术治疗的患者才可从新辅助化疗中受益;而新辅助化疗无效的患者则可能由于延误了手术时机而导致肿瘤进展。

新辅助化疗的目的在于缩小肿瘤负荷从而使手术治疗成为可能,而子宫颈癌 I_{B1} 期患者由于本身肿瘤负荷较小,因此很少应用新辅助化疗。而 I_{B2} 期患者可能因存在无法切除的肿大淋巴结等原因无法进行手术切除,Sardi J 等的研究显示新辅助化疗后 83.6% 的患者达到了完全缓解和部分缓解。新辅助化疗组的全部患者(61/61)进行了手术治疗,而未行新辅助化疗的 I_{B2} 期患者只有 85% 可以进行手术治疗(48/56, $P < 0.01$)。在 Edelmann DZ 的 1 项研究中 73%(97/132)的 $I_B \sim II_B$ 期巨块型子宫颈癌成功进行了手术治疗。在 Panici PB 的研究中 75 例 $I_B \sim III$ 期子宫颈癌患者进行了 3 个疗程 PBM 新辅助化疗。对于化疗后肿瘤 < 4 cm,且影像学检查提示阴道及宫旁病变可切除的患者进行了 $III \sim IV$ 型子宫颈癌广泛手术及盆腔淋巴结清扫术,通过新辅助化疗有 62 例患者达到了手术治疗的标准(83%)。

近年来,由于一些研究将 III_B 期患者也纳入新辅助化疗后手术治疗的范畴中,而手术后行化疗的患者比例较前略有降低。

目前关于新辅助化疗后手术时间的选择尚无明确定义,多数研究中手术时机选择在新辅助化疗结束后的 1～4 周(尤以 2～3 周为多),此时患者已度过化疗后骨髓抑制较重的时期,可以耐受手术又不至于延误手术治疗时机。

新辅助化疗的应用给局部晚期子宫颈癌的治疗带来了新的局面,Scambia G 等通过对 103 例应用了新辅助化疗的局部晚期子宫颈癌(其中 88 例新辅助化疗有效,82 例进行了手术治疗)及 29 例早期子宫颈癌患者的手术病理分析后认为,同早期子宫颈癌一样,局部晚期子宫颈癌在新辅助化疗后如果术中低位盆腔淋巴结无转移情况也可以不进行更广泛的高位盆腔淋巴结的清扫手术,在 82 例进行了手术治疗的局部晚期子宫颈癌患者中仅有 1 例低位盆腔淋巴结阴性,通过术中探查及冷冻病理发现了高位淋巴结的转移。

新辅助化疗对于手术时间、出血量及手术并发症等没有明显影响。Lopez-Graniel C 等对 23 例 $I_{B2} \sim III_B$ 期的局部晚期子宫颈癌患者实施了 III 型广泛术,平均手术时间为 3.8 小时(范围 2.3～5.2 小时);术中中位出血量为 670 mL(范围 150～1 500 mL,1 例出血量达 1 500 mL 的患者是由于行盆腔淋巴结清扫时出现静脉损伤);中位住院天数为 5.2 天(范围 4～8 天)。这些数据与 Averette HE 等在 1993 年的报道未行新辅助化疗而首次手术治疗的数据没有统计学差异。

同样,Benedetti-Panici P 等在 1996 年给予 42 例 III 期的子宫颈癌患者进行新辅助化疗,化疗后 37 例患者进行了 $III \sim IV$ 型广泛性手术,5 例患者进行了前盆除脏术,所有患者均进行了盆腔及腹主动脉旁淋巴结清扫术。手术中位时间为 390 分钟,中位出血量为 800 mL;在研究的最后 1 组患者中,手术中位时间已减少到 320 分钟,出血量也减少至 600 mL。手术的主要并发症包括:2 例严重的术中出血,4 例肺栓塞,膀胱及肠道损伤各 3 例。清扫淋巴结的数目为 30～117 枚,中位数为 56 枚;切除阴道及宫旁长度分别为 5.5 cm 和 4.8 cm。这与 Solorza LG 等在 1998 年报道的未行新辅助化疗的早期子宫颈癌 III 型广泛术没有统计学差异。因此有学者认为对于 III 期的子宫颈癌患者选择新辅助化疗后进行 $III \sim IV$ 型广泛性手术的治疗模式是合理的。但是,文章数据也显示尽管经过了新辅助化疗,术后病理检查仍有 36% 的淋巴结转移、38% 的宫旁受侵和 45% 的阴道累及;术后需进行辅助放疗的患者比例仍较高。

Chen H 等选择了从 1999—2004 年的 184 例 $I_{B2} \sim II_B$ 期子宫颈癌进行了快速、高剂量的新辅助化疗后 1 周进行手术治疗,并发症主要有尿潴留(7.7%)、切口感染(4.9%)、淋巴囊肿(3.5%)、泌尿系统感染(2.8%)、肠梗阻(2.8%)、输尿管瘘(1.4%)、尿管狭窄(0.7%)。而新辅助化疗组和直接手术两组间的手术并发症并没有统计学差异(新辅助化疗组 22.2%,16/72;直接手术组 25.7%,18/70;$P=0.626$)。新辅助化疗不仅减小了肿瘤负荷,提高了手术可行性;而且对于术后病理结果也产生了一定影响。一些研究显示新辅助化疗后的局部晚期子宫颈癌(I$_B$～II$_B$期)的盆腔淋巴结转移率为 22%～25%,此数据低于相同期别未行新辅助化疗患者的盆腔淋巴结转移率。

2.新辅助化疗与放疗

20 世纪 70 年代末期,蒽环类及铂类药物开始应用于实体瘤的治疗取得了良好的效果,后来肿瘤学家们发现铂类为主的化疗方案在某些化疗不敏感的头颈部肿瘤及子宫颈肿瘤中也可以取得较好的治疗效果。因此,铂类为主化疗方案作为子宫颈癌的新辅助化疗逐渐应用开来,其目的在于使肿瘤对化疗产生反应,减少肿瘤负荷,消灭肿瘤微小转移灶。而且化疗药物和放射线作用于肿瘤不同的细胞亚群,化疗后可以使肿瘤细胞同步化,以期达到更好的反射治疗效果。

虽然放疗前进行新辅助化疗在理论上有其合理性,而且大多数研究认为与传统单纯放疗相比新辅助化疗后放疗并没有增加治疗毒性;但同样大多数研究结果也显示接受了新辅助化疗的患者并未能获得生存受益。然而,目前对于放疗前的新辅助化疗的作用仍存在争议。Hwang 和 Sardi J 的研究显示新辅助化疗患者组在生存上优于未行新辅助化疗患者组;而 Tattersall MH 则认为新辅助化疗不仅没有带来生存益处,反而给接受新辅助化疗的患者带来不利影响。其认为新辅助化疗的弊端在于可能延误治疗时机,导致放疗抵抗,以及化疗后产生放疗交叉耐受。

(三)新辅助化疗常用方案

子宫颈癌的新辅助化疗开始被研究和应用以来,出现了多种不同的化疗方案,包括不同的药物,不同的药物剂量和使用间隔。

常见的化疗方案均为以顺铂为基础的单药和联合化疗。常见的与顺铂联合应用的化疗药物有博来霉素、长春碱类、甲氨蝶呤、异环磷酰胺等。比较常用的联合化疗方案包括顺铂＋博来霉素＋长春碱类,顺铂＋氟尿嘧啶,顺铂＋博来霉素＋异环磷酰胺等。在不同的临床研究中,化疗方案,包括化疗药物的剂量与给药间隔均不尽相同,比如顺铂的剂量在 $50～100 mg/m^2$,给药间隔从每 10 天到每 28 天不等。在现有的子宫颈癌新辅助化疗的回顾性或 II 期临床研究中,参加研究患者的 FIGO 分期,从 I$_B$～IV$_A$期,研究样本量有限,多为 20～50 例。治疗有效率为60%～90%。

近年来,通过对晚期和复发子宫颈癌化疗方案的研究,紫杉醇与顺铂的联合方案逐渐被应用于子宫颈癌的新辅助治疗中。在 Park 等的研究中,给予 43 例 FIGO 分期 I$_{B2}$～II$_B$的患者紫杉醇＋顺铂的新辅助化疗,其中紫杉醇 $60 mg/m^2$,顺铂 $60 mg/m^2$,每 10 天 1 个疗程,共 3 个疗程。化疗后有效率达到 90.7%(39/43),其中 39.5%的患者获得完全缓解。无 3 级或 4 级的血液学不良反应出现。患者之后行手术治疗,11.6%的患者获得病理学诊断的完全缓解。不含铂类的联合化疗方案也被应用于子宫颈癌的新辅助化疗中。Kokawa 等的研究显示,应用 CPT-11($100 mg/m^2$,第 1 天、第 8 天和第 15 天)＋丝裂霉素($10 mg/m^2$,第 1 天)方案后,35 名 FIGO 分期 I$_{B2}$～III$_B$的患者中,86%的患者出现疾病缓解,而 50%的患者出现了 3 或 4 级的中性粒细胞减少。2003 年 1 项 Meta 分析综合了 21 项对比新辅助化疗后手术或放疗与单纯放疗治疗效果的 III 期临床研究。在这项研究中,有学者进行了两组比较。一组是比较新辅助化疗后放疗与单纯放疗患者复发与生存期的差异。另一组则是比较新辅助化疗后手术与单纯放疗患者预后的差异。在前一组比较中,18 项随机对照的临床研究包括了 2 074 名患者被纳入了分析。新辅助化疗的方案除了 1 项研究应用了顺铂单药,其余均为以顺铂为基础的 2～4 种药物的联合化疗。联合应用的药物种类,剂量和给药间隔在各项临床研究中有很大不同。常见的联合化疗药物包括博来霉素、长春碱类、甲氨蝶呤、异环磷酰胺等。给药的间隔在 10～28 天不等。在所有临床研究中都被应用的顺铂的剂量和给药间隔也有不同。研究者以顺铂的每周剂量 25 mg/m² 为界线,发现每周剂量≥25 mg/m² 有利于延长 5 年生存率;相反每周剂量<25 mg/m² 与单纯放疗相比降低了 5 年生存率。顺铂的总剂量对生存期无显著影响。同时,化疗周期即给药间隔的长短也对生存率造成影响。化疗周期≤14 天可以改善 5 年生存率,而>14 天则降低 5 年生存率。虽然在这项 Meta 分析中,各个随机对照临床试验中的入组患者的临床特征,应用的化疗方案不尽相同,并对综合分析造成一定的影响,但是综合分析的结果提示顺铂的剂量和给药间隔可能会对预后产生重要影响。

在另一组比较中,5 项随机对照的临床研究包括了 872 名患者被纳入了分析。顺铂仍为主要的化疗药物,总剂量为 100～300 mg/m²,给药间隔为 7～21 天。其中三项研究应用顺铂(50 mg/m²)+长春新碱(1 mg/m²)+博来霉素(25 mg/m²)方案,化疗周期为 10 天。结果显示新辅助化疗后手术组与单纯放疗组相比,患者复发,疾病进展和死亡风险均显著降低,5 年生存率提高 14%。

目前,还没有充分的证据证实某种化疗方案作为子宫颈癌的新辅助化疗方案优于其他方案。Buda 等对比了异环磷酰胺(5 g/m²)+顺铂(75 mg/m²)两药联合与异环磷酰胺(5 g/m²)+顺铂(75 mg/m²)+紫杉醇(175 mg/m²)三药联合作为子宫颈癌新辅助化疗的病理学诊断有效率,以及有效率与预后的关系。两种化疗方案均为每 3 周为 1 个疗程,共 3 个疗程。三药联合方案的病理学诊断有效率明显高于两药联合方案,然而其导致的 3 或 4 级的血液学毒性反应的发生率却高于两药联合。采用三药联合方案的患者的死亡风险似乎要低于两药联合方案,但两者之间的差异未达到统计学意义。

目前比较异环磷酰胺+顺铂+紫杉醇与顺铂+紫杉醇两种新辅助化疗方案的临床研究正在进行中。

总之,子宫颈的新辅助化疗是综合治疗宗旨下的产物,由于新辅助化疗的应用,使手术治疗的范围加宽,疗效更优。但是,新辅助化疗的真实地位还需要在以后的临床实践中,通过循证医学的研究去证实。

六、子宫颈腺癌

(一)简介

子宫颈癌依照病理学上的分类与排名显示,目前最多的还是鳞状上皮细胞癌,约占所有子宫颈癌的 80%。排名第二位的是由子宫颈内颈部位所长出的子宫颈腺癌和鳞状腺癌,占所有子宫颈癌的 10%～15%,这里所要讨论的即是这种常发生在较年轻女性、预后略差、常有淋巴结侵犯、不易经由子宫颈抹片检查发现,以至于发生率逐年上升的特别子宫癌症。

(二)子宫颈腺癌的发生率

子宫颈腺癌和鳞状腺癌,占所有种类子宫颈癌的 10%～15%。最近许多大规模的公共卫生与流行病学研究的结果发现,子宫颈腺癌的发生率有逐年上升的趋势,尤其在年轻女性的身上更容易发现这个趋势。在一个大规模的系列研究中,统计从 1962—1991 年的 60 个癌症登记系统数据并加以分析后发现,在总数达到 175 110 个子宫颈癌的患者资料中,约有 19 960 个子宫颈腺癌和鳞状腺癌的个案,约占总体个案数的 11.4%(根据地区性与国家的因素,其子宫颈腺癌和鳞状腺癌比率为 4.2%~21.7%,发生率随着地区的不同而有所差别)。这个世代研究报道出来的发生率是每年、每十万个妇女中<2 个。然而子宫颈腺癌和鳞状腺癌近年来比较特别的是,在发达国家的年轻妇女中,即使这些国家已经有完整的子宫颈抹片检查或公共卫生筛检政策之下,发生率上还是观察到有上升的现象。

(三)子宫颈腺癌筛检的方法

传统的抹片检查仍然是目前在筛检子宫颈癌及子宫颈、阴道上皮病变(癌前病变、CIN)最被重视的方法。传统的细胞学上,用以判断子宫颈腺状细胞病变的特征如下。

(1)子宫颈原位癌的细胞学特征,包括柱状上皮细胞、细胞中的细胞核增大、细胞核内深度浓染、具有分裂的特性,然而却不具备有侵犯的细胞学特征。

(2)对照起真正的子宫颈腺癌细胞学特征,虽然和子宫颈原位癌的细胞学发现上有相重叠的部分,然而却特别具备侵犯的特征,例如二维或三维的细胞重叠丛聚、肿瘤细胞坏死的特异现象。

(3)使用传统的子宫颈抹片和新柏式子宫颈液态薄层抹片,在观察子宫内颈腺癌的细胞形态学上,其实并无差别。然而,事实上有学者认为,与其使用传统的抹片检查方法来检查难以正确判读的子宫颈腺癌,倒不如直接使用细胞散布较均匀的新柏式液态薄层抹片来做筛检子宫颈腺癌,姑且不论患者的年纪为何,一旦腺癌的细胞学特征可以在液态薄层抹片上观察到时,就可以直接确定诊断为腺癌。

(4)然而目前的困难是,子宫颈细胞学抹片纯粹用以筛检鳞状上皮癌及子宫颈上皮病变的确是存在不错的敏感度与特异度。但是一旦用在子宫内颈腺状上皮病变的检出率、敏感度时,不管在采样的准确度,或细胞学家的判读上,仍存在着困难。事实上,针对子宫内颈腺体细胞异常部分,抹片检查的敏感度的确不如子宫外颈的鳞状上皮异常。以抹片检查当初的目的,本就是为了要能发现子宫颈外颈鳞状上皮的异常,采样的细胞中,可能因为采样的方式或子宫颈细胞移行区位置的不良,玻片上缺乏子宫内颈的细胞,或是细胞检验师、细胞病理学家缺乏对子宫内颈腺状细胞在判读上的准确度。在一个临床报道中,细胞病理学家在判读子宫颈内颈腺状细胞的准确度上,仅有 45%~76%。除此之外,人为判读的伪阴性率竟然可以达到 40%~50%。在一个回溯性的研究中发现,约只有 1/3 在阴道镜下具有子宫颈内颈病变的患者,亦可以在抹片检查上出现疑似腺状上皮细胞异常的检查结果。

(四)人乳头瘤病毒和子宫颈腺癌的相关性

目前的流行病学研究已经发现人类乳头状瘤病毒和子宫颈腺癌之间有着非常密切的相关性。而人类乳头状瘤病毒的存在早已被证明是子宫颈腺癌的必备致病因子。整体说来,90%以上的子宫颈侵袭性腺癌为人类乳头状瘤病毒阳性,子宫颈原位癌的人类乳头状瘤病毒阳性率甚至接近 100%。在最近的 1 篇研究中已证实患者罹患子宫颈腺癌,查体检出人类乳头状瘤病毒存在的概率高达 97.5%。因为人类乳头状瘤病毒和子宫颈腺癌之间存在高敏感度,我们可以用来排除来自其他,或是转移到子宫颈上的腺癌,如转移到子宫颈上的子宫内膜腺癌、胃肠道腺癌等。子宫颈腺癌的查体,若是人类乳头状瘤病毒测试呈阴性,有学者认为这些腺癌并不是原发于子宫颈的腺癌,或许一开始可能就是诊断上的错误所造成。虽然这些腺癌以往常被认为是原发于子宫颈的腺癌,而事实上,或许这些腺癌根本就是来自子宫内膜、大肠(结肠)或是原发于腹膜之上的腺癌。

人类乳头状瘤病毒第 16 型和第 18 型在子宫颈原位癌中的发现率可以达到 93.5％，子宫颈腺癌中发现率更高达 94.8％。根据对于特定型别的高危险群人类乳头状瘤病毒研究其子宫颈感染后发展成子宫颈腺癌的研究结果而言，第 18 型病毒存在时，患者罹患此疾病的危险倍数上升为 410 倍，第 16 型为 164 倍，第 59 型为 163 倍，第 33 型为 117 倍。除此之外，研究上亦与子宫颈腺癌密切相关的人类乳头状瘤病毒还有第 35 型、第 45 型、第 51 型和第 58 型。

子宫颈腺癌和高危险群的人类乳突病毒感染间的关联，经过近来的公共卫生研究后，依据子宫颈腺癌和子宫颈腺状鳞状细胞癌的不同，和高危险群人类乳头状病毒间的相对危险倍数，经过重新调整后的结果如下：第 16 型为 149（95％$CI=65\sim346$）和 177（95％$CI=49\sim644$）。第 18 型为 334（95％$CI=129\sim867$）和 585（95％$CI=145\sim+\infty$）。第 35 型为 28（95％$CI=3\sim279$）和 52（95％$CI=4\sim669$）。第 45 型为 76（95％$CI=20\sim293$）和 34（95％$CI=3\sim380$）。而和子宫颈腺癌完全无关的人类乳突病毒族群为第 39、52、56、68、73 和 82 型。仅有 1 例患者是因为第 31 型人类乳头状瘤病毒感染所造成。

综合以上的数据，第 18 型的人类乳头状瘤病毒在造成子宫颈腺癌，亦或是鳞状腺癌上，有着密切与牢不可分的关系，这正是目前的人类乳突病毒疫苗所强调并且保护的部分，希望在疫苗普遍使用之后，可以降低因感染第 18 型病毒所引发的子宫颈腺癌与鳞状腺癌。

（五）子宫颈腺癌在病理学上的分类

子宫颈腺癌是子宫颈上皮性肿瘤的其中一种，原发性子宫颈腺癌是从子宫颈内颈的上皮所长出。其病理上的次分类尚可包括子宫内颈型黏液性癌、类子宫内膜型癌、透明细胞癌、浆液乳突型癌、间肾皮质癌、微移性腺癌及绒毛腺管状腺癌等。

1.子宫颈内颈黏液性癌

这是最常见的子宫颈腺癌种类，约占整体子宫颈腺癌的 80％。所具备的病理学特征和胃肠道所长出之腺癌极为相似，几乎在显微镜底下无法区分，且存在有杯状细胞。有时会因为这个特征，而无法区别是由肠胃道转移而来。

2.类子宫内膜型癌

显微镜之下和子宫内膜癌里的类子宫内膜型癌相同特征。有时这型的肿瘤被认为是由子宫颈上的内膜异位组织所长出，甚至有人认为此种类型的子宫颈腺癌根本就是子宫内膜癌转移到子宫颈形成。目前可以考虑使用人类乳头状瘤病毒的脱氧核糖核酸（HPV DNA）检测来区分这种难以界定的子宫颈癌，子宫颈癌一般 HPV DNA 呈现阳性，而子宫内膜癌一般呈现阴性。

3.透明细胞癌

这是和卵巢清亮癌、子宫内膜清亮细胞癌及阴道清亮细胞癌具备相同细胞类型的子宫颈癌。病理学上的特征：嗜伊红性的细胞质、腺体状的构造和图钉状的细胞。

4.乳突浆液性癌

这是一种和子宫内膜浆液乳头突状癌或卵巢浆液性低度恶性瘤具有相同病理学特征的子宫颈癌。一般而言，浆液乳突性细胞癌不论出现在子宫内膜癌、或出现在卵巢上，都是比较恶性度高的肿瘤。原发性的浆液乳突性子宫颈癌会出现不正常的 P53 蛋白增加的现象，因此比起传统的子宫颈癌，一般仍认为是恶性度较高的癌症。

5.间皮肾细胞癌

这是非常少见的一种细胞型，此种肿瘤细胞是由子宫颈上残余退化不全的中肾管上皮长出。

目前世界上仅有约 40 个案例。关于这种肿瘤的预后因子、最适当的治疗方式目前因案例太少，暂无法有详尽的认识。目前有些专家认为此种肿瘤的恶性度并不高、肿瘤较不活化，然而，还是曾有人观察到此种细胞型的子宫颈癌合并多发的远处转移复发、疾病快速恶化的案例。统计上而言，复发时间是在治疗后的 2.1 年（中位数）及 3.6 年（平均数），且绝大多数的患者一旦复发，不论如何治疗，均会在 1 年内死亡。

6.微浸性腺癌

这是一种高度分化且极罕见的子宫颈腺癌（占所有子宫颈腺癌 1% 以下），一般而言，患者通常会分泌大量的子宫颈黏液，然而却合并正常的阴道镜检查结果。病理学上可以发现在子宫颈腺体的底层藏有黏液分泌细胞，并常有子宫颈基质被侵犯的现象。由于不易于抹片中及内诊之下发现，一般在发现之时，通常是患者接受子宫颈圆锥状切除或子宫切除之后才偶然被发现。临床上，此种肿瘤归于恶性度较高的肿瘤。

7.绒毛腺体型腺癌

这是一种分化良好的子宫颈腺癌，预后极佳。世界各地的报道均呈现极低的复发率与极高的治愈率。

（六）子宫颈腺癌的治疗

子宫颈腺癌占子宫颈癌的比率仅有 1/5 左右，为数较少的子宫颈腺癌和数目较多的子宫颈鳞状上皮癌之间，虽然有许多不尽相同之处，然而，为了真正了解这类患者的危险因子、有效的治疗方式、转移的可能及预后，大规模研究常常必须包括子宫颈腺癌与鳞状腺癌的患者，而使得纯粹子宫颈腺癌的分析统计受到限制。也因为案例数量的不足，统计与预后因子的探究十分困难。在 2010 年最新的子宫颈腺癌的治疗回顾文献上，目前已有最新的整理结果可供治疗上参考。

目前子宫颈腺癌的标准治疗和子宫颈鳞状上皮癌的治疗准则是完全相同的。早期的子宫颈腺癌患者（FIGO 分期 $I_{A1} \sim I_{B1}$，II_{A1}），倾向于手术切除治疗。而早期巨大肿瘤（FIGO 分期 I_{B2} 或 II_{A2}）或是局部晚期肿瘤（FIGO 分期 $II_B \sim IV_A$）放射线照射协同化疗仍为首选的治疗。远处转移的子宫颈癌（FIGO 分期 IVB）则必须接受化疗。针对分期的不同，详细说明如下。

1.早期的子宫颈腺癌患者（FIGO 分期 $I_{A1} \sim I_{B1}$，II_{A1}）

I_{A1} 期的腺癌或原位癌患者、经过特别挑选下，可以选择生育保留的手术方式（例如子宫颈切除手术）。可是这类的患者若是已经不再需要生育，仍然建议单纯性的子宫切除手术。治疗 I_{A2} 期以上患者的共识是，患者如果经由仔细筛选之后，根除性子宫切除手术仍然是第一选择。而如果手术之前已经经由影像学检查确认（或怀疑）有淋巴结转移的可能时，化疗协同放射线治疗无可避免地就一定成为首选治疗方式。化疗协同放射线治疗可以用于不适合接受手术的患者的首选治疗。至于早期子宫颈腺癌患者在接受手术后，再给予放射线照射来预防疾病的复发是否可行，根据 2010 年实证医学数据库对于早期子宫颈腺癌的治疗方式所做的系统性回顾，曾提及一个随机性病例研究上有大多数接受手术治疗的患者在术后接受了纯粹的放射线治疗（非放射线照射协同化疗），然而却得到了极多的并发症。目前的研究，普遍认为放疗协同化疗的疾病局部控制率较传统纯粹的放疗为佳。依照目前情况，因为影像诊断技术日新月异，例如使用磁共振摄影，或正电子计算机断层照影，往往都有助于找出及选择出没有淋巴结转移的早期腺癌患者来接受手术治疗，以此避免因为手术加上术后放疗对患者造成的双重伤害。

2.早期巨大肿瘤（FIGO 分期 I_{B2} 或 II_{A2}）

使用每周注射卡铂的化疗协同放疗依然是最佳的选择，这些患者若选择根除性子宫切除手术,不可避免的,约20%的患者会因为病理上存在危险因子而需要术后的放疗。如上所述,双重治疗所造成的并发症一向较多。然而临床上常认为这种巨大的腺癌有放射线抵抗性,放疗的肿瘤反应一向较差,此部分仍待临床统计的证据证明。

3.局部晚期型或晚期的子宫颈腺癌

治疗方式将比照一般的子宫颈鳞状上皮癌,每周注射卡铂的化疗协同放疗为最佳的治疗方式。

4.远处转移的子宫颈癌(FIGO分期Ⅳ_B)

此种患者则必须接受化疗。目前,因为化疗在子宫颈癌上扮演的角色并不显著,鼓励这类患者加入临床化疗药物研究、针对其症状给予缓和治疗、或处理其疾病所造成的并发症,提升患者生活质量,才是重点。

5.复发的子宫颈腺癌

一般而言这类的患者存活率极差,治疗的方式应该要个别化,并依照复发的部位不同或视之前的治疗不同而不同。

(七)子宫颈腺癌的预后

绝大多数的临床统计研究都发现,子宫颈腺癌和子宫颈鳞状上皮癌之间的预后并没有太大的差别。然而一些比较小型的研究指出,腺癌的预后比其同分期的其他上皮性子宫颈癌来得差一些,例如,5年存活率来说,Ⅰ期、Ⅱ期、Ⅲ期的5年存活率约为84%、50%、9%。依照期数与期数相对的比较上,子宫颈腺癌的预后明显较鳞状上皮癌的患者差。

某些文献统计子宫颈癌5年的存活率,子宫颈腺癌的预后感觉上较鳞状上皮癌差10%~20%。然而更进一步分析后发现,真正影响疾病预后的因素,还是应该和疾病本身的临床期别及淋巴结的转移有关。据统计的结果,愈大的局部肿瘤体积,也会使治疗的结果变差,可能的因素主要有以下几种。

(1)较大的肿瘤通常有比较多的淋巴结转移概率,淋巴结转移,一般在子宫颈癌的预后上,算是一个最重要的危险因子。手术中一旦发现有淋巴结转移,在手术后患者都必须接受放疗来控制淋巴结转移。然而,腺癌的患者出现淋巴结转移时,是一个会大大降低预后的重要因子,也就是有淋巴结转移的子宫颈腺癌,其预后变得相当差,主动脉旁淋巴结转移、远程转移(例如肺部的转移)的概率大幅增加,也间接大幅下降了子宫颈腺癌患者的存活率。临床上观察,可以发现子宫颈腺癌有较多的子宫体下段肌肉层侵犯、卵巢转移的情形,也因此,腺癌常有跳跃病灶发生,且一旦有子宫肌肉层的侵犯或是子宫旁附属器的转移,也会大幅上升主动脉旁淋巴结转移的概率、甚至肺部、锁骨下淋巴结的远距离转移,对预后是相当不利的因素。早期的子宫颈腺癌,似乎有发生较多的远程转移情况,所以在安排腺癌患者的治疗时,全身性的筛检肿瘤可能的转移,将是非常重要的。

(2)在放疗中,较大的子宫颈腺癌一般为内缩性、桶状或向子宫体部内侧侵犯的形式出现,对放射线的照射上,近接治疗穿透肿瘤的深度有限、肿瘤中较多的缺氧细胞也造成了子宫颈腺癌的临床放射线抵抗性。相较之下,子宫颈鳞状上皮癌一般是向外长出的形式,较容易接受到近接治疗的照射而治愈。对于放疗,同时治疗FIGO分期Ⅰ_{B2}和Ⅱ_{A2}的患者,也就是肿瘤大小>4 cm的子宫腺癌和鳞状上皮癌,可以发现虽然两者的局部疾病控制率相差无几,可是腺癌患者的病死率明显较高,追根究底,或许和腺癌细胞的淋巴结转移率较高有关。

(3)腺癌预后较差的因素或许是统计的问题:有一部分的统计研究将鳞状腺癌纳入子宫颈腺

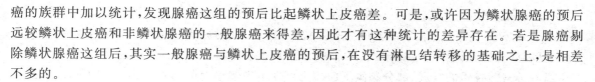

癌的族群中加以统计,发现腺癌这组的预后比起鳞状上皮癌差。可是,或许因为鳞状腺癌的预后远较鳞状上皮癌和非鳞状腺癌的一般腺癌来得差,因此才有这种统计的差异存在。若是腺癌剔除鳞状腺癌这组后,其实一般腺癌与鳞状上皮癌的预后,在没有淋巴结转移的基础之上,是相差不多的。

（八）结论

子宫颈腺癌是一种特别的子宫颈癌,不但没有因为公共卫生政策的普及、抹片筛检的增加而减少,近年来反而有患者人数逐渐上升与患病年龄年轻化的趋势。也因为预后较一般鳞状上皮癌略差,因此,积极的预防和治疗非常重要。除了一般常知的安全性行为外,人类乳头状瘤病毒疫苗的出现,将对于预防这种因为高危险群人类乳头状瘤病毒（第16、18型）所引起的疾病,将有莫大的帮助。

（董　璐）

第三节　子宫肌瘤

子宫肌瘤是女性生殖器最常见的良性肿瘤,由平滑肌及结缔组织组成。常见于30～50岁妇女。据尸检统计,30岁以上妇女约20%有子宫肌瘤。因肌瘤多无或很少有症状,临床报道发病率远低于肌瘤真实发病率。

一、发病相关因素

确切病因尚未明了。因肌瘤好发于生育年龄,青春期前少见,绝经后萎缩或消退,提示其发生可能与雌、孕激素相关。目前认为,肌瘤的形成可能是因单平滑肌细胞的突变,如染色体12号和14号易位、7号染色体部分缺失等,从而导致肌瘤中促生长的细胞因子增多,如 TGF-β、EGF、IGF-1,2 等;雌激素受体（ER）和孕激素受体（PR）高表达。

此外,与种族及遗传可能相关。

二、分类

（一）按肌瘤生长部位

分为子宫体肌瘤（90%）和子宫颈肌瘤（10%）。

（二）按肌瘤与子宫肌壁的关系

按肌瘤与子宫肌壁的关系分为3类。

1.肌壁间肌瘤

占60%～70%,肌瘤位于子宫肌壁间,周围均被肌层包围。

2.浆膜下肌瘤

约占20%,肌瘤向子宫浆膜面生长,并突出于子宫表面,肌瘤表面仅由子宫浆膜覆盖。若瘤体继续向浆膜面生长,仅有一蒂与子宫相连,称为带蒂浆膜下肌瘤,营养由蒂部血管供应。若血供不足肌瘤可变性坏死。若蒂扭转断裂,肌瘤脱落形成游离性肌瘤。若肌瘤位于宫体侧壁向宫旁生长突出于阔韧带两叶之间称阔韧带肌瘤。

3.黏膜下肌瘤

占 10%～15%。肌瘤向宫腔方向生长,突出于宫腔,仅为黏膜层覆盖。黏膜下肌瘤易形成蒂,在宫腔内生长犹如异物,常引起子宫收缩,肌瘤可被挤出宫颈外口而突入阴道。

随着子宫镜技术的发展,部分黏膜下肌瘤也可在子宫镜辅助下切除。2011 年 FIGO 将黏膜下肌瘤分为三型:0 型,完全突出于子宫腔内(仅以蒂相连);Ⅰ 型,不足 50% 的瘤体位于子宫肌层内;Ⅱ 型,大于(或含)50% 的瘤体位于子宫肌层内。

子宫肌瘤常为多个,大于等于两个各种类型的肌瘤发生在同一子宫,称多发性子宫肌瘤。

三、病理

(一)巨检

肌瘤为实质性球形肿块,表面光滑,质地较子宫肌层硬,压迫周围肌壁纤维形成假包膜,肌瘤与假包膜间有一层疏松网状间隙,故易剥出。肌瘤切面呈灰白色,可见旋涡状或编织状结构。肌瘤颜色和硬度与纤维组织多少有关。

(二)镜检

肌瘤主要由梭形平滑肌细胞和纤维结缔组织构成。肌细胞大小均匀,排列成旋涡状或棚状,核为杆状。极少情况下尚有一些特殊的组织学类型,如富细胞性、奇异型、上皮样平滑肌瘤及静脉内和播散性腹膜平滑肌瘤等,这些特殊类型平滑肌瘤的性质及恶性潜能与细胞有丝分裂象多少或组织的坏死类型密切相关。

四、肌瘤变性

肌瘤变性是肌瘤失去了原有的典型结构。常见的变性如下。

(一)玻璃样变

玻璃样变又称透明变性,最常见。肌瘤剖面漩涡状结构消失为均匀透明样物质取代。镜下见病变区肌细胞消失,为均匀透明无结构区。

(二)囊性变

子宫肌瘤玻璃样变继续发展,肌细胞坏死液化即可发生囊性变,此时子宫肌瘤变软,肌瘤内出现大小不等的囊腔,腔内含清亮无色液体,也可凝固成胶冻状。镜下见囊腔为玻璃样变的肌瘤组织构成,内壁无上皮覆盖。

(三)红色样变

红色样变多见于妊娠期或产褥期,为肌瘤的一种特殊类型坏死,发生机制不清,可能与肌瘤内小血管退行性变引起血栓及溶血,血红蛋白渗入肌瘤内有关。患者可有剧烈腹痛伴恶心呕吐、发热,白细胞计数升高,检查发现肌瘤迅速增大、压痛。肌瘤剖面为暗红色,如半熟的牛肉,有腥臭味,质软,旋涡状结构消失。镜检见组织高度水肿,假包膜内大静脉及瘤体内小静脉血栓形成,广泛出血伴溶血,肌细胞减少,细胞核常溶解消失,并有较多脂肪小球沉积。

(四)肉瘤样变

少见,仅为 0.4%～0.8%,常见于绝经后伴疼痛和出血的患者,瘤组织变软且脆,切面灰黄色,似生鱼肉状,与周围组织界限不清。镜下见平滑肌细胞增生,排列紊乱,漩涡状结构消失,细胞有异型性。

（五）钙化

多见于蒂部细小血供不足的浆膜下肌瘤，以及绝经后妇女。

五、临床表现

（一）症状

多无明显症状，仅在体检时偶然发现。症状与肌瘤部位、有无变性相关，而与肌瘤大小、数目关系不大。常见症状如下。

1.经量增多及经期延长

多见于大的肌壁间肌瘤及黏膜下肌瘤者，肌瘤使宫腔增大子宫内膜面积增加，并影响子宫收缩可有经量增多、经期延长等症状。黏膜下肌瘤伴坏死感染时，可有不规则阴道流血或血样脓性排液。长期经量增多可继发贫血。

2.下腹肿块

肌瘤初起时腹部摸不到肿块，当肌瘤逐渐增大使子宫超过了 3 个月妊娠大小较易从腹部触及。肿块居下腹正中部位，实性、可活动、无压痛、生长缓慢。巨大的黏膜下肌瘤脱出阴道外，患者可因外阴脱出肿物来就医。

3.白带增多

肌壁间肌瘤使宫腔面积增大，内膜腺体分泌增多，并伴有盆腔充血致使白带增多；子宫黏膜下肌瘤一旦感染可有大量脓样白带，如有溃烂、坏死、出血时可有血性或脓血性有恶臭的阴道溢液。

4.压迫症状

子宫前壁下段肌瘤可压迫膀胱引起尿频、尿急；子宫颈肌瘤可引起排尿困难、尿潴留；子宫后壁肌瘤（峡部或后壁）可引起下腹坠胀不适、便秘等症状。阔韧带肌瘤或宫颈巨型肌瘤向侧方发展嵌入盆腔内压迫输尿管使上泌尿路受阻，形成输尿管扩张甚至发生肾盂积水。

5.其他

常见下腹坠胀、腰酸背痛，经期加重。黏膜下和引起宫腔变形的肌壁间肌瘤可引起不孕或流产。

（二）体征

体征与肌瘤大小，位置，数目及有无变性相关。大肌瘤可在下腹部扪及实质性不规则肿块。妇科检查子宫增大，表面不规则单个或多个结节状突起。浆膜下肌瘤可扪及单个实质性球状肿块与子宫有蒂相连。黏膜下肌瘤位于宫腔内者子宫均匀增大；黏膜下肌瘤脱出子宫颈外口，检查即可看到子宫颈口处有肿物，粉红色，表面光滑，宫颈四周边缘清楚，如伴感染时可有坏死、出血及脓性分泌物。

六、诊断及鉴别诊断

根据病史及体征诊断多无困难。超声是常用的辅助检查手段，能区分子宫肌瘤与其他盆腔肿块。MRI 可准确判断肌瘤大小、数目和位置。如有需要，还可选择子宫镜、腹腔镜、子宫输卵管造影等协助诊断。

子宫肌瘤应与下列疾病鉴别。

（一）妊娠子宫

应注意肌瘤囊性变与妊娠子宫先兆流产鉴别。妊娠时有停经史，早孕反应，子宫随停经月份增大变软，借助尿或血 HCG 测定、超声可确诊。

（二）卵巢肿瘤

多无月经改变，呈囊性位于子宫一侧。注意实质性卵巢肿瘤与带蒂浆膜下肌瘤鉴别，肌瘤囊性变与卵巢囊肿鉴别。注意肿块与子宫的关系，可借助超声协助诊断，必要时腹腔镜检查可明确诊断。

（三）子宫腺肌病

局限型子宫腺肌病类似子宫肌壁间肌瘤，质硬，亦可有经量增多等症状。但子宫腺肌病有继发性渐进性痛经史，子宫多呈均匀增大，超声检查可有助于诊断。有时两者可以并存。

（四）子宫恶性肿瘤

1.子宫肉瘤

好发于围绝经期妇女，生长迅速。多有腹痛、腹部肿块及不规则阴道流血，超声及磁共振检查有助于鉴别。

2.子宫内膜癌

以绝经后阴道流血为主要症状，好发于老年妇女，子宫呈均匀增大或正常，质软。应注意更年期妇女肌瘤可合并子宫内膜癌。诊刮有助于鉴别。

3.宫颈癌

有不规则阴道流血及白带增多或异常阴道排液等症状。可借助于超声检查、宫颈细胞学刮片检查、宫颈活组织检查及分段诊刮等鉴别。

（五）其他

盆腔炎性肿块、子宫畸形等可根据病史、体征及超声检查鉴别。

七、处理

处理应根据患者年龄、生育要求、症状及肌瘤的部位、大小综合考虑。

子宫肌瘤的处理可分为：随访观察、药物治疗及手术治疗。

（一）随访观察

无症状的肌瘤患者一般不需治疗，每 3～6 个月随访一次。若肌瘤明显增大或出现症状可考虑相应的处理。

（二）药物治疗

主要用于减轻症状或术前缩小肌瘤体积。

1.减轻症状的药物

雄激素：可对抗雌激素，使子宫内膜萎缩，作用于子宫平滑肌增强收缩减少出血，每月总量不超过 300 mg。

2.术前缩小肌瘤体积的药物治疗

（1）促性腺激素释放激素类似物（gonadotropin-releasing hormone agonist，GnRHa）：采用大剂量连续或长期非脉冲式给药可产生抑制 FSH 和 LH 分泌作用，降低雌二醇到绝经水平，可缓解症状并抑制肌瘤生长；但停药后又逐渐增大到原来大小，而且可产生绝经期综合征，骨质疏松等不良反应，故其主要用于：①术前缩小肌瘤，降低手术难度，或使经阴道或腹腔镜手术成为可能;控制症状、有利于纠正贫血;②对近绝经妇女,提前过渡到自然绝经,避免手术。

(2)其他药物:米非司酮可作为术前用药或提前绝经使用,但不宜长期应用。此外,某些中药制剂也可以用于子宫肌瘤的药物治疗。

(三)手术治疗

手术治疗主要用于有严重症状的患者。手术方式包括肌瘤切除术和子宫切除术。手术途径可采用开腹、经阴道、宫腔镜或腹腔镜辅助下手术。

1.肌瘤切除术

适用于希望保留生育功能的患者。多开腹或腹腔镜辅助下切除;黏膜下肌瘤,尤其是 0 型和Ⅰ型者,多采用子宫镜辅助下切除。

2.子宫切除术

不要求保留生育功能或疑有恶变者,可行子宫切除术,必要时可于术中行冷冻切片组织学检查。术前应行宫颈细胞学筛查,排除宫颈上皮内病变或宫颈癌。发生于围绝经期的子宫肌瘤要注意排除合并子宫内膜癌。

(四)其他治疗

1.子宫动脉栓塞术

子宫动脉栓塞术通过阻断子宫动脉及其分支,减少肌瘤的血供,从而延缓肌瘤的生长,缓解症状。但其可能引起卵巢功能减退并增加潜在的妊娠并发症的风险,故仅选择性地用于部分患者,一般不建议用于有生育要求的患者。

2.磁共振引导聚焦超声

超声波能量产生的焦点热量可使肌瘤蛋白质变性和细胞坏死,从而缩小肌瘤,适用于无生育要求者。

(董　璐)

第四节　子宫内膜癌

子宫内膜癌是发生于子宫内膜的一组上皮性恶性肿瘤,为女性生殖道三大恶性肿瘤之一,占女性全身恶性肿瘤 7%,占女性生殖道恶性肿瘤 20%~30%。

一、发病相关因素

病因不十分清楚。目前认为子宫内膜癌可能有两种发病机制。

Ⅰ型为雌激素依赖型,其发生可能是在无孕激素拮抗的雌激素长期作用下,发生子宫内膜增生症(单纯型或复杂型,伴或不伴不典型增生),继而癌变。该类型占子宫内膜癌的大多数,均为内膜样腺癌,肿瘤分化较好,雌孕激素受体阳性率高,预后好。患者较年轻,常伴有肥胖、高血压、糖尿病、不孕或不育及绝经延迟。大约 20%内膜癌患者有家族史。大于 50%的病例有 *PTEN* 基因突变或失活。

Ⅱ型为非雌激素依赖性型,发病与雌激素无明确关系,与基因突变有关,如抑癌基因 *P53* 突变,抑癌基因 *P16* 失活、*E-cadherin* 失活及 *Her2/neu* 基因过表达等。这类子宫内膜癌的病理形

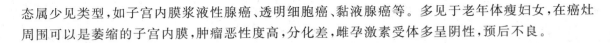

态属少见类型,如子宫内膜浆液性腺癌、透明细胞癌、黏液腺癌等。多见于老年体瘦妇女,在癌灶周围可以是萎缩的子宫内膜,肿瘤恶性度高,分化差,雌孕激素受体多呈阴性,预后不良。

二、病理

(一)巨检

1.弥散型

子宫内膜大部分或全部为癌组织侵犯,并突向宫腔,常伴有出血,坏死,较少有肌层浸润。晚期癌灶可侵及深肌层或宫颈,若阻塞宫颈管可引起宫腔积脓。

2.局灶型

多见于宫腔底部或宫角部,癌灶小,呈息肉或菜花状,易浸润肌层。

(二)镜检及病理类型

1.内膜样腺癌

内膜样腺癌占80%～90%,内膜腺体高度异常增生,上皮复层,并形成筛孔状结构。癌细胞异型明显,核分裂活跃,分化差的腺癌腺体少,腺结构消失,成实性癌块。按腺癌分化程度分为Ⅰ级(高分化 G_1),Ⅱ级(中分化 G_2),Ⅲ级(低分化 G_3)。分级愈高,恶性程度愈高。

2.黏液性腺癌

黏液性腺癌占1%～9%。有大量黏液分泌,腺体密集,间质少,腺上皮复层。癌细胞异型明显,有间质浸润,大多为宫颈黏液细胞分化。

3.浆液性腺癌

浆液性腺癌占1%～9%。癌细胞异型性明显,多为不规则复层排列,呈乳头状或簇状生长,1/3 可伴砂粒体。恶性程度高,易有深肌层浸润和腹腔、淋巴及远处转移,预后极差。无明显肌层浸润时,也可能发生腹腔播散。

4.透明细胞癌

多呈实性片状,腺管样或乳头状排列,癌细胞胞质丰富、透亮,核呈异型性,或靴钉状,恶性程度高,易早期转移。

5.其他病理类型

其他病理类型包括神经内分泌癌、混合细胞腺癌、未分化癌等。

癌肉瘤曾在 2010 年 NCCN 病理分类及 2012 年 FIGO 妇癌报告中被列入子宫内膜癌特殊类型,但在 2014 年世界卫生组织和国际妇科病理协会的分类标准中该种病理类型被归入上皮-间叶细胞混合性肿瘤。

三、转移途径

多数子宫内膜癌生长缓慢,局限于内膜或宫腔内时间较长,部分特殊病理类型和低分化癌可发展很快,短期内出现转移。

(一)直接蔓延

癌灶初期沿子宫内膜蔓延生长,向上可沿子宫角延至输卵管,向下可累及宫颈管及阴道。若癌瘤向肌壁浸润,可穿透子宫肌壁,累及子宫浆肌层,广泛种植于盆腹膜,直肠子宫陷凹及大网膜。

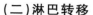

（二）淋巴转移

淋巴转移为子宫内膜癌主要转移途径。转移途径与癌肿生长部位有关：宫底部癌灶常沿阔韧带上部淋巴管网，经骨盆漏斗韧带转移至卵巢，向上至腹主动脉旁淋巴结。子宫角或前壁上部病灶沿圆韧带淋巴管转移至腹股沟淋巴结。子宫下段或已累及子宫颈癌灶，其淋巴转移途径与宫颈癌相同，可累及宫旁、闭孔、髂内外及髂总淋巴结。子宫后壁癌灶可沿宫骶韧带转移至直肠淋巴结。约10%的子宫内膜癌经淋巴管逆行引流累及阴道前壁。

（三）血行转移

晚期患者经血行转移至全身各器官，常见部位为肺、肝、骨等。

四、分期

子宫内膜癌的分期现采用国际妇产科联盟（FIGO）制定的手术-病理分期，见表7-6。

表 7-6　子宫内膜癌手术-病理分期

期别	范围
Ⅰ期[a]	肿瘤局限于子宫体
Ⅰ A[a]	无或 1/2 肌层浸润
Ⅰ B[a]	≥1/2 肌层浸润
Ⅱ期[a]	癌累及子宫颈间质，但未扩散至宫外[b]
Ⅲ期[a]	局部和/或区域扩散
Ⅲ A[a]	癌累及子宫体浆膜层和/或附件[c]
Ⅲ B[a]	阴道和/或宫旁受累[c]
Ⅲ C[a]	癌瘤转移至盆腔和/或腹主动脉旁淋巴结[c]
Ⅲ C1[a]	癌瘤转移至盆腔淋巴结
Ⅲ C2[a]	癌瘤转移至腹主动脉旁淋巴结，有/无盆腔淋巴结转移
Ⅳ期[a]	癌瘤累及膀胱和/或肠黏膜；或远处转移
Ⅳ A[a]	癌瘤累及膀胱和/或肠道黏膜
Ⅳ B[a]	远处转移，包括腹腔转移及（或）腹股沟淋巴结转移

注：[a]可以是 G_1、G_2、G_3；[b]宫颈管腺体累及为Ⅰ期，不再认为是Ⅱ期；[c]腹水细胞学阳性应当单独报告，但不改变分期

五、临床表现

（一）症状

1.阴道流血

主要表现为绝经后阴道流血，量一般不多。尚未绝经者可表现为月经增多、经期延长或月经紊乱。

2.阴道排液

多为血性液体或浆液性分泌物，合并感染则有脓血性排液，恶臭。

3.下腹疼痛及其他

若癌肿累及宫颈内口，可引起宫腔积脓，出现下腹胀痛及痉挛样疼痛。晚期浸润周围组织或压迫神经可引起下腹及腰骶部疼痛。晚期可出现贫血、消瘦及恶病质等相应症状。

(二)体征

早期子宫内膜癌妇科检查可无异常发现。晚期可有子宫明显增大,合并宫腔积脓时可有明显触痛,宫颈管内偶有癌组织脱出,触之易出血。癌灶浸润周围组织时,子宫固定或在宫旁触及不规则结节状物。

六、诊断

除根据临床表现及体征外,病理组织学检查是确诊的依据。诊断步骤见图 7-2。

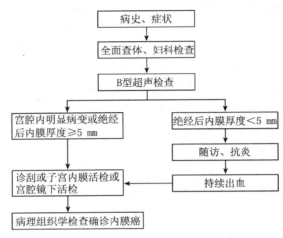

图 7-2　子宫内膜癌诊断步骤

(一)病史及临床表现

对于绝经后阴道流血、绝经过渡期月经紊乱均应排除内膜癌后再按良性疾病处理。对以下情况妇女要密切随诊:①有子宫内膜癌发病高危因素者如肥胖、不育、绝经延迟者;②多囊卵巢综合征,有长期应用雌激素、他莫昔芬或雌激素增高疾病史者;③有乳腺癌、子宫内膜癌家族史者。

(二)超声检查

经阴道超声检查可了解子宫大小、宫腔形状、宫腔内有无赘生物、子宫内膜厚度、肌层有无浸润及深度,为临床诊断及处理提供参考。

(三)诊断性刮宫

诊断性刮宫是最常用最有价值的诊断方法,其优点是能获得子宫内膜的组织标本进行病理诊断。

(四)其他辅助诊断方法

1.子宫内膜活检

目前已有行子宫内膜活检的吸管或一次性刮匙,无需麻醉及扩张宫颈。但由于需要专用器械,国内尚未广泛开展。

2.宫腔镜检查

宫腔镜检查可直接观察宫腔及宫颈管内有无癌灶存在,大小及部位,直视下取材活检,减少对早期子宫内膜癌的漏诊。但是否有可能促进癌细胞的扩散存在争议。

3.其他

MRI、CT、PET-CT 等检查及血清 CA125 测定可协助判断病变范围,有子宫外癌肿播散者其血清 CA125 值可升高。

七、鉴别诊断

(一)绝经过渡期异常子宫出血
以月经紊乱,如经量增多、经期延长及不规则阴道流血为主要表现。妇科检查无异常发现,病理组织学检查是鉴别诊断的主要依据。

(二)老年性阴道炎
主要表现为血性白带,检查时可见阴道黏膜变薄、充血或有出血点、分泌物增加等表现,治疗后可好转,必要时可先做抗感染治疗后再做诊断性刮宫排除子宫内膜癌。

(三)子宫黏膜下肌瘤或内膜息肉
有月经过多或经期延长症状,可行超声检查,宫腔镜及诊刮来确定诊断。

(四)子宫颈管癌、子宫肉瘤及输卵管癌
均可有阴道排液增多,或不规则流血。宫颈活检、诊刮及影像学检查可协助鉴别诊断。

八、治疗

治疗原则是以手术为主,辅以放疗、化疗和激素治疗等综合治疗。应根据患者年龄、全身情况、癌变累及范围及组织学类型选用和制订适宜的治疗方案。

(一)手术分期
开腹后取腹水或腹腔冲洗液进行细胞学检查并单独报告,全面探查,对可疑病变部位取样做冷冻切片检查。行筋膜外全子宫及双附件切除术,剖视宫腔,确定肿瘤生长部位、累及范围,并取癌组织带子宫肌层做冷冻切片了解浸润深度。对浆液性腺癌、透明细胞癌患者常进行大网膜活检或切除。盆腔淋巴结切除术是手术分期的一个重要步骤,但满足以下低危淋巴结转移因素的患者,可以考虑不行淋巴结切除术:①肌层浸润深度<1/2;②肿瘤直径<2 cm;③G_1或G_2。此外,有深肌层浸润、子宫内膜样腺癌G_3、浆液性腺癌、透明细胞癌等高危因素的患者,还需行腹主动脉旁淋巴结切除术。手术切除的标本应常规进行病理学检查,癌组织还应行雌、孕激素受体检测,作为术后选用辅助治疗的依据。

(二)放疗
分腔内照射及体外照射。腔内照射多用后装腔内照射,高能放射源为^{60}Co 或^{137}Cs。体外照射常用^{60}Co 或直线加速器。

(1)单纯放疗:仅用于有手术禁忌证或无法手术切除的晚期内膜癌患者。对Ⅰ期 G_1,不能接受手术治疗者可选用单纯腔内照射,其他各期均应采用腔内腔外照射联合治疗。

(2)术前放疗:主要是为控制、缩小癌灶创造手术机会或缩小手术范围。

(3)术后放疗:是对手术-病理分期后具有复发高危因素患者重要的辅助治疗,或作为手术范围不足的补充治疗。

(三)激素治疗
(1)孕激素治疗:仅用于晚期或复发患者。以高效、大剂量、长期应用为宜,至少应用 12 周以上方可评定疗效。可延长患者的疾病无进展生存期,对生存率无影响。常用药物:口服甲羟孕酮200～400 mg/d;己酸孕酮 500 mg,肌内注射每周 2 次。

(2)抗雌激素制剂治疗:适应证与孕激素相同。他莫昔芬常用剂量为 20～40 mg/d,可先用

他莫昔芬2周使孕激素受体含量上升后再用孕激素治疗,或与孕激素同时应用。

(3)近年来亦有采用芳香化酶抑制剂或选择性雌激素受体调节剂(SERM)行激素治疗的报道,如雷洛昔芬。

(四)化疗

化疗为晚期或复发子宫内膜癌的综合治疗措施之一,也可用于术后有复发高危因素患者的治疗以期减少盆腔外的远处转移。常用化疗药物有顺铂、阿霉素、紫杉醇、卡铂、环磷酰胺、氟尿嘧啶等,多为联合应用。子宫内膜浆液性腺癌术后应给予化疗,方案同卵巢上皮癌。

(五)保留生育功能治疗

病例选择尚无统一标准,可按以下标准进行:年龄低于40岁;渴望保留生育功能要求,同意承担治疗风险;病灶局限在内膜、高分化;孕激素受体(+);血清 CA125<35 kU/L。保留生育功能治疗风险大,目前仍处于探索阶段。治疗前应充分告知患者保留生育功能治疗的利弊,3个月进行一次诊断性刮宫,判断疗效以决定后续治疗。

九、预后

影响预后的因素:①病理类型、组织学分级、肌层浸润深度、淋巴转移及子宫外病灶等;②患者全身状况;③治疗方案选择。

十、随访

治疗后应定期随访,75%~95%复发在术后2~3年内。随访内容应包括详细病史(包括新的症状)、盆腔检查(三合诊)、阴道细胞学涂片、X线检查、血清 CA125 检测等,必要时可做 CT 及 MRI 检查。一般术后2~3年内每3个月随访一次,3年后每6个月1次,5年后每年1次。

十一、预防

预防措施:①普及防癌知识,定期体检;②重视绝经后妇女阴道流血和围绝经期妇女月经紊乱的诊治;③正确掌握雌激素应用指征及方法;④对有高危因素的人群应进行密切随访或监测。

(刘 慧)

第五节 卵 巢 肿 瘤

一、卵巢原发上皮性肿瘤

卵巢上皮性肿瘤为最常见的卵巢肿瘤,多见于中老年妇女,很少发生在青春期前女孩和婴幼儿。卵巢上皮性肿瘤分为良性、交界性和恶性。交界性肿瘤是指上皮细胞增生活跃及核异型,核分裂象增加,表现为上皮细胞层次增加,但无间质浸润,是一种低度潜在恶性肿瘤,生长缓慢,转移率低,复发迟。卵巢上皮性癌发展迅速,不易早期诊断,治疗困难,死亡率高。

(一)发病原因及高危因素

卵巢上皮癌的发病原因一直未明。近年的研究证据表明,卵巢癌由卵巢表面生发上皮起源假说缺乏科学依据,卵巢外起源学说则引起高度重视,并提出了上皮性卵巢癌发生的二元理论。二元论将卵巢上皮癌分为两型,Ⅰ型卵巢癌包括了低级别卵巢浆液性癌及低级别卵巢子宫内膜样癌、透明细胞癌、黏液性癌和移行细胞癌;Ⅱ型卵巢癌包括了高级别卵巢浆液性癌及高级别卵巢子宫内膜样癌、未分化癌和恶性中胚叶混合性肿瘤(癌肉瘤)。Ⅰ型卵巢癌起病缓慢,常有前驱病变,多为临床早期,预后较好;Ⅱ型卵巢癌发病快,无前驱病变,侵袭性强,多为临床晚期,预后不良。两型卵巢癌的发生、发展可能有两种不同的分子途径,因而具有不同的生物学行为。高级别卵巢浆液性癌大多起源于输卵管的观点已被国际上多数学者所接受。

此外,下列因素也可能与卵巢上皮癌的发病密切相关。

1.遗传因素

5%~10%的卵巢上皮癌具有遗传异常。上皮性卵巢癌的发生与三个遗传性癌综合征有关,即:遗传性乳腺癌-卵巢癌综合征(HBOC),遗传性位点特异性卵巢癌综合征(HSSOC),和遗传性非息肉性结直肠癌综合征(HNPCC),最常见的是 HBOC。真正的遗传性卵巢癌和乳腺癌一样,主要是由于*BRCA1* 和*BRCA2* 基因突变所致,属于常染色体显性遗传。

2.子宫内膜异位症

相关的形态学和分子遗传学的证据提示,卵巢子宫内膜样癌和透明细胞癌可能来源于子宫内膜异位症的病灶恶变。抑癌基因*ARID1A* 基因突变不仅见于卵巢子宫内膜样癌和透明细胞癌的癌组织,同时见于邻近的子宫内膜异位症和癌变前期病灶,这是卵巢子宫内膜样癌和透明细胞癌起源异位子宫内膜的有力证据。

3.持续排卵

持续排卵使卵巢表面上皮不断损伤与修复,其结果一方面在修复过程中卵巢表面上皮细胞突变的可能性增加。减少或抑制排卵可减少卵巢上皮由排卵引起的损伤,可能降低卵巢癌发病危险。流行病学调查发现卵巢癌危险因素有未产、不孕,而多次妊娠、哺乳和口服避孕药有保护作用。

(二)病理

1.组织学类型

卵巢上皮肿瘤组织学类型主要有以下几类。

(1)浆液性肿瘤。①浆液性囊腺瘤:约占卵巢良性肿瘤的 25%。多为单侧,球形,大小不等,表面光滑,囊性,壁薄,内充满淡黄色清亮液体。有单纯性及乳头状两型,前者多为单房,囊壁光滑;后者常为多房,可见乳头,向囊外生长。镜下见囊壁为纤维结缔组织,内为单层柱状上皮,乳头分支较粗,间质内见砂粒体(成层的钙化小球状物)。②交界性浆液性囊腺瘤:中等大小,多为双侧,乳头状生长在囊内较少,多向囊外生长。镜下见乳头分支纤细而密,上皮复层不超过 3 层,细胞核轻度异型,核分裂象<1/HP,无间质浸润,预后好。对于存在浸润性种植患者,晚期和复发概率增加。③浆液性囊腺癌:占卵巢恶性肿瘤的 40%~50%。多为双侧,体积较大,半实质性。结节状或分叶状,灰白色,或有乳突状增生,切面为多房,腔内充满乳头,质脆,出血、坏死。镜下见囊壁上皮明显增生,复层排列,一般在 4~5 层以上。癌细胞为立方形或柱状,细胞异型明显,并向间质浸润。

(2)黏液性肿瘤:黏液性肿瘤组织学上分为肠型、宫颈型或混合型,由肠型黏膜上皮或宫颈管黏膜上皮组成。①黏液囊腺瘤:占卵巢良性肿瘤的 20%。多为单侧,圆形或卵圆形,体积较大,表面光滑,灰白色。切面常为多房,囊腔内充满胶冻样黏液,含黏蛋白和糖蛋白,囊内很少有乳头生长。镜下见囊壁为纤维结缔组织,内衬单层柱状上皮;可见杯状细胞及嗜银细胞。恶变率为5%～10%。偶可自行破裂,瘤细胞种植在腹膜上继续生长并分泌黏液,在腹膜表面形成胶冻样黏液团块,极似卵巢癌转移,称腹膜假黏液瘤。腹膜假性黏液瘤主要继发于肠型分化的肿瘤,瘤细胞呈良性,分泌旺盛,很少见细胞异型和核分裂,多限于腹膜表面生长,一般不浸润脏器实质。手术是主要治疗手段,术中应尽可能切净所有肿瘤。然而,手术很少能根治,本病复发率高,患者需要多次手术,患者常死于肠梗阻。②交界性黏液性囊腺瘤:一般较大,少数为双侧,表面光滑,常为多房。切面见囊壁增厚,有实质区和乳头状形成,乳头细小、质软。镜下见上皮不超过3层,细胞轻度异型,细胞核大、染色深,有少量核分裂,增生上皮向腔内突出形成短粗的乳头,无间质浸润。③黏液性囊腺癌:占卵巢恶性肿瘤的10%。多为单侧,瘤体较大,囊壁可见乳头或实质区,切面为囊、实性,囊液混浊或血性。镜下见腺体密集,间质较少,腺上皮超过3层,细胞明显异型,并有间质浸润。

(3)卵巢子宫内膜样肿瘤:良性瘤较少见,为单房,表面光滑,囊壁衬以单层柱状上皮,似正常子宫内膜。囊内被覆扁平上皮,间质内可有含铁血黄素的吞噬细胞。子宫内膜样交界性瘤很少见。卵巢子宫内膜样癌占卵巢恶性肿瘤的10%～24%,肿瘤单侧多,中等大,囊性或实性,有乳头生长,囊液多为血性。镜下特点与子宫内膜癌极相似,多为高分化腺癌或腺棘皮癌,常并发子宫内膜异位症和子宫内膜癌,不易鉴别何者为原发或继发。

(4)透明细胞肿瘤:来源于苗勒氏管上皮,良性罕见,交界性者上皮由1～3层多角形靴钉状细胞组成,核有异型性但无间质浸润,常合并透明细胞癌存在。透明细胞癌占卵巢癌5%～11%,患者均为成年妇女,平均年龄48～58岁,10%合并高血钙症。常合并子宫内膜异位症(25%～50%)。易转移至腹膜后淋巴结,对常规化疗不敏感。呈囊实性,单侧多,较大;镜下瘤细胞质丰富或呈泡状,含丰富糖原,排列成实性片、索状或乳头状;瘤细胞核异型性明显,深染,有特殊的靴钉细胞附于囊内及管状结构。

(5)勃勒纳瘤:由卵巢表面上皮向移行上皮分化而形成,占卵巢肿瘤1.5%～2.5%。多数为良性,单侧,体积小(直径<5 cm),表面光滑,质硬,切面灰白色漩涡或编织状。小肿瘤常位于卵巢髓质近卵巢门处。亦有交界性及恶性。

(6)未分化癌:在未分化癌中,小细胞癌最有特征。发病年龄9～43岁,平均24岁,70%患者有高血钙。常为单侧,较大,表面光滑或结节状,切面为实性或囊实性,质软、脆,分叶或结节状,褐色或灰黄色,多数伴有坏死出血。镜检癌细胞为未分化小细胞,圆形或梭形,胞质少,核圆或卵圆有核仁,核分裂多见。细胞排列紧密,呈弥散、巢状、片状生长。恶性程度极高,预后极差,90%患者在1年内死亡。

2.组织学分级

2014年版WHO女性生殖道肿瘤分类中,对卵巢上皮癌的组织学分级达成共识。浆液性癌分为低级别癌与高级别癌两类。子宫内膜样癌根据FIGO分级系统分3级,1级实性区域<5%,2级实性区域5%～50%,3级实性区域>50%。黏液性癌不分级,但分为3型:非侵袭性(上皮内癌)、侵袭性(膨胀性或融合性)、侵袭性(浸润型)。浆黏液性癌按不同的癌成分各自分级。透明细胞癌和未分化癌本身为高级别癌,不分级。恶性Brenner瘤其恶性成分参照尿路上皮癌分级,分为低级别和高级别。

肿瘤组织学分级对患者预后有重要的影响,应引起重视。

（三）治疗

1.良性肿瘤

若卵巢肿块直径<5 cm，疑为卵巢瘤样病变，可短期观察。一经确诊为卵巢良性肿瘤，应手术治疗。根据患者年龄、生育要求及对侧卵巢情况决定手术范围。年轻、单侧良性肿瘤应行患侧卵巢囊肿剥出或卵巢切除术，尽可能保留正常卵巢组织和对侧正常卵巢；即使双侧良性囊肿，也应争取行囊肿剥出术，保留正常卵巢组织。围绝经期妇女可行单侧附件切除或子宫及双侧附件切除术。术中剖开肿瘤肉眼观察区分良、恶性，必要时做冷冻切片组织学检查明确性质，确定手术范围。若肿瘤大或可疑恶性，尽可能完整取出肿瘤，防止囊液流出及瘤细胞种植于腹腔。巨大囊肿可穿刺放液，待体积缩小后取出，穿刺前须保护穿刺周围组织，以防囊液外溢，放液速度应缓慢，以免腹压骤降发生休克。

2.交界性肿瘤

手术是卵巢交界性肿瘤最重要的治疗，手术治疗的目标是将肿瘤完全切除。卵巢交界瘤建议行全面分期手术，是否要行腹膜后淋巴结系统切除或取样活检，多数学者倾向否定意见，尤其是卵巢黏液性肿瘤。年轻患者可考虑行保留生育功能治疗。晚期复发是卵巢交界瘤的特点，78%在5年后甚至10～20年后复发。复发的肿瘤一般仍保持原病理形态，即仍为交界性肿瘤，复发的肿瘤一般仍可切除。

卵巢交界性瘤一般不主张进行术后化疗，化疗仅在以下几种情况考虑应用：①肿瘤期别较晚，有广泛种植，术后可施行3～6个疗程化疗。②有大网膜，淋巴结或其他远处部位浸润性种植的患者更可能发生早期复发，这些患者应按照低级别浆液性癌进行化疗。

3.恶性肿瘤

治疗原则是手术为主，辅以化疗、放疗及其他综合治疗。

（1）手术：是治疗卵巢上皮癌的主要手段。应根据术中探查及冷冻病理检查结果，决定手术范围，卵巢上皮癌第一次手术彻底性与预后密切相关。

早期（FIGO Ⅰ-Ⅱ期）卵巢上皮癌应行全面确定分期的手术，包括留取腹水或腹腔冲洗液进行细胞学检查；全面探查盆、腹腔，对可疑病灶及易发生转移部位多处取材做组织学检查；全子宫和双附件切除（卵巢动静脉高位结扎）；盆腔及腹主动脉旁淋巴结清除；大网膜和阑尾切除。一般认为，对于上皮性卵巢癌施行保留生育功能（保留子宫和对侧附件）的手术应是谨慎和严格选择的，必须具备以下条件方可施行：①患者年轻，渴望生育；②ⅠA期；③细胞分化好（G1）；④对侧卵巢外观正常、剖探阴性；⑤有随诊条件。亦有主张完成生育后视情况再行手术切除子宫及对侧附件。对于有高危因素而要求保留生育功能的患者则需充分知情。

晚期卵巢癌（FIGO Ⅲ-Ⅳ期），应行肿瘤细胞减灭术，术式与全面确定分期的手术相同，手术的主要目的是尽最大努力切除卵巢癌之原发灶和转移灶，使残余肿瘤直径<1 cm，必要时可切除部分肠管或脾脏等。对于手术困难的患者可在组织病理学确诊为卵巢癌后，先行1～2程先期化疗后再进行手术。

复发性卵巢癌的手术治疗价值尚有争议，主要用于以下几方面：①解除肠梗阻；②对二线化疗敏感的复发灶（化疗后间隔>12月）的减灭；③切除孤立的复发灶。对于复发癌的治疗多数只能缓解症状，而不是为了治愈，生存质量是最应该考虑的因素。

（2）化学药物治疗：为主要的辅助治疗。常用于术后杀灭有残留癌灶，控制复发；也可用于复发病灶的治疗。化疗可以缓解症状，延长患者存活期。暂无法施行手术的晚期患者，化疗可使肿瘤缩小,为以后手术创造条件。

一线化疗是指首次肿瘤细胞减灭术后的化疗。常用化疗药物有顺铂、卡铂、紫杉醇、环磷酰胺、异环磷酰胺、氟尿嘧啶、博来霉素、长春新碱、依托泊苷(VP16)等。近年来多以铂类药物和紫杉醇为主要的化疗药物。根据病情可采用静脉化疗或静脉腹腔联合化疗。腹腔内化疗不仅能控制腹水,又能使小的腹腔内残存癌灶缩小或消失。化疗疗程数一般为6~9疗程。二线化疗主要用于卵巢癌复发的治疗。选择化疗方案前应了解一线化疗用什么药物及药物累积量;一线化疗疗效如何,毒性如何,反应持续时间及停药时间。患者一线治疗中对铂类的敏感性对选择二线化疗具重要参考价值。二线化疗的用药原则:①以往未用铂类者可选含铂类的联合化疗;②在铂类药物化疗后6个月以上出现复发用以铂类为基础的二线化疗通常有效;③难治性患者不应再选用以铂类为主的化疗,而应选用与铂类无交叉耐药的药物,如紫杉醇、托扑替康、异环磷酰胺、六甲蜜胺、吉西他滨、脂质体阿霉素等。

(3)放疗:外照射对于卵巢上皮癌的治疗价值有限,可用于锁骨上和腹股沟淋巴结转移灶和部分紧靠盆壁的局限性病灶的局部治疗。对上皮性癌不主张以放疗作为主要辅助治疗手段,但在ⅠC期,或伴有大量腹水者经手术后仅有细小粟粒样转移灶或肉眼看不到有残留病灶的可辅以放射性同位素^{32}P腹腔内注射以提高疗效,减少复发,腹腔内有粘连时禁用。

(4)免疫治疗:靶向药物治疗是目前改善晚期卵巢癌预后的主要趋势。近几年,贝伐珠单抗在卵巢癌的一线治疗,以及复发卵巢癌的治疗中都取得了较好的疗效,可提高患者的无瘤生存期,但其昂贵的价格还需进行价值医学方面的评价。

(四)预后

预后与分期、组织学分类及分级、患者年龄及治疗方式有关。以分期最重要,期别越早预后越好。据文献报道Ⅰ期卵巢癌,病变局限于包膜内,5年生存率达90%。若囊外有赘生物、腹腔冲洗液找到癌细胞降至68%;Ⅲ期卵巢癌,5年生存率为30%~40%;Ⅳ期卵巢癌仅为10%。低度恶性肿瘤疗效较恶性程度高者为佳,细胞分化良好者疗效较分化不良者好。对化疗药物敏感者,疗效较好。术后残余癌灶直径<1 cm者,化疗效果较明显,预后良好。

(五)预防

卵巢上皮癌的病因不清,难以预防。但若能积极采取措施对高危人群严密监测随访,早期诊治可改善预后。

(1)高危人群严密监测:40岁以上妇女每年应行妇科检查;高危人群每半年检查一次,早期发现或排除卵巢肿瘤。若配合超声检查、CA125检测等则更好。

(2)早期诊断及处理:卵巢实性肿瘤或囊肿直径>5 cm者,应及时手术切除。重视青春期前、绝经后或生育年龄口服避孕药的妇女发现卵巢肿大,应及时明确诊断。盆腔肿块诊断不清或治疗无效者,应及早行腹腔镜检查或剖腹探查,早期诊治。

(3)乳癌和胃肠癌的女性患者,治疗后应严密随访,定期做妇科检查,确定有无卵巢转移癌。

(4)家族史和基因检测是临床医师决定是否行预防性卵巢切除的主要考虑因素,基因检测是最关键的因素。对BRCA1(+)的HOCS家族成员行预防性卵巢切除是合理的。

二、卵巢生殖细胞肿瘤

卵巢生殖细胞肿瘤是指来源于胚胎性腺的原始生殖细胞而具有不同组织学特征的一组肿瘤,其发病率仅次于上皮性肿瘤,多发生于年轻的妇女及幼女,绝经后仅占4%。卵巢恶性生殖

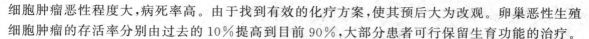

细胞肿瘤恶性程度大,病死率高。由于找到有效的化疗方案,使其预后大为改观。卵巢恶性生殖细胞肿瘤的存活率分别由过去的10%提高到目前90%,大部分患者可行保留生育功能的治疗。

（一）病理分类

1.畸胎瘤

畸胎瘤是由多胚层组织结构组成的肿瘤,偶见含一个胚层成分。肿瘤组织多数成熟,少数未成熟;多数为囊性,少数为实性。肿瘤的良、恶性及恶性程度取决于组织分化程度,而不决定于肿瘤质地。

（1）成熟畸胎瘤:又称皮样囊肿,属良性肿瘤,占卵巢肿瘤的10%～20%,占生殖细胞肿瘤的85%～97%,占畸胎瘤的95%以上。可发生于任何年龄,以20～40岁居多。多为单侧,双侧占10%～17%。中等大小,呈圆形或卵圆形、壁光滑、质韧。多为单房,腔内充满油脂和毛发,有时可见牙齿或骨质。囊壁内层为复层鳞状上皮,壁上常见小丘样隆起向腔内突出称"头节"。肿瘤可含外、中、内胚层组织。偶见向单一胚层分化,形成高度特异性畸胎瘤,如卵巢甲状腺肿,分泌甲状腺激素,甚至引起甲亢。成熟囊性畸胎瘤恶变率为2%～4%,多见于绝经后妇女;"头节"的上皮易恶变,形成鳞状细胞癌,预后较差。

（2）未成熟畸胎瘤:属恶性肿瘤,含2～3胚层,占卵巢畸胎瘤1%～3%。肿瘤由分化程度不同的未成熟胚胎组织构成,主要为原始神经组织。多见于年轻患者,平均年龄11～19岁。肿瘤多为实性,可有囊性区域。肿瘤的恶性程度根据未成熟组织所占比例、分化程度及神经上皮含量而定。该肿瘤的复发及转移率均高,但复发后再次手术可见未成熟肿瘤组织具有向成熟转化的特点,即恶性程度的逆转现象。

2.无性细胞瘤

无性细胞瘤为中度恶性的实性肿瘤,占卵巢恶性肿瘤的5%。好发于青春期及生育期妇女,单侧居多,右侧多于左侧。肿瘤为圆形或椭圆形,中等大,实性,触之如橡皮样。表面光滑或呈分叶状。切面淡棕色,镜下见圆形或多角形大细胞,细胞核大,胞质丰富,瘤细胞呈片状或条索状排列,有少量纤维组织相隔,间质中常有淋巴细胞浸润。对放疗特别敏感,纯无性细胞瘤的5年存活率可达90%。混合型（含绒癌,内胚窦成分）预后差。

3.卵黄囊瘤

来源于胚外结构卵黄囊,其组织结构与大鼠胎盘的内胚窦特殊血管周围结构相似,又名内胚窦瘤。卵黄囊瘤占卵巢恶性肿瘤1%,但是恶性生殖细胞肿瘤的常见类型,其恶性程度高,常见于儿童及年轻妇女。多为单侧,肿瘤较大,圆形或卵圆形。切面部分囊性,组织质脆,多有出血坏死区,呈灰红或灰黄色,易破裂。镜下见疏松网状和内皮窦样结构。瘤细胞扁平、立方、柱状或多角形,产生甲胎蛋白（AFP）,故患者血清AFP浓度很高,其浓度与肿瘤消长相关,是诊断及治疗监测时的重要标志物。肿瘤生长迅速,易早期转移,预后差,既往平均生存期仅1年,现经手术及联合化疗后,生存期明显延长。

4.胚胎癌

胚胎癌是一种未分化并具有多种分化潜能的恶性生殖细胞肿瘤。极少见,发生率占卵巢恶性生殖细胞瘤的5%以下。胚胎癌具有向胚体方向分化的潜能,可形成不同程度分化的畸胎瘤;向胚外方向分化则形成卵黄囊结构或滋养细胞结构。形态上与睾丸的胚胎癌相似,但发生在卵巢的纯型胚胎癌远较在睾丸少见,其原因尚不明。肿瘤体积较大,有包膜,质软,常伴出血、梗死和包膜破裂。切面为实性,灰白色,略呈颗粒状;与其他生殖细胞瘤合并存在时,则依所含的成分

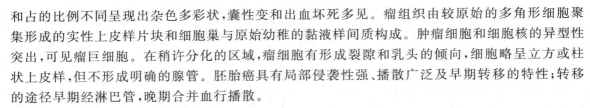

和占的比例不同呈现出杂色多彩状,囊性变和出血坏死多见。瘤组织由较原始的多角形细胞聚集形成的实性上皮样片块和细胞巢与原始幼稚的黏液样间质构成。肿瘤细胞和细胞核的异型性突出,可见瘤巨细胞。在稍许分化的区域,瘤细胞有形成裂隙和乳头的倾向,细胞略呈立方或柱状上皮样,但不形成明确的腺管。胚胎癌具有局部侵袭性强、播散广泛及早期转移的特性;转移的途径早期经淋巴管,晚期合并血行播散。

5.绒癌

原发性卵巢绒癌也称为卵巢非妊娠性绒癌,是由卵巢生殖细胞中的多潜能细胞向胚外结构(滋养细胞或卵黄囊等)发展而来的一种恶性程度极高的卵巢肿瘤,它可分为单纯型或混合型。混合型,即除绒癌成分外,还同时合并存在其他恶性生殖细胞肿瘤,如未成熟畸胎瘤、卵黄囊瘤、胚胎癌及无性细胞瘤等。原发卵巢绒癌多见的是混合型,单纯型极为少见。妊娠性绒癌一般不合并其他恶性生殖细胞肿瘤。典型的肿瘤体积较大,单侧,实性,质软,出血坏死明显。镜下形态如同子宫绒癌,由细胞滋养细胞和合体滋养细胞构成。因其他生殖细胞肿瘤特别是胚胎性癌常有不等量的合体细胞,诊断必须同时具备两种滋养细胞。非妊娠性绒癌预后较妊娠性绒癌差,治疗效果不好,病情发展快,短期内即死亡。

(二)诊断

卵巢恶性生殖细胞肿瘤在临床表现方面具有一些特点,如发病年龄轻,肿瘤较大,肿瘤标记物异常,很易产生腹水,病程发展快等。若能注意到这些肿瘤的特点,诊断并不难。特别是血清甲胎蛋白(AFP)和人绒毛膜促性腺激素(HCG)的检测可以起到明确诊断的作用。卵黄囊瘤可以合成 AFP,卵巢绒癌可分泌 HCG,这些都是很特异的肿瘤标志物。血清 AFP 和 HCG 的动态变化与癌瘤病情的好转和恶化是一致的,临床完全缓解的患者其血清 AFP 或 HCG 值轻度升高也预示癌瘤的残存或复发。虽然血清 AFP 和 HCG 的检测对卵巢内胚窦瘤和卵巢绒癌有明确诊断的意义,但卵巢恶性生殖细胞肿瘤的最后确诊还是依靠组织病理学的诊断。

(三)治疗

1.良性生殖细胞肿瘤

单侧肿瘤应行卵巢肿瘤剥除或患侧附件切除术;双侧肿瘤争取行卵巢肿瘤剥除术;围绝经期妇女可考虑行全子宫双附件切除术。

2.恶性生殖细胞肿瘤

(1)手术治疗:由于绝大部分恶性生殖细胞肿瘤患者是希望生育的年轻女性,常为单侧卵巢发病,即使复发也很少累及对侧卵巢和子宫,更为重要的是卵巢恶性生殖细胞肿瘤对化疗十分敏感。因此,手术的基本原则是无论期别早晚,只要对侧卵巢和子宫未受肿瘤累及,均应行保留生育功能的手术,即仅切除患侧附件,同时行全面分期探查术。对于复发的卵巢生殖细胞仍主张积极手术。

(2)化疗:恶性生殖细胞肿瘤对化疗十分敏感。根据肿瘤分期、类型和肿瘤标记物的水平,术后可采用 3～6 疗程的联合化疗。

(3)放疗:为手术和化疗的辅助治疗。无性细胞瘤对放疗最敏感,但由于无性细胞瘤的患者多年轻,要求保留生育功能,目前放疗已较少应用。对复发的无性细胞瘤,放疗仍能取得较好疗效。

三、卵巢性索间质肿瘤

卵巢性索间质肿瘤来源于原始性腺中的性索及间质组织,占卵巢肿瘤的4.3%~6%。在胚胎正常发育过程中,原始性腺中的性索组织,在男性将演变成睾丸曲细精管的支持细胞,在女性将演变成卵巢的颗粒细胞;而原始性腺中的特殊间叶组织将演化为男性睾丸的间质细胞及女性卵巢的泡膜细胞。卵巢性索间质肿瘤即是由上述性索组织或特殊的间叶组织演化而形成的肿瘤,它们仍保留了原来各自的分化特性。肿瘤可由单一细胞构成,如颗粒细胞瘤、泡膜细胞瘤、支持细胞瘤、间质细胞瘤;肿瘤亦可由不同细胞组合形成,当含两种细胞成分时,可以形成颗粒-泡膜细胞瘤,支持-间质细胞瘤;而当肿瘤含有上述四种细胞成分时,此种性索间质肿瘤称为两性母细胞瘤。许多类型的性索间质肿瘤能分泌类固醇激素,临床出现内分泌失调症状,但是肿瘤的诊断依据是肿瘤特有的病理形态,临床内分泌紊乱和激素水平异常仅能做参考。

（一）病理分类和临床表现

1.颗粒细胞-间质细胞瘤

由性索的颗粒细胞及间质的衍生成分如成纤维细胞及卵泡膜细胞组成。

（1）颗粒细胞瘤:在病理上颗粒细胞瘤分为成人型和幼年型两种。95%的颗粒细胞瘤为成人型,属低度恶性的肿瘤,可发生于任何年龄,高峰为45~55岁。肿瘤能分泌雌激素,故有女性化作用。青春期前患者可出现假性性早熟,生育年龄患者出现月经紊乱,绝经后患者则有不规则阴道流血,常合并子宫内膜增生过长,甚至发生腺癌。肿瘤多为单侧,圆形或椭圆形,呈分叶状,表面光滑,实性或部分囊性;切面组织脆而软,伴出血坏死灶。镜下见颗粒细胞环绕成小圆形囊腔,菊花样排列、中心含嗜伊红物质及核碎片(Call-Exner小体)。瘤细胞呈小多边形,偶呈圆形或圆柱形,胞质嗜淡伊红或中性,细胞膜界限不清,核圆,核膜清楚。预后较好,5年生存率达80%以上,但有远期复发倾向。幼年型颗粒细胞瘤罕见,仅占5%,是一种恶性程度极高的卵巢肿瘤。主要发生在青少年,98%为单侧。镜下呈卵泡样,缺乏核纵沟,胞质丰富,核分裂更活跃,极少含Call-Exner小体,10%~15%呈重度异型性。

（2）卵泡膜细胞瘤:卵泡膜细胞瘤为有内分泌功能的卵巢实性肿瘤,因能分泌雌激素,故有女性化作用。常与颗粒细胞瘤合并存在,但也有纯卵泡膜细胞瘤。为良性肿瘤,多为单侧,圆形、卵圆形或分叶状,表面被覆薄的有光泽的纤维包膜。切面为实性,灰白色。镜下见瘤细胞短梭形,胞质富含脂质,细胞交错排列呈漩涡状。瘤细胞团为结缔组织分隔。常合并子宫内膜增生过长,甚至子宫内膜癌。恶性卵泡膜细胞瘤较少见,可直接浸润邻近组织,并发生远处转移。其预后较一般卵巢癌为佳。

（3）纤维瘤:纤维瘤为较常见的良性肿瘤,占卵巢肿瘤的2%~5%,多见于中年妇女,单侧居多,中等大小,表面光滑或结节状,切面灰白色,实性、坚硬。镜下见由梭形瘤细胞组成,排列呈编织状。偶见患者伴有腹水或胸腔积液,称梅格斯综合征,腹水经淋巴或横隔至胸腔,右侧横隔淋巴丰富,故多见右侧胸腔积液。手术切除肿瘤后,胸腔积液、腹水自行消失。

2.支持细胞-间质细胞瘤

支持细胞-间质细胞瘤又称睾丸母细胞瘤,罕见,多发生在40岁以下妇女。单侧居多,通常较小,可局限在卵巢门区或皮质区,实性,表面光滑而滑润,有时呈分叶状,切面灰白色伴囊性变,囊内壁光滑,含血性浆液或黏液。镜下见不同分化程度的支持细胞及间质细胞。高分化者属良性,中低分化为恶性,具有男性化作用;少数无内分泌功能呈现女性化,雌激素可由瘤细胞直接分

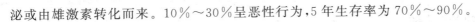

泌或由雄激素转化而来。10％～30％呈恶性行为,5 年生存率为 70％～90％。

(二)治疗

1.良性的性索间质肿瘤

年轻妇女患单侧肿瘤,应行卵巢肿瘤剥除或患侧附件切除术;双侧肿瘤争取行卵巢肿瘤剥除术;围绝经期妇女可考虑行全子宫双附件切除术。卵巢纤维瘤、卵泡膜细胞瘤和硬化性间质瘤是良性的,可按上述处理。

2.恶性的性索间质肿瘤

颗粒细胞瘤、间质细胞瘤、环管状性索间质瘤是低度或潜在恶性的。Ⅰ期的卵巢性索间质肿瘤希望生育的年轻患者,可考虑行患侧附件切除术,保留生育功能,但应进行全面细致的手术病理分期;不希望生育者应行全子宫双附件切除术和确定分期手术。晚期肿瘤应采用肿瘤细胞减灭术。与上皮性卵巢癌不同,对于复发的性索间质肿瘤仍主张积极手术。术后辅助治疗并没有公认有效的方案。以铂类为基础的多药联合化疗可作为术后辅助治疗的选择,尤其是晚期和复发患者的治疗。常用方案为 TC、PAC、PEB、PVB,一般化疗 6 个疗程。本瘤有晚期复发的特点,应长期随诊。

四、卵巢转移性肿瘤

体内任何部位原发性癌均可能转移到卵巢,乳腺、肠、胃、生殖道、泌尿道等是常见的原发肿瘤器官。库肯勃瘤,即印戒细胞癌,是一种特殊的转移性腺癌,原发部位在胃肠道,肿瘤为双侧性,中等大,多保持卵巢原状或呈肾形。一般无粘连,切面实性,胶质样。镜下见典型的印戒细胞,能产生黏液,周围是结缔组织或黏液瘤性间质。

卵巢转移瘤的处理取决于原发灶的部位和治疗情况,需要多学科协作,共同诊治。治疗的原则是有效的缓解和控制症状。如原发瘤已经切除且无其他转移和复发迹象,卵巢转移瘤仅局限于盆腔,可采用原发性卵巢恶性肿瘤的手术方法,尽可能切除盆腔转移瘤,术后应按照原发瘤进行辅助治疗。大部分卵巢转移性肿瘤的治疗效果不好,预后很差。

(刘　慧)

第六节　输卵管肿瘤

一、输卵管良性肿瘤

输卵管肿瘤占女性生殖系统肿瘤的 0.5％～1.1％,其中良性肿瘤罕见。来源于副中肾管或中肾管。大致可分为:①上皮细胞肿瘤,腺瘤、乳头瘤;②内皮细胞肿瘤,血管瘤、淋巴管瘤;③间皮细胞肿瘤,平滑肌瘤、脂肪瘤、软骨瘤、骨瘤;④混合性畸胎瘤,囊性畸胎瘤。

(一)输卵管腺瘤样瘤

为最常见的一种输卵管良性肿瘤。以生育期年龄妇女为多见。80％以上伴有子宫肌瘤,未见恶变报道。腺瘤样瘤由 Golden 和 Ash 于 1945 年首先报道并命名,它的组织发生一直有争议,近几年的免疫组化和超微结构研究均支持肿瘤起源于多能性间叶细胞。

输卵管良性肿瘤无特异症状,多数患者是以其并发疾病如子宫肌瘤,慢性输卵管炎的症状而就诊,易被其他疾病所蒙蔽,临床极少有确诊病例,常在妇科手术时无意中被发现者居多,造成大体标本检查易忽略而漏诊,导致检出率低。肿瘤体积较小,直径 1～3 cm,位于输卵管肌壁或浆膜下。大体形态为实性,灰白色或灰黄色,与周围组织有分界,但无包膜。镜下可见紧密排列的腺体,呈隧道样、微囊样或血管瘤样结构,被覆低柱状上皮,核分裂象罕见。间质由纤维、弹力纤维及平滑肌组成。肿瘤可以浸润性的方式生长到管腔皱襞的支持间质中去。诊断有困难时组织化学和免疫组化可帮助诊断,AB 阳性,CK、Vim、SMA、Calretinin 阳性即可确诊。治疗为手术切除患侧输卵管。预后良好。

(二)输卵管乳头状瘤

输卵管乳头状瘤多发生于生育期妇女,与输卵管积水并发率较高,偶尔亦与输卵管结核或淋病并存。

肿瘤直径一般 1～2 cm。一般生长在输卵管黏膜,突向管腔,呈疣状或菜花状,剖面见肿瘤自输卵管黏膜长出。镜下典型特点:见乳头结构,大小不等,表面被覆无纤毛细胞或少数纤毛细胞,细胞扁平,立方或柱形,核有中等程度的多形性但是核分裂象很少见,组织学上需要将这种良性病变与输卵管腺癌进行鉴别。输卵管周围及管壁内可见少量的嗜碱性粒细胞和淋巴细胞为主的炎症细胞浸润。

肿瘤早期无症状,患者常常合并输卵管周围炎,常因不孕、腹痛等原因就诊,随肿瘤发展逐渐出现阴道排液,无臭味,合并感染时呈脓性。管腔内液体经输卵管伞端流向腹腔即形成盆腔积液,当有多量液体向阴道排出时,可出现腹部绞痛。盆腔检查可触及附件形成的肿块,超声检查和腹腔镜可协助诊断,但最后诊断有赖于病理检查。治疗为手术切除患侧输卵管,如有恶变者按输卵管癌处理。

(三)输卵管息肉

输卵管息肉可发生于生育年龄和绝经后,一般无症状,多在不孕患者行检查时发现。输卵管息肉的发生不明,多位于输卵管腔内,与正常黏膜上皮有连续,镜下可无炎症证据。宫腔镜检查和子宫输卵管造影均可发现,但前者优于后者。乳头瘤和息肉的鉴别是前者具有乳头结构。

(四)输卵管平滑肌瘤

输卵管平滑肌瘤较少见。查阅近年国内外文献共报道 20 例左右。输卵管平滑肌瘤的发生与胃肠道平滑肌瘤相似,而与雌激素无关。同子宫平滑肌瘤,亦可发生退行性病变。临床上常无症状,多在行其他手术时偶尔发现。肿瘤较小,单个,实质,表面光滑。肿瘤较大时可压迫管腔而致不育及输卵管妊娠,亦可引起输卵管扭转而发生腹痛。处理可手术切除患侧输卵管。

(五)输卵管成熟性畸胎瘤

比恶性畸胎瘤还少见。文献上仅有少数病例报道,大多数为良性,其来源于副中肾管或中肾管,认为可能是胚胎早期,生殖细胞移行至卵巢的过程中,在输卵管区而形成。一般病变多为单侧,双侧少见,常位于输卵管峡部或壶腹部,以囊性为主,少数为实性病变,少数位于输卵管肌层内或缚于浆膜层,肿瘤体积一般较小,1～2 cm,也有直径达 10～20 cm 者,镜下同卵巢畸胎瘤所见,可含有三个胚层成熟成分。

患者年龄一般在 21～60 岁。常见症状为盆腔或下腹部疼痛、痛经、月经不规则及绝经后流血,由于无典型的临床症状或无症状,因此术前很难作出诊断。输卵管畸胎瘤可合并输卵管妊娠,治疗仅行肿瘤切除或输卵管切除。

(六)输卵管血管瘤

输卵管血管瘤罕见。有学者认为女性性激素与血管瘤有关。但一般认为在输卵管内的扩张海绵样血管是由于扭转、损伤或炎症引起。

血管瘤一般较小。肿瘤位于浆膜下肌层内,分界不清,可见很多不规则小血管空隙,上覆扁平内皮细胞。血管被疏松结缔组织及管壁平滑肌纤维分隔。临床通常无症状,常在行其他手术时发现,偶可因血管瘤破裂出血而引起腹痛。处理可做患侧输卵管切除术。

二、输卵管恶性肿瘤

(一)原发性输卵管癌

原发性输卵管癌是少见的女性生殖道恶性肿瘤。发病高峰年龄为 52~57 岁,超过 60% 的输卵管癌发生于绝经后妇女,占妇科恶性肿瘤的 0.1%~1.8%。在美国每年的发病率3.6/10 万。其发生率排列于子宫颈癌、卵巢癌、宫体癌、外阴癌和阴道癌之后居末位。在临床上常容易与卵巢癌发生混淆,而造成临床和病理诊断上的困难。子宫与输卵管皆起源于副中肾管,原发性输卵管癌由于早期诊断困难,其 5 年生存率一直较低,过去仅为 5% 左右。目前随着治疗措施的改进,生存率为 50% 左右。

肉眼所见的原发性输卵管癌与卵巢癌的比例在 1∶50 左右。最近,上皮性卵巢癌的卵巢外起源学说认为输卵管浆液性癌可能是卵巢高级别浆液性癌的先期病变,所谓的"原发性"上皮性浆液性卵巢癌很可能是原发性输卵管癌的继发性种植病变。很多卵巢高级别浆液性癌病例经严格标准的输卵管病理取材,可见到输卵管上皮内癌或早期癌病变。临床上见到的单纯输卵管癌可能是由于输卵管炎症粘连阻碍了输卵管癌播散形成浆液性卵巢癌。因此,输卵管癌的真正发病率可能远高于传统概念上的数字,预计将来输卵管癌和卵巢癌的诊断及分期病理标准可能将会发生变化。

1.病因

病因不明,慢性输卵管炎通常与输卵管癌并存,多数学者认为慢性炎症刺激可能是原发的诱因。由于慢性输卵管炎患者相当多见,而原发输卵管癌患者却十分罕见,因此两者是否有病因学联系尚不清楚。另外,患输卵管结核者有时亦与输卵管癌并存,这是否由于在输卵管结核基础上,上皮过度增生而导致恶变,但两者并发率不高。此外,遗传因素可能在输卵管癌的病因中扮演着重要角色,输卵管癌可能是遗传性乳腺癌-卵巢癌综合征的一部分。输卵管癌患者易并发乳腺癌、卵巢癌等其他妇科肿瘤,发病年龄及不孕等一些特点也与卵巢癌、子宫内膜癌相似,故认为其病因可能与卵巢癌、子宫内膜癌的一些致病因素相关。

2.病理

(1)巨检:一般为单侧,双侧占 10%~26%。病灶多见于输卵管壶腹部,其次为伞端。早期输卵管外观可正常,多表现为输卵管增粗,直径在 5~10 cm,类似输卵管积水、积脓或输卵管卵巢囊肿,局部呈结节状肿大,形状不规则呈腊肠样,病灶可呈局限性结节状向管腔中生长,随病程的进展向输卵管伞端蔓延,管壁变薄,伞端常闭锁。剖面上可见输卵管腔内有灰白色乳头状或菜花状组织,质脆,可有坏死团块。晚期癌内有肿瘤组织可由伞端突出于管口外。亦可穿出浆膜面。当侵入卵巢时能产生肿块,与输卵管卵巢炎块相似,常合并有继发感染或坏死,腔内容物呈浑浊脓性液体。

(2)显微镜检查:90% 以上的输卵管癌是乳头状腺癌,其中 50% 为浆液性癌。其他类型包括透明细胞癌、子宫内膜样癌、鳞癌、腺鳞癌、黏液癌等。其组织病理分级如下。

Gx,组织分级无法评估;G1,高分化(乳头状);G2,中分化(乳头状-囊泡状);G3,低分化(囊泡状-髓样)。

3.按组织学分型可分 3 级。

Ⅰ级(即乳头状癌):肿瘤分化较好,呈分枝乳头状,乳头覆以单层或多层异型上皮,呈柱状或立方状,细胞大小不等,核浓染,核分裂象少见。通常癌组织从输卵管壁呈乳头状向管腔内生长。乳头轴心为多少不等的血管纤维组织,较少侵犯输卵管肌层。可见到正常黏膜上皮和癌组织过渡形态。因而有学者将其称为原位癌,此型癌为临床预后最好的类型。

Ⅱ级(即乳头状腺癌):分化程度较乳头状癌低,癌组织形成乳头或腺管状结构。癌细胞异型间变明显,核分裂象增多,常侵犯输卵管壁。

Ⅲ级(即腺泡状髓样癌):分化程度最差。癌细胞排列成实性条索或片块状,某些区域呈腺泡状结构。癌细胞间变及异型性明显,可出现巨细胞。核分裂象多见,并易见病理性核分裂象。管壁明显浸润,常侵犯淋巴管,临床预后差。

4.转移途径

原发性输卵管癌的转移方式主要有三种方式,血行转移较少见。

(1)直接扩散:癌细胞可经过输卵管伞端口或直接穿过管壁而蔓延到腹腔、卵巢、肝脏、大网膜等处。经过输卵管子宫口蔓延到子宫腔,甚至到对侧输卵管。穿透输卵管浆膜层扩散到盆腔及邻近器官。

(2)淋巴转移:近年来已注意到淋巴结转移的重要性。输卵管癌可循髂部、腰部淋巴结至腹主动脉旁淋巴结,亦常见转移至大网膜。因子宫及卵巢与输卵管间有密切的淋巴管沟通,故常被累及。偶亦可见沿阔韧带及腹股沟淋巴结。淋巴结是复发病灶最常见的部位。癌细胞充塞输卵管的淋巴管后,淋巴回流将癌细胞带到对侧输卵管形成双侧输卵管癌。

(3)血性转移:晚期癌症患者可通过血行转移至肺、脑、肝、肾、骨等器官。

5.诊断

(1)根据病史。①发病年龄:原发性输卵管癌 2/3 发生于绝经期后,以 40～60 岁的妇女多见。其发病年龄高于宫颈癌,低于外阴癌而与卵巢上皮癌和子宫内膜癌相近。Peters 和 Eddy 报道的输卵管癌的发病年龄分别为 36～84 岁和 21～85 岁。②不育史:原发性输卵管癌患者的不育率比一般妇女要高,1/3～1/2 病例有原发或继发不育史。

(2)根据临床表现。临床上常表现为阴道排液、腹痛、盆腔包块,即所谓输卵管癌"三联症"。在临床上表现为这种典型的"三联症"患者并不多见,约占 11%。输卵管癌的症状及体征常不典型或早期无症状,故易被忽视而延误诊断。

1)阴道排液或阴道流血:阴道排液是输卵管癌最常见且具有特征性的症状。其排泄液为浆液性稀薄黄水,有时呈粉红色血清血液性,排液量多少不一,一般无气味。液体可能由于输卵管上皮在癌组织刺激下所产生的渗液,由于输卵管伞端闭锁或被肿瘤组织阻塞而通过宫腔从阴道排出。当输卵管癌有坏死或浸润血管时,可产生阴道流血。水样阴道分泌物占主诉的第三位,分泌物多时个别患者误认为尿失禁而就医。有时白带色黄类似琥珀色(个别患者在输卵管黏膜内含有较多胆固醇,但胆固醇致白带色黄的机制不清),有时为血水样或较黏稠。

2)下腹疼痛:为输卵管癌的常见症状,约有半数患者发生。多发生在患侧,常表现为阵发性、间歇性钝痛或绞痛。阴道排出水样或血样液体,疼痛可缓解。经过一阶段后逐渐加剧而呈痉挛性绞痛。其发生的机制可能是在癌肿发展的过程中,管腔伞端被肿瘤堵塞,输卵管腔内容物潴留增多,内压增加,引起输卵管蠕动增加,克服输卵管部分梗死将积液排出。

3)下腹部或盆腔肿块:妇科检查时可扪及肿块,亦有患者自己能扪及下腹部肿块,但很少见。肿块可为癌肿本身,也可为并发的输卵管积水或广泛盆腔粘连形成的包块。常位于子宫的一侧或后方,活动受限或固定不动。

4)外溢性输卵管积液:即患者经阴道大量排液后,疼痛减轻,盆腔包块缩小或消失的临床表现,但不常见。当管腔被肿瘤堵塞,分泌物郁积至一定程度,引起大量的阴道排液,随之管腔内压力减少,腹痛减轻,肿块缩小。由于输卵管积水的病例也可出现此现象,因此该症状的出现对关注输卵管疾病有价值,但并不是输卵管癌的特异症状。

5)腹水:较少见,约 10% 的病例伴有腹水。其来源有二:①管腔内积液经输卵管伞端开口流入腹腔;②因癌瘤种植于腹膜而产生腹水。

6)其他:当输卵管癌肿增大或压迫附近器官或癌肿广泛转移时可出现腹胀、尿频、肠功能紊乱及腰骶部疼痛等,晚期可出现腹水及恶病质。

(3)根据辅助检查手段。①细胞学检查:若阴道脱落细胞内找到癌细胞,特别是腺癌细胞,而宫颈及子宫内膜检查又排除癌症存在者,则应考虑输卵管癌的诊断。但按文献报道阴道脱落细胞的阳性率都较低,在 50% 以下,其原因可能是因为腺癌细胞在脱落和排出的过程中易被破坏变形,也可能与取片方式有关。对于有大量阴道排液的患者,癌细胞可能被排出液冲走,导致细胞学阴性,需重复涂片检查。可行阴道后穹隆穿刺和宫腔吸出液的细胞学检查,亦可用子宫帽或月经杯收集排出液,增加阳性率,以提高输卵管恶性肿瘤的诊断。当肿瘤穿破浆膜层或有盆腹腔扩散时可在腹水或腹腔冲洗液中找到恶性细胞。②子宫内膜检查:黏膜下子宫肌瘤、子宫内膜癌、宫体癌、宫颈癌均可出现阴道排液增多的症状,因此宫腔探查及全面的分段诊刮很必要。若宫腔探查未发现异常,颈管及子宫内膜病理检查阴性,则应想到输卵管癌的可能。若内膜检查发现癌灶,虽然首先考虑子宫内膜癌,但亦不能排除输卵管癌向宫腔转移的可能。③宫腔镜及腹腔镜检查:通过宫腔镜检查,可观察子宫内膜情况的同时,还可以看到输卵管开口,并吸取液体做脱落细胞学检查;通过腹腔镜检查可直接观察输卵管及卵巢情况,对可疑的病例,可通过腹腔镜检查以明确诊断,早期输卵管癌可见到输卵管增粗,如癌灶已穿破输卵管管壁或已转移至周围脏器,并伴有粘连,则不易与卵巢癌鉴别。④B 型超声检查及 CT 扫描:B 型超声检查是常用的辅助诊断方法,B 型超声及 CT 扫描均可确定肿块的部位、大小、形状和有无腹水,并了解盆腔其他脏器及腹膜后淋巴结有无转移的情况。⑤血清 CA125 测定:到目前为止,CA125 是输卵管癌仅有的较有意义的肿瘤标志物,CA125 可作为诊断和随诊原发性输卵管癌的指标。亦有报道CA125 结果阳性的病例术后临床分期均为Ⅲ、Ⅳ期,术后一周检查 CA125 值明显降低,甚至达正常范围,提示 CA125 可能对中、晚期输卵管癌术后监测有参考意义,并对预后判断有指导意义。⑥子宫输卵管碘油造影:对输卵管恶性肿瘤的诊断有一定的价值,但有引起癌细胞扩散的危险,也难以区分输卵管肿瘤、积水、炎症,故一般不宜采用。

(4)根据鉴别诊断。①继发性输卵管癌:要点有以下三点:原发性输卵管癌的病灶,大部分存在于输卵管的黏膜层,继发性输卵管癌的黏膜上皮基本完整而病灶主要在间质内;原发性输卵管癌大多数都能看出乳头状结构,肌层癌灶多为散在病灶;原发性输卵管癌的早期癌变处可找到正常上皮到癌变的过渡形态。②附件炎性肿块:输卵管积水或输卵管卵巢囊肿都可表现为活动受限的附件囊性包块,在盆腔检查时很难与原发性输卵管癌区分并且两者均有不孕史,如患者年龄偏大,且有阴道排液,则应要考虑输卵管癌,并进一步作各项辅助检查,以协助诊断。③卵巢肿瘤:无输卵管癌的典型症状,输卵管癌多表现为阴道排液,而卵巢癌常为不规则阴道流血。盆腔检查时,卵巢良性肿瘤一般可活动,而输卵管癌的肿块多固定;卵巢癌表面常有结节感,若伴有腹水者多考虑卵巢癌,还可辅以 B 型超声及 CT 等检查以协助鉴别。④子宫内膜癌:多以不规则阴道流血为主诉,可因有阴道排液而与输卵管恶性肿瘤相混淆。通过诊刮病理以鉴别。

6.治疗

输卵管癌的治疗原则应与卵巢癌一致,即进行手术分期、肿瘤细胞减灭术、术后辅助治疗等。至于早期患者是否应行淋巴结清扫术,现仍有争议。输卵管癌的治疗以手术治疗为主,化疗等为辅的原则,应强调首次治疗的彻底性。

(1)手术治疗:彻底的手术切除是输卵管癌最根本的治疗方法。手术原则应同于上皮性卵巢癌。早期患者行全面的分期手术,包括全子宫、双侧附件、大网膜切除和腹膜后淋巴结清扫;晚期病例行肿瘤细胞减灭术,手术时应该尽可能切净原发病灶及其转移病灶。由于输卵管癌的播散方式与卵巢癌相同,即盆腹腔的局部蔓延和淋巴结转移。输卵管癌的双侧发生率为 17%～26%,子宫及卵巢转移常见,盆腹膜转移率高,故手术应该采用正中切口,进行以下操作:仔细评估整个盆、腹腔,全面了解肿瘤的范围;全子宫切除,两侧输卵管卵巢切除;盆腔、腹主动脉旁淋巴结取样;横结肠下大网膜切除;腹腔冲洗;任何可疑部位活检,包括腹腔和盆腔腹膜。

早期输卵管癌的处理如下。①原位癌的处理:患者手术治疗如前所述范围切除肿瘤。输卵管原位癌手术切除后不提倡辅助治疗。②FIGO I 期、FIGO II 期的处理:此期患者应该进行手术分期。若最终的组织学诊断为腺癌原位癌或 I 期,分化 I 级,手术后不必辅助化疗。其他患者,应该考虑以铂为基础的化疗。偶然发现的输卵管癌(例如,患者术前诊断为良性疾病,术后组织学诊断含有恶性成分)应该再次手术分期,若有残留病灶,要尽可能行细胞减灭术,患者应该接受以铂类为基础的化疗。

晚期输卵管癌的处理如下。①FIGO III 期的处理:除非另有论述,所有输卵管癌都指腺癌,和卵巢癌类似,应该采用以铂类为基础的化疗。患者接受减灭术后应该行以铂类为基础的化疗。若患者初次诊断时因为医学禁忌证而未行理想的减灭术,应该接受以铂为基础的化疗,然后再重新评估。化疗 3 个周期以后,再次评估时可以考虑二次探查,如有残留病灶,应该行二次细胞减灭术。然而,这种治疗未经任何前瞻性研究证实。②FIGO IV 期的处理:患者若有远处转移,必须有原发病灶的组织学证据。手术时应尽可能切出肿瘤病灶,如果有胸膜渗出的症状,术前要抽胸腔积液。患者如果情况足够好,像卵巢癌那样,应该接受以铂类为基础的化疗。其他患者情况不能耐受化疗,应该对症治疗。

保留生育功能的手术:少数情况下,年轻、希望保留生育功能的患者,只有在分期为原位癌的情况下,经过仔细评估和充分讨论,可以考虑保守性手术。然而,如果双侧输卵管受累的可能性很大,则不提倡保守性手术。确诊的癌症,不考虑保守手术。

(2)化疗:化疗应与手术治疗紧密配合,是主要的术后辅助治疗,输卵管癌的化疗与卵巢癌相似。紫杉醇和铂类联合化疗在卵巢癌的成功应用现在也用于输卵管癌的化疗。很多回顾性分析提示,对于相同的组织学类型,这个方案的疗效优于烷化剂和铂类的联合。因此,目前紫杉醇和铂类联合的化疗方案是治疗输卵管癌的一线用药。

(3)内分泌治疗:由于输卵管上皮源于副中肾管,对卵巢激素有反应,所以可用激素药物治疗。若输卵管癌肿瘤中含有雌、孕激素受体,可应用抗雌激素药物如他莫昔芬及长期避孕激素如己酸孕酮、甲羟孕酮等治疗。但目前对激素的治疗作用还没得到充分的肯定。

（4）放疗：放疗仅作为输卵管癌的综合治疗的一种手段，一般以体外放射为主。对术时腹水内找到癌细胞者，可在腹腔内注入^{32}P。对于Ⅱ、Ⅲ期手术无肉眼残留病灶，腹水或腹腔冲洗液细胞学阴性，淋巴结无转移者，术后可辅以全腹加盆腔放疗或腹腔内同位素治疗。对不能切除的肿瘤患者，放疗可使癌块缩小，粘连松动，以便争取获得再次手术机会，但残留病灶者效果不及术后辅助化疗。盆腔照射量不应低于 5 000～6 000 cGy/4～6 周；全腹照射剂量不超过 3 000 cGy/5～6 周。有学者认为在外照射后再应用放射性胶体 32P 则效果更好。在放疗后可应用化疗维持。

（5）复发的治疗：在综合治疗后的随诊过程中，如出现局部盆腔复发或原有未切除的残留癌灶经化疗后可考虑第二次手术。

7.预后

原发性输卵管癌预后差，但随着对输卵管癌的认识、诊断及治疗措施的提高和改进，其 5 年生存率明显提高。因此对晚期的患者术后积极地放、化疗，虽不能根除癌瘤，但能延长生存期。输卵管癌的预后更多地取决于期别，因此分期和区分肿瘤是原发性抑或转移性更为重要。转移性输卵管癌远远多于原发性输卵管癌。

影响预后的因素如下。

（1）临床分期：是重要的影响因素，期别愈晚期预后愈差。随期别的提高生存率逐渐下降。Peter 等研究了 115 例输卵管癌患者，发现管壁浸润越深，预后越差，术后残留病灶大者预后差。

（2）初次术后残存瘤的大小：也是影响预后的重要因素。Eddy 分析了 38 例输卵管癌病理，初次手术后未经顺铂治疗的患者中，肉眼无瘤者的 5 年生存率为 29％，残存瘤大于或等于 2 cm者仅为 7％。初次手术后用顺铂治疗的病例，肉眼无瘤者的 5 年生存率为 83％，残存瘤大于或等于 2 cm 者的为 29％。

（3）输卵管浸润深度：肿瘤仅侵犯黏膜层者预后好，相反穿透浆膜层则预后差。

（4）辅助治疗：是否接受辅助治疗对其生存率的影响有显著性差别，接受了以顺铂为主的化疗患者其生存时间明显高于没有接受化疗者。

（5）病理分级：关于肿瘤病理分期对预后的影响尚有争议，近年来多数研究报道病理分期与预后无明显关系，其对预后的影响不如临床分期及其他重要。

（二）其他输卵管恶性肿瘤

1.原发性输卵管绒毛膜癌

本病极为罕见，多数发生于妊娠后妇女，和体外受精（IVF）有关，临床表现不典型，故易误诊。输卵管绒毛膜癌大多数来源于输卵管妊娠的滋养叶细胞，少数来源于异位的胚胎残余或具有形成恶性畸胎瘤潜能的未分化胚细胞。来源于前者的绒癌发生于生育期，临床症状同异位妊娠或伴有腹腔内出血，常误诊为输卵管异位妊娠而手术；来源于后者的绒癌，多数在 7～14 岁发病，可出现性早熟症状，由于滋养叶细胞有较强的侵袭性，能迅速破坏输卵管壁，在早期就侵入淋巴及血管而发生广泛转移至肺脏、肝脏、骨及阴道等处。

肿瘤在输卵管表面呈暗红色或紫红色，切面见充血、水肿、管腔扩张，腔内充满坏死组织及血块。镜下见细胞滋养层细胞及合体滋养层细胞大量增生，不形成绒毛。

诊断主要依据临床症状及体征，结合血、尿内绒毛膜促性腺激素（HCG）的测定，X 线等检查，但最终确诊有待病理结果。本病应与以下疾病鉴别。

（1）子宫内膜癌：可出现阴道排液，但主要临床症状为不规则阴道流血，诊刮病理可鉴别。

（2）附件炎性包块：有不孕或盆腔包块史，妇检可在附件区触及活动受限囊性包块；

（3）异位妊娠：两者均有子宫正常，子宫外部规则包块，均可发生大出血，但宫外孕患者 HCG 滴度增高程度低于输卵管绒癌，病理有助确诊。

治疗同子宫绒毛膜癌。可以治愈。先采用手术治疗，然后根据预后因素采用化疗。如果肿瘤范围局限，希望保留生育功能者可以考虑保守性手术，如输卵管绒毛膜癌来源于输卵管妊娠的滋养叶细胞，其生存率约 50％，如来源于生殖细胞，预后很差。

2.原发性输卵管肉瘤

罕见，其与原发性输卵管腺癌之比为 1∶25。迄今文献报道不到 50 例。主要为纤维肉瘤和平滑肌肉瘤。肿瘤表面常呈多结节状，可见充满弥散性新生物，质软，大小不等的包块。本病可发生在任何年龄妇女，临床症状同输卵管癌，主要为阴道排液，呈浆液性或血性，继发感染时排出液呈脓性。部分患者亦以腹胀、腹痛或下腹部包块为症状。由于肉瘤生长迅速常伴有全身乏力、消瘦等恶病质症状。此病需与以下疾病相鉴别。

（1）附件炎性包块：均可表现腹痛、白带多及下腹包块，但前者有盆腔炎症病史，抗感染治疗有效。

（2）子宫内膜癌：有阴道排液的患者需要与子宫内膜癌鉴别，分段诊刮病理可确诊。

（3）卵巢肿瘤：多无临床症状，伴有腹水，B 型超声可协助诊断。

治疗参考子宫肉瘤治疗方案，以手术为主，再辅以化疗或放疗，预后差。

3.输卵管未成熟畸胎瘤

极少见。可是本病却可以发生在有生育要求的年轻女性，虽然治愈率高，但进展较快，因此早期诊断早期治疗十分重要，输卵管未成熟畸胎瘤预后较差。虽然直接决定患者的预后因素是临床分期，但肿瘤组织分化程度、幼稚成分的多少和预后有密切关系。治疗采用手术治疗，然后根据相关预后因素采用化疗。如果要保留生育功能，任何期别的患者均可以行保守性手术。化疗方案采用卵巢生殖细胞肿瘤的化疗方案。

4.转移性输卵管癌

较多见，占输卵管恶性肿瘤的 80％～90％。其主要来自卵巢癌、子宫体癌、子宫颈癌，远处如直肠癌、胃癌及乳腺癌亦可转移至输卵管。临床表现因原发癌的不同而有差异。镜下其病理组织形态与原发癌相同。其诊断标准如下。

（1）癌灶主要在输卵管浆膜层，肌层、黏膜层正常或显示慢性炎症。若输卵管黏膜受累，其表面上皮仍完整。

（2）癌组织形态与原发癌相似，最多见为卵巢癌、宫体癌和胃肠癌等。

（3）输卵管肌层和系膜淋巴管内一般有癌组织存在，而输卵管内膜淋巴管很少有癌细胞存在。

治疗按原发癌已转移的原则处理。

5.临床特殊情况的思考和建议

（1）临床特征：对于输卵管癌的临床表现，应对此病有一定认识并提高警惕，并通过进一步的辅助检查，尽可能在术前作出早期诊断。因此，有以下情况下者应考虑输卵管癌的可能：①有阴道排液、腹痛、腹块三大特征者；②持续存在不能解释的不规则子宫出血，尤其在 35 岁以上，尤其对于细胞学涂片阴性，刮出子宫内膜也阴性的患者；③持续存在不能解释的异常阴道排液，排液呈血性，年龄大于 35 岁；④持续存在不能解释的下腹及（或）下背疼痛；⑤在宫颈涂片中出现一种不正常的腺癌细胞；⑥在绝经前后发现附件肿块。

（2）输卵管癌术前的诊断问题：输卵管癌常误诊，过去术前诊断率为2%，近数年来由于提高认识及进一步的辅助诊断，术前诊断率提高到25%～35%。术前不易作出确诊的原因可能是：①由于输卵管癌少见，常被忽视；②输卵管位于盆腔内，常不能感觉到；③较多患者肥胖，而且由于激素低落而阴道萎缩，所以检查不够正确；④肿瘤发展早期症状很不明显，下腹疼痛常伴有其他不同的盆腔疾病，故常误诊为绝经期的功能紊乱。

（3）对于双侧输卵管癌究竟是原发还是继发问题：双侧输卵管均由副中肾管演化而来，在同一致癌因素下，可以同时发生癌。文献报道0～Ⅱ期输卵管癌双侧性占7%，Ⅲ～Ⅳ期占30%。因此，晚期输卵管癌转移是引起双侧累及的主要原因。转移而来的腺癌首先侵犯间质和肌层，而黏膜皱襞上皮常保持完好。但现在也有不少学者认为卵巢癌可能为输卵管癌灶转移而来，尚待进一步证明。

（4）输卵管腺癌合并子宫内膜癌是原发还是继发问题：①两者病灶均较早，无转移可能性，应视两者均为原发性。②子宫内膜转移病灶是局灶性侵犯间质，并见有正常腺体夹杂其中，对四周组织常有压迫，无过渡形态。

（5）输卵管肿瘤合并妊娠问题：输卵管肿瘤是一种较罕见的女性生殖系统的肿瘤。输卵管良性肿瘤较恶性肿瘤更少见。输卵管肿瘤患者常伴有不孕史，故其合并妊娠仅见个案报道。由于常无临床症状，很少在术前作出诊断。1996年周培莉报道1例妊娠合并输卵管畸胎瘤扭转。患者25岁，因停经5^+个月，反复左下腹疼痛入院，B型超声检查提示宫内妊娠5个月，左侧卵巢肿块7 cm×6.5 cm×6 cm大小，故诊断"中期妊娠，左侧卵巢肿瘤蒂扭转"而手术。术时见子宫增大5个月，左输卵管肿物10 cm×7 cm×6 cm，呈囊性，灰黑色，蒂长1.5 cm，扭转180°行患侧输卵管切除术。病理检查：输卵管畸胎瘤。

原发性输卵管癌合并妊娠亦罕见。国外文献曾报道3例原发性输卵管癌合并足月妊娠：Schinfeld报道一患者40岁，当足月妊娠时入院检查胎先露呈臀位而行剖宫产，术时发现左侧输卵管伞端有4.5 cm×3 cm×2.3 cm暗色、实质包块，做部分输卵管切除术，病理检查为输卵管腺癌。术后6天再行全子宫、双附件及部分大网膜切除术，后继化疗及放疗。另2例为产后行输卵管结扎术时发现输卵管癌。国内蔡体铮报道5例原发性输卵管癌一其中有1例因停经45天行人流扎管术，术时发现右侧输卵管肿胀积液、粘连，切除右侧输卵管，病理检查为原发性输卵管腺癌，再次手术，术后5年随访健在。胡世昌报道原发性输卵管癌11例，有不孕史者9例占81.8%，其中1例为原发性输卵管癌伴对侧输卵管妊娠破裂。

（刘　慧）

第七节　外阴肿瘤

一、外阴良性肿瘤

外阴良性肿瘤较少见。根据良性肿瘤的性状可划分为两大类：囊性或实质性。根据肿瘤的来源也可将其划分为四大类：①上皮来源的肿瘤；②上皮附件来源的肿瘤；③中胚叶来源的肿瘤；

④神经源性肿瘤。本节将常见的外阴良性肿瘤按肿瘤的来源归类,介绍如下。

（一）上皮来源的肿瘤

1.外阴乳头瘤

外阴部鳞状上皮的乳头瘤较少见。病变多发生在大阴唇,也可见于阴阜、阴蒂和肛门周围。外阴乳头瘤多见于中老年妇女,发病年龄大多在 40～70 岁。

（1）病理特点。①大体所见:单发或多发的突起,呈菜花状或乳头状,大小可由数毫米至数厘米直径,质略硬。②显微镜下所见:复层鳞形上皮中的棘细胞层增生肥厚,上皮向表面突出形成乳头状结构,上皮脚变粗向真皮层伸展。但上皮细胞排列整齐,细胞无异型性。

（2）临床表现:常常无明显的症状,有一些患者有外阴瘙痒;如肿瘤较大,因反复摩擦,表面可溃破、出血和感染。有时,妇科检查时才发现外阴部有乳头状肿块,可单发或多发,质略硬。

（3）诊断和鉴别诊断:根据临床表现,可作出初步的诊断。确诊应根据活检后病理学结果。诊断时应与外阴尖锐湿疣进行鉴别。外阴尖锐湿疣是 HPV 病毒感染,在显微镜下可见典型的挖空细胞。据此,可进行鉴别。

（4）治疗:以局部切除为主要的治疗方法,在病灶外 0.5～1 cm 处切除整个肿瘤,切除物必须送病理组织学检查。

2.软垂疣

软垂疣有时也称为软纤维瘤、纤维上皮性息肉或皮垂,常常较小且软,多见于大阴唇。

（1）病理特点。①大体所见:外形呈球形,直径为 1～2 cm,可有蒂。肿瘤表面有皱襞,肿瘤质地柔软。②显微镜下所见:肿瘤由纤维结缔组织构成,表面覆盖较薄的鳞形细胞上皮层,无细胞增生现象。

（2）临床表现:通常无症状,当蒂扭转或破溃时出现症状,主要为疼痛、溃破、出血和感染。有时肿块受摩擦而有不适感。妇科检查时可见外阴部有肿块,质地偏软。

（3）诊断和鉴别诊断:根据临床表现,基本可作出诊断。如肿瘤表面皱襞较多,需与外阴乳头瘤进行鉴别,显微镜下检查可鉴别。

（4）治疗:如患者因肿瘤而担忧、有症状,或肿瘤直径超过 1～2 cm,则肿瘤应予以切除。同样,切除物应送病理组织学检查。

（二）上皮附件来源的肿瘤

1.汗腺瘤

汗腺瘤是由汗腺上皮增生而形成的肿瘤,一般为良性,极少数为恶性。由于大汗腺在性发育成熟后才有功能,因此这种汗腺瘤发生于成年之后。生长部位主要在大阴唇。

（1）病理特点。①大体所见:肿块直径一般小于 1 cm,结节质地软硬不一。有时囊内的乳头状生长物可突出于囊壁。②显微镜下所见:囊性结节,囊内为乳头状结构的腺体和腺管,腺体为纤维小梁所分隔。乳头部分表面有两层细胞:近腔面为立方形或低柱状上皮,胞质淡伊红色呈顶浆分泌状,核圆形位于底部;其外为一层梭形或圆形、胞质透亮的肌上皮细胞。

（2）临床表现:汗腺瘤病程长短不一,有些汗腺瘤可长达十余年而无变化。汗腺瘤小而未破时,一般无症状,仅偶然发现外阴部有一肿块。有时患者有疼痛、刺痒、灼热等症状。如继发感染则局部有疼痛、溢液、出血等症状。

妇科检查时可发现外阴部肿块,肿块可为囊性、实质性或破溃而成为溃疡型。

（3）诊断和鉴别诊断:诊断常常需要根据病理组织学检查。因汗腺瘤易与皮脂腺囊肿、女阴癌、乳头状腺癌等混淆,若单凭肉眼观察,确实不易鉴别,故必须在活组织检查以后,才能确诊。

(4)治疗:汗腺瘤一般为良性,预后良好,故治疗方法大都先做活组织检查,明确诊断后再做局部切除。

2.皮脂腺腺瘤

皮脂腺腺瘤为一圆形或卵圆形的肿块,发生于外阴者较少,一般为黄豆大小,单发或多发,稍隆起于皮肤。

(1)病理特点。大体所见:肿块为黄色,直径 1~3 mm 大小,有包膜,表面光滑,质地偏硬。显微镜下所见:镜下见皮脂腺腺瘤的细胞集合成小叶,小叶的大小轮廓不一。瘤细胞有三种:①成熟的皮脂腺细胞,细胞大呈多边形,胞质透亮空泡;②较小色深的鳞形样细胞,相当于正常皮脂腺的边缘部分细胞,即生发细胞;③界于两者之间的为成熟中的过渡细胞。

(2)临床表现:一般无症状。妇科检查时可发现肿块多发生于小阴唇,一般为单个,扪之质偏硬。

(3)诊断和鉴别诊断:诊断可根据临床表现而做出。有时需行切除术,术后病理检查才能确诊。

(4)治疗:一般可行手术切除。

(三)中胚叶来源的肿瘤

1.粒细胞成肌细胞瘤

粒细胞成肌细胞瘤可发生于身体的很多部位,其中 35% 发生于舌,30% 在皮肤及其邻近组织,7% 发生于外阴,其余的发生于其他部位,包括上呼吸道、消化道和骨骼肌等。

(1)病理特点。①大体所见:肿瘤直径一般为 0.5~3 cm 大小,肿块质地中等,淡黄色。②显微镜所见:瘤细胞集合成粗条索状或巢状,为细纤维分隔,细胞大,胞质丰富,含有细伊红色颗粒,核或大或小,位于中央,核仁清晰。

特殊染色提示细胞质颗粒并非黏液,也不是糖原,但苏丹黑 B 染色结果为阳性,经 PAS 染色经酶消化后仍为阳性,说明细胞质颗粒很有可能是糖蛋白并有类脂物,这一点支持其为神经源性的组织来源学说。

(2)临床表现:一般无特异的症状,有时患者偶然发现外阴部的肿块,生长缓慢,无压痛,较常发生于大阴唇。妇科检查时可见外阴部肿块质地中等,常为单个,有时为多个,无压痛。

(3)诊断和鉴别诊断:一般需病理检查后才能确诊。同时,需与纤维瘤、表皮囊肿进行鉴别。

(4)治疗:治疗原则是要有足够的手术切除范围,一般在切除标本的边缘应做仔细的检查,如切缘有病变存在,则需再做扩大的手术切除范围。一般预后良好。

2.平滑肌瘤

平滑肌瘤发生于外阴部者还是很少见的。可发生于外阴的平滑肌、毛囊的立毛肌或血管的平滑肌组织中。外阴平滑肌瘤与子宫平滑肌瘤有相似的地方,如好发于生育年龄的妇女,如肌瘤小,可无任何症状。

(1)病理特点。①大体所见:肿块为实质性,表面光滑,切面灰白色,有光泽。②显微镜所见:平滑肌细胞排列成束状,内含胶原纤维,有时可见平滑肌束形成漩涡状结构,有时也可见肌瘤的变性。

(2)临床表现:患者一般无不适症状,有时会感到外阴不适,外阴下坠感,也有患者因自己发现外阴肿块而就诊。外阴平滑肌瘤常常发生在大阴唇,有时可位于阴蒂、小阴唇。妇科检查可见外阴部实质性肿块,边界清楚,可推动,无压痛。

(3)诊断和鉴别诊断:外阴平滑肌瘤的诊断并不困难,有时需与纤维瘤、肉瘤进行鉴别。纤维瘤质地较平滑肌瘤更硬。而肉瘤边界一般不清,有时在术前鉴别困难。

(4)治疗:以手术切除,如果肌瘤位于浅表,可行局部切除;如果位置较深,可打开包膜,将肌瘤剜出。切除之组织物送病理组织学检查。

3.血管瘤

血管瘤实际上是先天性血管结构异常形成的,所以,应该说它不是真正的肿瘤。多见于新生儿或幼儿。

(1)病理特点。①大体所见:肿块质地柔软,呈红色或暗红色。②显微镜下所见:常表现为两种结构:一种为无数毛细血管,有的血管腔不明,内皮细胞聚积在一起,有人称其为毛细血管瘤;另一种为腔不规则扩大,壁厚薄不一的海绵状血管瘤,管壁衬以单层扁平内皮细胞,扩大的腔内常有血栓形成,有人称此种血管瘤为海绵状血管瘤。

(2)临床表现:多见于婴幼儿,直径从数毫米至数厘米。常高出皮肤,色鲜红或暗红,质软,无压痛。有时因摩擦而出血。

(3)诊断和鉴别诊断:主要根据临床表现,进行初步的诊断。有时需与色素痣进行鉴别诊断。

(4)治疗:如果血管瘤不大,可手术切除;如果面积大或部位不适合手术,则可用冷冻治疗,也可应用激光进行治疗。

(四)神经源性肿瘤

1.神经鞘瘤

神经鞘瘤发生于外阴部的神经鞘瘤常常为圆形,生长缓慢。目前一般认为它是来源于外胚层的雪旺鞘细胞。以往有人认为其来源于中胚层神经鞘。

(1)病理特点。①大体所见:肿块大小不等,一般中等大小,有完整的包膜。②显微镜所见:肿瘤组织主要由神经鞘细胞组成。此种细胞呈细长的梭形或星形,细胞质嗜酸,胞核常深染,大小一致,疏松排列成束状、螺旋状或漩涡状结构。

(2)临床表现:外阴部的神经鞘瘤常表现为圆形的皮下结节,一般无症状,质地偏实。

(3)诊断:根据临床表现,进行初步的诊断,确诊需要病理组织学检查结果。

(4)治疗:手术切除,切除物送病理组织学检查。

2.神经纤维瘤

外阴神经纤维瘤为孤立的肿块,常位于大阴唇。它主要由神经束衣、神经内衣和神经鞘细胞组成。此肿瘤为中胚层来源。

(1)病理特点。①大体所见:肿瘤无包膜,边界不清。②显微镜下所见:主要为细纤维,平行或交错排列,其中有鞘细胞和轴索的断面,还有胶原纤维。

(2)临床表现:一般无症状,检查发现肿块质地偏实,与周围组织分界不清。

(3)诊断:根据临床表现,进行初步的诊断,确诊需要病理组织学检查结果。

(4)治疗:手术切除,切除物送病理组织学检查。

二、外阴恶性肿瘤

外阴恶性肿瘤主要发生于老年妇女,尤其60岁以上者。外阴恶性肿瘤占女性生殖系统恶性肿瘤的3%～5%。外阴恶性肿瘤包括来自表皮的癌,例如外阴鳞状细胞癌、基底细胞癌、Paget

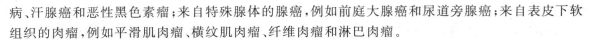

病、汗腺癌和恶性黑色素瘤;来自特殊腺体的腺癌,例如前庭大腺癌和尿道旁腺癌;来自表皮下软组织的肉瘤,例如平滑肌肉瘤、横纹肌肉瘤、纤维肉瘤和淋巴肉瘤。

(一)外阴鳞状细胞癌

外阴鳞状细胞癌是外阴最常见的恶性肿瘤,占外阴恶性肿瘤的90%,好发于大、小阴唇和阴蒂。

1.发病因素

确切的病因不清,可能与下列因素有一定的关系。

(1)人乳头状瘤病毒感染:人乳头状瘤病毒感染与宫颈癌的发生有密切的关系。目前研究发现,人乳头状瘤病毒与外阴癌前病变及外阴癌也有相关性。

(2)外阴上皮内非瘤变:外阴上皮内非瘤变中的外阴鳞状上皮细胞增生及硬化性苔藓合并鳞状上皮细胞增生有一定的恶变率,其恶变率为2%～5%。有时,对可疑病变需行活检以明确诊断。

(3)吸烟:吸烟抑制了人体的免疫力,导致人体的抵抗力下降,不能抵抗病毒等感染,可导致肿瘤的发生。

(4)与VIN关系密切:如VIN未及时发现和治疗,可缓慢发展至浸润癌,尤其是VIN3的患者。

(5)其他:性传播性疾病和性卫生不良也与此病的发生有一定的关系。

2.病理

大体检查:肿瘤可大可小,直径一般为1～8 cm大小,常为质地较硬的结节,常有破溃而成溃疡,周围组织僵硬。显微镜下可分为:①角化鳞形细胞癌。细胞大而呈多边形,核大而染色深,在底部钉脚长短大小和方向不一,多而紊乱,侵入间质。癌细胞巢内有角化细胞和角化珠形成。②非角化鳞形细胞癌。癌细胞常为多边形大细胞,细胞排列紊乱,核质比例大,核分裂多,无角化珠,角化细胞偶见。③基底样细胞癌。由类似鳞形上皮基底层组成。癌细胞体积小,不成熟,核质比例很大。角化细胞偶见或见不到。

3.临床表现

(1)症状:最常见的症状是外阴瘙痒,外阴疼痛或排尿时灼痛,自己发现外阴肿块,肿瘤破溃出血和渗液;若肿瘤累及尿道,可影响排尿;偶尔患者扪及腹股沟肿大的淋巴结而就诊。

(2)体征:病灶可发生于外阴的任何部位,常见于大小阴唇。肿瘤呈结节状质硬的肿块,与周围分界欠清。可见破溃和出血。检查时,需注意有无腹股沟淋巴结的肿大,还须注意阴道和宫颈有无病变。

4.转移途径

以直接浸润和淋巴转移为主,晚期可血行转移。

(1)直接浸润:肿瘤在局部不断增殖和生长,体积逐渐增大,并向周围组织延伸和侵犯:向前方扩散可波及尿道和阴蒂,向后方扩散可波及肛门和会阴,向深部可波及脂肪组织和泌尿生殖膈,向内扩散至阴道。进一步还可累及到膀胱和直肠。

(2)淋巴转移:外阴淋巴回流丰富,早期单侧肿瘤的淋巴回流多沿同侧淋巴管转移,而位于中线部位的肿瘤,如近阴蒂和会阴处的淋巴回流多沿双侧淋巴管转移,一般先到达腹股沟浅淋巴结,再回流至腹股沟深淋巴结,然后进入盆腔淋巴结。若癌灶累及直肠和膀胱,可直接回流至盆腔淋巴结。

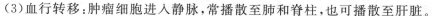

（3）血行转移：肿瘤细胞进入静脉，常播散至肺和脊柱，也可播散至肝脏。

5.诊断

（1）根据患者病史、症状和检查结果，初步得出结果。

（2）活组织检查：在病灶处取活检，送病理学检查。取活检时，需一定的组织，组织少，会给病理诊断造成困难；同时，也应避开坏死处活检。

（3）其他辅助检查：宫颈细胞学检查，CT 或 MRI 了解腹股沟和盆腔淋巴结的情况。必要时可行膀胱镜检查或直肠镜检查，了解有无膀胱黏膜或直肠黏膜的侵犯情况。

6.鉴别诊断

需与外阴鳞状上皮细胞增生、外阴尖锐湿疣和外阴良性肿瘤相鉴别，确诊需根据活检病理学检查结果。

7.治疗

外阴癌的治疗强调个体化和综合治疗，了解病史和体格检查，血常规，活检、影像学检查、麻醉下膀胱镜或直肠镜检查、戒烟或咨询、HPV 检测。对早期患者，在不影响预后的基础上，尽量缩小手术范围，以减少手术创伤和手术的并发症。对晚期的患者则采用手术＋化疗＋放疗，以改善预后，提高患者的生活质量。

（1）T_1，T_2（肿块≤4 cm），浸润深度≤1 mm，局部广泛切除。

（2）T_1，T_2（肿块≤4 cm），浸润深度＞1 mm，离中线≥2 cm，根治性女阴切除和单侧腹股沟淋巴结评估或切除；中线型，根治性女阴切除和双侧腹股沟淋巴结评估或切除；切缘阴性，手术结束；切缘阳性，能切则继续切，不能切则手术结束，选择术后辅助治疗。

（3）肿块＞4 cm 或累及尿道、阴道和肛门，影像学检查淋巴结无转移，可行腹股沟淋巴结切除，切除淋巴结有转移，针对原发肿瘤及腹股沟及盆腔淋巴结放化疗；切除淋巴结无转移可行针对原发肿瘤放化疗±腹股沟淋巴结放疗；影像学检查淋巴结疑转移，可行细针穿刺行活检，再针对原发肿瘤及腹股沟及盆腔淋巴结放化疗。

（4）远处转移，放化疗及支持治疗。

8.治疗注意点

（1）手术治疗。①手术切口：目前一般采用三个切口的手术方式，即双侧腹股沟各一个切口，广泛外阴切除则为一个切口。也有双侧腹股沟淋巴结切除应用腔镜进行。若尿道口累及，则可以切除 1 cm 的尿道，一般不影响排尿。切缘距肿瘤边缘 1～2 cm，＜8 mm 建议再切，但也需注意尿道、肛门的情况，以及淋巴结有无累及。影像学检查淋巴结有无转移，对治疗有一定的指导作用。②危险因素：淋巴血管浸润；切缘距肿瘤边缘＜8 mm；肿瘤大小；浸润深度；浸润方式；淋巴结累及。

（2）放疗：外阴鳞状细胞癌对放疗敏感，但外阴皮肤不易耐受放疗。所以，放疗仅在下列情况下应用：肿块大，肿块位于特殊部位如近尿道口或肛门，腹股沟淋巴结有转移。放疗一般作为术前缩小病灶或术后辅助治疗。

（3）化疗：晚期患者可采用静脉或介入化疗。常用的药物有顺铂、博莱霉素及表柔比星等。

9.预后

预后和肿瘤的分期有密切关系：临床期别早，预后好；肿块小，无转移，预后好；淋巴结无转移，预后好；如有淋巴结转移，则转移的个数和包膜有无累及，均与预后相关。

(二)外阴恶性黑色素瘤

外阴恶性黑色素瘤发生率仅次于外阴鳞状细胞癌,最常发生的部位是小阴唇或阴蒂部。

1.临床表现

(1)症状:外阴瘙痒,以往的色素痣增大,破溃出血,周围出现小的色素痣。

(2)体征:病灶稍隆起,结节状或表面有溃破,黑色或褐色。仔细检查可见肿块周围有小的色素痣。

2.临床分期

FIGO 分期并不适合外阴恶性黑色素瘤,因为与恶性黑色素瘤预后相关的主要是肿瘤浸润的深度。目前常用的分期方法为 Clark 分期法或 Breslow 分期法(表 7-7)。

表 7-7　Clark 分期法、Breslow 分期法

级别	Clark	Breslow(浸润深度)
I	局限在上皮层内(原位癌)	<0.76 mm
II	侵入乳头状的真皮层	0.76～1.5 mm
III	乳头状及网状真皮层交界处	1.51～2.25 mm
IV	侵犯网状真皮层	2.26～3.0 mm
V	侵犯皮下脂肪层	>3.0 mm

也可参考美国癌症联合会(AJCC)和国际抗癌联盟(UICC)制定的皮肤黑色素瘤分期系统,见表 7-8。

表 7-8　UICC 皮肤黑色素瘤分期法

分期	肿瘤侵犯深度(mm)	区域淋巴结转移	远处转移
I A 期	≤0.75	—	—
I B 期	0.76～1.40	—	—
II A 期	1.50～4.00	—	—
II B 期	>4	—	—
III 期		+*	—
IV 期			+#

注:* 包括卫星转移;# 包括远处淋巴结或其他部位转移。

3.诊断

根据临床表现及病理检查可明确诊断。建议外阴色素痣切除送病理,不建议激光汽化。医师检查时需仔细观察有无卫星病灶。

4.治疗

外阴恶性黑色素瘤的治疗一般采用综合治疗。由于肿瘤病灶一般较小,故可行局部广泛切除,切除的边缘要求离病灶 1 cm。是否行腹股沟淋巴结清扫术目前仍有争议。有研究认为:如肿瘤侵犯深度超过1～2 mm,则建议行腹股沟淋巴结清扫术。晚期肿瘤考虑给予化疗和免疫治疗。目前,应用免疫治疗恶性黑色素瘤有一些有效的报道,如 anti-CTLA 或 PD-1 也可考虑临床应用。

(三)外阴前庭大腺癌

外阴前庭大腺癌是一种较少见的恶性肿瘤,常发生于老年妇女。肿瘤既可以发生于腺体,也

可以发生在导管。因此,可有不同的病理组织类型,可以为鳞状细胞癌及腺癌,也可以是移行细胞癌或腺鳞癌。

1.临床表现

(1)症状:患者可扪及肿块而就诊。早期常无症状,晚期肿瘤可发生出血和感染。

(2)体征:外阴的后方前庭大腺的位置可扪及肿块,早期边界尚清晰,晚期则边界不清。

2.诊断

早期肿瘤的诊断较困难,与前庭大腺囊肿难以鉴别,需将肿块完整剥出后送病理检查确诊。晚期肿瘤可根据肿瘤发生的部位及临床表现、经肿瘤活检而作出诊断。

3.治疗

治疗原则为外阴广泛切除术及腹股沟淋巴结清扫术。有研究发现,术后给予放射辅助治疗可降低局部的复发率,如淋巴结阳性,则可行腹股沟和盆腔的放疗。

4.预后

由于前庭大腺位置较深,诊断时临床病期相对较晚,预后较差。

(四)外阴基底细胞癌

外阴基底细胞癌为外阴少见的恶性肿瘤,常发生于老年妇女。病灶常见于大阴唇,也可发生于小阴唇或阴蒂。病理组织学显示:瘤组织自表皮的基底层长出,伸向真皮或间质,边缘部有一层栅状排列的基底状细胞。常发生局部浸润,较少发生转移,为低度恶性肿瘤。

1.临床表现

(1)症状:可扪及外阴局部肿块,伴局部的瘙痒或烧灼感。

(2)体征:外阴部肿块,边界可辨认,肿块为结节状,若发病时间长,肿块表面可溃破成溃疡。

2.诊断

根据肿瘤发生的部位及临床表现、肿瘤活检而作出诊断。

3.治疗

手术为主要治疗手段,可行局部广泛切除术,一般不需行腹股沟淋巴结切除。

4.预后

预后较好,若肿瘤复发,仍可行复发病灶的切除。

（刘　慧）

第八章

病理妊娠

第一节 产前出血

一、前置胎盘

妊娠 28 周后,胎盘附着于子宫下段,甚至胎盘下缘达到或覆盖宫颈内口,其位置低于胎先露部,称为前置胎盘。前置胎盘是妊娠晚期严重并发症,也是妊娠晚期阴道流血最常见的原因。其发病率国外报道 0.5%,国内报道 0.24%～1.57%。

(一)病因

目前尚不清楚,高龄初产妇(年龄＞35 岁)、经产妇及多产妇、吸烟或吸毒妇女为高危人群。其病因可能与下述因素有关。

1.子宫内膜病变或损伤

多次刮宫、分娩、子宫手术史等是前置胎盘的高危因素。上述情况可损伤子宫内膜,引起子宫内膜炎或萎缩性病变,再次受孕时子宫蜕膜血管形成不良、胎盘血供不足,刺激胎盘面积增大延伸到子宫下段。前次剖宫产手术瘢痕可妨碍胎盘在妊娠晚期向上迁移。增加前置胎盘的可能性。据统计发生前置胎盘的孕妇,85%～95%为经产妇。

2.胎盘异常

双胎妊娠时胎盘面积过大,前置胎盘发生率较单胎妊娠高 1 倍;胎盘位置正常而副胎盘位于子宫下段接近宫颈内口;膜状胎盘大而薄,扩展到子宫下段,均可发生前置胎盘。

3.受精卵滋养层发育迟缓

受精卵到达子宫腔后,滋养层尚未发育到可以着床的阶段,继续向下游走到达子宫下段,并在该处着床而发育成前置胎盘。

(二)分类

根据胎盘下缘与宫颈内口的关系,将前置胎盘分为 3 类(图 8-1)。

(1)完全性前置胎盘又称中央性前置胎盘,胎盘组织完全覆盖宫颈内口。

(2)部分性前置胎盘,宫颈内口部分为胎盘组织所覆盖。

(3)边缘性前置胎盘,胎盘附着于子宫下段,胎盘边缘到达宫颈内口,未覆盖宫颈内口。

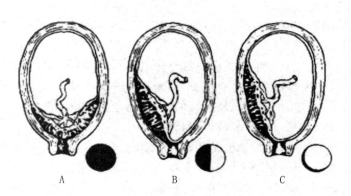

图 8-1 前置胎盘的类型
A.完全性前置胎盘；B.部分性前置胎盘；C.边缘性前置胎盘

胎盘位于子宫下段，与胎盘边缘极为接近，但未达到宫颈内口，称为低置胎盘。胎盘下缘与宫颈内口的关系可因宫颈管消失、宫口扩张而改变。前置胎盘类型可因诊断时期不同而改变，如临产前为完全性前置胎盘，临产后因口扩张而成为部分性前置胎盘。目前临床上均依据处理前最后一次检查结果来决定其分类。

（三）临床表现

1.症状

前置胎盘的典型症状是妊娠晚期或临产时，发生无诱因、无痛性反复阴道流血。妊娠晚期子宫下段逐渐伸展，牵拉宫颈内口，宫颈管缩短；临产后规律宫缩使宫颈管消失成为软产道的一部分。宫颈外口扩张，附着于子宫下段及宫颈内口的胎盘前置部分不能相应伸展而与其附着处分离，血窦破裂出血。前置胎盘出血前无明显诱因，初次出血量一般不多，剥离处血液凝固后，出血自然停止；也有初次即发生致命性大出血而导致休克的。由于子宫下段不断伸展，前置胎盘出血常反复发生，出血量也越来越多。阴道流血发生的迟早、反复发生次数、出血量多少与前置胎盘类型有关。完全性前置胎盘初次出血时间早，多在妊娠28周左右，称为"警戒性出血"。边缘性前置胎盘出血多发生于妊娠晚期或临产后，出血量较少。部分性前置胎盘的初次出血时间、出血量及反复出血次数，介于两者之间。

2.体征

患者一般情况与出血量有关，大量出血呈现面色苍白、脉搏增快微弱、血压下降等休克表现。腹部检查：子宫软，无压痛，大小与妊娠周数相符。由于子宫下段有胎盘占据，影响胎先露部入盆，故胎先露高浮，易并发胎位异常。反复出血或一次出血量过多，使胎儿宫内缺氧，严重者胎死宫内。当前置胎盘附着于子宫前壁时，可在耻骨联合上方听到胎盘杂音。临产时检查见宫缩为阵发性，间歇期子宫完全松弛。

（四）处理原则

处理原则是抑制宫缩、止血、纠正贫血和预防感染。根据阴道流血量、有无休克、妊娠周数、胎位、胎儿是否存活、是否临产及前置胎盘类型等综合做出决定。

1.期待疗法

应在保证孕妇安全的前提下尽可能延长孕周，以提高围生儿存活率。适用于妊娠＜34周、胎儿体重＜2 000 g、胎儿存活、阴道流血量不多、一般情况良好的孕妇。

尽管国外有资料证明，前置胎盘孕妇的妊娠结局住院与门诊治疗并无明显差异，但我国仍应强调住院治疗。住院期间密切观察病情变化,为孕妇提供全面优质护理是期待疗法的关键措施。

2.终止妊娠

(1)终止妊娠指征:孕妇反复发生多量出血甚至休克者,无论胎儿成熟与否,为了母亲安全应终止妊娠;期待疗法中发生大出血或出血量虽少,但胎龄达孕 36 周以上,胎儿成熟度检查提示胎儿肺成熟者;胎龄未达孕 36 周,出现胎儿窘迫征象,或胎儿电子监护发现胎心异常者;出血量多,危及胎儿;胎儿已死亡或出现难以存活的畸形,如无脑儿。

(2)剖宫产:剖宫产可在短时间内娩出胎儿,迅速结束分娩,对母儿相对安全,是处理前置胎盘的主要手段。剖宫产指征应包括完全性前置胎盘,持续大量阴道流血;部分性和边缘性前置胎盘出血量较多,先露高浮,短时间内不能结束分娩;胎心异常。术前应积极纠正贫血、预防感染等,备血,做好处理产后出血和抢救新生的准备。

(3)阴道分娩:边缘性前置胎盘、枕先露、阴道流血不多、无头盆不称和胎位异常,估计在短时间内能结束分娩者,可予试产。

二、胎盘早剥

20 周以后或分娩期正常位置的胎盘在胎儿娩出前部分或全部从子宫壁剥离,称为胎盘早剥。胎盘早剥是妊娠晚期严重并发症,具有起病急、发展快特点,若处理不及时可危及母儿生命。胎盘早剥的发病率:国外 1%～2%,国内 0.46%～2.1%。

(一)病因

胎盘早剥确切的原因及发病机制尚不清楚,可能与下述因素有关。

1.孕妇血管病变

孕妇患严重妊娠期高血压疾病、慢性高血压、慢性肾脏疾病或全身血管病变时,胎盘早剥的发生率增高。妊娠合并上述疾病时,底蜕膜螺旋小动脉痉挛或硬化,引起远端毛细血管变性坏死甚至破裂出血,血液流至底蜕膜层与胎盘之间形成胎盘后血肿。致使胎盘与子宫壁分离。

2.机械性因素

外伤尤其是腹部直接受到撞击或挤压;脐带过短(<30 cm)或脐带围绕颈、绕体相对过短时,分娩过程中胎儿下降牵拉脐带造成胎盘剥离;羊膜穿刺时刺破前壁胎盘附着处,血管破裂出血引起胎盘剥离。

3.宫腔内压力骤减

双胎妊娠分娩时,第一胎儿娩出过速;羊水过多时,人工破膜后羊水流出过快,均可使宫腔内压力骤减,子宫骤然收缩,胎盘与子宫壁发生错位剥离。

4.子宫静脉压突然升高

妊娠晚期或临产后,孕妇长时间仰卧位,巨大妊娠子宫压迫下腔静脉,回心血量减少,血压下降。此时子宫静脉淤血、静脉压增高、蜕膜静脉床淤血或破裂,形成胎盘后血肿,导致部分或全部胎盘剥离。

5.其他一些高危因素

如高龄孕妇、吸烟、可卡因滥用、孕妇代谢异常、孕妇有血栓形成倾向、子宫肌瘤(尤其是胎盘附着部位肌瘤)等与胎盘早剥发生有关。有胎盘早剥史的孕妇再次发生胎盘早剥的危险性比无胎盘早剥史者高 10 倍。

（二）分类及病理变化

胎盘早剥主要病理改变是底蜕膜出血并形成血肿，使胎盘从附着处分离。按病理类型，胎盘早剥可分为显性、隐性及混合性3种（图8-2）。若底蜕膜出血量少，出血很快停止，多无明显的临床表现，仅在产后检查胎盘时发现胎盘母体面有凝血块及压迹。若底蜕膜继续出血，形成胎盘后血肿，胎盘剥离面随之扩大，血液冲开胎盘边缘并沿胎膜与子宫壁之间经过颈管向外流出，称为显性剥离或外出血。若胎盘边缘仍附着于子宫壁或由于胎先露部同定于骨盆入口，使血液积聚于胎盘与子宫壁之间，称为隐性剥离或内出血。由于子宫内有妊娠产物存在，子宫肌不能有效收缩，以压迫破裂的血窦而止血，血液不能外流，胎盘后血肿越积越大，子宫底随之升高。当出血达到一定程度时，血液终会冲开胎盘边缘及胎膜外流，称为混合型出血。偶有出血穿破胎膜溢入羊水中成为血性羊水。

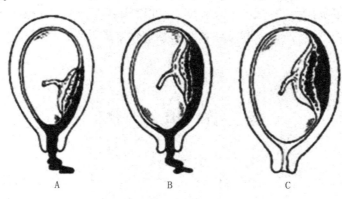

图 8-2　胎盘早剥类型

A.显性剥离；B.隐性剥离；C.混合性剥离

胎盘早剥发生内出血时，血液积聚于胎盘与子宫壁之间，随着胎盘后血肿压力的增加，血液浸入子宫肌层，引起肌纤维分离、断裂甚至变性，当血液渗透至子宫浆膜层时，子宫表面现紫蓝色瘀斑，称为子宫胎盘卒中，又称为库弗莱尔子。有时血液还可渗入输卵管系膜、卵巢表面上皮下、阔韧带内。子宫肌层由于血液浸润、收缩力减弱，造成产后出血。

严重的胎盘早剥可以引发一系列病理生理改变。从剥离处的胎盘绒毛和蜕膜中释放大量组织凝血活酶，进入母体血循环，激活凝血系统，导致弥散性血管内凝血（DIC），肺、肾等脏器的毛细血管内微血栓形成，造成脏器缺血和功能障碍。胎盘早剥持续时间越长，促凝物质不断进入母血，激活纤维蛋白溶解系统，产生大量的纤维蛋白原降解产物（FDP），引起继发性纤溶亢进。发生胎盘早剥后，消耗大量凝血因子，并产生高浓度 FDP，最终导致凝血功能障碍。

（三）临床表现

根据病情严重程度，Sher 将胎盘早剥分为 3 度。

1.Ⅰ度

多见于分娩期，胎盘剥离面积小，患者常无腹痛或腹痛轻微，贫血体征不明显。腹部检查见子宫软，大小与妊娠周数相符，胎位清楚，胎心率正常。产后检查见胎盘母体面有凝血块及压迹即可诊断。

2.Ⅱ度

胎盘剥离面为胎盘面积 1/3 左右。主要症状为突然发生持续性腹痛、腰酸或腰背痛，疼痛程度与胎盘后积血量成正比。无阴道流血或流血量不多,贫血程度与阴道流血量不相符。腹部检查见子宫大于妊娠周数,子宫底随胎盘后血肿增大而升高。胎盘附着处压痛明显(胎盘位于后壁则不明显),宫缩有间歇,胎位可扪及,胎儿存活。

3.Ⅲ度

胎盘剥离面超过胎盘面积 1/2。临床表现较 Ⅱ 度重。患者可出现恶心、呕吐、面色苍白、四肢湿冷、脉搏细数、血压下降等休克症状,且休克程度大多与阴道流血量不成正比。腹部检查见子宫硬如板状,宫缩间歇时不能松弛,胎位扪不清,胎心消失。

(四)处理原则

纠正休克、及时终止妊娠是处理胎盘早剥的原则。患者入院时,情况危重、处于休克状态,应积极补充血容量,及时输入新鲜血液,尽快改善患者状况。胎盘早剥一旦确诊,必须及时终止妊娠。终止妊娠的方法根据胎次、早剥的严重程度、胎儿宫内状况及宫口开大等情况而定。此外,对并发症如凝血功能障碍、产后出血和急性肾衰竭等进行紧急处理。

(肖　辉)

第二节　流　产

一、概述

妊娠不足 28 周、胎儿体重不足 1 000 g 而终止者,称为流产。妊娠 12 周前终止者,称为早期流产,妊娠 12 周至不足 28 周终止者,称为晚期流产。流产分为自然流产和人工流产。自然流产占妊娠总数的 10%~15%,其中早期流产占 80% 以上。

二、病因

(一)胚胎因素

染色体异常是早期流产最常见的原因。半数以上与胚胎染色体异常有关。染色体异常包括数目异常和结构异常。数目异常以三体居首位,其次为 X 单体,三倍体及四倍体少见。结构异常主要是染色体易位、嵌合体等,染色体倒置、缺失和重叠也有报道。除遗传因素外,感染、药物等因素也可引起胚胎染色体异常。若发生流产,多为空孕囊或已退化的胚胎。少数至妊娠足月可能娩出畸形儿,或有代谢及功能缺陷。

(二)母体因素

1.全身性疾病

孕妇患全身性疾病(如严重感染、高热等)刺激子宫强烈收缩导致流产,引发胎儿缺氧(如严重贫血或心力衰竭)、胎儿死亡(如细菌毒素和某些病毒,如巨细胞病毒、单纯疱疹病毒经胎盘进入胎儿血液循环)或胎盘梗死(如孕妇患慢性肾炎或高血压)均可导致流产。

2.生殖器官异常

子宫畸形(如子宫发育不良、双子宫、子宫纵隔等)、子宫肿瘤(如黏膜下肌瘤等)均可影响胚胎着床发育而导致流产。宫颈重度裂伤、宫颈内口松弛引发胎膜早破而发生晚期自然流产。

3.内分泌异常

黄体功能不足、甲状腺功能减退、严重糖尿病血糖未能控制等,均可导致流产。

4.强烈应激与不良习惯

妊娠期无论严重的躯体(如手术、直接撞击腹部、性交过频)或心理(过度紧张、焦虑、恐惧、忧伤等精神创伤)的不良刺激均可导致流产。孕妇过量吸烟、酗酒、饮咖啡、吸食二醋吗啡(海洛因)等毒品,均可导致流产。

(三)免疫功能异常

胚胎及胎儿属于同种异体移生物。母体对胚胎及胎儿的免疫耐受是使胎儿在母体内得以生存的基础。若孕妇于妊娠期间对胎儿免疫耐受降低可致流产,如父方的人白细胞抗原(HLA)、胎儿抗原、母胎血型抗原不合、母体抗磷脂抗体过多、抗精子抗体存在、封闭抗体不足等,均可引发流产。已知调节性 T 细胞(Tr)与效应性 T 细胞(Te)的平衡是维系免疫反应的关键所在。某些特发性流产与调节性 T 细胞功能相对或绝对低下存在明显的相关性,可能是导致孕妇对胎儿免疫耐受性降低的主要原因。

(四)环境因素

过多地接触放射线和砷、铅、甲醛、苯、氯丁二烯、氧化乙烯等化学物质,均可能引起流产。

三、临床表现

临床表现主要是停经后阴道流血和腹痛。

(一)孕 12 周前的早期流产

开始时绒毛与蜕膜剥离,血窦开放,出现阴道流血,剥离的胚胎和血液刺激子宫收缩,排出胚胎或胎儿,产生阵发性下腹部疼痛。胚胎或胎儿及其附属物完全排出后,子宫收缩,血窦闭合,出血停止。

(二)孕 12 周后的晚期流产

晚期流产的临床过程与早产和足月产相似,胎儿娩出后胎盘娩出,出血不多。

可以看出,早期流产的临床全过程表现为先出现阴道流血,而后出现腹痛。晚期流产的临床全过程表现为先出现腹痛(阵发性子宫收缩),而后出现阴道流血。

四、实验室检查

(一)血、尿绒毛膜促性腺激素含量测定

低于正常参考值表示未孕或胚胎死亡。

(二)尿中雌激素含量测定

先兆流产、不可避免流产和习惯性流产,黄体酮、雌二醇低于正常,雌三醇仍在正常范围,先兆流产和习惯性流产,雌二醇排出量一般在参考值低限,但必须连续测定才有诊断价值,一般认为,雌二醇 24 小时尿值低于 15.6 $\mu mol/L$,则可能有 95% 的孕妇将流产。

(三)胎盘泌乳素(HPL)测定

测定孕妇血中 HPL 含量,可迅速反映胎盘功能状态,在血浆 HPL 连续测定时,若发现 HPL 急剧上升,预示胎儿即将死亡,如下降为 4 $\mu g/L$ 以下,则常有胎儿宫内窒息,可能导致流产。

五、治疗

(一)先兆流产

卧床休息,禁性生活,必要时给予对胎儿危害小的镇静剂。黄体功能不足者可给予黄体酮 10～20 mg,每天或隔天肌内注射 1 次,或 HCG 2 000～3 000 U 隔天肌内注射 1 次。其次,维生素 E 及小剂量甲状腺片也可应用。经过治疗,如阴道流血停止,B 超提示胚胎存活,可继续妊娠。若临床症状加重,B 超发现胚胎发育不良,HCG 持续不长或下降表明流产不可避免,应终止妊娠。

(二)难免流产

一旦确诊,应尽早使胚胎及胎盘组织完全排出。早期流产应及时行刮宫并对刮出物仔细检查,并送病理检查。晚期流产时,子宫较大,出血较多,可用缩宫素 10～20 U 加入 5% 葡萄糖液 500 mL 中静脉滴注,促进子宫收缩。当胎儿及胎盘排出后检查是否完全,必要时刮宫清除宫腔内残留的妊娠物。

(三)不全流产

一经确诊,应及时行刮宫术或钳刮术,以清除宫腔内残留组织。出血多或伴有休克者应同时输血输液,并给予抗生素预防感染。

(四)完全流产

症状消失,B 超检查宫腔内无残留物,如无感染、一般不需特殊处理。

(五)稽留流产

处理较困难。处理前应检查血常规、出凝血时间、血小板计数、血纤维蛋白原、凝血酶原时间、凝血块收缩试验及血浆鱼精蛋白副凝试验等,并做好输血准备。口服炔雌醇 1 mg 每天 2 次,或己烯雌酚 5 mg 每天 3 次,连用 5 天以提高子宫肌对缩宫素的敏感性。子宫＜12 周者,可行刮宫术,术中肌内注射缩宫素,若胎盘机化并与宫壁粘连较紧,手术应特别小心,防止子宫穿孔,一次不能刮净,可于 5 天后再次刮宫。如凝血功能障碍,应尽早使用肝素、纤维蛋白原及输新鲜血等,待凝血功能好转后,再行引产或刮宫。

(六)习惯性流产

染色体异常夫妇应于孕前进行遗传咨询,确定是否可以妊娠,在孕前应进行卵巢功能检查、夫妇双方染色体检查与血型鉴定及其丈夫的精液检查,女方尚需进行生殖道检查,包括有无肿瘤、宫腔粘连,并作子宫输卵管造影和/或宫腔镜检查,以确定子宫有无畸形与病变,有无宫颈内口松弛等。子宫有纵隔的患者,可于宫腔镜下行子宫纵隔切除术;有宫腔粘连者可用探针横向钝性分离粘连;宫颈内口松弛者应在妊娠前行宫颈内口修补术,或于孕 14～18 周行宫颈内口环扎术,术后定期随诊,提前住院,待分娩发动前拆除缝线,若环扎术后有流产征象,应及时拆除缝线,以免造成宫颈撕裂;黄体功能不足或原因不明的习惯性流产妇女当有怀孕征兆时,可按黄体功能不足给以黄体酮治疗,每天 10～20 mg 肌内注射,或 HCG 3 000 U,隔天肌内注射 1 次,确诊妊娠后继续给药直至妊娠 10 周或超过以往发生流产的月份,并嘱其卧床休息,禁性生活,补充维生素 E,注意心理疏导,稳定患者情绪。对不明原因的习惯性流产患者,可予免疫治疗。

(七)流产感染

治疗原则为积极控制感染,尽快清除宫内残留物。若阴道流血不多,应用广谱抗生素 2～3 天,待控制感染后再刮宫。若阴道流血量多,静脉滴注抗生素及输血的同时,用卵圆钳将宫腔内残留组织夹出,使出血减少,切不可用刮匙全面搔刮宫腔,以免造成感染扩散,术后应继续给予广谱抗生素,待感染控制后再行彻底刮宫。若已合并感染性休克者,在抗感染同时,应积极抢救休克。若感染严重或腹盆腔有脓肿形成,应手术引流,必要时切除子宫。

(肖 辉)

第三节 妊娠时限异常

一、早产

(一)早产定义

1961 年 WHO 将早产(Preterm birth,PTB)定义在孕龄 37 周以下终止者。1997 年美国妇产科医师学会将早产定义为妊娠 20~37 周分娩者。欧美国家普遍接受的早产孕周下限为 20~24 周。

目前我国采用的早产界定在发生于妊娠满 28~36^{+6} 周的分娩。自发性早产(spontaneous preterm birth,SPB)约占所有早产的 80%;因母胎疾病治疗需要终止妊娠者称医学指征性早产,约占所有早产的 20%。早产儿近期影响包括呼吸窘迫综合征、脑室内出血、支气管肺发育不全、动脉导管持续开放、早产儿视网膜病变、坏死性小肠结膜炎、呼吸暂停、高胆红素血症、低血糖、红细胞减少、视觉和听觉障碍等疾病。远期影响包括脑瘫、慢性肺部疾病、感知和运动障碍、视觉和听觉障碍、学习能力低下等。

(二)病因和发病机制

确切的早产病因和发病机制并不清楚。

1.感染

感染包括局部蜕膜-羊膜炎、细菌性阴道病、全身感染和无症状性菌尿等,以及非细菌性炎症反应。各种炎症通过启动蜕膜-羊膜细胞因子网络系统,增加前列腺素释放,导致早产。

2.母体紧张、胎儿窘迫及胎盘着床异常

母体或胎儿的下丘脑-垂体-肾上腺轴异常活跃,导致胎盘及蜕膜细胞分泌促肾上腺激素释放激素增加,雌激素增加,子宫对缩宫素敏感度增加。

3.蜕膜出血

蜕膜出血导致局部凝血酶及抗凝血酶Ⅲ复合物增加,启动局部细胞因子网络或蛋白分解酶网络或直接引发宫缩。

4.子宫过度膨胀

多胎妊娠,羊水过多,子宫畸形等。

(三)临床表现和诊断

早产分娩发生前可以历经先兆早产、早产临产和难免早产三个阶段。三个阶段主要是从临床方面的宫缩、宫颈变化和病程可否逆转来考虑,截然界限很难分清楚。

1.先兆早产

出现腹痛、腰酸,阴道流液、流血,宫缩≥6 次/小时,宫颈尚未扩张,但经阴道 B 超测量宫颈长度≤2 cm,或为2～3 cm,同时胎儿纤维连接蛋白阳性者。

2.早产临产

宫缩≥6次/小时,宫颈缩短≥80%,宫颈扩张≥3 cm。

3.难免早产

早产临产进行性发展进入不可逆转阶段,如规律宫缩不断加强,子宫颈口扩张至4 cm或胎膜破裂,致早产不可避免者。

(四)处理

1.高危因素识别

于孕前、孕早期和产前检查时注意对高危因素的警觉,尤其注意叠加因素者。

(1)前次早产史:有早产史的孕妇再发早产风险比一般孕妇高2.5倍,前次早产越早,再次早产的风险越高。

(2)宫颈手术史:宫颈锥切、LEEP手术治疗、反复人工流产扩张宫颈等与早产有关。

(3)子宫畸形:子宫、宫颈畸形增加早产风险。

(4)孕妇年龄等:孕妇<17岁或>35岁,文化层次低、经济状况差或妊娠间隔短。

(5)孕妇体质:孕妇体质指数＜19 kg/m²,或孕前体重＜50 kg,营养状况差,工作时间>80小时/周。

(6)妊娠异常:接受辅助生殖技术后妊娠、多胎妊娠、胎儿异常、阴道流血、羊水过多/过少者。

(7)妊娠期患病:孕妇患高血压病、糖尿病、甲状腺疾病、自身免疫病、哮喘、腹部手术史、有烟酒嗜好或吸毒者。

(8)生殖器官感染:孕妇患细菌性阴道病、滴虫性阴道炎、衣原体感染、淋病、梅毒、尿路感染、严重的病毒感染、宫腔感染。

(9)宫颈缩短:妊娠14～28周,宫颈缩短。

(10)胎儿纤维连接蛋白阳性:妊娠22～34周,宫颈或阴道后穹隆分泌物检测胎儿纤维连接蛋白阳性。

(11)生活方式的改变:中国人西方化生活方式。

2.风险评估和预测

(1)妊娠前干预:对有早产史、复发性流产史者在孕前查找原因,必要时进行宫颈内口松弛状况检查。如有生殖系统畸形需要外科手术矫正。指导孕期规律产前检查。

(2)妊娠中检测:对疑似宫颈功能不全或存在早产风险因素者,对出现痛性或频繁无痛性子宫收缩、腹下坠或盆腔压迫感、月经样腹绞痛、阴道排液或出血及腰骶痛等症状时,应联合检测宫颈长度(cervical length,CL)和胎儿纤维连接蛋白(fetal fibronectin,fFN)预测早产。CL≤2.5 cm结合fFN阳性,48小时内分娩者7.9%,7天内分娩者13%,预测敏感性、特异性、阳性预测值、阴性预测值分别为42%、97%、75%、91%。

3.一般处理

(1)早孕期B超检查确定胎龄、了解胎数(如果是双胎应了解绒毛膜性,如果能测NT则可了解胎儿非整倍体及部分重要器官畸形的风险)。

(2)对于有早产高危因素者,适时进行针对性预防。

(3)筛查和治疗无症状性菌尿。

(4)平衡饮食,合理增加妊娠期体重。

（5）避免吸烟饮酒、长时间站立和工作时间过长。

4.抗早产干预措施

（1）宫颈环扎术：宫颈环扎术对诊断宫颈功能不全者可于孕13～14周后行预防性宫颈环扎术；对于宫颈功能不全所致宫口开大或者胎膜突向阴道时的紧急治疗性环扎是有效的；对有早产史者，如果妊娠24周时CL＜2.5 cm应进行宫颈环扎；对双胎、子宫发育异常、宫颈锥切者，宫颈环扎没有预防早产作用，但应在孕期注意监测。

（2）黄体酮的应用：预防早产的黄体酮包括天然黄体酮阴道栓（天然黄体酮凝胶每支90 mg、微粒化黄体酮胶囊每粒200 mg）和17-α羟孕酮（每支250 mg，注射剂）。在单胎无早产史孕妇妊娠24周CL＜2 cm时，应用天然黄体酮凝胶90 mg或微粒化黄体酮胶囊200 mg每天1次阴道给药，从24周开始至36周，能减少围产期病死率。对单胎以前有早产史者，可应用17-α羟孕酮250 mg每天1次肌内注射，从16～20周开始至36周。黄体酮使用总体安全，但有报道应用17-α羟孕酮可增加中期妊娠死胎风险，也增加妊娠糖尿病发病风险。

（3）宫缩抑制剂的应用：使用宫缩抑制剂的目的在于延迟分娩，完成促胎肺成熟治疗，以及为孕妇转诊到有早产儿抢救条件的医疗机构赢得时间。宫缩抑制剂只适用于先兆早产和早产临产者、胎儿能存活且无继续妊娠禁忌证者。当孕龄≥34周时，一般多不再推荐宫缩抑制剂应用。如果没有感染证据，应当对32周或34周以下PPROM患者使用宫缩抑制剂。

1）钙通道阻滞剂：作用机制是在子宫平滑肌细胞动作电位的复极阶段，选择性地抑制钙内流，使胞质内的钙减少，从而有效地减少子宫平滑肌收缩。常用药物是硝苯地平。不良反应：母体一过性低血压、潮红、头晕、恶心等；胎儿无明显不良反应。禁忌证：左心功能不全、充血性心力衰竭、血流动力学不稳定者。给药剂量：尚无一致看法，通常首剂量为20 mg，口服，90分钟后重复1次；或10～20 mg，口服，每20分钟1次，共3次，然后10～20 mg，每6小时1次，维持48小时。

2）β₂受体激动剂：通过作用于子宫平滑肌的β₂受体，启动细胞内的腺苷酸环化酶，使cAMP增加，降低肌浆蛋白轻链激酶的活性，细胞内钙离子浓度降低，平滑肌松弛。主要有利托君。母体不良反应较多，包括恶心、头痛、鼻塞、低钾、心动过速、胸痛、气短、高血糖、肺水肿，偶有心肌缺血等；胎儿及新生儿的不良反应包括心动过速、低血糖、低血钾、低血压、高胆红素，偶有脑室周围出血等。禁忌证：明显的心脏病、心动过速、糖尿病控制不满意、甲状腺功能亢进。用药剂量：利托君起始剂量为50～100 μg/min静脉滴注，每10分钟可增加剂量50 μg/min，至宫缩停止，最大剂量不超过350 μg/min，共48小时。用药过程中应观察心率及患者的主诉，必要时停止给药。

3）硫酸镁：从1969年开始，硫酸镁作为宫缩抑制剂应用于临床，产前使用硫酸镁可使早产儿脑瘫严重程度及发生率有所降低，有脑神经保护作用，故建议对32周前在使用其他宫缩抑制剂抗早产的同时加用硫酸镁。不良反应：恶心、潮热、头痛、视力模糊，严重者有呼吸、心跳抑制。应用硫酸镁过程中要注意呼吸＞16次/分、尿量＞25 mL、膝反射存在。否则停用，镁中毒时可静脉注射钙剂解救。给药方法与剂量：硫酸镁负荷剂量5～6 g，加入5％葡萄糖溶液100 mL中，30分钟滴完，此后，1～2 g/h维持，24小时不超过30 g。

4）前列腺素合成酶抑制剂：用于抑制宫缩的前列腺素合成抑制剂是吲哚米辛（非特异性环氧化酶抑制剂）。①母体不良反应：恶心、胃酸反流、胃炎等。②胎儿不良反应：在妊娠32周前给药或使用时间不超过48小时，则不良反应很小，否则应注意羊水量、动脉导管有无狭窄或提前关闭。③禁忌证：血小板功能不良、出血性疾病、肝功能不良、胃溃疡、对阿司匹林过敏的哮喘。④给药方法：50 mg 口服，或 100 mg 阴道内或直肠给药，接着以 25 mg 每 4～6 小时给药 1 次，用药时间不超过 48 小时。

5）催产素受体阻滞剂：阿托西班是一种选择性催产素受体阻滞剂，在欧洲应用较多。不良反应：阿托西班对母儿的不良反应轻微。无明确禁忌证。剂量：负荷剂量 6.75 mg，静脉注射，继之 300 μg/min，维持 3 小时，接着 100 μg/h，直到 45 小时。

6）氧化亚氮（nitricoxide，NO）供体制剂：氧化亚氮为平滑肌松弛剂，硝酸甘油为 NO 的供体，用于治疗早产。硝酸甘油的头痛症状较其他宫缩抑制剂发生率要高，但是其他不良反应较轻。其不良反应主要是低血压。

（4）糖皮质激素促胎肺成熟：所有≤34 周，估计 7 天内可能发生早产者应当给予 1 个疗程的糖皮质激素治疗：倍他米松 12 mg，肌内注射，24 小时重复 1 次，共 2 次；地塞米松 6 mg，肌内注射，6 小时重复 1 次，共 4 次。如果 7 天前曾使用过 1 个疗程糖皮质激素未分娩，目前仍有 34 周前早产可能，重复 1 个疗程糖皮质激素可以改善新生儿结局。不主张超过 2 个疗程以上的给药。

（5）抗生素：对于胎膜完整的早产，预防性抗生素给药不能预防早产，除非分娩在即而下生殖道 GBS 阳性，应当用抗生素预防感染，否则不推荐预防性应用抗生素。

（6）联合治疗：早产临产者存在宫缩和宫颈的双重变化，既存在机械性改变又存在生物化学效应，单纯的宫缩抑制剂和单纯的宫颈环扎都不可能有效阻断病程，此时双重阻断突显重要性。此外注意针对病因和风险因素、诱发因素实施相应治疗。

二、过期妊娠

凡平时月经周期规则，妊娠达到或超过 42 周尚未临产者，称为过期妊娠。其发生率占妊娠总数的 3%～15%。

（一）诊断要点

1.计算预产期，准确核实孕周

（1）据末次月经推算预产期，详细询问平时月经变异情况，如果末次月经记不清楚或难以确定可根据：①基础体温推算出排卵日，再加 256～270 天。②根据早孕反应（孕 6 周时出现）时间加以估计。③妊娠早期曾做妇科检查者，按当时子宫大小推算。④孕妇初感胎动的周数×2，为预计可达足月分娩的周数（达 37 周）为足月。

（2）辅助检查：①连续 B 超下胎儿双顶径的测量及股骨长度以推测孕周。②宫颈黏液增多时间等。③妊娠初期血、尿 HCG 增高的时间推算孕周。

2.胎儿情况及胎盘功能检查

（1）胎儿储备里检查。①胎动计数：胎动计数＞30 次/12 小时为正常，12 小时内胎动次数累计少于 10 次或逐日下降超过 50%，提示胎儿缺氧。②胎儿电子监护仪检测：NST 或 OCT 实验。若胎心基线伴有轻度加速、早期减速、偶发变异减速，表示宫内缺氧，但胎儿有一定储备，如出现重度以上的加速表示宫内缺氢严重，低储备。

（2）胎盘功能检查。①尿雌三醇（E_3）的连续测定：24 小时尿雌三醇的值为 25 mg，即使过期仍可继续妊娠；＞15 mg，胎儿多数健康；＜10 mg，胎盘功能减退；2～6 mg，胎儿濒临死亡。②B 超检查：观察胎动、胎儿肌张力、胎儿呼吸运动及羊水量。胎盘成熟度Ⅲ级，羊水指数＜8 mm，胎儿活动呈现保护性抑制。③羊水形状检查：羊水量少，羊水指数＜8 mm，羊水浑浊，羊水脂肪细胞计数＜50％。阴道细胞涂片出现核致密的表层细胞。临产时胎儿头皮血 pH、PCO_2、PO_2、BE 的测定。④胎盘病理检查：25％～30％绒毛和血管正常，15％～20％仅有血管形成不足，但无缺血影响，另有 40％血液灌注不足而导致缺血，供氧不足。

（3）了解宫颈成熟：了解宫颈成熟对预测引产能否成功起重要作用。

（二）治疗要点

应力求避免过期妊娠的发生，争取在妊娠足月时处理。确诊过期妊娠后要及时终止妊娠。终止妊娠的方法应酌情而定。

孕妇妊娠 41 周应入院，严密观察胎心、胎动，检查胎盘功能，若无异常情况，待促宫颈成熟后引产。

1.引产

对确诊过期妊娠而无胎儿窘迫、无明显头盆不称、无妊娠并发症者，可引产。

（1）促宫颈成熟：妊娠满 41 周后，应常规行阴道检查进行 Bishop 评分，如＜7 分，可用催产素 2.5 U＋5％葡萄糖注射液 500 mL 静脉点滴，每天 1 次，连用 3 天，从 6～8 滴开始，逐渐增加滴速，调至 10 分钟内有 3 次宫缩；或用普拉睾酮 200 mg 溶于 5％葡萄糖注射液 20 mL，静脉缓慢注射，每天 1 次，连用 3 天，促宫颈成熟。

（2）引产：对宫颈成熟，Bishop 评分＞7 分者引产成功率高。宫口未开或＜2 cm 可人工破膜，形成前羊膜囊刺激宫缩。

（3）进入产程后，应间断吸氧、左侧卧休息。行胎心监护，注意羊水性状，如有胎儿窘迫，应及时做相应处理。

2.剖宫产

剖宫产指征如下。

（1）胎盘功能不良，胎儿储备力差，不能耐受宫缩者；引产失败。

（2）产程长，胎先露下降不满意或胎头定位异常。

（3）产程中出现胎儿窘迫。

（4）头盆不称。

（5）巨大胎儿。

（6）臀先露伴骨盆轻度狭窄。

（7）破膜后羊水少、黏稠、粪染，不能在短时间内结束分娩者。

（8）高龄初产妇。

（9）存在妊娠并发症及合并症，如糖尿病、重度子痫前期、慢性肾炎等。

3.新生儿抢救

过期妊娠时，由于胎儿在宫内排出胎粪的概率较高。因此，在分娩时要做好抢救准备，胎儿娩出后立即在直接喉镜指引下行气管插管吸出气管内容物，以减少胎儿胎粪吸入综合征的发生。过期儿病率和死亡率均增高，应及时发现和处理新生儿窒息、脱水、低血容量及代谢性酸中毒等并发症，因此，在分娩时，必须要求新生儿科医师一同行新生儿复苏抢救。

（肖 辉）

第四节 多胎妊娠

一次妊娠宫腔内同时有两个或两个以上胎儿时,称为多胎妊娠。多胎妊娠与家族史及辅助生育技术有关。近年来多胎妊娠发生率升高可能与人工辅助生殖技术广泛使用有关,多胎妊娠较易出现妊娠期高血压疾病等并发症,孕产妇及围生儿死亡率增高。多胎妊娠以双胎最常见,本节主要讨论双胎妊娠。

一、分类

(一)双卵双胎

两个卵子分别受精而成,占双胎的70%。胎儿的遗传基因不完全相同,性别和血型可以不同,外貌和指纹等表型不同。胎盘可为两个或一个,但胎盘的血液循环各自独立,胎儿分别位于自己的胎囊中,两胎囊之间的中隔由两层羊膜和两层绒毛膜组成,两层绒毛膜有时融合为一层。

(二)单卵双胎

一个受精卵分裂而成,占双胎的30%。原因不明。胎儿的遗传基因完全相同,性别、血型、表型等也完全相同。根据受精卵分裂时间不同而形成双羊膜囊单绒毛膜单卵双胎、双羊膜囊双绒毛膜单卵双胎、单羊膜囊单绒毛膜单卵双胎及极罕见的连体双胎四种类型;胎儿畸形儿发生率相对较高。

二、临床表现及诊断

(一)病史及临床表现

多有双胎妊娠家族史或人工助孕史(如使用促排卵药、移植多个胚胎等),临床表现主要为早孕反应较重,中期妊娠后体重及腹部迅速增加、下肢水肿等压迫症状明显,妊娠晚期常有呼吸困难、心悸、行动不便等。

(二)产科检查

子宫大小超过同孕龄的单胎妊娠子宫:妊娠中晚期腹部可触及多个肢体和两个胎头。在子宫不同部位听到两个节律不同的胎心,两个胎心音之间间隔一个无音区或两个胎心率差异 ≥10次/分,产后检查胎盘胎膜有助于判断双胎类型。

(三)超声检查

(1)妊娠早期在子宫内见到两个孕囊、两个原始心管搏动。

(2)判断双胎类型:胎儿性别不同可确诊双卵双胎。胎儿性别相同,应测量两个羊膜囊间隔厚度,间隔厚度达到或超过2 mm,尤其是两个胎盘部位不同,提示双绒毛膜;间隔厚度<2 mm则提示单绒毛膜。妊娠早期超声检测有助于确定绒毛膜性。

(3)筛查胎儿结构畸形。

(4)确定胎位。

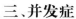

三、并发症

(一)孕产妇并发症

1.妊娠期高血压疾病

妊娠期高血压疾病发病率40%以上发病早、程度重、易出现主要器官并发症。

2.妊娠期肝内胆汁淤积综合征

妊娠期肝内胆汁淤积综合征发生率高于单胎妊娠。常伴随胎盘功能不良而导致围生儿死亡率升高。

3.贫血

贫血发生率40%以上,与机体对铁及叶酸的需求量增加有关,可引起孕妇多系统损害及胎儿生长发育障碍等。

4.羊水过多

羊水过多羊水过多发生率约12%,多见于单卵双胎,尤其是双胎输血综合征、胎儿畸形胎膜早破。

5.胎膜早破

胎膜早破发生率约14%,可能与宫腔压力增高有关。

6.胎盘早剥

胎盘早剥是双胎妊娠产前出血的主要原因,可能与妊娠期高血压疾病、羊水过多突然破膜、双胎之第一胎娩出后宫腔压力骤减相关。

7.宫缩乏力

宫缩乏力与子宫肌纤维过度伸展有关。

8.产后出血

产后出血与宫缩乏力及胎盘附着面积增大有关。

9.流产

流产发生率高于单胎妊娠,可能与畸形、胎盘发育异常、胎盘血供障碍、宫内溶剂相对狭窄有关。

(二)围生儿并发症

1.早产

早产发生率约50%,与胎膜早破、宫腔压力过高及严重母儿并发症相关。

2.胎儿生长受限

一般认为,胎儿数量越多,胎儿生长受限越严重。胎儿生长受限可能与胎儿拥挤、胎盘占蜕膜面积相对较小有关。两胎儿大小不一致可能与胎盘血液灌注不均衡,双胎输血综合征,以及一些胎儿畸形有关。应建立多胎妊娠胎儿生长发育生理曲线。

3.双胎输血综合征

双胎输血综合征见于双羊膜囊单绒毛膜单卵双胎,发生率10%～20%。两个胎儿体重差别＞20%、血红蛋白差别＞50 g/L提示双胎输血综合征可能。

4.脐带异常

脐带异常主要是脐带脱垂和脐带互相缠绕、扭转,后者常见于单羊膜囊双胎。

5.胎头碰撞和胎头交锁

胎头碰撞发生于两个胎儿均为头先露且同时入盆。胎头交锁发生于第一胎儿臀先露头未娩出、第二胎儿头先露头已入盆。

6.胎儿畸形

胎儿畸形是单胎的 2 倍,联体双胎、无心畸形等为单卵双胎特有畸形。

四、处理

(一)妊娠期处理

1.一般处理

注意休息和营养,预防贫血及妊娠期高血压疾病等。

2.预防早产

孕龄 34 周前出现产兆者应测量阴道后穹隆分泌物中的胎儿纤维连接蛋白及宫颈长度,胎儿纤维连接蛋白阳性且超声测量宫颈长度<3 cm 者近期早产可能性较大,应预防性使用宫缩抑制剂及糖皮质激素。

3.及时防治妊娠期并发症

注意血压及尿蛋白、血胆汁酸、肝功能等。

4.监护胎儿发育状况及胎位

动态超声及胎儿电子监测观察胎儿生长发育状况、宫内安危及胎位,发现胎儿致死性畸形应及时人工终止妊娠,发现 TTTS 可在胎儿镜下激光凝固胎盘表面可见血管吻合支,胎位异常一般不予处理。

5.终止妊娠指征

合并急性羊水过多伴随明显的压迫症状、胎儿致死性畸形、孕妇严重并发症、预产期已到尚未临产、胎盘功能减退等。

(二)分娩期处理

1.阴道分娩注意事项

(1)保持体力。

(2)观察胎心变化。

(3)注意宫缩和产程进展。

(4)必要时行会阴后,侧切开术。

(5)第一个胎儿娩出后由助手扶正并固定第二个胎儿为纵产式。

(6)第一个胎儿娩出后立即钳夹脐带以预防胎儿失血或继续受血。

(7)第一胎儿娩出后 15 分钟仍无宫缩可行人工破膜并静脉滴注催产素。

(8)一旦出现脐带脱垂、胎盘早剥等严重并发症应立即行阴道助产结束快速娩出第二胎儿。

2.剖宫产指征

(1)第一胎儿为肩先露或臀先露。

(2)孕龄 26 周以上的联体双胎。

(3)其他:同单胎妊娠。

3.积极防治产后出血

临产时备血,其余见产后出血。

（肖　辉）

第五节 异 位 妊 娠

正常妊娠时受精卵着床于子宫体腔内膜生长发育,若受精卵在子宫体腔以外着床称异位妊娠。异位妊娠根据受精卵种植的部位不同,分为输卵管妊娠、宫颈妊娠、卵巢妊娠、腹腔妊娠、阔韧带妊娠等,其中以输卵管妊娠最常见,占异位妊娠的 90%～95%。异位妊娠是妇产科常见的急腹症之一,发生率约为 1%,并有逐年增高的趋势,是孕产妇主要死亡原因之一,一直被视为是具有高度危险的妊娠早期并发症。

一、概述

输卵管妊娠是指受精卵在输卵管的某一部分着床并发育,其中壶腹部最多见,占 50%～70%,其次为峡部,占 25%～30%,伞部、间质部妊娠较少见。

二、病因

在正常情况下卵子在输卵管壶腹部受精,然后受精卵在输卵管内缓慢移动,经历 3～4 天的时间进入宫腔。任何因素促使受精卵运行延迟、干扰受精卵的发育、阻碍受精卵及时进入宫腔都可以导致输卵管妊娠。

(一)输卵管异常

输卵管异常包括结构和功能上的异常,是引起异位妊娠的主要原因。

1.慢性输卵管炎

输卵管管腔狭窄,呈通而不畅的状态,影响受精卵的正常运行。

2.输卵管发育异常

影响受精卵运送过程及着床。

3.输卵管手术

输卵管妊娠保守性治疗、输卵管整形术、输卵管吻合术等以后,均可引起输卵管妊娠。

4.输卵管周围疾病

不仅引起输卵管周围粘连,而且引起相关的内分泌异常、免疫异常,以及盆腔局部前列腺水平、巨噬细胞数量异常使输卵管痉挛、蠕动异常。

(二)受精卵游走

卵子在一侧输卵管受精,经宫腔进入对侧输卵管后着床(受精卵内游走);或游走于腹腔内,被对侧输卵管捡拾(受精卵外游走),由于游走时间较长,受精卵发育增大,故着床于对侧输卵管而形成输卵管妊娠。

(三)避孕失败

1.宫内节育器

一旦带器妊娠则输卵管妊娠的可能性增加。

2.口服避孕药

低剂量的纯孕激素不能有效地抑制排卵,却能影响输卵管的蠕动,可能引起输卵管妊娠。应用大剂量雌激素的事后避孕,如果避孕失败,输卵管妊娠的可能性增加。

(四)辅助生育技术

辅助生育技术如人工授精、促排卵药物的应用、体外受精-胚胎移植、配子输卵管移植等应用后,输卵管妊娠的危险性增加。有报道施行辅助生育技术后输卵管妊娠的发生率约为5%。

(五)其他

内分泌异常、精神紧张、吸烟等也可导致输卵管蠕动异常或痉挛而发生输卵管妊娠。

三、病理

(一)输卵管妊娠流产

其多见于妊娠8~12周输卵管壶腹部妊娠。受精卵逐渐长大向管腔膨出,以发育不良的蜕膜组织为主形成的包膜难以承受胚胎的膨胀张力,胚胎及绒毛自管壁附着处分离,落入管腔。由于比较接近伞端,通过逆蠕动挤入腹腔,则为输卵管完全流产,流血往往不多。如受精卵仅有部分剥离排出,部分绒毛仍残留管腔内,形成输卵管不全流产。

(二)输卵管妊娠破裂

其多见于输卵管峡部妊娠,少数发生于输卵管间质部妊娠。输卵管峡部管腔狭窄,故发病时间较早,多在妊娠6周左右。绒毛侵蚀输卵管后穿破管壁,胚胎由裂口流出。输卵管肌层血管丰富,因此输卵管妊娠破裂的内出血较输卵管妊娠流产者严重,可致休克。亦可反复出血在阔韧带、盆腔和腹腔内形成较大的血肿。输卵管间质部局部肌肉组织较厚,妊娠可达12~16周才发生输卵管破裂,此处血管丰富,一旦破裂出血极为严重,可危及生命。

输卵管妊娠流产或破裂患者中,部分患者未能及时治疗,由于反复腹腔内出血,形成血肿,以后胚胎死亡,内出血停止,血肿机化变硬,与周围组织粘连,临床上称陈旧性宫外孕。

四、临床表现

输卵管妊娠的临床表现与病变部位、有无流产或破裂、发病缓急及病程长短有关。典型临床表现包括停经、腹痛及阴道流血。

(一)症状

1.停经

除输卵管间质部妊娠停经时间较长外,多数停经6~8周。少数仅月经延迟数天,20%~30%的患者无明显停经史,将异位妊娠时出现的不规则阴道流血误认为月经,或由于月经过期仅数天而不认为是停经。

2.腹痛

95%以上的患者以腹痛为主诉就诊。输卵管妊娠未发生流产或破裂前由于胚胎生长使输卵管膨胀而产生一侧下腹部隐痛或胀痛。当发生输卵管妊娠流产或破裂时,突感一侧下腹部撕裂样疼痛,常伴有恶心、呕吐。内出血积聚在子宫直肠陷凹,刺激直肠产生肛门坠胀感,进行性加重。随着病情的发展,疼痛可扩展至整个下腹部,甚至引起胃部疼痛或肩部放射性疼痛。血液刺激横膈,可出现肩胛部放射痛。

3.阴道流血

多为不规则点滴状流血,量较月经少,色暗红,5%的患者阴道流血量较多。流血可发生在腹痛出现前,也可发生在其后。阴道流血表明胚胎受损或已死亡,导致HCG下降,卵巢黄体分泌

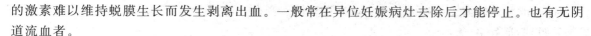

的激素难以维持蜕膜生长而发生剥离出血。一般常在异位妊娠病灶去除后才能停止。也有无阴道流血者。

4.晕厥与休克

其发生与内出血的速度和量有关。出血越多越快症状出现越迅速越严重。由于骤然内出血及剧烈腹痛，患者常感头晕眼花，恶心呕吐，心慌，并出现面色苍白，四肢发冷乃至晕厥，诊治不及时将死亡。

(二)体征

1.一般情况

内出血较多者呈贫血貌。大量出血时脉搏细速，血压下降。体温一般正常，休克患者体温略低。病程长、腹腔内血液吸收时可有低热。如合并感染，则体温可升高。

2.腹部检查

一旦发生内出血，腹部多有明显压痛及反跳痛，尤以下腹患侧最为显著，但腹肌紧张较轻。腹部叩诊可有移动性浊音，内出血多时腹部丰满膨隆。

3.盆腔检查

阴道内可有来自宫腔的少许血液，子宫颈着色可有可无，停经时间较长未发生内出血的患者子宫变软，但增大不明显，部分患者可触及膨胀的输卵管，伴有轻压痛。一旦发生内出血宫颈有明显的举痛或摇摆痛，此为输卵管妊娠的主要体征之一，是因加重对腹膜的刺激所致。内出血多时后穹隆饱满触痛，子宫有漂浮感。血肿多位于子宫后侧方或子宫直肠陷凹处，其大小、形状、质地常有变化，边界可不清楚。病程较长时血肿与周围组织粘连形成包块，机化变硬，边界逐渐清楚，当包块较大、位置较高时可在下腹部摸到压痛的肿块。

五、诊断要点

根据上述临床表现，有典型破裂症状和体征的患者诊断并不困难，无内出血或症状不典型者则容易被忽略或误诊。当诊断困难时，可采用以下辅助诊断方法。

(一)妊娠试验

β-HCG 测定是早期诊断异位妊娠的重要方法，动态监测血 HCG 的变化，对诊断或鉴别宫内或宫外妊娠价值较大。由于异位妊娠时，患者体内的 β-HCG 水平较宫内妊娠低，正常妊娠时血 β-HCG 的倍增在 48 小时上升 60％以上，而异位妊娠 48 小时上升＜50％。采用灵敏度较高的放射免疫法测定血 β-HCG，该实验可进行定量测定，对保守治疗的效果评价具有重要意义。

(二)超声诊断

超声诊断已成为诊断输卵管妊娠的重要方法之一。输卵管妊娠的声像特点：①子宫内不见妊娠囊，内膜增厚；②宫旁一侧可见边界不清、回声不均匀的混合性包块，有时可见宫旁包块内有妊娠囊、胚芽及原始血管搏动，为输卵管妊娠的直接证据；③子宫直肠陷凹处有积液。由于子宫内有时可见假妊娠囊，易误诊为宫内妊娠。

(三)阴道后穹隆穿刺术或腹腔穿刺术

阴道后穹隆穿刺术或腹腔穿刺术是简单可靠的诊断方法，适用于疑有腹腔内出血的患者。由于子宫直肠陷凹是盆腔的最低点，少量出血即可积聚于此，当疑有内出血时，可用穿刺针经阴道后穹隆抽吸子宫直肠陷凹，若抽出物为陈旧性血液或暗红色血液放置 10 分钟左右仍不凝固，则内出血诊断较肯定。内出血量少，血肿位置较高，子宫直肠陷凹有粘连时，可能抽不出血，故穿刺阴性不能否定输卵管妊娠的存在。如有移动性浊音,亦可行腹腔穿刺术。

(四)腹腔镜检查

适用于早期病例及诊断困难者。大量内出血或休克患者禁用。近年来,腹腔镜在异位妊娠中的应用日益普及,不仅可用于诊断,而且可用于治疗。

(五)子宫内膜病理检查

目前很少依靠诊断性刮宫协助诊断,只是对阴道流血较多的患者用于止血并借此排除宫内妊娠。病理切片中见到绒毛,可诊断为宫内妊娠,仅见蜕膜未见绒毛有助于诊断异位妊娠。

六、治疗方案

输卵管妊娠的治疗方法有:手术治疗和非手术治疗。根据病情缓急,采取相应处理。内出血多,出现休克时,应快速备血、建立静脉通道、输血、吸氧等休克治疗,并立即进行手术。快速开腹后,迅速以卵圆钳钳夹患侧输卵管病灶,暂时控制出血,同时快速输血输液,纠正休克,清除腹腔积血后,视病变情况采取根治性或保守性手术方式。对于无内出血或仅有少量内出血、无休克、病情较轻的患者,可采用药物治疗或手术治疗。近年来,由于阴道超声检查、血 β-HCG 水平测定的广泛应用,80%的异位妊娠可以在未破裂前得到诊断,早期诊断给保守治疗创造了条件。因此,目前处理更多地趋向于保守性治疗,腹腔镜微创技术和药物治疗已成为输卵管妊娠治疗的主流。

(一)手术治疗

手术治疗是输卵管妊娠的主要治疗方法。如有休克,应在抗休克治疗的同时尽快手术,手术方式可开腹进行,也可在腹腔镜下进行。

1.根治性手术

对无生育要求的输卵管妊娠破裂者,可行患侧输卵管切除。开腹后迅速找到出血点,立刻钳夹止血,再进行患侧输卵管切除术,尽可能保留卵巢。腹腔镜下可以使用双极电凝、单极电凝及超声刀等切除输卵管。输卵管间质部妊娠手术应作子宫角部楔形切除及患侧输卵管切除,必要时切除子宫。

休克患者应尽量缩短手术时间。腹腔游离血多者可回收进行自体输血,但要求此类患者:①停经<12 周,胎膜未破;②内出血<24 小时;③血液未受污染;④镜检红细胞破坏率<30%。回收血操作时应严格遵守无菌原则,如无自体输血设备,每 100 mL 血液加 3.8%枸橼酸钠10 mL(或肝素 600 U)抗凝,经 8 层纱布过滤后回输。为防止枸橼酸中毒,每回输 400 mL 血液,应补充 10%葡萄糖酸钙 10 mL。

2.保守性手术

主要用于未产妇,以及生育能力较低但又需保留其生育能力的妇女。包括:①年龄<35 岁,无健康子女存活,或一侧输卵管已被切除;②患者病情稳定,出血不急剧,休克已纠正;③输卵管无明显炎症、粘连,无大范围输卵管损伤者。

手术仅清除妊娠物而保留输卵管。一般根据病变累及部位及其损伤程度选择术式,包括输卵管伞端妊娠物挤出、输卵管切开妊娠物清除、输卵管造口(开窗)妊娠物清除及输卵管节段切除端端吻合:①输卵管伞端妊娠物挤出术。伞部妊娠可挤压妊娠物自伞端排出,易导致持续性异位妊娠,应加以注意。②输卵管线形切开术(开窗造口术)。切开输卵管取出胚胎后缝合管壁,是一种最适合输卵管妊娠的保守性手术。适应证:患者有生育要求,生命体征平稳;输卵管的妊娠囊直径<6 cm;输卵管壶腹部妊娠者更适宜。禁忌证:输卵管妊娠破裂大出血,患者明显呈休克状态者。腹腔镜下可于局部注射稀释的垂体后叶素盐水或肾上腺素盐水,电凝切开的膨大部位,然后用电针切开输卵管 1 cm 左右,取出妊娠物,检查输卵管切开部位有无渗血,用双极电凝止血,切口可不缝合或仅缝合一针。③节段切除端端吻合输卵管成形术。峡部妊娠则可切除病灶后再吻合输卵管,操作复杂,效果不明确,临床很少用。

对于输卵管妊娠行保守性手术,若术中未完全清除囊胚,或残留有存活的滋养细胞而继续生长,导致术后发生持续性异位妊娠风险增加。术后需 β-HCG 严密随访,可结合 B 超检查。治疗以及时给予 MTX 化疗效果较好,如有腹腔大量内出血,需行手术探查。

(二)药物治疗

一些药物抑制滋养细胞,促使妊娠物最后吸收,避免手术及术后的并发症。

1.适应证与禁忌证

(1)适应证:①无药物治疗禁忌证;②患者生命体征平稳无明显内出血情况;③输卵管妊娠包块直径≤4 cm;④血 β-HCG<2 000 U/L。输卵管妊娠保守性手术失败:输卵管开窗术等保守性手术后 4%~10%患者可能残留绒毛组织,异位妊娠持续存在,药物治疗可避免再次手术。

(2)禁忌证:患者如出现明显的腹痛已非早期病例,腹痛与异位包块的张力,出血对腹膜的刺激,以及输卵管排异时的痉挛性收缩有关,常是输卵管妊娠破裂或流产的先兆;如 B 超已观察到有胎心,不宜药物治疗;有认为血 β-HCG<5 000 U/L 均可选择药物治疗,但 β-HCG 的水平反映了滋养细胞增殖的活跃程度,随其滴度升高,药物治疗失败率增加;严重肝肾疾病或凝血机制障碍为禁忌证。

(3)目前药物治疗异位妊娠主要适用于早期输卵管妊娠,要求保留生育能力的年轻患者。

2.具体治疗

(1)甲氨蝶呤(MTX)治疗:MTX 为药物治疗首选。MTX 口服:0.4 mg/kg,每天 1 次,5 天为 1 个疗程。目前仅用于保守性手术治疗失败后持续性输卵管妊娠的辅助治疗。MTX 肌内注射:单次给药,剂量为50 mg/m²,肌内注射 1 次,可不加用四氢叶酸,成功率达 87%以上;分次给药,MTX 0.4 mg/kg,肌内注射,每天 1 次,共 5 次。局部用药:局部注射具有用量小、疗效高、可提高局部组织的 MTX 浓度,有利于杀胚和促进胚体吸收等优点。①可采用在 B 超引导下穿刺,将MTX 直接注入输卵管的妊娠囊内。②可在腹腔镜直视下穿刺输卵管妊娠囊,吸出部分囊液后,将MTX 10~50 mg 注入其中,适用于未破裂输卵管,血肿直径≤3 cm,血 β-HCG≤2 000 U/mL 者。③宫腔镜直视下,经输卵管开口向间质部内注射 MTX,MTX 10~30 mg 稀释于生理盐水2 mL中,经导管注入输卵管内。监测指标:用药后 2 周内,宜每隔 3 天复查 β-HCG 及 B 超。β-HCG呈下降趋势并三次阴性,症状缓解或消失,包块缩小为有效。若用药后一周 β-HCG 下降 15%~25%、B 超检查无变化,可考虑再次用药。β-HCG 下降<15%,症状不缓解或反而加重,或有内出血,应考虑手术治疗。用药后 5 周,β-HCG 也可为低值(<15 mIU/mL),也有至用药 15 周以上者血 β-HCG 才降至正常,故用药2 周后应每周复查 β-HCG,直至降至正常范围。

1)MTX 的药物效应:①反应性血 β-HCG 升高。用药后 1~3 天半数患者血 β-HCG 升高,4~7 天时下降。②反应性腹痛。用药后 1 周左右,约半数患者出现一过性腹痛,多于 4~12 小时内缓解,可能系输卵管妊娠流产所致,应仔细鉴别,不要误认为是治疗失败。③附件包块增大,约 50%患者存在。④异位妊娠破裂。与血 β-HCG 水平无明显关系,应及时发现,及时手术。

2)MTX的药物不良反应：MTX全身用药不良反应发生率在10％～50％。主要表现在消化系统和造血系统，有胃炎、口腔炎、转氨酶升高、骨髓抑制等。多次给药不良反应高于单次给药，局部用药则极少出现上述反应。MTX对输卵管组织无伤害，治疗后输卵管通畅率达75％。

（2）氟尿嘧啶治疗：氟尿嘧啶是对滋养细胞极为敏感的化疗药物。在体内转变成氟尿嘧啶脱氧核苷酸，抑制脱氧胸苷酸合成酶，阻止脱氧尿苷酸甲基化转变为脱氧胸苷酸，从而干扰DNA的生物合成，致使滋养细胞死亡。

局部注射给药途径同MTX，可经宫腔镜、腹腔镜或阴道超声引导注射，剂量为全身用药量的1/4或1/5，1次注射氟尿嘧啶250 mg。宫腔镜下行输卵管插管，注入氟尿嘧啶可使药物与滋养细胞直接接触，最大限度地发挥其杀胚胎作用。此外由于液压的机械作用，药液能有效地渗入输卵管壁和滋养层之间，促进滋养层的剥离，细胞坏死和胚胎死亡。氟尿嘧啶虽可杀死胚胎，但对输卵管的正常组织却无破坏作用，病灶吸收后可保持输卵管通畅。

（3）其他药物治疗：①米非司酮为黄体期黄体酮拮抗剂，可抑制滋养层发育，用法不一，口服25～100 mg/d，共3～8天或25毫克/次，每天2次，总量150 mg或200～600 mg 1次服用。②局部注射前列腺素，尤其是$PGF_{2\alpha}$，能增加输卵管的蠕动及输卵管动脉痉挛，是一种溶黄体剂，使黄体产生的黄体酮减少，可在腹腔镜下将$PGF_{2\alpha}$ 0.5～1.5 mg注入输卵管妊娠部位和卵巢黄体部位治疗输卵管妊娠，如用量大或全身用药，易产生心血管不良反应。③氯化钾相对无不良反应，主要作用于心脏，可引起心脏收缩不全和胎儿死亡，可用于有胎心搏动的异位妊娠的治疗及宫内宫外同时妊娠，保留宫内胎儿。④高渗葡萄糖局部注射，引起局部组织脱水和滋养细胞坏死，进而使妊娠产物吸收。

（4）中医采用活血化瘀、消癥杀胚药物，也有一定疗效。

（三）期待疗法

少数输卵管妊娠可能发生自然流产或溶解吸收自然消退，症状较轻无须手术或药物治疗。适应证：①无临床症状或症状轻微；②随诊可靠；③输卵管妊娠包块直径<3 cm；④血β-HCG<1 000 U/L，且持续下降；⑤无腹腔内出血。

无论药物治疗还是期待疗法，必须严格掌握指征，治疗期间密切注意临床表现、生命体征、连续测定血β-HCG、B超、血红蛋白含量和红细胞计数。如连续2次血β-HCG不下降或升高，不宜观察等待，应积极处理。个别病例血β-HCG很低时仍可能破裂，需警惕。

输卵管间质部妊娠、严重腹腔内出血、保守治疗效果不佳均应及早手术。手术治疗和非手术治疗均应注意合理使用抗生素。

（四）输卵管妊娠治疗后的生殖状态

1.生育史

既往有生育力低下或不育史者，输卵管妊娠治疗后宫内妊娠率为37％～42％，再次异位妊娠率增加8％～18％。

2.对侧输卵管情况

对侧输卵管健康者，术后宫内妊娠率和再次异位妊娠率分别为75％和9％左右，对侧输卵管有粘连或损伤者为41％～56％和13％～20％。

3.开腹手术和腹腔镜手术

近年大量研究表明，两者对异位妊娠的生殖状态没有影响。

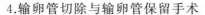

4.输卵管切除与输卵管保留手术

输卵管保守性手术(线形切开、造口、开窗术、妊娠物挤除),存在持续性异位妊娠发生率为5%~10%。

(肖　辉)

第六节　母儿血型不合

母儿血型不合是孕妇与胎儿之间因血型不合而产生的同种血型免疫性疾病,发生在胎儿期和新生儿早期,是胎儿新生儿溶血性疾病中重要的病因。胎儿的基因,一半来自母亲,一半来自父亲。从父亲遗传来的红细胞血型抗原为其母亲所缺乏时,此抗原在某种情况下可通过胎盘进入母体刺激产生相应的免疫抗体。再次妊娠时,抗体可通过胎盘进入胎儿体内,与胎儿红细胞上相应的抗原结合发生凝集、破坏,出现胎儿溶血,导致流产、死胎或新生儿发生不同程度的溶血性贫血或核黄疸后遗症,造成智能低下、神经系统及运动障碍等后遗症。母儿血型不合主要有ABO 型和 Rh 型两大类:ABO 血型不合较为多见,危害轻,常被忽视;Rh 血型不合在我国少见,但病情重。

一、发病机制

(一)胎儿红细胞进入母体

血型抗原、抗体反应包括初次反应,再次反应及回忆反应。抗原初次进入机体后,需经一定的潜伏期后产生抗体,但量不多,持续时间也短。一般是先出现 IgM,数周至数月消失,继 IgM 之后出现 IgG,当 IgM 接近消失时 IgG 达到高峰,在血中维持时间长,可达数年。IgA 最晚出现,一般在 IgM、IgG 出现后 2~8 周方可检出,持续时间长;相同抗原与抗体第二次接触后,先出现原有抗体量的降低,然后 IgG 迅速大量产生,维持时间长,可比初次反应时多几倍到几十倍,IgM 则很少增加;抗体经过一段时间后逐渐消失,如再次接触抗原,可使已消失的抗体快速增加。

母胎间血液循环不直接相通,中间存在胎盘屏障,但这种屏障作用是不完善的,在妊娠期微量的胎儿红细胞持续不断的进入母体血液循环中,且这种运输随着孕期而增加,有学者对 16 例妊娠全过程追踪观察:妊娠早、中、晚期母血中有胎儿红细胞发生率分别为6.7%、15.9%、28.9%。足月妊娠时如母儿 ABO 血型不合者,在母血中存在胎儿红细胞者占 20%,而 ABO 相合者可达50%。大多数孕妇血中的胎儿血是很少的,仅 0.1~3.0 mL,如反复多次小量胎儿血液进入母体,则可使母体致敏。早期妊娠流产的致敏危险是 1%,人工流产的致敏危险是 20%~25%,在超声引导下进行羊水穿刺的致敏危险是 2%,绒毛取样的危险性可能高于 50%。

(二)ABO 血型不合

99%发生在 O 型血孕妇,自然界广泛存在与 A(B)抗原相似的物质(植物、寄生虫、接种疫苗),接触后也可产生抗 A(B)IgG 抗体,故新生儿溶血病有 50%发生在第一胎。另外,A(B)抗原的抗原性较弱,胎儿红细胞表面反应点比成人少,故胎儿红细胞与相应抗体结合也少。孕妇血清中即使有较高的抗 A(B)IgG 滴定度,新生儿溶血病病情却较轻。

(三)Rh 血型不合

Rh 系统分为 3 组：Cc、Dd 和 Ee，有无 D 抗原决定是阳性还是阴性。孕妇为 Rh 阴性，配偶为 Rh 阳性，再次妊娠时有可能发生新生儿 Rh 溶血病。Rh 抗原特异性强，只存在 Rh 阳性的红细胞上，正常妊娠时胎儿血液经胎盘到母血液循环中大多数不足 0.1 mL，虽引起母体免疫，但产生的抗 Rh 抗体很少，第一胎常因抗体不足而极少发病。随着妊娠次数的增加，母体不断产生抗体而引起胎儿溶血的聚会越多，甚至屡次发生流产或死胎，但如果母亲在妊娠前输过 Rh(＋)血，则体内已有 Rh 抗体，在第一胎妊娠时即可发病，尤其是妊娠期接受 Rh(＋)输血，对母子的危害更大。虽然不知道引起 Rh 阴性母体同种免疫所需的 Rh 阳性细胞确切数，但临床及实验均已证明 0.03～0.07 mL 的胎儿血就可以使孕妇致敏而产生抗 Rh 抗体。致敏后，再次妊娠时极少量的胎儿血液渗漏都会使孕妇抗 Rh 抗体急剧上升。

(四)ABO 血型对 Rh 母儿血型不合的影响

Levin 曾首次观察到胎儿血型为 Rh(＋)A 或 B 型与 Rh(－)O 型母亲出现 ABO 血型不合时，则 Rh 免疫作用发生率降低。其机制不清楚，有人认为由于母体中含有抗 A 或抗 B 自然抗体，因而进入母体的胎儿红细胞与这些抗体发生凝集，并迅速破坏，从而防止 Rh 抗原对母体刺激，保护胎儿以免发生溶血。

二、诊断

(一)病史

凡过去有不明原因的死胎、死产或新生儿溶血病史孕妇，可能发生血型不合。

(二)辅助检查

1.血型检查

孕妇血型为 O 型，配偶血型为 A、B 或 AB 型，母儿有 ABO 血型不合可能；孕妇为 Rh 阴性，配偶为 Rh 阳性，母儿有 Rh 血型不合可能。

2.孕妇血液 ABO 和 Rh 抗体效价测定

孕妇血清学检查阳性，应定期测定效价。孕 28～32 周，每 2 周测定一次，32 周后每周测定一次。如孕妇 Rh 血型不合，效价在 1：32 以上，ABO 血型不合，抗体效价在 1：512 以上，提示病情严重，结合过去有不良分娩史，要考虑终止妊娠；但是 ABO 母儿血型不合孕妇效价的高低并不与新生儿预后明显相关。

3.羊水中胆红素测定

用分光光度计做羊水胆红素吸光度分析，吸光度值差(Δ94 A450)＞0.06 为危险值，0.03～0.06 为警戒值，＜0.03 为安全值。

4.B超检查

在 RH 血型不合的患者，需要定期随访胎儿超声，严重胎儿贫血患儿可见羊水过多、胎儿皮肤水肿、胸腹水、心脏扩大、心胸比例增加、肝脾大及胎盘增厚等。胎儿大脑中动脉血流速度的收缩期的峰值(peak systolic velocity，PSV)升高可判断胎儿贫血的严重程度。

三、治疗

(一)妊娠期治疗

1.孕妇被动免疫

在 RhD(－)的孕妇应用抗 D 的免疫球蛋白主要的目的是预防下一胎发生溶血。指征：在流产或分娩后 72 小时内注射抗 D 免疫球蛋白 300 μg。

2. 血浆置换法

Rh 血型不合孕妇,在妊娠中期(24~26 周)胎儿水肿未出现时,可进行血浆置换术,300 mL 血浆可降低一个比数的滴定度,此法比直接胎儿宫内输血,或新生儿换血安全,但需要的血量较多,疗效相对较差。

3. 口服中药

口服中药如三黄汤或茵陈蒿汤。如果抗体效价下降缓慢或不下降,可一直服用至分娩。但目前中药治疗母儿血型不合的疗效缺乏循证依据。

4. 胎儿输血

死胎和胎儿水肿的主要原因是重度贫血,宫内输血的目的在于纠正胎儿的贫血,常用于 Rh 血型不合的患者。宫内输血的指征:根据胎儿超声检查发现胎儿有严重的贫血可能,主要表现为胎儿大脑中动脉的血流峰值升高,胎儿水肿、羊水过多等;输血前还需要脐带穿刺检查胎儿血红蛋白进一步确定胎儿 Hb<120 g/L。输血的方法有脐静脉输血和胎儿腹腔内输血两种方式。所用血液满足以下条件:不含相应母亲抗体的抗原;血细胞比容为 80%;一般用 Rh(一)O 型新鲜血。在 B 型超声指导下进行,经腹壁在胎儿腹腔内注入 Rh 阴性并与孕妇血不凝集的浓缩新鲜血每次 20~110 mL,不超过 20 mL/kg。腹腔内输血量可按下列公式计算:(孕周－20)× 10 mL。输血后需要密切监测抗体滴度和胎儿超声,可反复多次宫内输血。

5. 引产

妊娠近足月抗体产生越多,对胎儿威胁也越大,故于 36 周以后,遇下列情况可考虑引产。①抗体效价:Rh 血型不合,抗体效价达 1∶32 以上;而对于 ABO 母儿血型不合一般不考虑提前终止妊娠;考虑效价高低以外,还要结合其他产科情况,综合决定。②死胎史,特别是前一胎死因是溶血症者。③各种监测手段提示胎儿宫内不安全,如胎动改变、胎心监护图形异常,听诊胎心改变。④羊膜腔穿刺:羊水深黄色或胆红素含量升高。

(二)分娩期治疗

(1)争取自然分娩,避免用麻醉药、镇静剂,减少新生儿窒息的机会。

(2)分娩时做好抢救新生儿的准备,如气管插管、加压给氧,以及换血准备。

(3)娩出后立即断脐,减少抗体进入婴儿体内。

(4)胎盘端留脐血送血型、胆红素,抗人球蛋白试验及特殊抗体测定,并查红细胞、血红蛋白,有核红细胞与网织红细胞计数。

(三)新生儿处理

多数 ABO 血型不合的患儿可以自愈,严重的患者可出现病理性黄疸、核黄疸等。黄疸明显者,根据血胆红素情况予以蓝光疗法每天 12 小时,分 2 次照射;口服苯巴比妥 5~8 mg/(kg·d);血胆红素高者予以人血清蛋白静脉注射 1 g/(kg·d),使与游离胆红素结合,以减少核黄疸的发生;25% 的葡萄糖液注射;严重贫血者及时输血或换血治疗。

(肖　辉)

第七节 脐 带 异 常

脐带是胎儿与母体进行物质和气体交换的唯一通道。若脐带发生异常(包括脐带过短、缠绕、打结、扭转及脱垂等),可使胎儿血供受限或受阻,导致胎儿窘迫,甚至胎儿死亡。

一、脐带长度异常

脐带的长度个体间略有变化,足月时平均长度为 55～60 cm,特殊的脐带长度异常病例,长度最小几乎为无脐带,最长为 300 cm。正常长度为 30～100 cm。脐带过长经常会出现脐带血管栓塞及脐带真结,同时脐带过长也容易出现脐带脱垂。短于 30 cm 为脐带过短。妊娠期间脐带过短并无临床征象。进入产程后,由于胎先露部下降,脐带被拉紧使胎儿血循环受阻出现胎儿窘迫或造成胎盘早剥和子宫内翻,也可引起产程延长。若临产后疑有脐带过短,应抬高床脚改变体位并吸氧,胎心无改善应尽快行剖宫产术。

通过动物实验及人类自然分娩的研究,似乎支持这样一个论点:脐带的长度及羊水的量和胎儿的运动呈正相关,并受其影响。Miller 等证实:当羊水过少造成胎儿活动受限或因胎儿肢体功能障碍导致活动减少时会使得脐带的长度略微缩短。脐带过长似乎是胎儿运动时牵拉脐带及脐带缠绕的结果。Soernes 和 Bakke 报道臀位先露者脐带长度较头位者短大约 5 cm。

二、脐带缠绕

脐带围绕胎儿颈部、四肢或躯干者称为脐带缠绕。约 90% 为脐带绕颈,Kan 及 Eastman 等研究发现脐带绕颈一周者居多,占分娩总数的 21%,而脐带绕颈三周发生率为 0.2%。其发生原因和脐带过长、胎儿过小、羊水过多及胎动过频等有关。脐带绕颈一周需脐带 20 cm 左右。对胎儿的影响与脐带缠绕松紧、缠绕周数及脐带长短有关。脐带缠绕可出现以下临床特点。①胎先露部下降受阻:由于脐带缠绕使脐带相对变短,影响胎先露部入盆,或可使产程延长或停滞。②胎儿宫内窘迫:当缠绕周数过多、过紧时或宫缩时,脐带受到牵拉,可使胎儿血循环受阻,导致胎儿宫内窘迫。③胎心监护:胎心监护出现频繁的变异减速。④彩色超声多普勒检查:可在胎儿颈部找到脐带血流信号。⑤B 型超声检查:脐带缠绕处的皮肤有明显的压迹,脐带缠绕 1 周者为 U 形压迫,内含一小圆形衰减包块,并可见其中小短光条;脐带缠绕 2 周者,皮肤压迹为"W"形,其上含一带壳花生样衰减包块,内见小光条;脐带缠绕 3 周或 3 周以上,皮肤压迹为锯齿状,其上为一条衰减带状回声。当产程中出现上述情况,应高度警惕脐带缠绕,尤其当胎心监护出现异常,经吸氧、改变体位不能缓解时,应及时终止妊娠。临产前 B 型超声诊断脐带缠绕,应在分娩过程中加强监护,一旦出现胎儿宫内窘迫,及时处理。值得庆幸的是,脐带绕颈不是胎儿死亡的主要原因。Hankins 等研究发现脐带绕颈的胎儿与对照胎儿对比出现更多的轻度或严重的胎心变异减速,他们的脐带血 pH 也偏低,但是并没有发现新生儿病理性酸中毒。

三、脐带打结

脐带打结分为假结和真结两种。脐带假结是指脐静脉较脐动脉长,形成迂曲似结或由于脐血管较脐带长,血管卷曲似结。假结一般不影响胎儿血液循环,对胎儿危害不大。脐带真结是由于脐带缠绕胎体,随后胎儿又穿过脐带套环而成真结,Spellacy 等研究发现,真结的发生率为1.1%。真结在单羊膜囊双胎中发生率更高。真结一旦影响胎儿血液循环,在妊娠过程中出现胎儿宫内生长受限,真结过紧可造成胎儿血循环受阻,严重者导致胎死宫内,多数在分娩后确诊。围产期伴发脐带真结的产妇其胎儿死亡率为 6%。

四、脐带扭转

胎儿活动可使脐带顺其纵轴扭转呈螺旋状,生理性扭转可达 6～11 周。若脐带过度扭转呈绳索样,使胎儿血循环缓慢,导致胎儿宫内缺氧,严重者可致胎儿血循环中断造成胎死宫内。已有研究发现脐带高度螺旋化与早产发生率的增加有关。妇女滥用可卡因与脐带高度螺旋化有关。

五、脐带附着异常

脐带通常附着于胎盘胎儿面的中心或其邻近部位。脐带附着在胎盘边缘者,称为球拍状胎盘,发现存在于 7% 的足月胎盘中。胎盘分娩过程中牵拉可能断裂,其临床意义不大。

脐带附着在胎膜上,脐带血管如船帆的缆绳通过羊膜及绒毛膜之间进入胎盘者,称为脐带帆状附着。因为脐带血管在距离胎盘边缘一定距离的胎膜上分离,它们与胎盘接触部位仅靠羊膜的折叠包裹,如胎膜上的血管经宫颈内口位于胎先露前方时,称为前置血管。在分娩过程中,脐带边缘附着一般不影响母体和胎儿生命,多在产后胎盘检查时始被发现。前置血管对于胎儿存在明显的潜在危险性,若前置血管发生破裂,胎儿血液外流,出血量达 200～300 mL,即可导致胎儿死亡。阴道检查可触及有搏动的血管。产前或产时任何阶段的出血都可能存在前置血管及胎儿血管破裂。若怀疑前置血管破裂,一个快速、敏感的方法是取流出的血液做涂片,找到有核红细胞或幼红细胞并有胎儿血红蛋白,即可确诊。因此,产前做 B 型超声检查时,应注意脐带和胎盘附着的关系。

六、脐带先露和脐带脱垂

胎膜未破时脐带位于胎先露部前方或一侧称为脐带先露,也称隐性脐带脱垂。胎膜破裂后,脐带脱出于宫颈口外,降至阴道甚至外阴,称为脐带脱垂。脐带脱垂是一种严重威胁胎儿生命的并发症,须积极预防。

七、单脐动脉

正常脐带有两条脐动脉,一条脐静脉。如只有一条脐动脉,称为单脐动脉。Bryan 和 Kohler通过对 20 000 个病例研究发现,143 例婴儿为单脐动脉,发生率为 0.72%,单脐动脉婴儿重要器官畸形率为 18%,生长受限发生率为 34%,早产儿发生率为 17%。他们随后又发现在 90 例单脐动脉婴儿中先前未认识的畸形有 10 例。Leung 和 Robson 发现在合并糖尿病、癫痫、子痫前期、产前出血、羊水过少、羊水过多的孕妇其新生儿中单脐动脉发生率相对较高。在自发性流产胎儿中更易发现单脐动脉。Pavlopoulos 等发现在这些胎儿中,肾发育不全、肢体短小畸形、空腔脏器闭锁畸形发生率增高,提示有血管因素参与其中。

(肖　辉)

第八节　胎膜病变

胎膜是由羊膜和绒毛膜组成。胎膜外层为绒毛膜,内层为羊膜,于妊娠14周末,羊膜与绒毛膜相连封闭胚外体腔,羊膜腔占据整个宫腔,对胎儿起着一定的保护作用。同时胎膜含甾体激素代谢所需的多种酶,与甾体激素的代谢有关。胎膜含多量花生四烯酸的磷脂,且含有能催化磷脂生成游离花生四烯酸的溶酶体,故胎膜在分娩发动上有一定作用。胎膜的病变与妊娠的结局有密切的关系。本节主要介绍胎膜早破和绒毛膜羊膜炎对妊娠的影响。

一、胎膜早破

胎膜早破(premature rupture of the membranes,PROM)是指胎膜破裂发生在临产前。胎膜早破可导致产妇、胎儿和新生儿的风险明显升高。胎膜早破是产科的难题。一般认为胎膜早破发生率在10%,大部分发生在37周后,称足月胎膜早破(PROM of term),若发生在妊娠不满37周称足月前胎膜早破(preterm PROM,PPROM),发生率为2.0%。胎膜早破的妊娠结局与破膜时孕周有关。孕周越小,围生儿预后越差。常引起早产及母婴感染。

(一)病因

目前胎膜早破的病因尚不清楚,一般认为胎膜早破的病因与下述因素有关。

1.生殖道病原微生物上行性感染

胎膜早破患者经腹羊膜腔穿刺,羊水细菌培养28%~50%呈阳性,其微生物分离结果往往与宫颈内口分泌物培养结果相同,提示生殖道病原微生物上行性感染是引起胎膜早破的主要原因之一。B族溶血性链球菌、衣原体、淋病奈瑟菌、梅毒和解脲支原体感染不同程度与PPROM相关。但是妊娠期阴道内的致病菌并非都引起胎膜早破,其感染条件为菌量增加和局部防御能力低下。宫颈黏液中的溶菌酶、局部抗体等抗菌物质等局部防御屏障抗菌能力下降微生物附着于胎膜,趋化中性粒细胞,浸润于胎膜中的中性粒细胞脱颗粒,释放弹性蛋白酶,分解胶原蛋白成碎片,使局部胎膜抗张能力下降,而致胎膜早破。

2.羊膜腔压力增高

双胎妊娠、羊水过多、过重的活动等使羊膜腔内压力长时间或多时间的增高,加上胎膜局部缺陷,如弹性降低、胶原减少,增加的压力作用于薄弱的胎膜处,引起胎膜早破。

3.胎膜受力不均

胎位异常、头盆不称等可使胎儿先露部不能与骨盆入口衔接,盆腔空虚致使前羊水囊所受压力不均,引起胎膜早破。

4.部分营养素缺乏

母血维生素C浓度降低者,胎膜早破发病率较正常孕妇增高近10倍。体外研究证明,在培养基中增加维生素C浓度,能降低胶原酶及其活性,而胶原是维持羊膜韧性的主要物质。铜元素缺乏能抑制胶原纤维与弹性硬蛋白的成熟。胎膜早破者常发现母、脐血清中铜元素降低。故维生素C、铜元素缺乏,使胎膜抗张能力下降,易引起胎膜早破。

5.宫颈病变

常因手术机械性扩张宫颈、产伤或先天性宫颈局部组织结构薄弱等,使宫颈内口括约功能破坏,宫颈内口松弛,前羊水囊易于楔入,使该处羊水囊受压不均,加之此处胎膜最接近阴道,缺乏宫颈黏液保护,常首先受到病原微生物感染,造成胎膜早破。

6.创伤

腹部受外力撞击或摔倒,阴道检查或性交时胎膜受外力作用,可发生破裂。

(二)临床表现

90%患者突感较多液体从阴道流出,并有阵发性或持续性阴道流液,时多时少,无腹痛等其他产兆。肛门检查时触不到胎囊,如上推胎儿先露部时,见液体从阴道流出,有时可见到流出液中有胎脂或被胎粪污染,呈黄绿色。如并发明显羊膜腔感染,则阴道流出液体有臭味,并伴发热、母儿心率增快、子宫压痛、白细胞计数增高、C反应蛋白阳性等急性感染表现。隐匿性羊膜腔感染时,虽无明显发热,但常出现母儿心率增快。患者在流液后,常很快出现宫缩及宫口扩张。

(三)诊断

根据详细地询问病史并结合临床及专科检查可诊断胎膜早破。当根据临床表现诊断胎膜早破存在疑问时,可以结合一些辅助检查明确诊断。明确诊断胎膜早破后还应进一步检查排除羊膜腔感染。

1.胎膜早破的诊断

(1)阴道窥器检查:见液体自宫颈流出或后穹隆较多的积液中见到胎脂样物质是诊断胎膜早破的直接证据。

(2)阴道液pH测定:正常阴道液pH为4.5~5.5,羊水pH为7.0~7.5,如阴道液pH>6.5,提示胎膜早破可能性大。该方法诊断正确率可达90%。若阴道液被血、尿、精液及细菌性阴道病所致的大量白带污染,可产生假阳性。

(3)阴道液涂片检查:取阴道后穹隆积液置于干净玻片上,待其干燥后镜检,显微镜下见到羊齿植物叶状结晶为羊水。其诊断正确率可达95%。如阴道液涂片用0.5%硫酸尼罗蓝染色,镜下可见橘黄色胎儿上皮细胞;若用苏丹Ⅲ染色,则见到黄色脂肪小粒可确定为羊水。

(4)羊膜镜检查:可以直视胎儿先露部,看不到前羊膜囊即可诊断胎膜早破。

(5)胎儿纤维连接蛋白(fFN):胎儿纤维连接蛋白是胎膜分泌的细胞外基质蛋白,胎膜破裂,其进入宫颈及阴道分泌物。在诊断存在疑问时,这是一个有用和能明确诊断的实验。

(6)B型超声检查:可根据显露部位前样水囊是否存在,如消失,应高度怀疑有胎膜早破,此外,羊水逐日减少,破膜超过24小时者,最大羊水池深度往往<3 cm,可协助诊断胎膜早破。

2.羊膜腔感染的诊断

(1)临床表现:孕妇体温升高至37.8 ℃或38 ℃以上,脉率增快至100次/分或以上,胎心率增快至160次/分以上。子宫压痛,羊水有臭味,提示感染严重。

(2)经腹羊膜腔穿刺检查:在确诊足月前胎膜早破后,最好行羊膜穿刺,抽出羊水检查微生物感染情况,对选择治疗方法有意义。常用方法如下。①羊水细菌培养:诊断羊膜腔感染的金标准。但该方法费时,难以快速诊断。②羊水白细胞介素-6测定(interleukin-6,IL-6):如羊水中IL-6≥7.9 ng/mL,提示急性绒毛膜羊膜炎。该方法诊断敏感性较高,且对预测新生儿并发症如肺炎、败血症等有帮助。③羊水涂片革兰染色检查:如找到细菌,则可诊断绒毛膜羊膜炎,该法特异性较高,但敏感性较差。④羊水涂片计数白细胞:≥30个白细胞/mL,提示绒毛膜羊膜炎,该法诊断特异性较高。如羊水涂片革兰染色未找到细菌,而涂片白细胞计数增高,应警惕支原体、衣原体感染。⑤羊水葡萄糖定量检测:如羊水葡萄糖<10 mmol/L,提示绒毛膜羊膜炎。该方法常与上述其他指标同时检测,综合分析,评价绒毛膜羊膜炎的可能性。

(3)动态胎儿生物物理评分(BPP):因为经腹羊膜腔穿刺较难多次反复进行,特别是合并羊水过少者,而期待治疗过程中需要动态监测羊膜腔感染的情况。临床研究表明,BPP<7分(主要为 NST 无反应型、胎儿呼吸运动消失)者,绒毛膜羊膜炎及新生儿感染性并发症的发病率明显增高,故有学者推荐动态监测 BPP,决定羊膜腔穿刺时机。

(四)对母儿的影响

1.对母体影响

(1)感染:破膜后,阴道病原微生物上行性感染更容易、更迅速。随着胎膜早破潜伏期(指破膜到产程开始的间隔时间)延长,羊水细菌培养阳性率增高,且原来无明显临床症状的隐匿性绒毛膜羊膜炎常变成显性。除造成孕妇产前、产时感染外,胎膜早破还是产褥感染的常见原因。

(2)胎盘早剥:足月前胎膜早破可引起胎盘早剥,确切机制尚不清楚,可能与羊水减少有关。据报道最大羊水池深度<1 cm,胎盘早剥发生率12.3%、而最大池深度<2 cm,发生率仅3.5%。

2.对胎儿影响

(1)早产儿:30%~40%早产与胎膜早破有关。早产儿易发生新生儿呼吸窘迫综合征、胎儿及新生儿颅内出血、坏死性小肠炎等并发症,围生儿死亡率增加。

(2)感染:胎膜早破并发绒毛膜羊膜炎时,常引起胎儿及新生儿感染,表现为肺炎、败血症、颅内感染。

(3)脐带脱垂或受压:胎先露未衔接者,破膜后脐带脱垂的危险性增加;因破膜继发性羊水减少,使脐带受压,亦可致胎儿窘迫。

(4)胎肺发育不良及胎儿受压综合征:妊娠28周前胎膜早破保守治疗的患者中,新生儿尸解发现。肺/体重比值减小、肺泡数目减少。活体 X 线摄片显示小而充气良好的肺、钟形胸、横膈上抬到第7肋间。胎肺发育不良常引起气胸、持续肺高压,预后不良。破膜时孕龄越小、引发羊水过少越早,胎肺发育不良的发生率越高。如破膜潜伏期长于4周,羊水过少程度重,可出现明显胎儿宫内受压,表现为铲形手、弓形腿、扁平鼻等。

(五)治疗

总体而言,对胎膜早破的处理已经从保守处理转为积极处理,准确评估孕周对处理至关重要。

1.发生在36周后的胎膜早破

观察12~24小时,80%患者可自然临产。临产后观察体温、心率、宫缩、羊水流出量、性状及气味,必要时 B 型超声检查了解羊水量,胎儿电子监护进行宫缩应激试验,了解胎儿宫内情况。若羊水减少,且 CST 显示频繁变异减速,应考虑羊膜腔输液;如变异减速改善,产程进展顺利,则等待自然分娩。否则,行剖宫产术。若未临产,但发现有明显羊膜腔感染体征,应立即使用抗生素,并终止妊娠。如检查正常,破膜后12小时,给予抗生素预防感染,破膜24小时仍未临产且无头盆不称,应引产。目前研究发现,静脉滴注催产素引产似乎最合适。

2.足月前胎膜早破治疗

足月前胎膜早破是胎膜早破的治疗难点,一方面要延长孕周减少新生儿因不成熟而产生的疾病与死亡;另一方面随着破膜后时间延长,上行性感染成为不可避免或原有的感染加重,发生严重感染并发症的危险性增加,同样可造成母儿预后不良。目前足月前胎膜早破的处理原则是:若胎肺不成熟,无明显临床感染征象,无胎儿窘迫,则期待治疗;若胎肺成熟或有明显临床感染征象,则应立即终止妊娠;对胎儿窘迫者,应针对宫内缺氧的原因,进行治疗。

(1)期待治疗:密切观察孕妇体温、心率、宫缩、白细胞计数、C反应蛋白等变化,以便及早发现患者的明显感染体征,及时治疗。避免不必要的肛门及阴道检查。

应用抗生素:足月前胎膜早破应用抗生素,能降低胎儿及新生儿肺炎、败血症及颅内出血的发生率;亦能大幅度减少绒毛膜羊膜炎及产后子宫内膜炎的发生;尤其对羊水细菌培养阳性或阴道分泌物培养B族链球菌阳性者,效果最好。B族链球菌感染用青霉素;支原体或衣原体感染,选择红霉素或罗红霉素。如感染的微生物不明确,可选用FDA分类为B类的广谱抗生素,常用β-内酰胺类抗生素。可间断给药,如开始给氨苄西林或头孢菌素类静脉滴注,48小时后改为口服。若破膜后长时间不临产,且无明显临床感染征象,则停用抗生素,进入产程时继续用药。

宫缩抑制剂应用:对无继续妊娠禁忌证的患者,可考虑应用宫缩抑制剂预防早产。如无明显宫缩,可口服利托君;有宫缩者,静脉给药,待宫缩消失后,口服维持用药。

纠正羊水过少:若孕周小,羊水明显减少者,可进行羊膜腔输液补充羊水,以帮助胎肺发育;若产程中出现明显脐带受压表现(CST显示频繁变异减速),羊膜腔输液可缓解脐带受压。

肾上腺糖皮质激素促胎肺成熟:妊娠35周前的胎膜早破,应给予倍他米松12 mg静脉滴注,每天1次共2次;或地塞米松10 mg静脉滴注,每天1次,共2次。

(2)终止妊娠:一旦胎肺成熟或发现明显临床感染征象,在抗感染同时,应立即终止妊娠。对胎位异常或宫颈不成熟,缩宫素引产不易成功者,应根据胎儿出生后存活的可能性,考虑剖宫产或更换引产方法。

3.小于24孕周的胎膜早破

这个孕周最适合的处理尚不清楚,必须个体化,患者及家人的要求应纳入考虑。若已临产,或合并胎盘早剥,或有临床证据显示母儿感染存在,这些都是积极处理的指征。有些父母要求积极处理是因为担心妊娠25～26周分娩的胎儿虽然有可能存活,但极可能发生严重的新生儿及远期并发症。

目前越来越多的人考虑期待处理。但有报告指出,小于24周新生儿的存活率低于50%,甚至在最新最好的研究中,经过12个月的随访后,发育正常的新生儿低于40%。因此,对于小于24周的PPROM,对回答父母咨询必须完全和谨慎。应让父母明白在最好的监测下新生儿可能的预后:新生儿死亡率及发病率都相当高。

考虑到预后并不明确,对于小于24周德早产胎膜早破,另一种处理方案已形成。即:在首次住院72小时后,患者在家中观察,限制其活动,测量体温,每周报告产前评估及微生物/血液学检测结果。这种处理有待随机试验评估,但考虑到经济及心理因素,这种处理很显然是合适的。

4.发生在24～31孕周的胎膜早破

在这个孕周,胎儿最大的风险仍是不成熟,这种风险比隐性宫内感染患者分娩产生的好处还重要。因此,期待处理是这个孕周最好的建议。

在这个孕周,特别对于胎肺不可能成熟的患者,使用羊膜腔穿刺检查诊断是否存在隐性羊膜腔感染存在争议。在某些情况下,特别是存在绒毛膜羊膜炎隐性体征,如低热、白细胞计数升高和C反应蛋白增加等,可以考虑羊膜腔穿刺。

一项评估26～31周PPROM患者72小时后在家中及医院治疗的对比随机研究指出,在家中处理是一项可采纳的安全方法,考虑到新生儿及母亲的结局,这种处理明显减少母亲住院费用。Hoffmann 等指出,这种形式更适合一周内无临床感染迹象、B 超提示有足量羊水的患者。我们期待类似的大样本随机研究结果,决定这个孕周 PPROM 的合适处理。

在 24～31 周 PPROM 的产前处理中,应与父母探讨如果保守处理不合适时可能的分娩方式。结果发现,正在出现一种值得注意的临床实践趋势。Amon 等以围产学会成员的名义发表的一项调查显示,特别是胎儿存活率不高的孕周,在 1986－1992 年分娩的妇女中,孕 24～28 周因胎儿指征剖宫产率增加了 2 倍。然而,Sanchez-Ramos 等在 1986－1990 年研究指出,极低体重婴儿分娩的剖宫产率从 55% 降低至 40%($P<0.05$),新生儿的死亡率并没有改变,低 Apgar 评分的发生率、脐带血气值、脑室出血的发生率,或新生儿在重症监护室治疗的平均时间也没有改变。Weiner 特别研究 32 周前的臀先露病例,得出结论:剖宫产通过减少脑室出血的发生率而减少围产儿的死亡率。Olofsson 等证实了这个观点。

客观地说,低出生体重婴儿经阴道分娩是合理的选择,若存在典型的产科指征,借助剖宫产可能拯救小于 32 周臀先露的婴儿。

5.发生于 31～33 孕周的胎膜早破

该孕周分娩的新生儿存活率超过 95%。因此,不成熟的风险和新生儿败血症的风险一样。尽管这个时期用羊膜腔穿刺检查似乎比较合理,但对其价值仍未充分评估。在 PPROM 妇女中行羊膜腔穿刺获取羊水的成功率介于 45%～97%,即使成功获取羊水,但由于诊断隐性宫内感染缺乏金标准,使我们难于解释革兰染色、羊水微生物培养、白细胞酯酶测定及气相色谱分析的结果。Fish 对 6 个关于应用培养或革兰染色涂片诊断羊水感染研究的综述指出,这些检查诊断宫内感染的敏感率为 55%～100%,特异性为 76%～100%。羊水感染的定义在评价诊断实验对亚临床宫内感染诊断的敏感性及特异性时特别重要,例如,如果微生物存在即诊断宫内感染,羊水革兰染色及培养诊断的敏感性为 100%;如果将新生儿因败血症死亡作终点,诊断宫内感染的敏感性将明显减低,这将漏诊很多重要疾病。Fish 用绒毛膜炎组织病理学证据定义感染,但 Ohlsson 及 Wang 怀疑这一点,他们接受临床绒毛膜羊膜炎及它的缺点;Dudley 等用新生儿败血症(怀疑或证实)定义感染;而 Vintzileos 等联合临床绒毛膜羊膜炎及新生儿败血症(怀疑或证实)定义感染。

Dudley 等指出,在这个孕周羊膜腔穿刺所获得的标本中,58% 的病例胎肺不成熟。这一结果和显示胎肺成熟率为 50%～60% 的其他研究相一致。考虑到早产胎膜早破新生儿呼吸窘迫问题,胎肺成熟测试(L/S 值)阳性预测值为 68%,阴性预测值为 79%。对特殊情况如隐性感染但胎肺未成熟及胎肺已成熟但羊水无感染状况缺乏足够评估,因而无法决定正确的处理选择。

如果无法成功获取足够多羊水,处理必须依据有固有缺陷的临床指标结果,并联合精确性差的 C 反应蛋白及血常规等血液参数评估感染是否存在。虽然 Yeast 等发现没有证据显示羊膜腔穿刺引起临产,但这种操作并不是完全无并发症的,在回答患者及家人咨询时,这种情况必须说明。特别是在这个孕周,羊膜腔穿刺在患者处理中的作用有待评估。在将列为常规处理选择前,最好先进行大样本前瞻性随机试验。

6.发生在 34～36 周的胎膜早破

虽然在这个孕周仍普遍采用期待疗法,但正如 Olofsson 等关于瑞典对 PPROM 的产科实践的综述中提出的,很多人更愿意引产。这个孕周引产失败的可能性比足月者大,但至今对其尚未做充分评估。

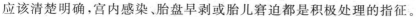

应该清楚明确,宫内感染、胎盘早剥或胎儿窘迫都是积极处理的指征。

(六)预防

1.妊娠期尽早治疗下生殖道感染

及时治疗滴虫阴道炎、淋病奈瑟菌感染、宫颈沙眼衣原体感染、细菌性阴道病等。

2.注意营养平衡

适量补充铜元素或维生素 C。

3.避免腹压突然增加

特别对先露部高浮、子宫膨胀过度者,应予以足够休息,避免腹压突然增加。

4.治疗宫颈内口松弛

可于妊娠 14～16 周行宫颈环扎术。

二、绒毛膜羊膜炎

胎膜的炎症是一种宫内感染的表现,常伴有胎膜早破和分娩延长。当显微镜下发现单核细胞及多核细胞浸润绒毛时称为绒毛膜羊膜炎。如果单核细胞及多核细胞在羊水中发现时即为羊膜炎。脐带的炎症称为脐带炎,胎盘感染称为胎盘绒毛炎。绒毛膜羊膜炎是宫内感染的主要表现,是导致胎膜早破和/或早产的主要原因,同时与胎儿的和新生儿的损伤和死亡密切有关。

(一)病因

研究证实阴道和/或宫颈部位的细菌通过完整或破裂的胎膜上行性感染羊膜腔是导致绒毛膜羊膜炎的主要原因。20 多年前已经发现阴道直肠的 B 族链球菌与宫内感染密切相关。妊娠期直肠和肛门菌群异常可以导致阴道和宫颈部位菌群异常。妊娠期尿路感染可以引起异常的阴道病原体从而引起宫内感染,这种现象在未治疗的与 B 族链球菌相关无症状性菌尿病患者中得到证实。细菌性阴道病被认为与早产、胎膜早破、绒毛膜羊膜炎,以及长期的胎膜破裂、胎膜牙周炎、A 型或 O 型血、酗酒、贫血、肥胖等有关。

宫颈功能不全导致宿主的防御功能下降,从而为上行性感染创造条件。

(二)对母儿的影响

1.对孕妇的影响

20 世纪 70 年代宫内感染是产妇死亡的主要原因。到 20 世纪 90 年代由于感染的严重并发症十分罕见,由宫内感染导致的孕产妇死亡率明显下降。但由宫内感染导致的并发症仍较普遍,因为宫内感染可以导致晚期流产和胎儿宫内死亡。胎膜早破与宫内感染密切相关。目前宫内感染已公认是早产的主要原因。宫内感染还可导致难产并导致产褥感染。

2.对胎儿、婴儿的影响

宫内感染对胎儿和新生儿的影响远较对孕产妇的影响大。胎儿感染是宫内感染的最后阶段。胎儿炎症反应综合征(FIRS)是胎儿微生物入侵或其他损伤导致一系列炎症反应,继而发展为多器官衰竭、中毒性休克和死亡。另外胎儿感染或炎症的远期影响还包括脑瘫,肺支气管发育不良,围产儿死亡的并发症明显增加。

(三)临床表现

绒毛膜羊膜炎的临床症状和体征:①产时母亲发热,体温＞37.8 ℃;②母亲明显的心跳过速(＞120 次/分);③胎心过速(＞160 次/分);④羊水或阴道分泌物有脓性或有恶臭味;⑤宫体触痛;⑥母亲白细胞增多(全血白细胞计数＞18×10^9/L)。

在以上标准中,产时母亲发热是最常见和最重要的指标,但是必须排除其他原因,包括脱水,或同时有尿路和其他器官系统的感染。白细胞升高非常重要,但是作为单独指标诊断意义不大。

体检非常重要,可以发现未表现出症状和体征的绒毛膜羊膜炎孕妇,可能发现的体征:①发热;②心动过速(>120次/分);③低血压;④出冷汗;⑤皮肤湿冷;⑥宫体触痛;⑦阴道分泌物异常或恶臭。

另外还有胎心过速(160~180次/分),应用超声检查生物物理评分低于正常。超声检查羊水的透声异常可能也有一定的诊断价值。

(四)诊断

根据临床症状及体征诊断并不困难。但常需采用下列辅助检查,估计羊水量及羊水过多的原因。在产时,绒毛膜羊膜炎的诊断通常以临床标准作为依据,尤其是足月妊娠时。

1.羊水或生殖泌尿系统液体的细菌培养

对寻找病原体可能是有诊断价值的方法。有学者提出获取宫颈液培养时可能会增加早期羊水感染的危险性,无论此时胎膜有否破裂。隐性绒毛膜羊膜炎被认为是早产的重要诱因。

2.羊水、母血、母尿或综合多项实验检查

无症状的早产或胎膜早破的产妇需要进行一些检查来排除有否隐性绒毛膜羊膜炎。临床医师往往进行一些实验室检查包括羊水、母血、母尿或综合多项实验检查来诊断是否有隐性或显性的羊膜炎或绒毛膜羊膜炎的存在。

3.羊水或生殖泌尿系统液体的实验室检查

(1)通过羊膜穿刺获得的羊水,可进行白细胞计数、革兰染色、pH测定、葡萄糖定量,以及内毒素、乳铁蛋白、细胞因子(如白细胞介素-6)等的测定。

(2)羊水或血液中的细胞因子定量测定通常包括IL-6、肿瘤坏死因子α、IL-1及IL-8。尽管在文献中IL-6是最常被提及的,但目前尚无一致的意见能表明哪种细胞因子具有最高的敏感性或特异性,以及阳性或阴性的预测性。脐带血或羊水中IL-6水平的升高与婴儿有长期的神经系统损伤有关。这些都不是常规的实验室检查,在社区医院中也没有这些辅助检查。

(3)PCR作为一种辅助检查得到了迅速发展。它被用来检测羊水中或其他体液中的微生物如HIV病毒、巨细胞病毒、单纯疱疹病毒、细小病毒、弓形体病毒,以及细菌DNA。PCR检测法被用来诊断由细菌体病原体引起的羊水感染,但只有大学或学院机构才能提供此类检测方法。

(4)羊膜穿刺术可引起胎膜早破。正因为如此,有人提出检测宫颈阴道分泌物来诊断绒毛膜羊膜炎。可能提示有宫颈或绒毛膜感染存在的宫颈阴道分泌物含有胎儿纤连蛋白、胰岛素样生长因子粘连蛋白-1及唾液酶。羊膜炎与IL-6水平、胎儿纤连蛋白有密切关系。然而,孕中期胎儿纤连蛋白的测定与分娩时的急性胎盘炎无关。羊水的蛋白组织学检测能诊断宫内炎症和/或宫内感染,并预测继发的新生儿败血症。但读者谨记这些检测并不是大多数医院能做的。

(5)产前过筛检查表明:B族链球菌增生可增加发生绒毛膜羊膜炎的风险,而产时抗生素的应用能减少新生儿B族链球菌感染的发生率。在产时应用快速B族链球菌检测能较其他试验发现更多处于高危状态的新生儿。快速B族链球菌检测法的应用使一些采用化学药物预防产时感染的母亲同时也能节约花费于新生儿感染的费用大约差不多12 000美元。近年来更多来自欧洲的报道也提到了B族链球菌检测和产时化学药物预防疗法的效果,但同时也提出PCR检测如何能更好改进B族链球菌检测的建议。

4.母血检测

（1）当产妇有发热时，白细胞计数或母血中 C 反应蛋白的水平用来预测绒毛膜羊膜炎的发生。但不同的报道支持或反对以 C 反应蛋白水平来诊断绒毛膜羊膜炎。但 C 反应蛋白水平较外周血白细胞计数能更好地预测绒毛膜羊膜炎，尤其是如果产妇应用了皮质醇激素类药物，她们外周血中的白细胞数可能会增高。

（2）另一些学者提示母血中的 α_1 水解蛋白酶抑制复合物能较 C 反应蛋白或白细胞计数更好的预测羊水感染羊水中的粒细胞计数看来较 C 反应蛋白或白细胞计数能更好预测羊水感染。事实上，羊水中白细胞增多和较低的葡萄糖定量就高度提示绒毛膜羊膜炎的发生，在这种情况下也是最有价值的信息。分析母体血清中的 IL-6 或铁蛋白水平也是有助于诊断的，因为这些因子水平的增高也和母体或新生儿感染有关。在母体血清中的 IL-6 水平较 C 反应蛋白可能更有预测价值。母血中的 α_1 水解蛋白酶抑制复合物、细胞因子及铁蛋白没有作为广泛应用的急性绒毛膜羊膜炎标记物。

（五）治疗

包括两部分的内容，第一部分是对于怀疑绒毛膜羊膜炎孕妇的干预和防止胎儿的感染；第二部分是包括对绒毛膜羊膜炎的病因、诊断方法，以及可疑孕妇分娩的胎儿及时和适合的治疗。

1.孕妇治疗

一旦绒毛膜羊膜炎诊断明确应该即刻终止妊娠。一旦出现胎儿窘迫应紧急终止妊娠。目前建议在没有获得病原体培养结果前可以给予广谱抗生素或依据经验给予抗生治疗，可以明显降低孕产妇和新生儿的病死率。

早产和胎膜早破的处理：早产或胎膜早破的孕妇即使没有绒毛膜羊膜炎的症状和体征，建议给予预防性应用抗生素治疗，对于小于 36 周早产或胎膜早破的孕妇，明确应预防性应用抗生素。足月分娩的孕妇有 GBS 感染风险的应预防性应用抗生素。一些产科医师发现在 32 周后应用糖皮质激素在促胎儿肺成熟的作用有限。而应用糖皮质激素是否会增加胎儿感染的风险性现在还没有明确的依据，应用不增加风险。

2.新生儿的治疗

儿科医师与产科医师之间信息的交流对于及时发现新生的感染非常有意义。及时和早期发现母亲的绒毛膜羊膜炎可有效降低新生儿的患病率和死亡率。

（肖　　辉）

第九节　胎儿生长受限

胎儿生长受限（fetal growth restriction，FGR）指胎儿体重低于其孕龄平均体重第 10 百分位数或低于其平均体重的 2 个标准差。

将新生儿的出生体重按孕龄列出百分位数，取 10 百分位数及 90 百分位数二根曲线，在 10 百分位以下者称小于胎龄儿（small for gestational age，SGA），在 90 百分位以上称大于胎龄儿（large for gestational age，LGA），在 90 和 10 百分位之间称适于胎龄儿（appropriate for gestational age，AGA）。20 世纪 60 年代后上海地区将小于胎龄儿统称为小样儿，分为早产小样儿、足月小样儿及过期小样儿。但并不是出生体重低于第 10 百分位数的婴儿都是病理性生长受限，有些偏小是因为体质因素，仅仅是小个子。1992 年 Gardosi 等认为，有 25％～60％婴儿诊断为小于胎龄儿，但如果排除如母体的种族、孕产次及身高等影响出生体重的因素，这些婴儿实际上是适于胎龄儿。1969 年 Usher 等提出胎儿生长的标准定义应基于正常范围平均值的±2 标准差，与第 10 百分位数相比，此定义将 SGA 儿限定在 3％，后一种定义更有临床意义，因为这部分婴儿中预后最差的是出生体重低于第 3 百分位数。国外报道宫内生长受限儿的发生率为全部活产的 4.5％～10.0％，上海新华医院资料小样儿的发生率为 3.1％。

一、病因

胎儿生长受限的病因迄今尚未完全阐明。本病约有 40％发生于正常妊娠，30％～40％发生于母体有各种妊娠并发症或合并症者，10％由于多胎妊娠，10％由于胎儿感染或畸形。下列各因素可能与胎儿生长受限的发生有关。

(一)孕妇因素

1.妊娠并发症和合并症

妊娠期高血压疾病、慢性肾炎、糖尿病血管病变的孕妇由于子宫胎盘灌注不够易引起胎儿生长受限。自身免疫性疾病、发绀型心脏病、严重遗传型贫血等均引起 FGR。

2.遗传因素

胎儿出生体重差异，40％来自父母的遗传基因，又以母亲的影响较大，如孕妇身高、孕前体重、妊娠时年龄及孕产次等。

3.营养不良

孕妇偏食，妊娠剧吐，以及摄入蛋白质、维生素、微量元素和热量不足的，容易产生小样儿，胎儿出生体重与母体血糖水平呈正相关。

4.烟、酒和某些药物的影响

吸烟、喝酒、麻醉剂及相关药品均与 FGR 相关。某些降压药由于降低动脉压，降低子宫胎盘的血流量，也影响胎儿宫内生长。

(二)胎儿因素

1.染色体异常

21、18 或 13-三体综合征、Turner 综合征、猫叫综合征常伴发 FGR。超声没有发现明显畸形的 FGR 胎儿中，近 20％可发现核型异常，当生长受限和胎儿畸形同时存在时，染色体异常的概率明显增加。21-三体综合征胎儿生长受限一般是轻度的，18-三体综合征胎儿常有明显的生长受限。

2.胎儿畸形

胎儿畸形如先天性成骨不全和各类软骨营养障碍等可伴发 FGR，严重畸形的婴儿有 1/4 伴随生长受限，畸形越严重，婴儿越可能是小于胎龄儿。许多遗传性综合征也与 FGR 有关。

3.胎儿感染

在胎儿生长受限病例中，多达 10％的人发生病毒、细菌、原虫和螺旋体感染。宫内感染如风疹病毒、巨细胞病毒、弓形虫、梅毒螺旋体等均可引起 FGR。

4.多胎

与正常单胎相比，双胎或更多胎妊娠更容易发生其中一个或多个胎儿生长受限。

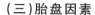

（三）胎盘因素

胎盘结构和功能异常是发生 FGR 的病因，在 FGR 中孕 36 周后胎盘增长缓慢、胎盘绒毛膜面积和毛细血管面积均减少。慢性部分胎盘早剥、广泛性梗死或绒毛膜血管瘤均可造成胎儿生长受限。脐带帆状附着也可导致胎儿生长受限。

二、分类和临床表现

（一）内因性均称型 FGR

内因性均称型 FGR 少见，属于早发性胎儿生长受限，在受孕时或在胚胎早期，不良因素即发生作用，使胎儿生长、发育严重受限。其原因包括染色体异常、病毒感染、接触放射性物质及其他有毒物质。因胎儿在体重、头围和身长三方面均受限，头围与腹围均小，故称均称型。

特点：①体重、身长、头径相称，但均小于该孕龄正常值。②外表无营养不良表现，器官分化或成熟度与孕龄相符，但各器官的细胞数量均减少，脑重量轻，神经元功能不全和髓鞘形成迟缓。③胎盘体积重量小，但组织结构无异常，胎儿无缺氧表现。④胎儿出生缺陷发生率高，围生儿病死率高，预后不良。产后新生儿多有脑神经发育障碍，伴小儿智力障碍。

（二）外因性不匀称型 FGR

外因性不匀称型 FGR 常见，属于继发性生长发育不良，胚胎发育早期正常，至妊娠中晚期受到有害因素的影响，常见于妊娠期高血压疾病、慢性高血压、糖尿病、过期妊娠，导致胎盘功能不全。

特点：①新生儿外表呈营养不良或过熟儿状态，发育不匀称，身长、头径与孕龄相符而体重偏低。②胎儿常有宫内慢性缺氧及代谢障碍，各器官细胞数量正常，但细胞体积缩小，以肝脏为著。③胎盘体积正常，但功能下降，伴有缺血缺氧的病理改变，常有梗死、钙化、胎膜黄染等。④新生儿在出生以后躯体发育正常，易发生低血糖。

（三）外因性均称型 FGR

为上述两型的混合型，其病因有母儿双方的因素，常因营养不良、缺乏叶酸、氨基酸等微量元素，或有害药物的影响所致。有害因素在整个妊娠期间均产生影响。

特点：①新生儿身长、体重、头径均小于该孕龄正常值，外表有营养不良表现。②各器官细胞数目减少，导致器官体积均缩小，肝脾严重受累，脑细胞数也明显减少。③胎盘小，外观正常。胎儿少有宫内缺氧，但存在代谢不良。④新生儿的生长与智力发育常受到影响。

三、诊断

（一）产前检查

准确判断孕龄，详细询问孕产史及有无高血压、慢性肾病、严重贫血等疾病史，有无接触有毒有害物质及不良嗜好，判断是否存在导致 FGR 的高危因素。

（二）宫高及体重的测量

根据宫高推测胎儿的大小和增长速度，确定末次月经和孕周后，产前检查测量子宫底高度，在孕 28 周后如连续 2 次宫底高度小于正常的第 10 百分位数时，则有 FGR 的可能。另外从孕 13 周起体重平均每周增加 350 g 直至足月，孕 28 周后如孕妇体重连续 3 周未增加，要注意是否有胎儿生长受限。

（三）定期 B 超监测

（1）头臀径：是孕早期胎儿生长发育的敏感指标。

（2）双顶径：对疑有胎儿生长受限者，应系统测量胎头双顶径，每 2 周 1 次观察胎头双顶径增长情况。正常胎儿在孕 36 周前其双顶径增长较快，如胎头双顶径每 2 周增长<2 mm，则为胎儿生长受限，若增长>4 mm，则可排除胎儿生长受限。

（3）腹围：胎儿腹围的测量是估计胎儿大小最可靠的指标。妊娠 36 周前腹围值小于头围值，36 周时相等，以后腹围大于头围，计算腹围/头围，若比值小于同孕周第 10 百分位，有 FGR 可能。

（四）多普勒测速

与胎儿生长受限密切相关的多普勒异常特征是脐动脉、子宫动脉舒张末期血流消失或反流，胎儿静脉导管反流等，说明脐血管阻力增加。

（五）出生后诊断

（1）出生体重：胎儿出生后测量其出生体重，参照出生孕周，若低于该孕周应有的体重的第 10 百分位数，即可做出诊断。

（2）胎龄估计：对出生体重<2 500 g 的新生儿进行胎龄判断非常重要。由于约 15% 的孕妇没有正确的月经史加上妊娠早期的阴道流血与月经混淆，FGR 儿与早产儿的鉴别就很重要。外表观察对胎龄估计较为重要，对于胎龄未明的低体重儿可从神态、皮肤耳壳、乳腺跖纹、外生殖器等方面加以鉴定是 FGR 儿还是早产儿。临床上往往可以发现一些低体重儿肢体无水肿躯体缺毳毛，但耳壳软而不成形，乳房结节和大阴唇发育差的矛盾现象，则提示为早产 FGR 儿的可能。

四、治疗

（一）一般处理

（1）卧床休息：左侧卧位可使肾血流量和肾功能恢复正常，从而改善子宫胎盘的供血。

（2）吸氧：胎盘交换功能障碍是导致 FGR 的原因之一，吸氧能够改善胎儿的内环境。

（3）补充营养物质：FGR 的病因众多，其中包括母血中营养物质利用度的降低，或胎盘物质交换受到影响，所以 FGR 治疗的理论基础有补充治疗，包括增加营养物质糖类和蛋白质的供应。治疗越早效果越好，<孕 32 周开始治疗效果好，孕 36 周后治疗效果差。

（4）积极治疗引起 FGR 的高危因素：对于妊娠期高血压病、慢性肾炎可以用抗高血压药物、肝素治疗。

（5）口服小剂量阿司匹林：抑制血栓素 A_2 合成，提高前列环素与血栓素 A_2 比值，扩张血管，改善子宫胎盘血供，但不改变围产儿死亡率。

（6）钙通道阻滞剂：扩张血管，改善子宫动脉血流，在吸烟者中可增加胎儿体重，对非吸烟者尚无证据。

（二）产科处理

适时分娩：胎儿确定为 FGR 后，决定分娩时间较困难，必须在胎儿死亡的危险和早产的危害之间权衡利弊。

（1）近足月：足月或近足月的 FGR，应积极终止妊娠，可取得较好的胎儿预后。孕龄达到或超过 34 周时，如果有明显羊水过少应考虑终止妊娠。胎心率正常者可经阴道分娩，但这些胎儿与适于胎龄儿相比，多数不能耐受产程与宫缩，故应采取剖宫产。如果 FGR 的诊断尚未确立，应期待处理,加强胎儿监护,等待胎肺成熟后终止妊娠。

(2)孕 34 周前:确诊 FGR 时如果羊水量及胎儿监护正常继续观察,每周 B 超检查 1 次,如果胎儿正常并继续长大时,可继续妊娠等待胎儿成熟,否则考虑终止妊娠。须考虑终止妊娠时,酌行羊膜腔穿刺,测定羊水中 L/S 比值、肌酐等,了解胎儿成熟度,有助于临床处理决定。为促使胎儿肺表面活性物质产生,可用地塞米松 5 mg 肌内注射,每 8 小时 1 次或 10 mg 肌内注射 2 次/天,共 2 天。

(三)新生儿处理

FGR 儿存在缺氧容易发生胎粪吸入,故应即时处理新生儿,清理声带下的呼吸道吸出胎粪,并做好新生儿复苏抢救。及早喂养糖水以防止低血糖,并注意低血钙、防止感染及纠正红细胞增多症等并发症。

五、预后

FGR 近期和远期并发症发生均较高。

(1)FGR 儿出生后的个体生长发育很难预测,一般对称性或全身性 FGR 在出生后生长发育缓慢,相反,不对称型 FGR 儿出生后生长发育可以很快赶上。

(2)FGR 儿的神经系统及智力发育也不能准确预测,1992 年 Low 等在 9~11 年长期随访研究,发现有一半的 FGR 存在学习问题,有报道 FGR 儿易发生脑瘫。

(3)FGR 儿成年后高血压、糖尿病和冠心病等心血管和代谢性疾病发病率较高。

(4)再次妊娠 FGR 的发生率 有过 FGR 的妇女,再发生 FGR 的危险性增加。有 FGR 史及持续存在内科合并症的妇女,更易发生 FGR。

(肖　辉)

第十节　巨　大　胎　儿

巨大胎儿是一个描述胎儿过大的非常不精确的术语。国内外尚无统一的标准,有多种不同的域值标准,如 3.8 kg、4.0 kg、4.5 kg、5.0 kg。1991 年,美国妇产科协会提出新生儿出生体重 ≥4 500 g 者为巨大胎儿,我国以 ≥4 000 g 为巨大胎儿。生活水平提高,更加重视孕期营养,巨大儿的出生率越来越高。上海市普陀区 1989 年巨大儿的发生率为 5.05%,1999 年增加到 8.62%。有学者报道山东地区 1995—1999 年巨大儿发生率为 7.46%。Stotland 等报道美国 1995—1999 年巨大儿发生率为 13.6%。20 世纪 90 年代比 70 年代的巨大儿增加一倍。若产道、产力及胎位均正常,仅胎儿巨大,即可出现头盆不称而发生分娩困难,如肩难产。

一、高危因素

巨大胎儿是多种因素综合作用的结果,很难用单一的因素解释。临床资料表明仅有 40% 的巨大胎儿存在各种高危因素,其他 60% 的巨大胎儿无明显的高危因素存在。根据 Williams 产科学的描述,巨大胎儿常见的因素有糖尿病、父母肥胖(尤其是母亲肥胖)、经产妇、过期妊娠、孕妇年龄、男胎、上胎巨大胎儿、种族和环境等。

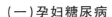

(一)孕妇糖尿病

孕妇糖尿病包括妊娠合并糖尿病和妊娠糖尿病,甚至糖耐量受损,巨大胎儿的发病率均明显升高。在胎盘功能正常的情况下,孕妇血糖升高,通过胎盘进入胎儿血液循环,使胎儿的血糖浓度升高,刺激胎儿胰岛 β 细胞增生,导致胎儿胰岛素分泌反应性升高,胎儿高糖血症和高胰岛素血症,促进糖原、脂肪和蛋白质合成,使胎儿脂肪堆积,脏器增大,体重增加,故胎儿巨大。糖尿病孕妇巨大胎儿的发病率可达 26%,而正常孕妇中巨大胎儿的发生率仅为 5%。但是,并不是所有糖尿病孕妇的巨大胎儿的发病率升高。当糖尿病合并妊娠的 White 分级在 B 级以上时,由于胎盘血管的硬化,胎盘功能降低,反而使胎儿生长受限的发病率升高。

(二)孕前肥胖及孕期体重增加过快

当孕前体重指数>30 kg/m²、孕期营养过剩、孕期体重增加过快时,巨大胎儿发生率均明显升高。有学者对 588 例体重>113.4 kg(250 磅)及 588 例体重<90.7 kg(200 磅)妇女的妊娠并发症比较,发现前者的妊娠糖尿病、巨大胎儿及肩难产的发病率分别为 10%、24% 和 5%,明显高于后者的 0.7%、7% 和 0.6%。当孕妇体重>136 kg(300 磅)时,巨大胎儿的发生率高达 30%。可见孕妇肥胖与妊娠糖尿病、巨大胎儿和肩难产等均有密切的相关性。这可能与能量摄入大于能量消耗导致孕妇和胎儿内分泌代谢平衡失调有关。

(三)经产妇

有资料报道胎儿体重随分娩次数增加而增加,妊娠 5 次以上者胎儿平均体重增加 80～120 g。

(四)过期妊娠

与巨大胎儿有明显的相关性。孕晚期是胎儿生长发育最快时期,过期妊娠而胎盘功能正常者,子宫胎盘血供良好,持续供给胎儿营养物质和氧气,胎儿不断生长,以至孕期越长,胎儿体重越大,过期妊娠巨大胎儿的发生率是足月儿的 3～7 倍,肩难产的发生率比足月儿增加 2 倍。有学者报道>41 周巨大胎儿的发生率是 33.3%。也有学者报道孕 40～42 周时,巨大胎儿的发生率是 20%,而孕 42～42 周末时发生率升高到 43%。

(五)孕妇年龄

高龄孕妇并发肥胖和糖尿病的机会增多,因此分娩巨大胎儿的可能性增大。Stotland 等报道孕妇 30～39 岁巨大儿发生率最高,为 15.3%;而 20 岁以下发生率最低,为 8.4%。

(六)上胎巨大胎儿

曾经分娩过超过 4 000 g 新生儿的妇女与无此病史的妇女相比,再次分娩超过 4 500 g 新生儿的概率增加 5～10 倍。

(七)羊水过多

巨大胎儿往往与羊水过多同时存在,两者的因果关系尚不清楚。

(八)遗传因素

遗传基因是决定胎儿生长的前提条件,它控制细胞的生长和组织分化。但详细机制还不清楚。遗传因素包括胎儿性别、种族及民族等。在所有有关巨大胎儿的资料中都有男性胎儿发生率增加的报道,通常占 60%～65%。这是因为在妊娠晚期的每一孕周男性胎儿的体重比相应的女性胎儿重 150 g。身材高大的父母其子女为巨大胎儿的发生率高;不同种族、不同民族巨大胎儿的发生率各不相同。有学者报道排除其他因素的影响,原为加拿大民族的巨大胎儿发生率明显高于加拿大籍的外民族人群的发生率。也有学者报道美国白种人巨大胎儿发生率为 16%,而非白种人(包括黑色人种、西班牙裔和亚裔)为11%。

(九)环境因素

高原地区由于空气中氧分压低,巨大胎儿的发生率较平原地区低。

二、对母儿的影响

分娩困难是巨大胎儿主要的并发症。由于胎儿体积的增大,胎头和胎肩是分娩困难主要部位。难产率明显增高,带来母儿的一系列并发症。

(一)对母体的影响

有学者报道新生儿体重>3 500 g母体的并发症开始增加,且随出生体重增加而增加,在新生儿体重4 000 g时肩难产和剖宫产率明显增加,4 500 g时再次增加。其他并发症增加缓慢而平稳(图8-3)。

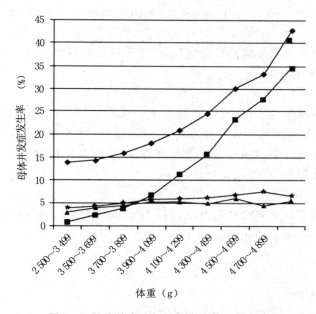

图 8-3　母体并发症与胎儿出生体重的关系

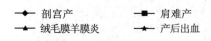

◆ 剖宫产　　■ 肩难产
▲ 绒毛膜羊膜炎　★ 产后出血

1.产程延长或停滞

由于巨大胎儿的胎头较大,造成孕妇的骨盆相对狭窄,头盆不称的发生率增加。在胎头双顶径较大者,直至临产后胎头始终不入盆,若胎头搁置在骨盆入口平面以上,称为骑跨征阳性,表现为第一产程延长;若双顶径相对小于胸腹径,胎头下降受阻,易发生活跃期延长、停滞或第二产程延长。由于产程延长易导致继发性宫缩乏力;同时巨大胎儿的子宫容积较大,子宫肌纤维的张力较高,肌纤维的过度牵拉,易发生原发性宫缩乏力;宫缩乏力反过来又导致胎位异常、产程延长。巨大胎儿双肩径大于双顶径,尤其是糖尿病孕妇的胎儿,若经阴道分娩,易发生肩难产。

2.手术产发生率增加

巨大儿头盆不称的发生率增加,容易产程异常,因此手术产概率增加,剖宫产率增加。

3.软产道损伤

由于胎儿大,胎儿通过软产道时可造成宫颈、阴道、会阴裂伤,严重者可裂至阴道穹隆、子宫下段甚至盆壁,形成腹膜后血肿或阔韧带内血肿。如果梗阻性难产未及时发现和处理,可以导致子宫破裂。

4.尾骨骨折

由于胎儿大、儿头硬,当通过骨盆出口时,为克服阻力或阴道助产时可能发生尾骨骨折。

5.产后出血及感染

巨大胎儿子宫肌纤维过度牵拉,易发生产后宫缩乏力,或因软产道损伤引起产后出血,甚至出血性休克。上述各种因素造成产褥感染率增加。

6.生殖道瘘

由于产程长甚至滞产,胎儿头长时间压于阴道前壁、膀胱、尿道和耻骨联合之间,导致局部组织缺血坏死形成尿瘘,或直肠受压坏死形成粪瘘;或因手术助产直接损伤所致。

7.盆腔器官脱垂

产后可因分娩时盆底组织过度伸长或裂伤,发生子宫脱垂或阴道前后壁膨出。

(二)对新生儿的影响

1.新生儿产伤

巨大胎儿肩难产率增高,据统计肩难产的发生率为 0.15％～0.60％,体重≥4 000 g 巨大儿肩难产的发生为 3％～12％,≥4 500 g 者为 8.4％～22.6％。有学者报道当出生体重＞4 000 g,肩难产发生率为 13％。加上巨大儿手术产发生率增加,新生儿产伤发生率高。如臂丛神经损伤及麻痹、颅内出血、锁骨骨折、胸锁乳突肌血肿等。

2.胎儿窘迫、新生儿窒息

胎头娩出后胎肩以下部分嵌顿在阴道内,胎儿不能自主呼吸导致胎儿窘迫、新生儿窒息,如脐带停止搏动或胎盘早剥可引起死胎。

三、诊断

(一)病史及临床表现

多有巨大胎儿分娩史、糖尿病史,产次较多的经产妇。在妊娠后期出现呼吸困难,自觉腹部沉重及两胁部胀痛。

(二)腹部检查

视诊腹部明显膨隆,宫高＞35 cm。触诊胎体大,先露部高浮,胎心正常但位置稍高,当子宫高加腹围≥140 cm 时,巨大胎儿的可能性较大。

(三)B型超声检查

胎头双顶径长＞98 mm,股骨长≥78 mm,腹围＞330 mm,应考虑巨大胎儿,同时排除双胎、羊水过多及胎儿畸形。

四、处理

(一)妊娠期

检查发现胎儿大或既往分娩巨大儿者,应检查孕妇有无糖尿病。若为糖尿病孕妇,应积极治疗,必要时予以胰岛素治疗控制胎儿的体重增长,并于妊娠 36 周后,根据胎儿成熟度、胎盘功能检查及糖尿病控制情况,择期引产或剖宫产。不管是否存在妊娠糖尿病,有巨大胎儿可能的孕妇均要进行营养咨询合理调节膳食结构,每天摄入的总能量以 8 790～9 210 kJ(2 100～2 200 kcal)为宜,适当降低脂肪的摄入量。同时适当的运动可以降低巨大胎儿的发病率。

(二)分娩期

估计非糖尿病孕妇胎儿体重≥4 500 g,糖尿病孕妇胎儿体重≥4 000 g,即使骨盆正常,为防止母儿产时损伤应行剖宫产。临产后,不宜试产过久。若产程延长,估计胎儿体重>4 000 g,胎头停滞在中骨盆也应剖宫产。若胎头双顶径已达坐骨棘下 3 cm,宫口已开全者,应作较大的会阴后侧切开,予产钳助产,同时做好处理肩难产的准备工作。分娩后应行宫颈及阴道检查,了解有无软产道损伤,并预防产后出血。若胎儿已死,行穿颅术或碎胎术。

(三)新生儿处理

新生儿应预防低血糖发生,生后 1～2 小时开始喂糖水,及早开奶;积极治疗高胆红素血症,多选用蓝光治疗;新生儿易发生低钙血症,多用 10%葡萄糖酸钙 1 mL/kg 加入葡萄糖液中静脉滴注补充钙剂。

（肖　辉）

第九章

异常分娩与分娩并发症

第一节 胎位异常

胎位异常是造成难产的常见因素之一。分娩时枕前位约占90%，而胎位异常约占10%。其中胎头位置异常居多。有因胎头在骨盆内旋转受阻的持续性枕横位、持续性枕后位。有因胎头俯屈不良呈不同程度仰伸的面先露、额先露；还有高直位、前不均倾位等。总计占6%～7%，胎产式异常的臀先露占3%～4%，肩先露极少见。此外还有复合先露。

一、持续性枕横位

在分娩过程中，胎头以枕后位或枕横位衔接，在下降过程中，强有力的宫缩多能使胎头向前转135°或90°，转成枕前位而自然分娩。如胎头持续不能转向前方，直至分娩后期，仍然位于母体骨盆的后方或侧方，致使发生难产者，称为持续性枕后位（persistent occipito posterior position，POPP）（图9-1）或持续性枕横位（persistent occipito transverse position，POTP）。

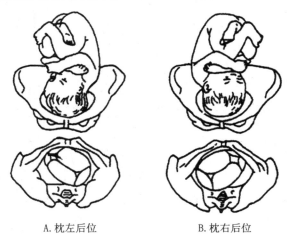

A. 枕左后位　　　　　　　B. 枕右后位

图 9-1　持续性枕后位

（一）原因

1.骨盆狭窄

男人型骨盆或类人猿型骨盆,其特点是入口平面前半部较狭窄,后半部较宽大,胎头较容易以枕后位或枕横位衔接,又常伴中骨盆狭窄,影响胎头在中骨盆平面向前旋转,致使成为持续性枕后位或持续性枕横位。

2.胎头俯屈不良

如胎头以枕后位衔接,胎儿脊柱与母体脊柱接近,不利于胎头俯屈,胎头前囟成为胎头下降的最低部位,而最低点又常转向骨盆前方,当前囟转至前方或侧方时,胎头枕部转至后方或侧方,形成持续性枕后位或持续性枕横位。

（二）诊断

1.临床表现

临产后,胎头衔接较晚或俯屈不良,由于枕后位的胎先露部不易紧贴宫颈和子宫下段,常导致宫缩乏力及宫颈扩张较慢;因枕骨持续位于骨盆后方压迫直肠,产妇自觉肛门坠胀及排便感,致使宫口尚未开全时,过早使用腹压,容易导致宫颈前唇水肿和产妇疲劳,影响产程进展,常导致第二产程延长。

2.腹部检查

头位胎背偏向母体的后方或侧方,母体腹部的 2/3 被胎体占有,而肢体占 1/3 者为枕前位,胎体占1/3而肢体占 2/3 为枕后位。

3.阴道（肛门）检查

宫颈部分扩张或开全时,感到盆腔后部空虚,胎头矢状缝位于骨盆斜径上,前囟在骨盆右前方,后囟(枕部)在骨盆左后方为枕左后位,反之为枕右后位;当发现产瘤(胎头水肿)、颅骨重叠,囟门触不清时,需借助胎儿耳郭及耳屏位置及方向判定胎位。如耳郭朝向骨盆后方,则可诊断为枕后位;如耳郭朝向骨盆侧方,则为枕横位。

4.B超检查

根据胎头颜面及枕部的位置,可以准确探清胎头位置以明确诊断。

（三）分娩机制

胎头多以枕横位或枕后位衔接。如在分娩过程中,不能转成枕前位时,可有以下两种分娩机制。

1.枕左后（枕右后）

胎头枕部到达中骨盆向后行 45°内旋转,使矢状缝与骨盆前后径一致,胎儿枕部朝向骶骨成枕后位。其分娩方式有两种。

（1）胎头俯屈较好:当胎头继续下降至前囟抵达耻骨弓下时,以前囟为支点,胎头俯屈,使顶部和枕部自会阴前缘娩出,继之胎头仰伸,相继由耻骨联合下娩出额、鼻、口、颏。此种分娩方式为枕后位经阴道分娩最常见的方式(图 9-2A)。

（2）胎头俯屈不良:当鼻根出现在耻骨联合下缘时,以鼻根为支点,胎头先俯屈,从会阴前缘娩出前囟、顶及枕部,然后胎头仰伸,使鼻、口、颏部相继由耻骨联合下娩出(图 9-2B)。因胎头以较大的枕额周径旋转,胎儿娩出困难,多需手术助产。

2.枕横位

部分枕横位于下降过程中无内旋转动作,或枕后位的胎头枕部仅向前旋转 45°成为持续性枕横位,多数需徒手将胎头转成枕前位后自然或助产娩出。

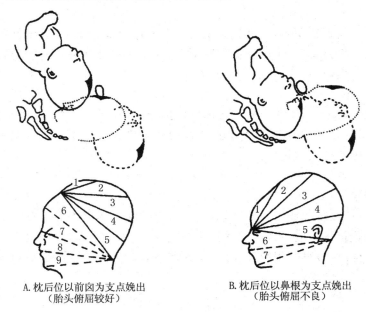

A.枕后位以前囟为支点娩出
（胎头俯屈较好）

B.枕后位以鼻根为支点娩出
（胎头俯屈不良）

图 9-2 枕后位分娩机制

(四)对母儿的影响

1.对产妇的影响

常导致继发宫缩乏力,产程延长,常需手术助产;且容易发生软产道损伤,增加产后出血及感染的机会;如胎头长时间压迫软产道,可发生缺血、坏死、脱落,形成生殖道瘘。

2.对胎儿的影响

由于第二产程延长和手术助产机会增多,常引起胎儿窘迫和新生儿窒息,使围生儿发病率和死亡率增高。

(五)治疗

1.第一产程

严密观察产程,让产妇朝向胎背侧方向侧卧,以利胎头枕部转向前方。如宫缩欠佳,可静脉滴注缩宫素。宫口开全之前,嘱产妇不要过早屏气用力,以免引起宫颈水肿而阻碍产程进展。如果产程无明显进展,或出现胎儿窘迫,需行剖宫产术。

2.第二产程

如初产妇已近 2 小时,经产妇已近 1 小时,应行阴道检查,再次判断头盆关系,决定分娩方式。当胎头双顶径已达坐骨棘水平面或更低时,可先行徒手转儿头,待枕后位或枕横位转成枕前位,使矢状缝与骨盆出口前后径一致,可自然分娩,或阴道手术助产(低位产钳或胎头吸引器);如转成枕前位有困难时,也可向后转成正枕后位,再以低产钳助产,但以枕后位娩出时,需行较大侧切,以免造成会阴裂伤。如胎头位置较高,或疑头盆不称,均需行剖宫产术,中位产钳禁止使用。

3.第三产程

因产程延长,易发生宫缩乏力,故胎盘娩出后立即肌内注射宫缩剂,防止产后出血;有软产道损伤者,应及时修补。新生儿重点监护。手术助产及有软产道裂伤者,产后给予抗生素预防感染。

二、高直位

胎头以不屈不仰姿势衔接于骨盆入口,其矢状缝与骨盆入口前后径一致,称为高直位。是一种特殊的胎头位置异常:胎头的枕骨在母体耻骨联合的后方(图9-3),称高直前位,又称枕耻位;胎头枕骨位于母体骨盆骶岬前(图9-4),称高直后位,又称枕骶位。

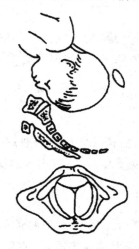

图 9-3　高直前位(枕耻位)

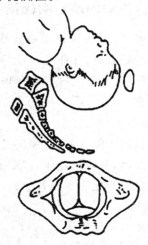

图 9-4　高直后位(枕骶位)

(一)诊断

1.临床表现

临产后胎头不俯屈,胎头进入骨盆入口的径线增大,胎头迟迟不能衔接,胎头下降缓慢或停滞,宫颈扩张也缓慢,致使产程延长。

2.腹部检查

枕耻位时,胎背靠近腹前壁,不易触及胎儿肢体,胎心位置稍高在腹中部听得较清楚;枕骶位时,胎儿小肢体靠近腹前壁,有时在耻骨联合上方,可清楚地触及胎儿下颏。

3.阴道检查

阴道检查发现胎头矢状缝与骨盆前后径一致,前囟在耻骨联合后,后囟在骶骨前,为枕骶位,反之为枕耻位。由于胎头紧嵌于骨盆入口处,妨碍胎头与宫颈的血液循环,阴道检查时常可发现产瘤,其范围与宫颈扩张程度相符合。一般直径为3~5 cm,产瘤一般在两顶骨之间,因胎头有不同程度的仰伸所致。

(二)分娩机制

1.枕耻位

如胎儿较小,宫缩强,可使胎头俯屈、下降,双顶径达坐骨棘平面以下时,可能经阴道分娩;但胎头俯屈不良而无法入盆时,需行剖宫产。

2.枕骶位

胎背与母体腰骶部贴近,妨碍胎头俯屈及下降,使胎头处于高浮状态,迟迟不能入盆。

（三）治疗

1.枕耻位

可给予试产,加速宫缩,促使胎头俯屈,有望阴道分娩或手术助产,如试产失败,应行剖宫产。

2.枕骶位

一经确诊,应行剖宫产。

三、枕横位中的前不均倾位

头位分娩中,胎头不论采取枕横位、枕后位或枕前位通过产道,均可发生不均倾势(胎头侧屈),枕横位时较多见,枕前位与枕后位时较罕见。而枕横位的胎头(矢状缝与骨盆入口横径一致)如以前顶骨先入盆则称为前不均倾。

（一）诊断

1.临床表现

因胎头迟迟不能入盆,宫颈扩张缓慢或停滞,使产程延长,前顶骨紧嵌于耻骨联合后方压迫尿道和宫颈前唇,导致尿潴留,宫颈前唇水肿及胎膜早破。胎头受压过久,可出现胎头水肿,又称产瘤。左枕横时产瘤于右顶骨上;右枕横时产瘤于左顶骨上。

2.腹部检查

前不均倾时胎头不易入盆(图 9-5)。临产早期,于耻骨联合上方可扪到前顶部,随产程进展,胎头继续侧屈使胎头与胎肩折叠于骨盆入口处,因胎头折叠于胎肩之后,使胎肩高于耻骨联合平面,于耻骨联合上方只能触到一侧胎肩而触不到胎头。

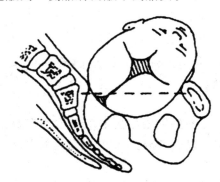

图 9-5　前不均倾位

3.阴道检查

胎头矢状缝在骨盆入口横径上,向后移靠近骶岬,同时前后囟一起后移,前顶骨紧紧嵌于耻骨联合后方,致使盆腔后半部空虚,而后顶骨大部分嵌在骶岬之上。

（二）分娩机制

以枕横位入盆的胎头侧屈,多数以后顶骨先入盆,滑入骶岬下骶骨凹陷区,前顶骨再滑下去,至耻骨联合成为均倾姿势;少数以前顶骨先入盆,由于耻骨联合后面平直,前顶骨受阻,嵌顿于耻骨联合后面,而后顶骨架在骶岬之上,无法下降入盆。

（三）治疗

一经确诊为前不均倾位,应尽快行剖宫产术。

四、面先露

面先露多于临产后发现。是因胎头极度仰伸,使胎儿枕部与胎背接触。面先露以颏为指示点,有颏左前、颏左横、颏左后、颏右前、颏右横和颏右后六种胎位。以颏左前和颏右后多见,经产妇多于初产妇。

(一)诊断

1.腹部检查

因胎头极度仰伸入盆受阻,胎体伸直,宫底位置较高。颏左前时,在母体腹前壁容易扪及胎儿肢体,胎心由胸部传出,故在胎儿肢体侧的下腹部听得清楚。颏右后时,于耻骨联合上方可触及胎儿枕骨隆突与胎背之间有明显的凹陷,胎心遥远而弱。

2.阴道(肛门)检查

阴道检查可触到高低不平、软硬不均的颜面部,如宫口开大时,可触及胎儿的口、鼻、颧骨及眼眶,并根据颏部所在位置确定其胎位。

(二)分娩机制

1.颏左前

胎头以仰伸姿势入盆、下降,胎儿面部达骨盆底时,胎头极度仰伸,颏部为最低点,故转向前方。胎头继续下降并极度仰伸,当颏部自耻骨弓下娩出后,极度仰伸的胎颈前面处于产道的小弯(耻骨联合),胎头俯屈时,胎头后部能够适应产道的大弯(骶骨凹),使口、鼻、眼、额、前囟及枕部自会阴前缘相继娩出(图 9-6),但产程明显延长。

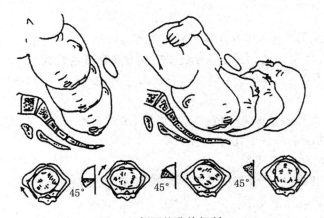

图 9-6 颜面位分娩机制

2.颏右后

胎儿面部达骨盆底后,有可能经内旋转 135°以颏左前娩出(图 9-7A)。如因内旋转受阻,成为持续性颏右后,胎颈极度伸展,不能适应产道的大弯,足月活胎不能经阴道娩出(图 9-7B)。

(三)对母儿的影响

1.对产妇的影响

颏左前时因胎儿面部不能紧贴子宫下段及宫颈,常引起宫缩乏力,致使产程延长,颜面部骨质不能变形,易发生会阴裂伤。颏右后可发生梗阻性难产,如不及时发现,准确处理,可导致子宫破裂,危及产妇生命。

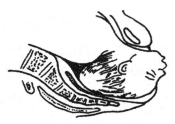 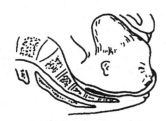

A.颏前位可以自然娩出　　　　　　　B.持续性颏后位不能自然娩出

图 9-7　颏前位及颏后位分娩示意图

2.对胎儿和新生儿的影响

胎儿面部受压变形,颜面皮肤青紫、肿胀,尤以口唇为著,影响吸吮,严重时会发生会厌水肿影响呼吸和吞咽。新生儿常于出生后保持仰伸姿势达数天之久。

(四)治疗

1.颏左前

如无头盆不称,产力良好,经产妇有可能自然分娩或行产钳助娩;初产妇有头盆不称或出现胎儿窘迫征象时,应行剖宫产。

2.颏右后

应行剖宫产术。如胎儿畸形,无论颏左前或颏右后,均应在宫口开全后,全麻下行穿颅术结束分娩,术后常规检查软产道,如有裂伤,应及时缝合。

五、臀先露

臀先露是最常见的异常胎位,占妊娠足月分娩的 3%～4%。因胎头比胎臀大,且分娩时后出胎头无法变形,往往娩出困难;加之脐带脱垂较常见,使围生儿死亡率增高,为枕先露的 3～8 倍。臀先露以骶骨为指示点,有骶左前、骶左横、骶左后、骶右前、骶右横和骶右后 6 种胎位。

(一)原因

妊娠 30 周以前,臀先露较多见,妊娠 30 周以后,多能自然转成头先露。持续为臀先露原因尚不十分明确,可能的因素有以下几种。

1.胎儿在宫腔内活动范围过大

羊水过多,经产妇腹壁松弛及早产儿羊水相对偏多,胎儿在宫腔内自由活动形成臀先露。

2.胎儿在宫腔内活动范围受限

子宫畸形(如单角子宫、双角子宫等)、胎儿畸形(如脑积水等)、双胎、羊水过少、脐带缠绕致脐带相对过短等均易发生臀先露。

3.胎头衔接受阻

狭窄骨盆、前置胎盘、肿瘤阻塞盆腔等,也易发生臀先露。

(二)临床分类

根据胎儿两下肢的姿势分为以下几种。

1.单臀先露或腿直臀先露

胎儿双髋关节屈曲,双膝关节直伸。以臀部为先露,最多见。

2.完全臀先露或混合臀先露

胎儿双髋关节及膝关节均屈曲,有如盘膝坐,以臀部和双足为先露,较多见。

3.不完全臀先露

胎儿以一足或双足、一膝或双膝或一足一膝为先露,膝先露是暂时的,随产程进展或破水后发展为足先露,较少见。

（三）诊断

1.临床表现

孕妇常感肋下有圆而硬的胎头,由于胎臀不能紧贴子宫下段及宫颈,常导致宫缩乏力,宫颈扩张缓慢,致使产程延长。

2.腹部检查

子宫呈纵椭圆形,胎体纵轴与母体纵轴一致,在宫底部可触到圆而硬、按压有浮球感的胎头;而在耻骨联合上方可触到不规则、软且宽的胎臀,胎心在脐左（或右）上方听得最清楚。

3.阴道（肛门）检查

在肛查不满意时,阴道检查可扪及软而不规则的胎臀或触到胎足、胎膝,同时了解宫颈扩张程度及有无脐带脱垂发生。如胎膜已破,可直接触到胎臀、外生殖器及肛门,如触到胎足时,应与胎手相鉴别（图 9-8）。

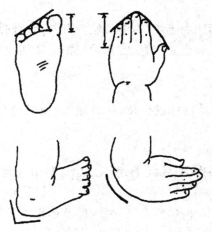

图 9-8　胎手与胎足的区别

4.B 型超声检查

B 超能准确探清臀先露类型与胎儿大小,胎头姿势等。

（四）分娩机制

在胎体各部中,胎头最大,胎肩小于胎头,胎臀最小。头先露时,胎头一经娩出,身体其他部分随即娩出,而臀先露时则不同,较小而软的胎臀先娩出,最大的胎头则最后娩出。为适合产道的条件,胎臀、胎肩、胎头需按一定机制适应产道条件方能娩出,故需要掌握胎臀、胎肩及胎头三部分的分娩机制,以骶右前为例加以阐述。

1.胎臀娩出

临产后,胎臀以粗隆间径衔接于骨盆入口右斜径上,骶骨位于右前方,胎臀继续下降,前髋下降稍快,故位置较低,抵达骨盆底遭到阻力后,前髋向母体右侧行 45°内旋转,使前髋位于耻骨联

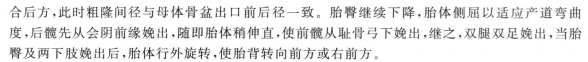

合后方,此时粗隆间径与母体骨盆出口前后径一致。胎臀继续下降,胎体侧屈以适应产道弯曲度,后髋先从会阴前缘娩出,随即胎体稍伸直,使前髋从耻骨弓下娩出,继之,双腿双足娩出,当胎臀及两下肢娩出后,胎体行外旋转,使胎背转向前方或右前方。

2.胎肩娩出

当胎体行外旋转的同时,胎儿双肩径衔接于骨盆入口右斜径或横径上,并沿此径线逐渐下降,当双肩达骨盆底时,前肩向右旋转45°转至耻骨弓下,使双肩径与骨盆中、出口前后径一致。同时胎体侧屈使后肩及后上肢从会阴前缘娩出。继之,前肩及前上肢从耻骨弓下娩出。

3.胎头娩出

当胎肩通过会阴时,胎头矢状缝衔接于骨盆入口左斜径或横径上,并沿此径线逐渐下降,同时胎头俯屈,当枕骨达骨盆底时,胎头向母体左前方旋转45°,使枕骨朝向耻骨联合。胎头继续下降。当枕骨下凹到达耻骨弓下缘时,以此处为支点,胎头继续俯屈,使颏、面及额部相继自会阴前缘娩出,随后枕部自耻骨弓下娩出。

(五)对母儿的影响

1.对产妇的影响

胎臀不规则,不能紧贴子宫下段及宫颈,容易发生胎膜早破或继发性宫缩乏力,增加产褥感染与产后出血的风险,如宫口未开全强行牵拉,容易造成宫颈撕裂,甚至延及子宫下段。

2.对胎儿和新生儿的影响

胎臀高低不平,对前羊膜囊压力不均匀,常致胎膜早破,脐带脱垂,造成胎儿窘迫甚至胎死宫内。由于娩出胎头困难,可发生新生儿窒息、臂丛神经损伤及颅内出血等。

(六)治疗

1.妊娠期

妊娠30周前,臀先露多能自行转成头位,如妊娠30周后仍为臀先露应注意寻找形成臀位原因。

2.分娩期

分娩期应根据产妇年龄、胎次、骨盆大小、胎儿大小、臀先露类型及有无并发症,于临产初期做出正确判断,决定分娩方式。

(1)择期剖宫产的指征:狭窄骨盆、软产道异常、胎儿体重大于3 500 g、儿头仰伸、胎儿窘迫、高龄初产、有难产史、不完全臀先露等。

(2)决定阴道分娩的处理:可根据不同的产程分别处理。

第一产程:产妇应侧卧,不宜过多走动,少做肛查,不灌肠,尽量避免胎膜破裂。一旦破裂,立即听胎心。如胎心变慢或变快,立即肛查,必要时阴道检查,了解有无脐带脱垂。如脐带脱垂,胎心好,宫口未开全,为抢救胎儿,需立即行剖宫产术。如无脐带脱垂,可严密观察胎心及产程进展。如出现宫缩乏力,应设法加强宫缩,当宫口开大4~5 cm时胎足即可经宫口娩出阴道。为了使宫颈和阴道充分扩张,消毒外阴之后,使用"堵"外阴方法。当宫缩时,用消毒巾以手掌堵住阴道口让胎臀下降,避免胎足先下降。待宫口及阴道充分扩张后才让胎臀娩出。此法有利于后出胎头的顺利娩出。在堵的过程中,应每隔10~15分钟听胎心1次,并注意宫口是否开全。宫口已开全再堵易引起胎儿窘迫或子宫破裂。宫口近开全时,要做好接生和抢救新生儿窒息的准备。

第二产程:接生前,应导尿,排空膀胱。初产妇应做会阴侧切术。可有三种分娩方式。①自然分娩:胎儿自然娩出,不做任何牵拉,极少见,仅见于经产妇、胎儿小、产力好、产道正常者。

②臀助产术：当胎臀自然娩出至脐部后，胎肩及后出胎头由接生者协助娩出。脐部娩出后，胎头娩出最长不能超过 8 分钟。③臀牵引术：胎儿全部由接生者牵引娩出。此种手术对胎儿损伤大，不宜采用。

第三产程：产程延长，易并发子宫乏力性出血。胎盘娩出后，应静推或肌内注射缩宫素防止产后出血。手术助产分娩于产后常规检查软产道，如有损伤，应及时缝合，并给抗生素预防感染。

六、肩先露

胎体纵轴和母体纵轴相垂直为横产式，胎体横卧于骨盆入口之上，先露部为肩，称为肩先露。肩先露占妊娠足月分娩总数的 0.1％～0.25％，是对母儿最不利的胎位。除死胎和早产儿肢体可折叠娩出外，足月活胎不可能经阴道娩出。如不及时处理，容易造成子宫破裂，威胁母儿生命。根据胎头在母体左（右）侧和胎儿肩胛朝向母体前（后）方，分为肩左前、肩右前、肩左后和肩右后四种胎位。

（一）原因
与臀先露发生原因类似，初产妇肩先露首先必须排除狭窄骨盆和头盆不称。

（二）诊断
1.临床表现

先露部胎肩不能紧贴子宫下段及宫颈，缺乏直接刺激，容易发生宫缩乏力，胎肩对宫颈压力不均匀，容易发生胎膜早破，破膜后羊水迅速外流，胎儿上肢或脐带容易脱出，导致胎儿窘迫，甚至胎死宫内。随着宫缩不断加强，胎肩及胸廓一部分被挤入盆腔内，胎体折叠弯曲，胎颈被拉长，上肢脱出于阴道口外，胎头和胎臀仍被阻于骨盆入口上方，形成嵌顿性或忽略性肩先露（图 9-9）。

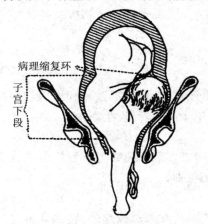

病理缩复环

子宫下段

图 9-9　忽略性肩先露

宫缩继续加强，子宫上段越来越厚，子宫下段被动扩张越来越薄，由于子宫上下段肌壁厚薄相差悬殊，形成环状凹陷，并随宫缩逐渐升高，甚至可达脐上，形成病理缩复环，是子宫破裂的先兆。如不及时处理，将发生子宫破裂。

2.腹部检查

子宫呈横椭圆形，子宫底高度低于妊娠周数，子宫横径宽，宫底部及耻骨联合上方较空虚，在母体腹部一侧可触到胎头，另侧可触到胎臀。肩左前时，胎背朝向母体腹壁，触之宽大平坦。胎心于脐周两侧听得最清楚。根据腹部检查多可确定胎位。

3.阴道(肛门)检查

胎膜未破者,因胎先露部浮动于骨盆入口上方,肛查不易触及胎先露部;如胎膜已破,宫口已扩张者,阴道检查可触到肩胛骨或肩峰、肋骨及腋窝。腋窝尖端示胎儿头端,据此可决定胎头在母体左(右)侧,肩胛骨朝向母体前(后)方,可决定肩前(后)位。例如,胎头于母体右侧,肩胛骨朝向后方,则为肩右后位。胎手若已脱出阴道口外,可用握手法鉴别是胎儿左手或右手,因检查者只能与胎儿同侧手相握,例如,肩右前位时左手脱出,检查者用左手与胎儿左手相握。余类推。

4.B超检查

B超检查能准确探清肩先露,并能确定具体胎位。

(三)治疗

1.妊娠期

妊娠后期发现肩先露应及时矫正。可采用胸膝卧位或试行外倒转术转成纵产式(头先露或臀先露)并包扎腹部以固定产式。如矫正失败,应提前入院决定分娩方式。

2.分娩期

根据胎产式、胎儿大小、胎儿是否存活、宫颈扩张程度、胎膜是否破裂、有无并发症等决定分娩方式。

(1)足月,活胎,未临产,择期剖宫产术。

(2)足月,活胎,已临产,无论破膜与否,均应行剖宫产术。

(3)已出现先兆子宫破裂或子宫破裂征象,无论胎儿存活,均应立即剖宫产,术中如发现宫腔感染严重,应将子宫一并切除(子宫次全切除术或子宫全切术)。

(4)胎儿已死,无先兆子宫破裂征象,如宫口已开全,可在全麻下行断头术或毁胎术。术后应常规检查子宫下段、宫颈及阴道有无裂伤。如有裂伤应及时缝合。注意预防产后出血,并需应用抗生素预防感染。

七、复合先露

胎先露部(胎头或胎臀)伴有肢体(上肢或下肢)同时进入骨盆入口,称为复合先露。临床以头与手的复合先露最常见,多发生于早产者,发生率为 1.43‰~1.60‰。

(一)诊断

当产程进展缓慢时,做阴道检查发现胎先露旁有肢体而明确诊断。常见胎头与胎手同时入盆。应注意与臀先露和肩先露相鉴别。

(二)治疗

(1)无头盆不称,让产妇向脱出的肢体对侧侧卧,肢体常可自然缩回。脱出的肢体与胎头已入盆,待宫口开全后于全麻下上推肢体,将其回纳,然后经腹压胎头下降,以低位产钳助娩,或行内倒转术助胎儿娩出。

(2)头盆不称或伴有胎儿窘迫征象,应行剖宫产术。

(张亚平)

第二节　子宫破裂

子宫破裂是指妊娠期子宫破裂即子宫体或下段于妊娠时期或分娩期发生的子宫裂伤。子宫破裂发生率不同的地区有很大的差异,城乡妇幼保健网的建立和健全的程度不同,其发挥的作用也有明显差异,子宫破裂在城市医院已很少见到,而农村偏远地区时有发生。子宫破裂按发生时间可分为产前和产时,按程度可分为完全性和不完全性破裂,还可根据破裂的原因分为自发性和创伤性子宫破裂。

一、病因

主要因为子宫曾经手术或有过损伤和高龄多产妇。

(一)子宫自然破裂

1.阻塞性难产

阻塞性难产为常见的和最主要的原因。胎先露下降受阻,如骨盆狭窄、胎位异常、胎儿畸形、软产道畸形,以及盆腔肿瘤阻塞产道等均可造成胎先露下降受阻。临产后子宫上段强烈收缩,向下压迫胎儿,子宫下段被迫过度伸展而变薄,造成子宫破裂。

2.损伤性子宫破裂

不适当地实行各种阴道助产手术,如宫口未开全做产钳助娩或臀牵引术手法粗暴,忽略性横位,不按分娩机制,强行做内倒转术;或做破坏性手术如毁胎术,胎盘植入人工剥离胎盘等由于操作用力不当,损伤子宫。暴力增加腹压助产即人工加压子宫底部促使胎儿娩出,也可使子宫破裂。

3.催产素应用不当

产程延长,未查明原因即滥用催产素,或宫颈未成熟应用催产素强行引产,有时胎儿从阴道前或后穹隆排出,造成子宫破裂。

4.子宫发育异常

如残角子宫,双角子宫,子宫发育不良在妊娠后期或分娩期发生破裂。

(二)瘢痕子宫破裂

1.剖宫产术或其他原因子宫切开术

如子宫畸形整形术、子宫穿孔或肌瘤剔除进宫腔修补术。妊娠晚期子宫膨大,分娩过程中瘢痕自发破裂。

2.子宫破裂

以剖宫产瘢痕破裂最为常见,与前次剖宫产的术式有关,子宫切口分为下段横切口或纵切口,一般术式选为下段横切口,妊娠晚期子宫下段拉长、变薄,易切开及缝合,易愈合,若子宫下段未充分伸展而施行手术,术中不能选子宫下段横切口而行子宫纵切口,子宫肌层相对厚,缝合对合不齐,使切口愈合不良,易发生子宫破裂及产后晚期出血。与前次剖宫产缝合技术有关,无论子宫下段横切口或纵切口,如果切口缝线太密、太紧,影响血运,边缘对合不齐或将内膜嵌入肌层、感染等因素使切口愈合不良,再次妊娠分娩易发生子宫破裂。

(三)本次妊娠的影响

1.胎盘的位置

因滋养叶细胞有侵袭子宫肌层的作用,若胎盘位于瘢痕处,可造成瘢痕的脆弱。

2.妊娠间隔的时间

瘢痕子宫破裂与妊娠间隔有一定的关系,有资料表明,瘢痕子宫破裂最短为 1 年,最长为 10 年,一般 2 年之内子宫破裂为多。

3.妊娠晚期子宫膨大

如双胎、羊水过多、巨大儿等,一般孕周达 38 周胎头入骨盆,子宫下段撑薄,易发生子宫瘢痕破裂。

4.产力的影响

临产后子宫收缩牵拉瘢痕,易发生瘢痕的破裂。

二、临床表现

根据子宫破裂的发展过程,可分为先兆子宫破裂与子宫破裂两种。先兆破裂为时短暂,若无严密观察产程往往被忽略,发展为破裂。尤其为前次剖宫产史,常见于瘢痕破裂,有时在手术时才发现子宫肌层裂开。

(一)先兆破裂

(1)多见于产程延长与先露下降受阻,产妇突然烦躁不安,疼痛难忍,呼吸急促,脉搏细速。

(2)子宫肌层过度收缩与缩复而变厚,子宫下段逐渐变长变薄。腹部检查时子宫上下段明显出现病理缩复环,即此环每次宫缩时逐渐上升,阵缩时子宫呈葫芦形,子宫下段有明显压疼。

(3)胎动活跃,胎心变慢或增快。提示胎儿宫内窘迫。

(4)产妇往往不能自解小便,膀胱因过度压迫而发生组织损伤,导致血尿。

(二)破裂

子宫破裂发生一刹那,产妇感到剧烈疼痛。宫缩停止,腹痛稍感轻些,此后产妇出现的全身情况与破裂的性质(完全或不完全)、出血的多少有关。完全破裂,内出血多,患者血压下降,很快出现休克,胎动停止,胎心音消失。出血和羊水的刺激有腹膜刺激症状,如压疼、反跳痛及肌紧张等,不完全破裂症状可不典型,但在破裂处有固定的压痛。典型的子宫破裂诊断不困难,但若破裂发生在子宫后壁或不完全破裂则诊断较困难。

三、诊断

(一)病史、体征

依靠病史、体征可做出初步诊断。

(二)腹部检查

腹部检查全腹压痛和反跳痛,腹肌紧张,可叩及移动性浊音,腹壁下胎体可清楚扪及,子宫缩小,位于胎儿一侧,胎动停止,胎心音消失。

(三)阴道检查

子宫破裂后,阴道检查可发现胎先露的上移,宫颈口缩小,可有阴道流血,有时可触到破裂口;但若胎儿未出宫腔,胎先露不会移位,检查动作要轻柔,有时会加重病情。

（四）B超诊断

可见胎儿游离在腹腔内,胎儿的一边可见收缩的子宫及腹水。

（五）腹腔或后穹隆穿刺

可明确腹腔内有无出血。

四、鉴别诊断

（一）胎盘早剥与子宫破裂

均有发病急、剧烈腹部疼痛、腹腔内出血、休克等症状,但前者患有妊高征,B超提示胎盘后血肿,子宫形状不变,亦不缩小。

（二）难产并发感染

个别难产病例,经多次阴道检查后感染,出现腹痛症状和腹膜炎刺激征,类似子宫破裂征象,阴道检查宫颈口不会回缩,胎儿先露不会上升,子宫亦不会缩小。

五、治疗

（一）先兆子宫破裂

早期诊断,及时恰当处理,包括输液、抑制宫缩的药物及抗生素的应用。一旦诊断子宫先兆破裂,希望能挽救胎儿,同时为了避免发展成子宫破裂,应尽快剖宫产术结束分娩。

（二）子宫破裂

一方面输液、输血、氧气吸入等抢救休克,同时准备剖腹手术,子宫破裂时间在12小时以内,破口边缘整齐,无明显感染,需保留生育功能者,可考虑修补缝合破口。破口大或撕裂不整齐,且有感染可能,考虑行次全子宫切除术。破裂口不仅在下段,且沿下段至宫颈口考虑行子宫全切术。如产妇已有活婴,同时行双侧输卵管结扎术。

（三）开腹探查子宫破裂外的部位

仔细检查阔韧带内、膀胱、输尿管、宫颈和阴道,如发现有损伤,及时行修补术。

六、预防与预后

做好孕期检查,正确处理产程,绝大多数子宫破裂可以避免。孕产期发生子宫破裂的预后与早期诊断、抢救是否及时、破裂的性质有关。减少孕产妇及围生儿的死亡率。

(1)建立健全的妇幼保健制度,加强围产期保健检查,凡有剖宫产史、子宫手术史、难产史、产前检查发现骨盆狭窄、胎位异常者,应预产期前2周入院待产。充分做好分娩前的准备,必要时择期剖宫产。

(2)密切观察产程,及时发现异常,出现病理缩复环或其他先兆子宫破裂征象时应及时行剖宫产。

(3)严格掌握催产素和其他宫缩剂的使用适应证:胎位不正,头盆不称,骨盆狭窄禁用催产素;双胎,胎儿偏大,剖宫产史,多胎经产妇慎用或不用催产素。无禁忌证的产妇,应用催产素应稀释后静脉滴注,由专人负责观察产程。禁止在胎儿娩出之前肌内注射催产素。

(4)严格掌握各种阴道手术的指征:遵守手术操作规程,困难的阴道检查,如产钳,内倒转术后,剖宫产史及子宫手术史,产后应常规探查宫颈和宫腔有无损伤。

(5)严格掌握剖宫产指征:近年来,随着剖宫产率的不断上升,瘢痕子宫破裂的比例随之上升。因此,第一次剖宫产时,必须严格掌握剖宫产的指征。术式尽可能采取子宫下段横切口。

(张亚平)

第三节 子宫翻出

子宫翻出又称子宫内翻,是指子宫底部向宫腔内陷入,甚至自宫颈翻出的病变,这是一种分娩期少见而严重的并发症。多数发生在第三产程,如处理不及时,往往因休克、出血,产妇可在3～4小时内死亡。国内报道子宫翻出病死率可达62%。

一、发生率

子宫翻出是一种罕见的并发症,其发生率各家报道不一,Shan-Hosseini 等报道子宫翻出发生率约为1：6 400 次分娩,Platt 等报道发生率约为1：2 100 次分娩。陈晨等报道北京市红十字会朝阳医院 1982－1996 年间子宫翻出发生率为1：16 473;湖南株洲市二院1961－1981 年间发生率为1：4 682;山东淄博市妇幼保健院 1984－1986 年间发生率为1：1 666;广州市白云区妇幼保健院 2004－2009 年间发生率为1：10 359。

二、病因

引起急性子宫翻出的病因较多,常常是多种因素共同作用的结果,但其先决条件必须有子宫壁松弛和子宫颈扩张,其中第三产程处理不当(占60%),胎儿娩出后,过早干预,按压子宫底的手法不正确,强行牵拉脐带等,导致子宫底陷入宫腔,黏膜面翻出甚至脱垂于阴道口外。其促成子宫翻出的因素有以下几点。

(1)胎盘严重粘连、植入子宫底部,同时伴有子宫收缩乏力或先天性子宫发育不良,助产者在第三产程处理时,强拉附着于子宫底的胎盘脐带的结果,此时如脐带坚韧不从胎盘上断裂,加上用力挤压松弛的子宫底就可能发生子宫翻出。

(2)脐带过短或缠绕:胎儿娩出过程中由于脐带过短或脐带缠绕长度相对过短,过度牵拉脐带也会造成子宫翻出。

(3)急产宫腔突然排空:由于产程时间短,子宫肌肉尚处于松弛状态,在产程中因咳嗽或第二产程用力屏气,腹压升高,也会导致子宫翻出。

(4)产妇站立分娩:因胎儿体重对胎盘脐带的牵拉作用而引起子宫翻出。

(5)妊娠高血压疾病时:使用硫酸镁时使子宫松弛,也会促使子宫翻出;有人报道植入性胎盘也会促使子宫翻出。

三、分类

(一)按发病时间分类

1.急性子宫翻出

子宫翻出后宫颈尚未缩紧,占75%。

2.亚急性子宫翻出

子宫翻出后宫颈已缩紧,占15%。

3.慢性子宫翻出

子宫翻出宫颈回缩已经超过4周,子宫在翻出位置已经缩复但仍停留在阴道内,占10%。

(二)按子宫翻出程度分类

1.不完全子宫翻出

子宫底向下内陷,可接近宫颈口或越过但还存在部分子宫腔。

2.完全性子宫翻出

子宫底下降于子宫颈外,但还在阴道内。

3.子宫翻出脱垂

整个子宫翻出暴露于阴道口外。

四、临床表现

子宫翻出可引起迅速的阴道大量流血,处理不及时,可致产妇死亡。子宫翻出产妇突觉下腹剧痛,尤其胎盘未剥离牵拉脐带更加重腹痛,遂即产妇进入严重休克状态,有时休克与出血量不成正比,出现上述现象时,应考虑到有子宫翻出的可能。而慢性子宫翻出多因急性子宫翻出时未能及时发现,而后就诊的,此时的症状多表现如下。

(1)产后下腹坠痛,或阴道坠胀感。

(2)大小便不畅。

(3)产后流血史或月经过多。

(4)因子宫翻出感染,出现白带多而有臭味,甚至流脓液,严重者有全身感染症状,发热、白细胞升高等。

(5)因阴道流血而致继发性贫血。

五、诊断与鉴别诊断

在分娩第三产程有用手在下腹部推压子宫底或用手牵拉脐带的经过,产妇在分娩后突然下腹剧痛,出现休克,尤其与出血量不相称时,因考虑有子宫翻出的可能。当翻出子宫已脱垂于阴道口外时,诊断并不困难,但当胎盘未剥离已发生子宫翻出时有时会误诊为娩出的胎盘,再次牵拉脐带时即引起剧痛,此时应及时做阴道、腹部双合诊。

(一)诊断

1.腹部检查

下腹部摸不到宫底,或在耻骨联合后可触及一个凹陷。

2.阴道检查

在阴道内可触及一球形包块,表面为暗红色、粗糙的子宫内膜,在包块的根部可触及宫颈环。如胎盘尚未剥离而完全黏附于翻出的宫体时,常易误诊为胎儿面娩出的胎盘,牵引脐带时可引起疼痛。

根据病史及检查可做出子宫翻出的诊断。

(二)鉴别诊断

子宫翻出应与子宫黏膜下肌瘤及产后子宫脱垂相鉴别。

1.子宫黏膜下肌瘤

其系子宫肌瘤向子宫黏膜面发展,突出于子宫腔,如黏膜下肌瘤蒂长,经子宫收缩可将肌瘤排出宫颈而脱出于阴道内。妇科检查时,盆腔内有均匀增大的子宫,如子宫肌瘤达到宫颈口处并且宫口较松,手指进入宫颈管可触及肿瘤;已经排出宫颈外者则可见到肌瘤,表面为充血暗红色的黏膜所包裹,有时有溃疡及感染。如用子宫探针自瘤体周围可探入宫腔,其长短与检查的子宫大小相符,急性子宫翻出往往发生在分娩期,患者有疼痛、阴道流血及休克等临床表现。认真仔细观察鉴别并无困难。

2.子宫脱垂

患者一般情况良好,妇科检查时可见脱出的包块表面光滑,并可见子宫颈口,加腹压时子宫脱出更加明显,内诊检查时可触摸到子宫体。

六、治疗

明确诊断后应立即开放静脉通路、备血及麻醉医师配合下进行抢救,延迟处理可增加子宫出血、坏死和感染机会,给产妇带来极大的危险和痛苦。处理的原则为积极加强支持治疗,纠正休克,尽早实施手法复位或手术,其具体处理应视患者的全身情况、翻出的时间长短和翻出部分的病变情况、感染程度等而决定。

(一)阴道手法复位

子宫翻出早期,宫颈尚未收缩,子宫尚无淤血、肿胀,如果胎盘尚未剥离,不要急于剥离,因为此时先做胎盘剥离会大大增加出血量,加速患者进入严重休克状态;如果胎盘已经大部分剥离,则先剥离胎盘,然后进行复位,此外,翻出子宫及胎盘体积过大,不能通过狭窄的宫颈环,需先剥离胎盘。应首先开放两条静脉通路、输液、备血、镇痛及预防休克。给予乙醚、氟烷、恩氟烷、芬太尼及异丙酚等麻醉下,同时给以子宫松弛剂、β-肾上腺素能药物,如利托君、特布他林或硫酸镁。待全身情况得以改善,立即行手法子宫还纳术。方法:产妇取平卧位,双腿外展并屈曲,术者左手向上托起刚刚翻出的子宫体,右手伸入阴道触摸宫颈与翻出宫体间的环状沟,用手指及手掌沿阴道长轴方向徐徐向上向宫底部推送翻出的子宫,操作过程用力要均匀一致,进入子宫腔后,用手拳压迫宫底,使其翻出的子宫完全复位。子宫恢复正常形态后立即停止使用子宫松弛剂,并开始使用宫缩剂收缩子宫,同时使子宫保持在正常位置,注意观察宫缩及阴道流血情况,直至子宫张力恢复正常,子宫收缩良好时术者仍应继续经阴道监控子宫,以免子宫再度翻出。

(二)阴道手术复位

Kuctnne法,即经阴道将宫颈环的后侧切开,将子宫还纳复位,然后缝合宫颈切口。但必须注意不能损伤直肠。

(三)经腹手术复位

Huntington法:在麻醉下,切开腹壁进入腹腔后,先用卵圆钳或手指扩大宫颈环,再用组织钳夹宫颈环下方2~3 cm处的子宫壁,并向上牵引,助手同时在阴道内将子宫体向上托,这样,一边牵引,一边向上托使子宫逐渐全部复位,复位后,在阴道内填塞纱布条,并给予缩宫素,预防子宫再度翻出,若宫颈环紧而且不易扩张情况下,可先切开宫颈环后,将翻出的子宫体逐渐向上牵引,使其慢慢复位,完成复位后缝合宫颈切口(Noltain复位法)。

(四)经腹或经阴道子宫次(全)切除术

经各种方法复位不成功、复位以后宫缩乏力伴有大出血、胎盘粘连严重或有植入、翻出时间较长合并严重感染者,视其病情程度,选择阴道或腹式手术切除子宫。

(五)其他方法

阴道热盐水高压灌注复位法:用热盐水可使宫颈环放松,盐水压力作用于翻出的子宫壁,促使其翻出的子宫逐渐复位,此方法简单易行,适用于病程短、病情较轻、局部病变小的患者。

七、预防

预防子宫翻出的关键是加强助产人员的培训,正确处理好第三产程,在娩出胎盘的过程中,仔细观察胎盘剥离的临床症状,当确认胎盘已经完全剥离时,于子宫收缩时以左手握住宫底,拇指置于子宫前壁,其余四指放在子宫后壁并按压,同时右手轻拉脐带,协助胎盘娩出。胎盘粘连时正确手法剥离,且不能粗暴按压子宫底或强行牵拉脐带。

（张亚平）

第四节　羊　水　栓　塞

一、概述

羊水栓塞是指在分娩过程中羊水进入母体血液循环,导致过敏性休克、肺血管痉挛及栓塞、弥散性血管内凝血、肾衰竭或突发死亡等一系列严重症状的综合征。羊水栓塞是一种罕见、凶险的分娩并发症,病死率高,国内外报道为 $61\%\sim86\%$ 。近年来研究认为,羊水栓塞的核心问题是过敏,是羊水进入母体循环后引起的一系列变态反应,有人建议将羊水栓塞改名为妊娠过敏综合征。

过强宫缩、急产、羊膜腔压力高是羊水栓塞的主要原因,胎膜破裂、前置胎盘、胎盘早剥、子宫破裂、剖宫产术中生理、病理性血窦开放是其发生的诱因。

二、临床表现

羊水栓塞的发病特点是起病急骤、来势凶险,多发生于分娩过程中。

(一)发病时期

羊水栓塞通常发生在自然破膜或人工破膜过程中(70%)及剖宫产(19%)和产后 48 小时内(11%)。宫缩过强、滥用缩宫素引产或催产为本病发生的主要诱因。

(二)前驱症状

多数病例在发病时常首先出现突发寒战、烦躁不安、咳嗽、气急、发绀、呕吐等前驱症状,这些症状往往被误认为感冒、宫缩过强、产妇紧张而不引起助产者注意。

(三)呼吸循环衰竭

羊水栓塞根据病情缓急可分为两种类型,即暴发型和缓慢型两类。前者呼吸循环系统症状明显,继前驱症状后即出现呼吸困难、发绀、心率增快且进行性加重、面色苍白、四肢厥冷、血压下降,也可出现昏迷和抽搐,肺部听诊可出现湿啰音。严重者发病急骤,仅惊叫一声或打一个哈欠,血压即消失,呼吸、心搏骤停。缓慢型呼吸循环系统症状较轻,甚至无明显症状,待至产后出现流血不止、血液不凝时始被发现。

（四）全身出血倾向

部分羊水栓塞患者经抢救度过了呼吸循环衰竭的休克期，继而出现 DIC。呈现以子宫大出血为主的全身出血倾向，如黏膜、皮肤、针眼出血及血尿等，且血液不凝。值得注意的是部分羊水栓塞病例，缺少呼吸循环系统的症状，起病即以产后不易控制的大出血为主要表现，切不要误为单纯子宫收缩乏力性出血。

（五）多脏器损伤

本病全身脏器均受损害，除心脏外，肾脏是最常受损害的器官。当两个或两个以上重要器官同时或相继发生衰竭时，则称为多器官衰竭（MOF）。其病死率与衰竭器官数目相关，1 个器官衰竭持续大于 1 天，其病死率为 40%，2 个器官衰竭时病死率上升为 60%，3 个或 3 个以上器官衰竭时则病死率高达 98%。

三、诊断

（一）诊断依据

主要靠临床表现，在血中找到胎儿有形物质可支持诊断。在胎膜破裂、胎儿娩出或手术中产妇突然出现寒战、烦躁不安、气急、尖叫、呛咳、呼吸困难、大出血、凝血功能障碍及不明原因休克、出血量与休克不成比例，应首先考虑为羊水栓塞，并在积极抢救的同时做进一步检查，以明确诊断。

（二）辅助检查

1.凝血功能检查

首先进行与 DIC 有关的实验室检查。目前 DIC 诊断的指标如下。

（1）血小板计数不高于 50×10^9/L 或进行性下降。

（2）纤维蛋白原不高于 1.5 g/L 或进行性下降。

（3）凝血酶原时间延长 3 秒以上。

（4）3P 试验阳性。

（5）纤维蛋白降解产物（FDP）不低于 80 μg/mL。

2.寻找有形物质

在颈静脉穿刺或股静脉切开时，在插管时取下腔静脉血或在剖宫产、切除子宫时取宫旁静脉丛血 10 mL 找胎儿有形成分。

3.血气分析

PaO_2 下降，pH 下降，BE 下降。

4.胸部 X 线检查

大约 90% 的患者可以出现胸片异常，床边胸片可见双肺有弥散性浸润影，向肺门周围融合，伴右心扩大和轻度肺不张。

5.心功能检查

心电图、彩色多普勒超声检查提示右心房、右心室扩大，心排血量减少及心肌劳损的表现。

6.死亡后诊断

（1）取右心室血做沉淀试验，血涂片寻找羊水有形成分。

（2）子宫切除标本病理检查，注意宫旁静脉血中有无羊水有形成分。

（3）尸检。

（三）特殊检查

1.Sialy Tn 抗原检测

胎粪及羊水中含有 Sialy Tn 抗原,检测母亲外周血浆及肺组织中的 Sialy Tn 抗原早期诊断羊水栓塞。

2.血清粪卟啉锌检测

粪卟啉锌是羊水和胎便中的特异物质,在孕妇血浆中几乎不存在,当羊水栓塞时血中粪卟啉锌明显增高,可用分光光度计测定其浓度进行羊水栓塞早期诊断。

3.类胰蛋白酶测定

羊水栓塞的发生是机体对羊水中的胎儿成分产生变态反应,以致肥大细胞脱颗粒释放组胺、类胰蛋白酶和其他介质引起机体发生严重的病理生理改变所致。

四、治疗

早诊断、早治疗是成功救治的关键。当患者出现寒战、呛咳、呼吸困难、休克与出血量不成比例、多部位出血、血液不凝时应首先考虑羊水栓塞,应边组织抢救,边进行实验室检查,决不可等待有检验结果后再予急救。

（一）紧急处理

（1）有效给氧:立即高浓度面罩给氧,流量 5～10 L/min。如 5 分钟不改善,应及时行气管插管人工呼吸机正压给氧。保持血氧饱和度在 90％以上。

（2）尽快开放静脉通道,至少两条,便于用药及输液,同时抽取下腔静脉血 5 mL 用于诊断。

（3）心搏骤停者立即徒手心肺复苏。

（二）抗过敏

1.氢化可的松

该药为首选药物,200 mg＋10％葡萄糖 10 mL 静脉推注,随后 500 mg＋10％葡萄糖500 mL 静脉滴注。

2.地塞米松

20 mg＋25％葡萄糖 20 mL 静脉推注,然后根据病情再继续滴注地塞米松 20 mg。

（三）解除肺动脉高压

1.盐酸罂粟碱

该药为首选药物。首次（30～90）mg＋10％葡萄糖 20 mL 静脉滴注。与阿托品同时应用,扩张肺小动脉效果更好。总量不超过 300 mg/d。

2.阿托品

（1～2）mg＋（5％～10％）葡萄糖 10 mL,每 15～30 分钟静脉注射 1 次,直至患者面部潮红或症状好转为止。心率大于 120 次/分者慎用。

3.氨茶碱

250 mg＋（5％～10％）葡萄糖 20 mL 缓慢静脉推注,必要时可重复使用 1～2 次/24 小时。

4.酚妥拉明

（5～10）mg＋（5％～10％）葡萄糖 250～500 mL 静脉滴注,以 0.3 mg/min 滴速为佳。

(四)抗休克

1.补充血容量

尽快输新鲜血和血浆补充血容量。

2.升压药

多巴胺 20 mg+10％葡萄糖 250 mL 静脉滴注,开始滴速为 20 滴/分,根据血压调整滴速。

3.纠正心力衰竭

常用毛花苷 C(0.2～0.4)mg+10％葡萄糖 20 mL 静脉注射,必要时 4～6 小时重复。

4.纠正酸中毒

首次可给 5％碳酸氢钠 150～250 mL,以后根据动脉血血气分析及酸碱测定结果酌情给药。

(五)防治 DIC

1.肝素

用于羊水栓塞早期的高凝状态,在症状发作后 10 分钟内应用效果最好。首次肝素用量为(25～50)mg+生理盐水 100 mL 静脉滴注。同时静脉输注新鲜全血、纤维蛋白原(1 次 4～6 g)、血小板悬液、洗涤红细胞和新鲜冰冻血浆,可用于治疗继发于 DIC 的出血倾向。

2.补充凝血因子

应及时补充,输新鲜血或血浆、纤维蛋白原等。

3.抗纤溶药物

在有纤溶亢进时,给予抗纤溶药物。氨甲苯酸(0.1～0.3)g+5％葡萄糖 20 mL 缓慢静脉推注。

(六)预防肾衰竭

当血容量补足后,血压回升而每小时尿量仍少于 17 mL 时,应给予呋塞米 20～40 mg 静脉注射或 20％甘露醇 250 mL 静脉滴注治疗。

(七)预防感染

选用对肾脏毒性小的广谱抗生素。

(八)产科处理

(1)宫口未开全者行剖宫产终止妊娠。

(2)宫口开全,无头盆不称者阴道助产结束分娩。

(3)术时及产后密切注意子宫出血情况,对难以控制的大出血且血液不凝者,可行子宫切除术,术后放置腹腔引流管。

(张亚平)

第五节　产　后　出　血

产后出血是指胎儿娩出后 24 小时内阴道流血量超过 500 mL。产后出血是分娩期严重的并发症,是产妇四大死亡原因之首。产后出血的发病率占分娩总数的 2％～3％,如果先前有产后出血的病史,再发风险增加 2～3 倍。

产后出血可导致失血性休克、产褥感染、肾衰竭及继发垂体前叶功能减退等直接危及产妇生命。

一、子宫收缩乏力所致出血

宫缩乏力性出血依然是产后出血的主要原因,占 70%～90%,及时有效地处理宫缩乏力性产后出血,对降低孕产妇死亡率十分关键。

(一)病因与发病机制

引起子宫收缩乏力性产后出血的原因有多种,凡是影响子宫收缩和缩复功能的因素都可引起子宫乏力性产后出血,常见的有全身因素、子宫局部因素、产程因素、产科并发症、内分泌及药物因素等。

1.全身因素

孕妇的体质虚弱,妊娠合并心脏病、高血压、肝脏疾病、血液病等慢性全身性疾病均可致产后宫缩乏力。另外,产妇可因产程中对分娩的恐惧及精神紧张和产后胎儿性别不理想等精神因素使大脑皮质功能紊乱,加上产程中进食不足及体力消耗,水电解质平衡紊乱,均可导致宫缩乏力。

2.子宫局部因素

(1)子宫肌纤维过度伸展:如多胎妊娠、巨大儿、羊水过多等,使子宫肌纤维失去正常收缩能力。

(2)子宫肌壁损伤:经产妇使子宫肌纤维变性,结缔组织增生影响子宫收缩。急产、剖宫产和子宫肌瘤剔除术后,都可因子宫肌壁的损伤影响宫缩。

(3)子宫病变:子宫畸形(如双角子宫、残角子宫、双子宫等)、子宫肌瘤、子宫腺肌病等,均能引起产后宫缩乏力。

3.产程因素

产程延长、滞产、头盆不称或胎位异常试产失败等,都可引起继发性宫缩乏力,导致产后出血。

4.产科并发症

妊娠期高血压疾病、宫腔感染、胎盘早剥、前置胎盘等可因子宫肌纤维水肿,子宫胎盘卒中,胎盘剥离面渗血,子宫下段收缩不良等引起宫缩乏力性产后出血。

5.内分泌失调

产时和产后,产妇体内雌激素、缩宫素及前列腺素合成与释放减少,使缩宫素受体数量减少,肌细胞间隙连接蛋白数量减少。子宫平滑肌细胞 Ca^{2+} 浓度降低,肌浆蛋白轻链激酶及 ATP 酶不足,均可影响肌细胞收缩,导致宫缩乏力。

6.药物影响

产前及产时使用大剂量镇静剂、镇痛剂及麻醉药,如吗啡、氯丙嗪、硫酸镁、哌替啶、苯巴比妥钠等,都可以使宫缩受到抑制而发生宫缩乏力性产后出血。

(二)临床表现

子宫收缩乏力性产后出血可发生在胎盘娩出前也可以在胎盘娩出后,胎盘娩出后阴道多量流血及失血性休克等相应症状,是产后出血的主要临床表现。主要表现为胎盘娩出后阴道流血较多,按压宫底有血块挤出。也可以没有突然大量的出血,但有持续的中等量出血,直到出现严重的血容量不足,产妇可出现烦躁、皮肤苍白湿冷、脉搏细弱、脉压缩小等休克症状。

(三)诊断

1.估计失血量

胎盘娩出后 24 小时出血量＞500 mL 可诊断产后出血。估计失血量的方法如下:①称重法,失血量(mL)＝[胎儿娩出后的接血敷料湿重(g)－接血前敷料干重(g)]/1.05(血液比重 g/mL);②容积法,用产后接血容器收集血液后,放入量杯测量失血量;③面积法,可按血纱块血湿面积粗略估计失血量;④监测生命体征、尿量和精神状态,见表 9-1;⑤休克指数法,休克指数＝心率/收缩压(mmHg),见表 9-2;⑥血红蛋白含量测定,血红蛋白每下降 10 g/L,失血 400～500 mL,但是产后出血早期,由于血液浓缩,血红蛋白值常不能准确反映实际出血量。

表 9-1　产后出血的临床表现

失血量占血容量比例(%)	脉搏(次/分)	呼吸(次/分)	收缩压	脉压	毛细血管再充盈速度	尿量(mL)	中枢神经系统症状
＜20	正常	14～20	正常	正常	正常	＞30	正常
20～30	＞100	＞20≤30	稍下降	偏低	延迟	20～30	不安
31～40	＞120	＞30≤40	下降	低	延迟	＜20	烦躁
＞40	＞140	＞40	显著下降	低	缺少	0	嗜睡或昏迷

表 9-2　休克指数与失血量

休克指数	估计失血量(mL)	估计失血量占血容量的比例(%)
＜0.9	＜500	＜20
1.0	1 000	20
1.5	1 500	30
≥2.0	≥2 500	≥50

2.确诊条件

(1)出血发生于胎盘娩出后。

(2)出血为暗红色或鲜红色,伴有血块。

(3)宫底升高,子宫质软、轮廓不清,阴道流血多,或剖宫产时可以直接触到子宫呈疲软状。按摩子宫及应用缩宫剂后,子宫变硬,阴道流血可减少或停止。

(4)除外产道裂伤、胎盘因素和凝血功能障碍因素所致产后出血。

(四)处理

宫缩乏力性产后出血的处理原则:正确估计失血量和动态监护、针对病因加强宫缩、止血、补充血容量、纠正失血性休克、预防多器官功能衰竭及感染。

1.正确估计出血量和动态监护

准确估计失血量是判断病情和选择实施抢救措施的关键。估计失血量大于或可能大于500 mL 时,则需及时采取必要的动态监护措施,如凝血功能、水电解质平衡,持续心电监护,持续监测血压、脉搏等生命体征;必要时可以连续检测血红蛋白浓度及凝血功能。

2.处理方法

(1)子宫按摩或压迫法:可采用经腹按摩或经腹经阴道联合按压。经腹按摩方法为,胎盘娩出后,术者一手的拇指在前、其余四指在后,在下腹部按摩并压迫宫底,挤出宫腔内积血,促进子宫收缩;经腹经阴道联合按压法为,术者一手戴无菌手套伸入阴道握拳置于阴道前穹隆,顶住子宫前壁,另一只手在腹部按压子宫后壁,使宫体前屈,两手相对紧压并均匀有节律地按摩子宫;剖宫产时可以手入腹腔,直接按摩宫底,增强子宫收缩。按摩时间以子宫恢复正常收缩并能保持收缩状态为止,同时要配合应用宫缩剂。

(2)宫缩剂的应用:①缩宫素为预防和治疗产后出血的一线药物。治疗产后出血方法:缩宫素10 U肌内注射、子宫肌层或宫颈注射,以后10～20 U加入500 mL晶体液中静脉滴注,给药速度根据患者的反应调整,常规速度250 mL/h,约80 mU/min。静脉滴注能立即起效,但半衰期短(1～6分钟),故需持续静脉滴注。缩宫素应用相对安全,大剂量应用时可引起高血压、水钠潴留和心血管系统不良反应;一次大剂量静脉注射未稀释的缩宫素,可导致低血压、心动过速和/或心律失常,甚至心搏骤停,虽然合成催产素制剂不含抗利尿激素,但仍有一定的抗利尿作用,大剂量应用特别是持续长时间静脉滴注可引起水中毒。因缩宫素有受体饱和现象,无限制加大用量反而效果不佳,并可出现不良反应,故24小时总量应控制在60 U内。②卡前列素氨丁三醇(为前列腺素$F_{2\alpha}$衍生物15-甲基$PGF_{2\alpha}$),引起全子宫协调有力的收缩。用法为250 μg(1支)深部肌内注射或子宫肌层注射,3分钟起作用,30分钟达作用高峰,可维持2小时;必要时可重复使用,总量不超过8个剂量。此药可引起肺气道和血管痉挛外,另外的不良反应有腹泻、高血压、呕吐、高热、颜面潮红和心动过速。哮喘、心脏病和青光眼患者禁用,高血压患者慎用。③米索前列醇是前列腺素E_1的衍生物,可引起全子宫有力收缩,应用方法:米索前列醇200～600 μg顿服或舌下给药,口服10分钟达高峰,2小时后可重复应用。米索前列醇不良反应者恶心、呕吐、腹泻、寒战和体温升高较常见;高血压、活动性心、肝、肾脏病及肾上腺皮质功能不全者慎用,青光眼、哮喘及过敏体质者禁用。

(3)手术治疗:在上述处理效果不佳时,可根据患者情况和医师的熟练程度选用下列手术方法。①宫腔填塞:有宫腔水囊压迫和宫腔纱条填塞两种方法,阴道分娩后宜选用水囊压迫,剖宫产术中选用纱条填塞。宫腔填塞后应密切观察出血量、子宫底高度、生命体征变化等,动态监测血红蛋白、凝血功能的状况,以避免宫腔积血,水囊或纱条放置24～48小时后取出,要注意预防感染。②B-Lynch缝合:用于子宫收缩乏力性产后出血,子宫按摩和宫缩剂无效并有可能切除子宫的患者。方法:将子宫托出腹腔,先试用两手加压观察出血量是否减少以估计B-Lynch缝合成功止血的可能性,加压后出血基本停止,则成功可能性大,可行B-Lynch缝合术。下推膀胱腹膜返折进一步暴露子宫下段。应用可吸收线缝合,先从右侧子宫切口下缘2～3 cm、子宫内侧3 cm处进针,经宫腔至距切口上缘2～3 cm、子宫内侧4 cm出针;然后经距宫角3～4 cm宫底将缝线垂直绕向子宫后壁,于前壁相应位置进针进入宫腔横向至左侧后壁与右侧相应位置进针,出针后将缝线垂直通过宫底至子宫前壁,与右侧相应位置分别于左侧子宫切口上、下缘缝合。收紧两根缝线,检查无出血即打结。然后再关闭子宫切口。子宫放回腹腔观察10分钟,注意下段切口有无渗血,阴道有无出血及子宫颜色,若正常即逐层关腹。B-Lynch缝合术后并发症的报道较为罕见,但有感染和组织坏死的可能,应掌握手术适应证。③盆腔血管结扎:包括子宫动脉结扎和髂内动脉结扎。子宫血管结扎适用于难治性产后出血,尤其是剖宫产术中宫缩乏力性出血,经宫缩剂和按摩子宫无效,或子宫切口撕裂而局部止血困难者。推荐五步血管结扎法:单侧子宫动脉上行支结扎;双侧子宫动脉上行支结扎;子宫动脉下行支结扎;单侧卵巢子宫血管吻合支结扎;双侧卵巢子宫血管吻合支结扎。髂内动脉结扎术手术操作困难,需要由盆底手术熟练的妇产科医师操作。适用于宫颈或盆底渗血、宫颈或阔韧带出血、腹膜后血肿、保守治疗无效的产后出血,结扎前后需准确辨认髂外动脉和股动脉,必须小心勿损伤髂内静脉,否则可导致严重的盆底出血。④经导管动脉栓塞(transcatheter arterial embolization,TAE):适应证为经保守治疗无效的各种难治性产后出血,生命体征稳定。禁忌证为生命体征不稳定、不宜搬动的患者;合并有其他脏器出血的 DIC;严重的心、肝、肾和凝血功能障碍;对造影剂过敏者。方法:局麻下行一侧腹股沟韧带中点股动脉搏动最强点穿刺,以 Seldinger 技术完成股动脉插管。先行盆腔造影,再行双侧髂内动脉及子宫动脉造影,显示出血部位及出血侧子宫动脉,大量造影剂外溢区即为出血处。迅速将导管插入出血侧的髂内动脉前干,行髂内动脉栓塞术(internal iliac artery embolization,IIAE)或子宫动脉栓塞术(uterial artery embolization,UAE),两者均属经导管动脉栓塞术的范畴。固定导管,向该动脉注入带抗生素的吸收性明胶海绵颗粒或吸收性明胶海绵条或吸收性明胶海绵弹簧钢圈后,直至确认出血停止,行数字减影血管造影成像技术(DSA)造影证实已止血成功即可,不要过度栓塞。同法栓塞对侧。因子宫供血呈明显的双侧性,仅栓塞一侧子宫动脉或髂内动脉前干将导致栓塞失败。临床研究结果表明术中发生的难治性产后出血以髂内动脉结扎术和子宫切除术为宜。而术后或顺产后发生的顽固性出血可选择髂内动脉栓塞术。对于复发出血者,尚可再次接受血管栓塞治疗。⑤子宫切除术:适用于各种保守性治疗方法无效者。一般为次全子宫切除术,如前置胎盘或部分胎盘植入宫颈时行子宫全切除术。操作注意事项:由于子宫切除时仍有活动性出血,故需以最快的速度"钳夹、切断、下移",直至钳夹至子宫动脉水平以下,然后缝合打结,注意避免损伤输尿管。对子宫切除术后盆腔广泛渗血者,用大纱条填塞压迫止血并积极纠正凝血功能障碍。

3.补充血容量纠正休克

产妇可因出血量多,血容量急剧下降发生低血容量性休克。在针对病因加强宫缩和止血的同时,应积极纠正休克。建立有效静脉通道,监测中心静脉压、血气、尿量,补充晶体平衡液及血液、新鲜冰冻血浆等,有效扩容纠正低血容量性休克。对于难治性休克,在补足血容量后可给予血管活性药物升压。另外,可短期大量使用肾上腺皮质激素,有利于休克的纠正。在积极抢救、治疗病因之后,达到以下状况时,可以认为休克纠正良好:出血停止;收缩压>12.0 kPa(90 mmHg);中心静脉压回升至正常;脉压>4.0 kPa(30 mmHg);脉搏<100 次/分;尿量>30 mL/h;血气分析恢复正常;一般情况良好,皮肤温暖、红润、静脉充盈、脉搏有力。

4.预防多器官功能障碍

严重的宫缩乏力性产后出血可发生凝血功能障碍,并发 DIC,继而发生多脏器衰竭。休克和多脏器衰竭是产后出血的主要死因,因此治疗宫缩乏力性产后出血时需注意主要脏器的功能保护。明显的器官功能障碍应当采用适当的人工辅助装置,如血液透析、人工心肺机等。

5.预防感染

产妇由于大量出血而机体抵抗力降低,且抢救过程中难以做到完全无菌操作,因此,有效止血和控制病情同时还需应用足量的抗生素预防感染。

(五)预防

重视产前保健、积极治疗引起产后宫缩乏力的疾病、正确处理产程、加强产后观察,可有效降低宫缩乏力性产后出血的发生率。

(1)加强孕期保健,定期产检,发现有引起宫缩乏力性产后出血的高危因素及时入院诊治。

(2)积极预防和治疗产科并发症及妊娠合并症。

(3)正确处理产程,重视产妇休息及饮食,防止疲劳及产程延长;合理使用子宫收缩剂及镇静剂;对孕妇进行精神疏导,减少精神紧张情绪。对有发生宫缩乏力性产后出血可能者适时给予宫缩剂加强宫缩。

（4）加强产后观察,产后产妇应在产房中观察 2 小时,仔细观察产妇的生命体征、宫缩及阴道流血情况,发生异常及时处理。离开产房前鼓励产妇排空膀胱,鼓励产妇与新生儿早接触、早吸吮,能反射性引起子宫收缩,减少出血量。

二、胎盘因素所致出血

（一）概述

胎盘因素是导致产后出血的第二大原因,仅次于子宫收缩乏力,文献报道占产后出血总数的 $7\%\sim24\%$。近年来由于剖宫产及宫腔操作增加,胎盘因素所致产后出血的比例有明显上升趋势,成为严重产后出血且必须切除子宫的最常见原因。主要包括胎盘剥离不全、胎盘剥离后滞留、胎盘嵌顿、胎盘粘连、胎盘植入、胎盘和/或胎膜残留及前置胎盘等。

（二）分类

1.胎盘剥离不全

胎盘剥离不全多见于宫缩乏力或第三产程处理不当,如胎盘未剥离而过早牵拉脐带或刺激子宫,使胎盘部分自宫壁剥离,影响宫缩,剥离面血窦开放引起出血不止。

2.胎盘剥离后滞留

胎盘剥离后滞留多由宫缩乏力或膀胱充盈等因素影响胎盘下降,胎盘从宫壁完全剥离后未能排出而潴留在宫腔内影响子宫收缩引起。

3.胎盘嵌顿

由于使用宫缩剂不当或第三产程过早及粗暴按摩子宫等,引起宫颈内口附近子宫肌呈痉挛性收缩,形成狭窄环,使已全部剥离的胎盘嵌顿于宫腔内,影响子宫收缩致出血。

4.胎盘粘连

在引起产后出血的胎盘因素中胎盘粘连最常见,胎儿娩出后胎盘全部或部分粘连于子宫壁上,不能自行剥离,称为胎盘粘连,易引起产后出血。胎盘粘连包括所有胎盘小叶的异常粘连(全部胎盘粘连),累及几个胎盘小叶(部分胎盘粘连),或累及一个胎盘小叶(灶性胎盘粘连)。

5.胎盘植入

胎盘植入指胎盘绒毛因子宫蜕膜发育不良等原因而植入子宫肌层,临床上较少见。根据胎盘植入面积又可分为完全性与部分性两类。其发生与既往有过宫内膜损伤及感染有关,绒毛可侵入深肌层达浆膜层甚至穿透浆膜层形成穿透性胎盘,可引起子宫自发破裂。

6.胎盘小叶、副胎盘和/或胎膜残留

部分胎盘小叶、副胎盘或部分胎膜残留于宫腔内,影响子宫收缩而出血。常因过早牵拉脐带、过早用力揉挤子宫所致。

7.胎盘剥离出血活跃

胎盘剥离过程中出血过多。

8.胎盘早剥

子宫卒中子宫肌纤维水肿弹性下降,易引起宫缩乏力而致产后出血。

9.前置胎盘

在引起剖宫产产后出血的胎盘因素中,最常见的即前置胎盘。前置胎盘易并发产后出血原

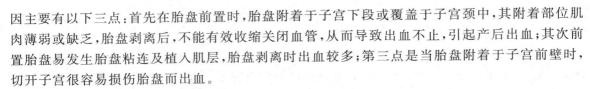

因主要有以下三点：首先在胎盘前置时，胎盘附着于子宫下段或覆盖于子宫颈中，其附着部位肌肉薄弱或缺乏，胎盘剥离后，不能有效收缩关闭血管，从而导致出血不止，引起产后出血；其次前置胎盘易发生胎盘粘连及植入肌层，胎盘剥离时出血较多；第三点是当胎盘附着于子宫前壁时，切开子宫很容易损伤胎盘而出血。

（三）高危因素

在蜕膜形成缺陷的情况下胎盘粘连比较常见，许多临床资料显示发生胎盘粘连、植入、滞留、前置胎盘与多胎、多产、炎症、化学药物刺激、机械损伤等因素造成子宫内膜损伤有密切关系。随着人工流产次数的增多，胎盘因素所引起的产后出血也逐渐增多，多次吸宫或刮宫过深损伤子宫内膜及其浅肌层可造成再次妊娠时子宫蜕膜发育不良，因代偿性扩大胎盘面积或增加附着深度以摄取足够营养，使胎盘粘连甚至植入发生率增加。另外，子宫内膜面积减少可引起胎盘面积增加或发生异位形成前置胎盘造成产后大出血。部分患者由于人工流产术中无菌技术操作不严或过早性生活引起子宫内膜炎。

（四）临床特点

胎盘因素导致的产后出血一般表现为胎盘娩出前阴道多量流血，常伴有宫缩乏力，子宫不呈球状收缩，宫底上升，脐带不下移。胎盘娩出，宫缩改善后出血停止。出血的特点为间歇性，血色暗红，有凝血块。胎盘小叶或副胎盘残留是在胎儿娩出后胎盘自然娩出，但阴道流血较多，似子宫收缩不良，应仔细检查胎盘是否完整和胎膜近胎盘周围有无血管分支或有无胎盘小叶缺如的粗糙面。完全性胎盘粘连或植入在手取胎盘前往往出血极少或不出血，而在试图娩出胎盘时可出现大量出血，甚至有时牵拉脐带可导致子宫内翻。胎盘嵌顿时在子宫下段可发现狭窄环。胎盘嵌顿引起的产后出血比较隐匿，出血量与血流动力学的改变不相符。

B超声像特征：正常产后子宫声像图为子宫体积明显增大，宫壁均匀增厚，内膜显示清晰。单纯胎盘残留与胎盘粘连均表现为宫腔内光点密集及边缘轮廓较清晰的光团，提示胎盘胎膜瘤。胎盘植入则表现为宫腔内见胎盘组织样回声，其与部分子宫肌壁关系密切，局部子宫肌壁明显薄于对侧。

（五）治疗措施

1.胎盘剥离不全及粘连

胎盘剥离不全及粘连绝大多数可徒手剥离取出。手取胎盘的方法为在适当的镇痛或麻醉下，一手在腹壁按压固定宫底，另一手沿着脐带通过阴道进入子宫。触到胎盘后，即用手掌尺侧进入胎盘边缘与宫壁之间逐步将胎盘与子宫分离，部分残留用手不能取出者，用大号刮匙刮取残留物，最好在B超引导下刮宫。若徒手剥离胎盘时，手感分不清附着界限则切忌以手指用力分离胎盘，因很可能是完全性胎盘粘连或胎盘植入。

2.完全性胎盘粘连或胎盘植入

完全性胎盘粘连或胎盘植入以子宫切除为宜。若出血不多需保留子宫者可保守治疗，子宫动脉栓塞术或药物（甲氨蝶呤或米非司酮）治疗都有较好效果。

（1）药物治疗。①米非司酮：一种受体水平抗孕激素药物，能抑制滋养细胞增生，诱导和促进其凋亡，能引起胎盘绒毛膜滋养层细胞周期动力学发生明显变化，阻断细胞周期的运转，从而抑制滋养层细胞的增生过程，引起蜕膜和绒毛组织的变性。用法：米非司酮 50 mg 口服，3 次/天，共服用 12 天。②MTX：10 mg 肌内注射，1 次/天，共 7 天；或 MTX 1 mg/kg 单次肌内注射。若血 β-HCG 下降不满意一周后可重复一次用药。③中药治疗：生化汤主要成分有当归 8 g，川芎

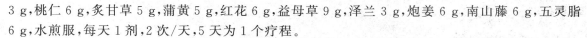

3 g,桃仁 6 g,炙甘草 5 g,蒲黄 5 g,红花 6 g,益母草 9 g,泽兰 3 g,炮姜 6 g,南山藤 6 g,五灵脂 6 g,水煎服,每天 1 剂,2 次/天,5 天为 1 个疗程。

(2)盆腔血管栓塞术:盆腔血管栓塞术由经验丰富的放射介入医师进行,其栓塞成功率可达 95%。对还有生育要求的产妇,可避免子宫切除。介入栓塞的方法是局部麻醉下将一导管置入腹主动脉内,应用荧光显影技术确定出血血管,并放入可吸收的吸收性明胶海绵栓塞出血血管,达到止血目的。若出血部位不明确,可将吸收性明胶海绵置入髂内血管。此法对多数宫腔出血有效。

3.胎盘剥离后滞留

首先导尿排空膀胱,用手按摩宫底使子宫收缩,另一手轻轻牵拉脐带协助胎盘娩出。

4.胎盘嵌顿

胎盘嵌顿在子宫狭窄环以上者,可使用静脉全身麻醉下,待子宫狭窄环松解后,用手取出胎盘当无困难。

5.胎盘剥离出血活跃

胎盘剥离过程中出现阴道大量流血需立即徒手剥离胎盘娩出,并给予按摩子宫及应用宫缩制剂。

6.前置胎盘剥离面出血者

可"8"字缝合剥离面止血或用垂体后叶素 6 U 稀释于 20 mL 生理盐水中,于子宫内膜下多点注射,显效快,可重复使用,无明显不良反应。B-lynch 缝合术也是治疗前置胎盘产后出血较好的保守治疗手段。胎盘早剥子宫卒中并有凝血功能障碍者,要输新鲜血浆,补充凝血因子。Fg<1.5 g/L 时,输纤维蛋白原,输 2~4 g,可升高 1 g/L,BPC<50×10⁹/L,输 BPC 悬液。

7.宫腔填塞术

前置胎盘或胎盘粘连所导致的产后出血,填塞可以控制出血。宫腔填塞主要有两类方法,填塞球囊或填塞纱布。可供填塞的球囊有专为宫腔填塞而设计的,能更好地适应宫腔形状,如 Bakri 紧急填塞球囊导管;原用于其他部位止血的球囊,但并不十分适合宫腔形状,如森-布管、Rusch 泌尿外科静压球囊导管;利用产房现有条件的自制球囊,如手套或避孕套。宫腔填塞纱布是一种传统的方法,其缺点是不易填紧,且因纱布吸血而发生隐匿性出血,建议统一使用规格为 10 cm×460 cm 长的纱布,所填入纱布应于 24 小时内取出,宫腔填塞期间须予抗生素预防感染;取出纱条前应先使用缩宫素,促进子宫收缩,减少出血。

(六)预防措施

加强婚前宣教,做好计划生育,减少非意愿妊娠,减少人工流产次数,以降低产后出血的发生率。为了预防产后出血,重视第三产程的观察和处理,胎儿娩出后配合手法按摩子宫,正确及时使用缩宫药物,以利胎盘剥离排出,密切观察出血量,仔细检查胎盘、胎膜娩出是否完整,胎膜边缘有无断裂的血管残痕,如有,应在当时取出。胎盘未娩出前有较多阴道流血或胎儿娩出后 10 分钟未见胎盘自然剥离征象时要及时实施宫腔探查及人工剥离胎盘术可以减少产后出血。有文献报道第三产程用米索前列腺醇 400 μg+NS 5 mL 灌肠,能减少产后出血量。

对于前置胎盘者,尤其是中央型及部分型前置胎盘,需做好产后出血抢救的各项准备工作,应由有经验的高年资医师上台参与手术,手术者术前要亲自参与 B 超检查,了解胎盘的位置及胎盘下缘与子宫颈内口的关系,选择合适的手术切口,从而有效降低产后出血的发生率,术中要仔细检查子宫颈内口是否有活动性出血,因为有可能发生阴道出血,但宫腔无出血而掩盖了出血现象。

三、软产道损伤

(一)概述

软产道损伤是指子宫下段、子宫颈、阴道、盆底及会阴等软组织在分娩时所引起的损伤。在妊娠期间,软产道组织出现一系列生理性改变,如子宫、阴道、盆底等处的肌纤维增生和肥大,软产道各部的血管增多与充血,淋巴管较扩张,结缔组织变松软,以及阴道壁黏膜增厚、皱襞增多等,因而使软产道组织血液丰富,弹性增加,并且有一定的伸展性。由于这些变化,在分娩时能经受一定程度的压力和扩张,因而有利于胎儿的通过与娩出。但有时由于分娩过程所需的软产道扩张程度已超过最大限度,如娩出巨大胎儿时,或软产道本身有病变不能相应扩张,或在娩出胎儿的助产中操作不当,均可导致不同程度的软产道损伤。

(二)临床表现及诊断

胎儿娩出后出血,血色鲜红能自凝,出血量与裂伤程度及是否累及血管相关,裂伤较深或波及血管时,出血较多。检查子宫收缩良好,则应仔细检查软产道可明确裂伤及出血部位。特别是急产、阴道助产、臀牵引手术产等,应全面检查会阴、阴道、宫颈以便明确是否有裂伤。有时产道裂伤形成血肿,造成隐性失血,小血肿无症状,若大血肿位于腹膜后及阔韧带等部位,表现为分娩后及剖宫产术后出现心慌、头晕、面色苍白、皮肤湿冷、血压下降、脉搏细速、尿量减少,阴道出血不多、子宫收缩正常、按压子宫无明显血液流出,B超检查有助于明确诊断。

(三)分类及处理

1.会阴阴道裂伤

阴道壁和会阴部的裂伤,是产妇在分娩时最常见的并发症。阴道、会阴裂伤按损伤程度可分为4度:Ⅰ度裂伤是指会阴部皮肤及阴道入口黏膜撕裂;Ⅱ度裂伤指裂伤已达会阴体筋膜及肌层,累及阴道后壁黏膜,向阴道后壁两侧沟延伸并向上撕裂,解剖结构不易辨认;Ⅲ度裂伤指裂伤向会阴深部扩展,肛门外括约肌已断裂,直肠黏膜尚完整;Ⅳ度裂伤指肛门、直肠和阴道完全贯通,直肠肠腔外露,组织损伤严重。发生会阴裂伤后,应立即修补、缝合,缝合时应按解剖层次缝合,注意缝至裂伤底部,避免遗留无效腔,更要避免缝线穿过直肠黏膜,否则将形成瘘管。同时缝合时必须注意止血及无菌操作,避免发生血肿及感染。对于Ⅲ、Ⅳ度裂伤,首先用Allis钳夹住括约肌断端(断裂时括约肌回缩),用2-0缝线间断缝合,然后用3-0缝线修补直肠,再行阴道黏膜、会阴部肌肉和皮肤缝合。术后注意应用抗生素预防感染。

2.外阴、阴蒂裂伤

阴道分娩时,保护会阴不得当,仅注意保护会阴体,强力压迫后联合,忽略胎头仰伸助其成为俯屈状态,虽会阴未裂伤而导致外阴大小阴唇或前庭阴蒂裂伤、小动脉破裂出血,分娩后应仔细检查,发现活动性出血用细线缝合。

3.宫颈裂伤

宫口未开全时,产妇即用力屏气;宫缩过强,宫颈尚未充分扩张而已被先露部的压力所冲破;胎儿方位异常,如枕横位、枕后位、颜面位,宫颈受力不均匀造成损伤及先天性宫颈发育异常的产妇,行阴道助产手术或阴道手术的操作方法不够正确,如产钳之钳叶,误置在宫颈之外,或用产钳旋转胎头的方法不当;在第一产程时曾用力把宫颈托上,企图刺激宫缩与促使宫颈口迅速扩张;这些均有可能引起宫颈撕裂。

疑为宫颈裂伤应暴露宫颈直视下观察,若裂伤浅且无明显出血,可不予缝合并不做宫颈裂伤诊断,若裂伤深且出血多,有活动性出血,应用两把卵圆钳牵拉裂伤两侧的宫颈,在裂口顶端0.5 cm健康组织处先缝合一针,避免裂伤处血管出血形成血肿,之后间断缝合,最后一针应距宫颈外侧端0.5 cm 处止,以减少日后发生宫颈口狭窄的可能性。若经检查宫颈裂口已达穹隆涉及子宫下段时,特别是3点、9点部位的裂伤,可伤及子宫动脉,若勉强盲目缝合,还可能伤及输尿管和膀胱,此时应剖腹探查,结合腹部、阴道行裂伤修补术。

4.阔韧带、腹膜后血肿

凡分娩后及剖宫产术后出现阴道出血正常、子宫收缩正常、按压子宫无明显血液流出,但进行性贫血和剧烈腹痛伴腹部包块者应考虑本病的可能。超声波能检查出膀胱后由于出血形成的暗区或反光团块,并可探及子宫破裂处子宫壁不完整,该处可见到血肿暗区或中强反光团块及条索状反光带。较大的或伴有感染的血肿,需待血肿部分吸收或感染控制后才可见到此征象。

阔韧带、后腹膜血肿的处理方法如下。

(1)保守治疗:监测生命体征,每4～6 小时复查血常规、凝血功能。B超检查动态观察血肿有无进行性增大。快速补充足够的血容量,抗休克治疗。

(2)急诊剖腹探查:腹膜后血肿是否需切开探查,需按其血肿范围、血流动力学相关指标变化情况来决定,不可以盲目地剖腹探查,增加手术的风险性。腹膜后血肿多由盆壁静脉丛、骨盆小血管出血形成,由于血肿能在腹膜后产生填塞及压迫作用,出血可能自行停止,此种血肿若切开,破坏后腹膜完整性,可引起无法控制出血的危险。若动态观察见血肿属稳定型,范围不大,张力小,无搏动等,无须切开探查。反之,观察见血肿属扩张型,范围大,张力高,有搏动,应及时切开探查并做相应处理。阔韧带血肿一般行剖腹探查止血。若由剖宫产术后所致的腹膜后血肿可拆除子宫下段切口可吸收缝线,重新全层连续缝合子宫下段切口,缝合子宫下段切口时超过子宫下段切口两侧1.5～2.0 cm,观察切口无出血,阔韧带、后腹膜血肿无增大后,常规关闭腹腔;若子宫破裂合并感染则切除子宫。另外,清理腹腔时不要彻底清理干净血肿,因为血肿可起到压迫作用,防止继续出血,如彻底清理,剥离面渗血更难处理。

(3)介入治疗:选择性子宫动脉栓塞术适用于阔韧带血肿难以找出子宫动脉者。可寻找出血部位,直接进行出血部位栓塞。

(4)术后加强抗感染对症治疗。

(四)预防

预防软产道损伤,应于产前综合评估胎儿大小及产道情况,及时发现巨大儿、畸形胎儿及发育异常的产道。及时正确处理产程,产妇临产后应密切观察宫缩情况、产程进展,勿使第一产程延长。提高接产技术,第二产程宫口开全,接产者在胎头拨露时帮助胎头俯屈,不可使胎头和胎肩娩出过快,并注意保护会阴,及时做会阴切开,防止会阴组织过度扩张,导致盆底组织破损,软产道撕裂出血。提高阴道手术助产技术,正确操作,减少助产对软产道的损伤。手术过程中动作轻柔,精确止血,尽可能避免因软产道损伤造成的产后出血。

四、凝血功能障碍

凝血功能障碍指任何原发或继发的凝血功能异常,均能导致产后出血。其抢救失败,是导致孕产妇死亡的主要原因。

（一）病因与发病机制

特发性血小板减少性紫癜、再生障碍性贫血、白血病、血友病、维生素 K 缺乏症、人工心脏瓣膜置换术后抗凝治疗、严重肝病等产科合并症可引起原发性凝血功能异常。胎盘早剥、死胎、羊水栓塞、重度子痫前期、子痫、HELLP 综合征等产科并发症，均可引起弥散性血管内凝血（DIC）而导致继发性凝血功能障碍。

正常凝血功能的维持依赖于凝血与抗凝血、纤溶与抗纤溶、血小板功能和血管内皮细胞功能四大系统的相互协调。正常妊娠时，若出现明显的血管内皮损伤、血小板活化增强、凝血酶原活性增加、高凝状态导致继发性纤溶亢进和抗纤溶活性增强，而这四个方面相互影响相互渗透，从而维持正常妊娠处于凝血与抗凝血、纤溶与抗纤溶的动态平衡中，即所谓的生理性高凝状态。当存在产科合并症或并发症时打破了这种平衡而出现凝血功能障碍。其主要机制如下。

（1）血管内皮细胞损伤、激活凝血因子Ⅻ，启动内源性凝血系统。

（2）组织严重破坏使大量组织因子进入血液，启动外源性凝血系统：创伤性分娩、胎盘早期剥离、死胎等情况下均有严重的组织损伤或坏死，大量促凝物质入血，其中尤以组织凝血活酶（即凝血因子Ⅲ，或称组织因子）为多。

（3）促凝物质进入血液：羊水栓塞时一定量的羊水或其他异物颗粒进入血液可以通过表面接触使因子Ⅻ活化，从而激活内源性凝血系统。急性胰腺炎时，蛋白酶进入血液能促使凝血酶原变成凝血酶。抗原抗体复合物能激活因子Ⅻ或损伤血小板引起血小板聚集并释放促凝物质（如血小板因子等）。补体的激活在 DIC 的发生发展中也起着重要的作用。

（4）血细胞大量破坏：正常的中性粒细胞和单核细胞内有促凝物质，在大量内毒素或败血症时中性粒细胞合成并释放组织因子；在急性早幼粒细胞性白血病患者，此类白血病细胞胞质中含有凝血活酶样物质，当白血病细胞大量坏死时，这些物质就大量释放入血，通过外源性凝血系统的启动而引起 DIC。内毒素、免疫复合物、颗粒物质、凝血酶等都可直接损伤血小板，促进它的聚集。微血管内皮细胞的损伤，内皮下胶原的暴露是引起局部血小板黏附、聚集、释放反应的主要原因。血小板发生黏附、释放和聚集后，除有血小板凝集物形成，堵塞微血管外，还能进一步激活血小板的凝血活性，促进 DIC 的形成。

（5）凝血因子合成和代谢异常：重症肝炎、妊娠脂肪肝、HELLP 综合征等疾病可导致凝血因子在肝脏的合成障碍，致使凝血因子缺乏，进而导致凝血功能障碍。

（6）血小板的减少：特发性血小板减少性紫癜和再生障碍性贫血，循环中血小板的减少，是导致凝血功能障碍的主要原因。

（二）临床表现

凝血功能障碍的主要临床表现为出血及出血引起的休克和多器官衰竭。出血的发生时间随病因和病情进展情况而异，可在胎盘娩出前，亦可在胎盘娩出后。大多发现时已处于消耗性低凝或继发性纤溶亢进阶段，临床上可出现全身不同部位的出血，最多见的是子宫大量出血或少量持续不断的出血。开始还可见到血凝块，但血块很快又溶解，最后表现为血不凝。此外，常有皮下、静脉穿刺部位、伤口、齿龈、胃肠道出血或血尿。大量出血时呈现面色苍白、脉搏细弱、血压下降等休克的表现，呼吸困难、少尿、无尿、恶心、呕吐、腹部或背部疼痛、发热、黄疸、低血压、意识障碍（严重者发生昏迷）及各种精神神经症状等多器官功能衰竭的表现。

（三）诊断及实验室检查

凝血功能障碍，主要依靠临床表现结合病因及各种实验室检查来确诊。

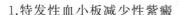

1.特发性血小板减少性紫癜

该病多见于成年女性,主要表现为皮肤黏膜出血。轻者仅有四肢及躯干皮肤的出血点、紫癜及瘀斑、鼻出血、牙龈出血,严重者可出现消化道、生殖道、视网膜及颅内出血。实验室检查:通常血小板$<100\times10^9$/L,骨髓检查示巨核细胞正常或增多、成熟型血小板减少、血小板相关抗体(PAIg)及血小板相关补体(PAC_3)阳性,血小板生存时间明显缩短。

2.再生障碍性贫血

该病主要表现为骨髓造血功能低下,全血细胞减少和贫血、出血、感染综合征。呈现全血细胞减少,正细胞正色素性贫血,网织红细胞百分数<0.01,淋巴细胞比例增高。骨髓多部位增生低下,幼粒细胞、幼红细胞、巨核细胞均减少,非造血细胞比例增高,骨髓小粒空虚。

3.血友病

该病是一组因遗传性凝血活酶生成障碍引起的出血性疾病。分为血友病A、血友病B及遗传性因子Ⅺ缺乏症。其中血友病A最常见。血友病A发病基础是由于FⅧ:C缺乏,导致内源性途径凝血障碍。血友病B是由于缺乏FⅨ,引起内源性途径凝血功能障碍。实验室检查,凝血时间(CT)通常正常或延长,活化部分凝血活酶时间(APTT)延长,简易凝血活酶生成实验(STGT)异常;凝血酶原生成实验(TGT)异常。可通过TGT纠正实验、FⅧ:C、FⅨ活性及抗原测定进行分型。也可以行基因诊断确诊。

4.维生素K缺乏症

一般情况下,维生素K缺乏症的发生率极低,其和长期摄入不足、吸收障碍、严重肝病及服用维生素K拮抗剂有关。由于人体内的凝血因子FⅩ、FⅨ、FⅦ、凝血酶原及其调节蛋白PC,PS等的生成,都需要维生素K参与。实验室检查,PT延长、APTT延长;FⅩ、FⅨ、FⅦ、凝血酶原活性低下。

5.重度肝病

肝脏是除Ca^{2+}和组织因子外,其他凝血因子合成的场所,重度肝病时,实验室检查多表现为肝损害的一系列生化改变、凝血酶原时间(PT)、APTT延长和多种凝血因子的异常,甚至出现DIC。

6.DIC

DIC是胎盘早剥、死胎、羊水栓塞、重度子痫前期、HELLP综合征等产科并发症引起产后出血的共同病理改变。通常血小板$<100\times10^9$/L或进行性下降;血浆纤维蛋白原含量<1.5 g/L或进行性下降;3P实验阳性或血浆FDP>20 mg/L,或D-二聚体水平升高或阳性;PT缩短或延长3秒以上,或APTT缩短或延长10秒以上。

(四)治疗

凝血功能障碍的处理原则为早期诊断和动态监测,积极处理原发病,同时改善微循环,纠正休克,补充耗损的凝血因子,保护和维持重要脏器的功能。

1.早期诊断和动态监测

及早诊断和早期合理治疗是提高凝血功能障碍所致产后出血救治成功的根本保证。临床有凝血功能障碍高发的产科并发症和合并症或发生各种原因所致的产后出血,都应该及时进行相关出凝血指标的测定。同时在治疗过程中动态监测血小板、纤维蛋白原、纤维蛋白降解物、D-二聚体、PT、APTT、凝血酶时间(TT)的变化,可以监控病情的演变情况指导临床治疗。

2.积极治疗原发病

病因治疗是首要治疗原则,只有去除诱发因素,才有可能治愈凝血功能障碍所致的产后出血。

3.纠正休克

出血隐匿时休克症状可能为首发症状。

4.补充凝血因子

各种病因引起的凝血功能障碍中,大都有凝血因子的异常。因此积极补充凝血因子和血小板是治疗的一项重要措施。可通过输注新鲜冰冻血浆、凝血酶原复合物、纤维蛋白原、冷沉淀(含Ⅷ因子和纤维蛋白原)、单采血小板、红细胞等血制品来解决。

(1)血小板:血小板$(20\sim50)\times10^9$/L或血小板降低出现不可控制的渗血时使用。可输注血小板10 U,有效时间为48小时。

(2)新鲜冰冻血浆:是新鲜抗凝全血于$6\sim8$小时内分离血浆并快速冰冻,几乎保存了血液中所有的凝血因子、血浆蛋白、纤维蛋白原。使用剂量$10\sim15$ mL/kg。

(3)冷沉淀:输注冷沉淀主要为纠正纤维蛋白原的缺乏,如纤维蛋白原浓度高于1.5 g/L不必输注冷沉淀。冷沉淀常用剂量$1.0\sim1.5$ U/10 kg。

(4)纤维蛋白原:输入纤维蛋白原1 g可提升血液中纤维蛋白原25 mg/dL,1次可输入纤维蛋白原$2\sim4$ g。

(5)凝血酶原复合物,含因子Ⅴ、Ⅶ、Ⅸ、Ⅹ,可输注$400\sim800$ U/d。

(6)近年研究发现,重组活化凝血因子Ⅶa(recombinant activated factor Ⅶa,rFⅦa)可用于治疗常规处理无效的难治性妇产科出血性疾病,并取得了满意疗效。产后出血患者应用rFⅦa的先决条件:①血液指标,血红蛋白>70 g/L,国际标准化比率(INR)<1.5,纤维蛋白原≥1 g/L,血小板≥50×10^9/L;②建议用碳酸氢钠提升血液pH至≥7.2(pH≤7.1时,rFⅦa有效性降低);③尽可能恢复体温至生理范围。

rFⅦa应用的时机:①无血可输或拒绝输血时;②在代谢并发症或器官损伤出现之前;③在子宫切除或侵入性操作前。推荐的用药方案:初始剂量是$40\sim60$ μg/kg,静脉注射;初次用药$15\sim30$分钟后仍然出血,考虑追加$40\sim60$ μg/kg的剂量;如果继续有出血,可间隔$15\sim30$分钟重复给药$3\sim4$次;如果总剂量超过200 μg/kg后效果仍然不理想,必须重新检查使用rFⅦa的先决条件,只有实施纠正措施后,才能继续给100 μg/kg。

5.肝素的应用

在DIC高凝阶段主张及早应用肝素,禁止在有显著出血倾向或纤溶亢进阶段应用肝素。

6.抗纤溶药物的应用

在DIC患者中,可以在肝素化和补充凝血因子的基础上应用抗纤溶药物,如氨基己酸、氨甲环酸、氨甲苯酸等。

7.重要脏器功能的维持和保护

总之,凝血功能障碍性产后出血是产后出血处理中最难治的特殊类型,除了按常规的产后出血处理步骤和方法进行外,更要注重原发病因素的去除和DIC的纠正,同时要注重重要脏器功能的保护,才能提高抢救的成功率,降低孕产妇死亡率。

五、稀释性凝集病所致的产科出血

(一)概述

稀释性凝集病是指大失血时由于只补充晶体及红细胞导致血小板缺失及可溶性凝集因子的不足,引起的功能性凝集异常。在妊娠期(如胎盘早剥时),更常见于产后期(如子宫收缩乏力性继发性出血),可由于大量汹涌出血,输血、输液不能止血反而造成稀释性凝集病,其原因是储存的血液和红细胞制品缺乏Ⅴ、Ⅷ、Ⅺ因子、血小板和全部可溶血液凝固因子,故严重的出血不输注必要的血液成分止血因子,将会导致低蛋白血症、凝血酶原和凝血激酶时间延长。

(二)临床特点

一般认为,失血时输入不含凝血因子的液体和红细胞达1个循环血量时,血浆中凝血因子和血小板浓度会下降至开始值的37%,在交换2个循环血量之后会降低至基础浓度的14%,便发生稀释性凝集病。在这种情况下第一个下降的凝血因子是纤维蛋白原(FIB),因此,稀释性凝集病的严重程度可以从纤维蛋白原浓度估计,但要除外纤维蛋白原下降的其他原因(如弥散性血管内凝血,DIC)。研究显示,大量输血使凝血酶原标准单位(INR)和部分凝血活酶时间比率(APTT比率)增高到$1.5\sim1.8$时,血浆因子Ⅴ和Ⅷ通常降低到30%以下。故有人将INR和APTT比率增加到对照值$1.5\sim1.8$成为稀释性凝血障碍的诊断和实施治疗干预的临界值。由于对大量输血所致稀释性凝血障碍一直未有一致的诊断标准,目前多以INR和APTT比率增加到$1.5\sim1.8$,FIB<1 g/L,同时伴创面出血明显增加作为诊断依据。

如果失血量超过1个血容量以上就可以发生消耗性凝血障碍,如DIC或稀释性凝集病,但DIC并不常见。DIC的诊断依据是全部凝血参数均明显异常。DIC可出现低纤维蛋白血症,血小板减少症和部分凝血活酶时间(APTT)、凝血酶原时间(PT)延长。由于DIC继发产生纤溶,可以检出纤维蛋白崩解后散落的亚单位-栓溶二聚体(D-Dimers),对DIC最特异的试验是D-Dimers,稀释性凝集病虽也表现血小板减少症,低纤维蛋白血症及APTT、PT延长,但D-Dimers试验阴性。DIC的纤维蛋白原降解产物(FDP)比稀释性凝集病高,对DIC也较敏感,但不如D-Dimers特异。

(三)处理

纠正稀释性凝集病主要是补充新鲜冰冻血浆(FFP)、冷沉蛋白、新鲜血或浓缩血小板。目前临床上最容易得到的是FFP,当凝血障碍伴APTT和PT显著延长或FIB明显减少时应首选FFP。因为FFP含有生理浓度的所有凝血因子,70 kg成人输入1 U FFP(250 mL)通常可改善PT 5%~6%和APTT 1%,按15 mL/kg输入FFP可使血浆凝血因子活性增加8%~10%。为了获得和维持临界水平以上的凝血因子,推荐短期内快速输入足够剂量的FFP如$5\sim20$ mL/kg。发生稀释性凝集病时第一个下降的凝血因子是纤维蛋白原,如果单独输入FFP不足以提供所需纤维蛋白原时应考虑采用浓缩纤维蛋白原$2\sim4$ g,或含有纤维蛋白原、因子Ⅷ和von Willebrand因子(VWF)的冷沉淀。在治疗稀释性凝集病的过程中,血细胞比容(Hct)下降会增加出血危险,尤其是有血小板减少症时,因此不要推迟红细胞的输注,有建议稀释性凝血障碍时应设法提高Hct到高于$70\sim80$ g/L的氧供临界水平。多数大出血患者在交换了2个血容量之后会出现血小板减少症,故血小板计数如果低于50×10^9/L,应当输用血小板治疗。输1个单位血小板一般可升高血小板$(5\sim10)\times10^9$/L。重组的Ⅶ激活因子(rⅦa,诺七)与组织因子(TF)相互作用能直接激活凝血,产生大量的凝血酶,因为 TF 全部表达在破损血管的内皮,促凝作用不会影响全身循环。因此在严重稀释性凝集病中,应早期给予 rⅦa。

  综上所述,妊娠期(如胎盘早剥时)及产后期(如子宫收缩乏力性继发性出血)大量汹涌出血的患者,要防止稀释性凝集病的发生。如果 FIB<1 g/L,INR 和 APTT 比率>1.5 及创面出血增加,应考虑稀释性凝血障碍。处理首选 FFP,必要时给予 FIB、血小板或其他凝血因子制品。

(张亚平)

第十章

孕 期 保 健

第一节　孕期卫生指导

一、精神方面

母体在怀孕期间受精神压力而影响胎儿发育问题,一直被社会所关注。精神刺激可诱发流产和早产。母亲情绪的变化可直接激起自主神经系统活动的变化,并释放出肾上腺素及乙酰胆碱等化学物质,这些物质会经胎盘、脐带而达到胎儿,影响其发育。长期的情绪应激会使胎动次数增加,胎儿出生后则常常有躁动不安、睡眠少或频繁哭闹等行为表现。孕期应多听轻快悦耳的音乐,不可听刺激强的摇滚音乐,应培养对养花、养金鱼的兴趣爱好来分散不良情绪,陶冶情操。

二、饮食

妇女怀孕以后,无疑需要比普通人为多的食物。孕妇的食物应该是多方面的,要时时更换,不要单吃两三种食物,这样才能得到较多的维生素和矿物质。

三、大小便

怀孕时容易便秘,尤其平时已经有便秘习惯的人更易发生。孕期中肾脏的工作增加了很多,所以对它要特别注意保护。应该喝足够的水分,比没有怀孕时要多喝一些。不要吃或尽量少吃刺激性的食物,如蒜、辣椒、酒等。

四、睡眠及休息

怀孕期间比平时更容易感到疲劳,所以每天的睡眠要充足,时间可以因人而异,最好是晚上感到困倦时就入睡,早晨睡到自然醒来。对于平时晚睡晚起的孕妇来说,每晚 12 点之前一定要睡了,这样早晨可以在 8 点左右起床,尤其是在孕早期有晨呕反应的准妈妈,一定要早点睡,让自己睡足。在条件许可的情况下,白天最好能午睡 1~2 小时。从睡眠姿势上来说,早期妊娠主要是采取舒适的体位,如仰卧位、侧卧位均可。此期胎儿在子宫内发育仍居在母体盆腔内,外力直接压迫或自身压迫都不会很重,因此睡眠姿势不必很在意。但随着胎龄的增加,胎儿体积变大,子宫也增大及右旋,此时孕妇采取左侧卧位为宜。仰卧位可使增大的子宫压迫子宫后腹主动脉,影响子宫动脉的血流量,还能引起下肢和外阴部的静脉曲张。而右侧卧位使右侧输尿管受到挤压,以致尿液积滞,由于右侧的肾脏与邻近的升结肠和盲肠之间有淋巴管相通,因而肠道细菌侵入右肾的机会也较左肾为多,这样,就容易发生右侧肾盂肾炎。

五、衣着

一般从妊娠 5 个月以后,孕妇就需要特制的"孕妇服"了。孕妇服可选颜色明快、质地轻柔、容易洗濯的衣料,腹部宽松,腹围最大为 99～110 cm,胸部及腹部为筒式,保温适度,穿脱方便。胸罩应该选用质地轻柔的宽带型,借以托住乳房,但不压迫它。袜子应该选用弹性大的,有利于血液循环,减少下肢和足部水肿,不宜使用窄紧的袜带。孕妇不宜穿高跟鞋。鞋跟超过 3 cm 的高跟鞋会使孕妇重心不稳,容易跌倒,还会增加腹坠和腰酸等不适。过于平薄的鞋底也容易使人疲惫。皮鞋过于板脚,一般以布鞋、运动鞋为好,鞋要有点后跟(约 2 cm),尺寸合脚,穿着舒服平稳。

六、乳房卫生

妇女怀孕后,乳房进一步发育长大,这就要求选择合适的胸罩来支持它,孕期不宜穿过紧的上衣,以免由于压迫乳房而妨碍其发育;应佩戴合适的乳罩,防止乳房下垂。孕妇的皮脂腺分泌旺盛,乳头上常有积垢和痂皮,强行清除可伤及表皮,应先用植物油(麻油、花生油或豆油)涂敷,使之变软再清除。有乳头内陷者应每天用手指将乳头向外牵拉,以免哺乳时吮吸困难,有早产倾向者不宜使用此方法。

七、洗澡

怀孕时皮肤的功能加强,因为这时水分和废物的排泄增加了,所以必须要保持皮肤清洁卫生。怀孕以后应淋浴,一般不主张盆浴,孕期阴道内具有灭菌作用的酸性分泌物减少,体内的自然防御功能降低,盆浴会导致上行性感染。孕妇洗澡温度不能太高,特别是早孕的时候,温度对胚胎的发育是有影响的,水的温度应掌握在 38 ℃以下。时间不宜太长。因为孕妇的汗腺是开放的,容易出汗,开放了以后,与外界热量交换的多了,再加上她本身的免疫力降低,时间长了很容易感冒,每次的时间应控制在 20 分钟以内。

八、口腔护理

由于性激素分泌增加,牙龈组织血管扩张,会导致血液淤滞,口腔卫生保持不好,有利于细菌生长繁殖,孕妇比常人更容易患牙周疾病。怀孕期间的口腔卫生应该做得比平时更好,除了正常的一天三次刷牙外,最好每次吃东西后都漱口。在牙膏的选择上,应该尽量避免使用含有药物成分的牙膏、牙粉产品,一般的清洁牙齿产品就可以了。

九、性生活

怀孕期间应合理安排性生活。妊娠头 3 个月和临产前 2 个月不宜性生活。孕早期会导致流产,临产前性生活会引起子宫收缩,就可能导致早产、早期破膜、感染和增加新生儿死亡率。孕期应该减少性交次数,即使性交,应注意性交姿势,避免压迫孕妇腹部,性交动作要轻柔,不能过于频繁和粗暴,还要注意性生活前后的清洁卫生。对有习惯性流产史、早产史、孕期有阴道流血、妊

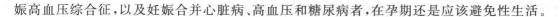

娠高血压综合征,以及妊娠合并心脏病、高血压和糖尿病者,在孕期还是应该避免性生活。

十、旅行

多数孕妇在旅行时并没有出什么危险,但是在火车或船上出现临产情况的也不少见。所以在孕期中应当尽量避免长途旅行,一定要去时,也应尽量选择比较平稳的途径。

十一、吸烟

不管是主动吸烟还是被动吸烟,对胎儿均有危害,吸烟导致胎儿畸形、流产、低体重儿、早产发生率增高。孕前吸烟的妇女应戒烟,丈夫吸烟的应避免在孕妇前吸烟。

十二、饮酒

孕期应禁止饮酒。酒精对胎儿影响极大,有致畸作用,且可导致胎儿生长受限、胎儿酒精综合征。

（国云芳）

第二节　孕期营养

母体是胎儿热量和营养供给的唯一来源。妊娠期对热量、蛋白质、脂肪、碳水化合物、维生素、矿物质等各种营养素需要量均较非孕期增加。从妊娠的 3 个时期来说:妊娠早期(1～3 个月)胎儿生长缓慢,体重平均每天增加 1 g;这段时期孕妇的营养需求与正常人相近或略增。妊娠中期(4～6 个月),胎儿生长发育加快,平均每天增重 10 g,热能和各种营养素的需求相应增加。妊娠晚期(7～9 个月),胎儿生长发育加快,尤以妊娠 32～38 周胎儿生长更加迅速,此时母体还需要贮备更多的营养素为分娩和产后哺乳做准备。因此应特别注意孕中后期营养素的补充。要保证供应足够的热能和各种营养素,才能达到优生的目的。此外必须强调在妊娠期应给予合理的营养和平衡的膳食。平衡膳食是指各种营养素的供给量足够,而且营养素之间的比例适宜。妊娠期的营养不仅关系到孕妇本身的健康,而且直接影响胎儿和婴儿的体格发育和智力发育。孕期营养不足可造成胎儿宫内发育迟缓,影响智力发育,且容易诱发妊娠并发症,如妊娠期高血压疾病、早产、胎膜早破、感染等。孕期营养过剩则可能造成妊娠期糖尿病,胎儿过大增加难产率、手术产率和产后出血率,巨大儿成年后患肥胖、糖代谢异常、高血压等潜在因素。因此加强妊娠期营养对保证孕妇和胎儿的身体健康、实现优生优育、提高人口素质有着十分重要的意义。

一、推荐的孕期体重增加标准

(1)孕前体重正常,产后哺乳,孕期体重增加 12 kg。孕中、后期每周增重 400 g。

(2)孕前体重正常,产后不哺乳,孕期体重增加 10 kg。孕中、后期每周增重约 350 g。

(3)孕前体重大于标准体重 20％,孕期体重增加 7～8 kg。孕中、后期每周增重约 300 g。

(4)孕前体重低于标准 10％,孕期体重增加 14～15 kg。孕中、后期每周增重 500 g。

(5)双胎孕期体重增加 18 kg。孕中、后期每周增重 650 g。

体重增加过多或过少均对孕妇健康和胎儿生长不利。孕期体重增加偏低可造成胎儿生长受限,围产期危险性增加。孕期体重增加过多则可造成胎儿头部过大引起头盆不称而导致产妇死亡危险性增加,因此保证孕期体重适当的增加很重要。

二、热量

热量是能量之源。通过膳食摄入足够的热量对孕妇十分重要。特别是怀孕中后期,胎儿生长速度加快,所需的热量就更多。有研究结果表明,膳食的热量摄入与新生儿体重密切相关,在营养补充试验中观察到热量摄入的增多能增加新生儿的出生体重。孕妇从妊娠中期至末期,基础代谢比正常人增加 10%～20%,即在孕妇体力活动与平时相同的状态下,每天需增加 418.68～1 256.04 kJ(100～300 kcal)。

三、蛋白质

人体各种组织组成均需要蛋白质。孕期孕妇本身组织增长和胎儿发育均需要摄入大量的蛋白质。丰富的氮储存可使孕妇产后功能恢复加快,防止产后贫血,还可以刺激乳腺分泌,增加乳汁分泌量。孕妇孕期摄取蛋白质不足可导致胎儿脑细胞分化缓慢,影响智力,且出生后发病率及死亡率均增高。我国建议孕妇蛋白质供应量为妊娠中期每天增加 15 g,妊娠 7～9 个月每天增加 25 g。动物蛋白质为优质蛋白质,能提供最佳搭配的氨基酸,如肉类、鸡蛋、奶酪、鸡肉和鱼等。

四、脂肪

胎儿的生长发育需要脂肪,脂肪能帮助脂溶性维生素吸收。胎儿发育期间,体内脂质的比重增长很快。在胎龄 20 周时脂质占体重的 0.5%,到出生时达 16%。在妊娠的最后 6 周,体内开始大量蓄积脂肪以备生产和哺乳期的需要。胎儿的神经系统发育也需要中性脂肪、磷脂和胆固醇。神经组织是脂肪含量和种类最多的组织。所以应重视必需脂肪酸的供给。亚油酸、亚麻酸在体内能合成 AA(花生四烯酸)和 DHA(二十二碳六烯酸),而 AA、DHA 是胎儿、婴儿脑及视网膜的功能脂肪酸。对婴儿的视力和智力发展非常重要。推荐的孕期每天脂肪摄入量为 60～70 g/d。其中,必需脂肪酸(亚油酸、亚麻酸)3～6 g。脂肪来源主要是肉类食品和烹调油。

五、维生素

(一)维生素 A

维生素 A 可维持正常视力和上皮组织健康。孕期缺乏维生素 A 可导致胎儿畸形、早产、宫内发育迟缓及低出生体重。我国维生素 A 的营养素参考摄入量(DRI)900 μg/d(3 000 U/d),可耐受最高摄入量(UL)2 400 μg/d(8 000 U/d)。维生素 A 主要存在于动物性食物中,如牛奶、肝等。

(二)维生素 D

包括维生素 D_2 和维生素 D_3。维生素 D 可促进钙的吸收和在骨骼中的沉积。缺乏维生素 D 可使孕妇和胎儿钙代谢紊乱,胎儿骨骼发育异常。我国孕期维生素 D 的 DRI 为 10 μg/d,UL 为 200 μg/d,妊娠期间应多晒太阳。鱼肝油含量最多,其次是肝、蛋黄和鱼。

(三)叶酸

叶酸是甲基转移酶的辅酶。参与同型半胱氨酸转化为蛋氨酸的代谢。参与血红蛋白、肾上

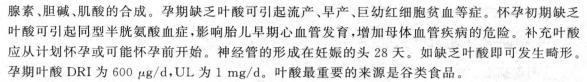

腺素、胆碱、肌酸的合成。孕期缺乏叶酸可引起流产、早产、巨幼红细胞贫血等症。怀孕初期缺乏叶酸可引起同型半胱氨酸血症,影响胎儿早期心血管发育,增加母体血管疾病的危险。补充叶酸应从计划怀孕或可能怀孕前开始。神经管的形成在妊娠的头 28 天。如缺乏叶酸即可发生畸形。孕期叶酸 DRI 为 600 $\mu g/d$,UL 为 1 mg/d。叶酸最重要的来源是谷类食品。

（四）维生素 B_{12}

维生素 B_{12} 是体内的重要的甲基转移体,与叶酸共同参与同型半胱氨酸转化为蛋氨酸的代谢。如果缺乏维生素 B_{12} 可导致神经系统和血管系统病变。世界卫生组织建议供给量为 4 pg/d。

（五）维生素 B_1

维生素 B_1 缺乏能导致新生儿脚气病。孕期推荐摄入量(RNI)为 1.5 mg/d。

六、微量元素

（一）钙

胎儿需要钙构成骨骼和牙齿。成熟胎儿约积累 30 g 钙。在孕早、中、晚期日均积累量分别为 7 mg、110 mg、350 mg。由于中国人饮食中钙含量普遍不足,母体内钙储存量也不多,孕期低钙供应可使母体骨密度降至同龄非孕妇女的 85%。孕期缺钙可影响胎儿及产后的泌乳。孕期钙 DRI 为 1 200 mg/d,UL 为 2 000 mg/d,可于妊娠 4 个月后服用钙剂。食物中牛奶、奶制品及鱼含钙量高,且容易吸收。

（二）铁

铁是构成血红蛋白的原料。铁缺乏可引起缺铁性贫血。孕期贫血是孕妇一种常见疾病。孕早期贫血与早产、低出生体重儿、胎儿和孕妇死亡相关。贫血影响心理、智力发育,导致行为改变,降低免疫、抗感染能力。孕期铁储存量为 1 g。其中胎儿储铁 30 mg,可满足出生后 4 个月的需要。中国营养学会推荐的铁 DRI 为 35 mg/d,UL 为 60 mg/d,因很难从饮食中补充,故主张从妊娠 4 个月开始口服硫酸亚铁 0.3 g 或富马酸亚铁 0.2 g,每天一次。含铁丰富食物有猪肝、瘦肉、蛋黄等。

（三）锌

锌是体内多种酶的成分。参与热能代谢和蛋白质、胰岛素的合成。有研究资料表明孕早期严重缺锌可导致先天性畸形。我国建议孕妇锌供应量为 20 mg/d。动物肝脏、花生、鱼、蛋、奶、肉等含锌丰富。

（四）碘

碘是甲状腺素的组成成分。妊娠期甲状腺功能旺盛,碘的需要量增加。孕妇缺碘可导致母亲甲状腺功能减退,也可导致胎儿甲状腺功能低下,从而引起以智力发育迟缓为标志的克汀病。我国推荐的孕期碘 DRI 为 200 $\mu g/d$,UL 为 1 000 $\mu g/d$,提倡在孕期服用加碘盐。

（国云芳）

第三节 孕期运动训练

产后运动在产褥期保健中早已受到重视及开展,但是孕期的运动训练对妊娠及分娩有着重

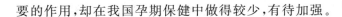

要的作用,却在我国孕期保健中做得较少,有待加强。

一、孕期运动训练的好处

(一)增强心脏功能

妊娠使心脏负担加重。通过运动增强心脏功能,就能保证供给胎儿充足氧气,有利胎儿发育,并减缓怀孕期间出现的心慌气短、呼吸困难、下肢水肿等症状。

(二)增强肌肉和骨力量

运动能使全身的肌肉血液循环得到改善,肌肉组织的营养增加,使肌肉储备较大的力量。增强的腹肌,能防止因腹壁松弛造成的胎位不正和难产。腹肌、腰背肌和骨盆肌得到锻炼将为日后顺利地自然分娩创造有利条件。

(三)可增强神经系统功能

这能帮助母体各个系统在妊娠期间发生一系列适应性变化。更能有效地协调工作。

另外,体育运动可增加抵抗力,减少疾病的发生。

二、孕期运动训练的目的

孕期运动训练的主要目的是为了增强与分娩关系密切的腹直肌和后背相应肌肉的肌力,增加盆底肌肉的活动。

三、孕期运动训练的原则

孕期运动训练的原则是适量适度。所谓适度,是以运动不令孕妇感到疲倦为标准。孕期适当的活动有利于优生,也能减少孕妇孕期不适的反应。如果不参加体育运动,或活动量太小,会使胃肠的蠕动减少引起食欲缺乏,消化不良,便秘等,对母婴健康不利。因此,孕妇应该适当参加体育运动,避免一味休息,要避免高强度的体力劳动,这会使孕妇过度疲劳,容易导致流产。应避免抬举重物和会导致受伤的任何劳动,以免引起流产及早产。不要从事任何从未做过的重体力劳动。

如果孕妇平时不喜爱运动,妊娠后只要每天做 10 分钟的体操并步行半小时即可,避免过度运动影响胎盘血液供给,对胎儿不利。如果孕妇原来就一直习惯于从事某项运动,妊娠期间可以在绝对避免高强度及过量运动的前提下继续这些活动。一般情况下,以步行、游泳、骑自行车等运动方式比较适宜。在妊娠早期,孕妇可参加一些不剧烈的活动,如骑自行车、跳交谊舞等。到妊娠中晚期,则应选择一些节奏缓慢的运动项目,如打太极拳、散步等。散步可以提高神经系统和心肺等脏器的功能,促进新陈代谢,并且可以使腿肌、腹壁肌、胸廓肌、心肌加强,是适合在整个孕期进行的运动。

四、运动时的注意事项

运动时除应掌握上述原则外,还应注意选择好运动的地点和时间。如条件许可,尽可能到花草茂盛、绿树成荫的地方,这些地方空气清新,氧气浓度高,尘土和噪声都较少,对母体和胎儿的身心健康大有裨益。城市下午四点到七点之间空气污染相对严重,孕妇要注意避开这段时间锻炼和外出,以利于母亲和胎儿的身体健康。运动时不要空腹,运动中多饮水,如果出现不适感应及时停止。孕妇如在孕期已有不适或有呼吸急促、头晕、心率加快、发热等情况不宜锻炼。有合

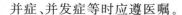

并症、并发症等时应遵医嘱。

五、运动的内容

(一)全身关节活动

肢体的伸屈、抬举、后伸、扭转及举肩转腕等动作使全身关节灵活。但要根据不同孕期活动程度适当改变。

(二)手的小关节活动

如握拳、伸开等动作运动指关节。

(三)头颈部活动

低头、抬头、左右转动、后仰等动作。

(四)全身运动

向前走、向后退、向左、右走、向侧滑步、转圈、原地踏步等,但不追求速度。

(五)腹直肌的训练

不同孕期有所不同,一般在孕 4 个月以前可采用仰卧位,腹式呼吸、收缩腹部肌肉 4～5 分钟,仰卧时可手抱头向前胸靠拢,或抬肩,使肩离开卧垫,然后放松休息。如果在 4 个月以后可采用左侧卧位或骑坐在椅子上,将双肘放在椅背上训练腹肌收缩动作。

(六)训练背部肌肉

站立弓背,肌肉收缩及放松交替进行。放松时选好姿势同样如左侧卧位或骑座椅上双肘放椅背上,最好闭目养神、深呼吸,全身彻底放松。这样深呼吸及放松,在产程中是两次宫缩间极好的休息方法,会休息才能有力配合分娩。

(七)锻炼盆底肌肉

肛缩运动可以训练盆底肌肉,盆底肌肉有力可以减轻分娩造成的盆底肌肉损伤,减轻产后阴道松弛。

（国云芳）

参考文献

[1] 周艳英.妇产科疾病诊断与治疗[M].上海:上海交通大学出版社,2023.

[2] 杨红耀.妇产科诊治荟萃[M].南昌:江西科学技术出版社,2022.

[3] 李玮.实用妇产科诊疗新进展[M].西安:陕西科学技术出版社,2021.

[4] 李晓梅.妇产科疾病治疗与预防[M].上海:上海交通大学出版社,2023.

[5] 徐晓英.现代妇产科特色治疗[M].南昌:江西科学技术出版社,2022.

[6] 孙庆玲.常见妇产科诊断思维[M].武汉:湖北科学技术出版社,2021.

[7] 刘伟.临床妇产科理论与应用[M].青岛:中国海洋大学出版社,2023.

[8] 王琳,林建平,槐中美,等.妇产科疾病诊治与案例解析[M].南昌:江西科学技术出版社,2022.

[9] 董莉丽.妇产科疾病临床诊断与治疗[M].南昌:江西科学技术出版社,2021.

[10] 白军.妇产科重症医学[M].兰州:兰州大学出版社,2023.

[11] 吴婷,梁先慧,钟富莲,等.妇产科疾病诊治与案例体会[M].南昌:江西科学技术出版社,2022.

[12] 朱朋,尚双双,王俊萍.实用妇产科临床诊治[M].长春:吉林科学技术出版社,2021.

[13] 韩燕燕.临床妇产科疾病基础与临床[M].上海:上海交通大学出版社,2023.

[14] 刘萍.妇产科精准诊断与病例解析[M].南昌:江西科学技术出版社,2022.

[15] 李佳琳.妇产科疾病诊治要点[M].北京:中国纺织出版社,2021.

[16] 范永瑞,韩海英,杨继华,等.妇产科常见病与多发病诊疗[M].上海:上海交通大学出版社,2023.

[17] 王玎.临床妇产科疾病诊治[M].汕头:汕头大学出版社,2022.

[18] 张海红,张顺仓,张帆.妇产科临床诊疗手册[M].西安:西北大学出版社,2021.

[19] 马艳霞,卢旭,于忠芳,等.妇产科急重症临床进展[M].上海:上海交通大学出版社,2023.

[20] 位玲霞,高新珍,阎永芳,等.妇产科疾病的临床诊疗与护理[M].北京:中国纺织出版社,2022.

[21] 郝翠云,申妍,王金平,等.精编妇产科常见疾病诊治[M].青岛:中国海洋大学出版社,2021.

[22] 强克萍,李彩琼,徐燕媚.妇产科常见病诊断与治疗[M].汕头:汕头大学出版社,2023.

[23] 苏翠金,赵艳霞,谢英华,等.妇产科急重症抢救与监护技术[M].成都:四川科学技术出版社,2022.

［24］苏翠红.妇产科常见病诊断与治疗要点［M］.北京:中国纺织出版社,2021.

［25］杨雁鸿,杜雪莲,林华,等.妇产科疾病临床诊疗技术［M］.上海:上海科学技术文献出版社,2023.

［26］马建婷.常见妇产科疾病科普知识荟萃［M］.北京:科学技术文献出版社,2022.

［27］冯磊,黎佩莹,何满珠,等.新编妇产科疾病手术学［M］.开封:河南大学出版社,2021.

［28］张雪华,邢红艳,崔国莲,等.妇产科临床疾病治疗思维与实践［M］.上海:上海交通大学出版社,2023.

［29］宋继荣.妇产科基础与临床实践［M］.北京:中国纺织出版社,2022.

［30］李庆丰,郑勤田.妇产科常见疾病临床诊疗路径［M］.北京:人民卫生出版社,2021.

［31］金爱红,朱小红,牛庆玲,等.妇产科疾病诊疗进展与病例解读［M］.开封:河南大学出版社,2023.

［32］冯晓玲,陈秀慧.妇产科疾病诊疗与康复［M］.北京:科学出版社,2022.

［33］石一复,郝敏.妇产科症状鉴别诊断学［M］.北京:人民卫生出版社,2021.

［34］于丽波.妇产科疾病临床实用诊治技术［M］.北京:中国纺织出版社,2023.

［35］李莹.现代妇产科诊治技术［M］.北京:科学技术文献出版社,2021.

［36］于永洲,李娜,崔晓燕,等.基于非靶向尿液代谢组学技术的原发性痛经不同进展阶段的生物学基础研究［J］.中国药理学通报,2023,39(4):744-749.

［37］应翩,王佳曦,杨华娣,等.复方大血藤灌肠剂联合地屈孕酮治疗子宫腺肌病腹腔镜术后的临床疗效研究［J］.中国全科医学,2022,25(18):2286-2290.

［38］汪少华,潘思安,薛晓,等.MCC950通过抑制NLRP3炎症小体通路引发的焦亡缓解原发性痛经［J］.中国疼痛医学杂志,2023,29(9):654-663.

［39］王玉玲,柳晓春,谢庆煌,等.腹腔镜下高位宫骶韧带悬吊术与经阴道骶棘韧带固定术治疗年轻子宫脱垂患者的临床效果评价［J］.实用妇产科杂志,2014,30(4):273-277.

［40］叶荣慧,何雪梅,邓冰冰,等.子宫腺肌病相关性不孕的发病机制及治疗进展［J］.实用妇产科杂志,2022,38(12):918-922.